人参皂苷的
分子对接研究
心脑血管疾病

—

Molecular Docking Study of Ginsenosides
on Cardiovascular and Cerebrovascular Targets

—

李 卓 主编

王翠竹 冯 浩 副主编

李平亚 审

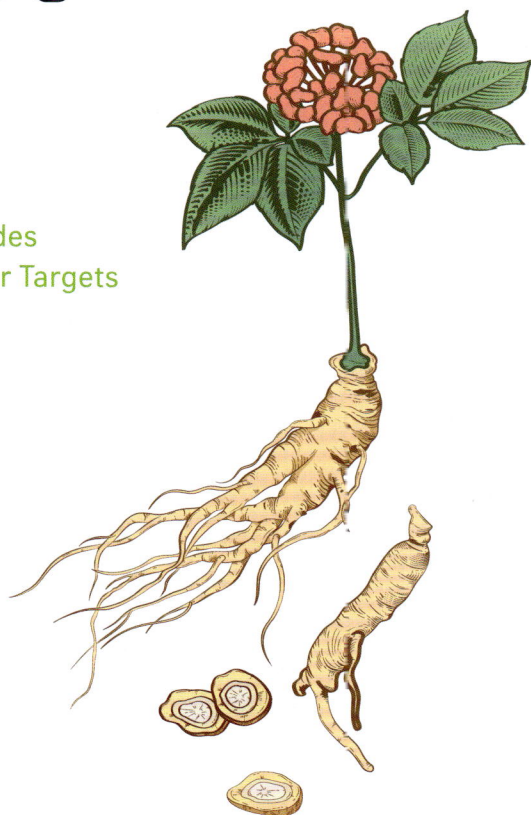

化学工业出版社

·北京·

内容简介

本书首先概述了心脑血管疾病靶点、人参皂苷化学结构和分子对接研究方法；然后将极具代表性的 56 种人参皂苷（元）分别和心脑血管疾病密切相关的 144 个靶点一一对应，进行了分子对接研究，并按照作用强弱进行了排序，绘制了对每个靶点作用最强的前 8 个人参皂苷的蛋白靶点对接图，同时给出了 56 种人参皂苷对每个蛋白靶点结合能总和，这些图像和数据将对药物研究人员具有较高的引导性和启发性。

本书适用于药物研发人员，也可供相关专业高校师生参考。

图书在版编目（CIP）数据

人参皂苷的分子对接研究 ： 心脑血管疾病 ／ 李卓主编 ； 王翠竹，冯浩副主编. -- 北京 ： 化学工业出版社，2025. 6. -- ISBN 978-7-122-48021-7

Ⅰ. R540.5；R743.05

中国国家版本馆CIP数据核字第2025HN4721号

责任编辑：杨燕玲　　　　　　　　　　　装帧设计：史利平
责任校对：赵懿桐

出版发行：化学工业出版社（北京市东城区青年湖南街13号　邮政编码100011）
印　　装：河北京平诚乾印刷有限公司
787mm×1092mm　1/16　印张22¹/₂　字数567千字
2025 年 9 月北京第 1 版第 1 次印刷

购书咨询：010-64518888　　　　　　　　售后服务：010-64518899
网　　址：http://www.cip.com.cn
凡购买本书，如有缺损质量问题，本社销售中心负责调换。

定　　价：198.00元

编写人员名单

主　　编　李　卓

副 主 编　王翠竹　冯　浩

编写人员

李平亚　教授，俄罗斯自然科学院外籍院士

　　　　吉林大学 lipy@jlu.edu.cn

刘金平　教授　吉林大学 liujp@jlu.edu.cn

王翠竹　副教授　吉林大学 wangcz15@mails.jlu.edu.cn

李　卓　讲师　吉林农业大学 lizh0205@jlu.edu.cn

邢洪存　主任医师　广东医科大学 xinghongcun1993@163.com

钟芳丽　教授　吉林化工学院 zhongfl@jlct.edu.cn

谭璐莹　博士三　吉林大学 tanly23@mails.jlu.edu.cn

陈迎男　副主任医师　长春中医药大学 2665854062@qq.com

李卓悄　博士三　吉林大学 lizq21@mails.jlu.edu.cn

谢洪柳　研究三　吉林大学 jiehl21@mails.jlu.edu.cn

何姗美　研究三　吉林大学 hesm21@mails.jlu.edu.cn

付东兴　研究三　齐齐哈尔市公安局 fudx037@163.com

刘佳音　研究三　吉林大学 jiayin20@mails.jlu.edu.cn

赖思涵　助理研究员

　　　　长春三物制品研究室有限公司 laish20@mails.jlu.edu.cn

刘俊彤　助理研究员

　　　　长春三物制品研究室有限公司 jtliu20@mails.jlu.edu.cn

吴俊泽　博士三　吉林大学 wujz21@mails.jlu.edu.cn

李　生　博士三　吉林大学 lisheng24@mails.jlu.edu.cn

李平亚　**审**

人参皂苷（ginsenosides）是人参、西洋参及三七等五加科植物中的最重要活性成分之一，属于三萜类糖苷化合物，有达玛烷型、齐墩果酸型及奥克梯隆型三种类型，其中达玛烷型人参皂苷又细分为原人参二醇组皂苷（PPD 型皂苷）及原人参三醇组皂苷（PPT 型皂苷），目前已发现人参皂苷（元）260 多种。人参皂苷具有抗癌、促智、抗氧化、抗炎、舒张血管、抗过敏、抗糖尿病等多种预防和治疗作用。

药物靶点（drug target）是生物体内与药物结合从而改变其生物学功能的生物大分子或结构。人参皂苷的强大生物活性是通过作用于生物体靶点发挥作用的，其生物活性强弱与其结构及与作用靶点结合程度密切相关。药物作用靶点涉及受体、酶、离子通道、转运体、免疫系统、基因等。此外，有些药物通过其理化作用或补充机体所缺乏的物质而发挥作用。现有药物中，超过 50% 的药物以受体为作用靶点，受体是最主要和最重要的作用靶点；超过 20% 的药物以酶为作用靶点，其中酶抑制剂在临床应用中具有特殊地位；约 6% 的药物以离子通道为作用靶点；3% 的药物以核酸为作用靶点；20% 药物的作用靶点有待进一步研究。

分子对接（molecular docking）是分子模拟主要内容之一，是通过受体的特征以及受体与药物分子之间的相互作用方式来进行药物设计的方法。该方法已成为计算机辅助药物研究领域的一项重要技术。分子对接在创新药物开发中具有非常重要的意义，具体体现在研究活性小分子配体与生物大分子受体之间的相互作用机制；比较不同小分子与同一蛋白质间的作用模式；进行虚拟模拟，寻找新的先导化合物结构，缩短新药开发周期；提供多种小分子结构构象，辅助三维定量构效关系蛋白质的结合口袋，已经成为与高通量筛选互为补充的寻找先导化合物的方法。分子对接已成为药物设计中比较成熟的直接方法。

本书分别将极具代表性的 56 种人参皂苷（元）分别与心脑血管疾病，包括冠心病、心绞痛、心肌缺血、心肌梗死、心律失常、心力衰竭、脑卒中、脑血栓、脑缺血、短暂性脑缺血发作、动脉粥样硬化、高血压等密切相关的 144 个靶点一一对应，进行了分子对接研究，并按照作用强弱进行了排序，绘制了对每个靶点作用最强的前 8 个人参皂苷的蛋白靶点对接图，同时给出了 56 种人参皂苷对每个蛋白靶点结合能总和，为广大从事人参研究的工作者，在开发精粹人参食品、保健品及创新药物中寻找有效人参皂苷提供坚实的理论依据。

限于水平，本书不妥之处在所难免，敬请批评指正。

李卓

2024 年 11 月　长春

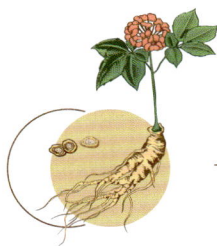

Ginsenosides are the most important active components in the Araliaceae family, found in plants such as Panax ginseng, Panax quinquefolium and Panax notoginseng. They are triterpenoid glycosides and are classified into three types: damarane, oleanolic acid, and ocotillol. There are more than 260 types of ginsenosides (genin), which are further classified into PPD-type and PPT-type saponins. Ginsenosides have many preventive and therapeutic effects, such as anti-cancer, promoting cognitive function, anti-oxidation, anti-inflammation, vasodilation of both blood vessels and brain, anti-allergy, anti-diabetes, and more.

Drug targets are biological macromolecules within the body that bind to drugs, thereby altering their biological functions. The potent bioactivity of ginsenosides is exerted through their interaction with biological targets, and the strength of their bioactivity is closely related to their structure and target interactions. Drug targets include receptors, enzymes, ion channels, transporters, the immune system, and genes. Additionally, some drugs function through their physical and chemical actions or by supplementing deficient substances in the body. Among existing drugs, over 50% target receptors, making receptors the most important drug targets. More than 20% of drugs target enzymes, particularly enzyme inhibitors, which hold a special place in clinical applications. Approximately 6% of drugs target ion channels, 3% target nucleic acids, and the targets of 20% of drugs remain to be further studied.

Molecular docking is a key component of molecular simulation. It is a method for drug design based on the characteristics of the receptor and the interaction between the receptor and drug molecules. This technique has become an essential tool in the field of computer-aided drug research.

Molecular docking plays a crucial role in the development of innovative drugs. It is particularly significant in studying the interaction mechanisms between active small-molecule ligands and biological macromolecular receptors; comparing the interaction modes of different small molecules with the same macromolecular protein; performing virtual simulations to discover new lead compound structures, thereby shortening the new drug development cycle; and providing various small-molecule structural conformations to assist in the three-dimensional quantitative structure-activity relationship (QSAR) of protein binding pockets. It has become a complementary method to high-throughput screening for finding lead compounds and a mature direct method in drug design.

This book conducts molecular docking of 56 representative ginsenosides (protopanaxadiol) with cardiovascular and cerebrovascular diseases, including coronary heart disease, angina pectoris, myocardial infarction, sudden death from coronary heart disease, coronary artery insufficiency, myocardial ischemia, transient cerebral ischemia, cerebral ischemia, cerebral thrombosis, cerebral infarction, stroke, atherosclerosis, arrhythmia, heart failure, and hypertension, and ranks them according to the strength of their effects. The book also illustrates the top 8 ginsenoside-protein target diagrams and provides the total binding energy of 56 ginsenosides for each protein target, offering a solid theoretical basis for researchers engaged in ginseng, the development of refined ginseng food, health products, and innovative drugs to identify effective ginsenosides.

Due to limitations in expertise, there may be inevitable inaccuracies in this book. Constructive criticism and suggestions are welcome.

Li Zhuo
2024 November, Changchun

目 录

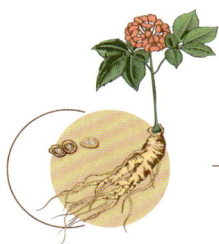

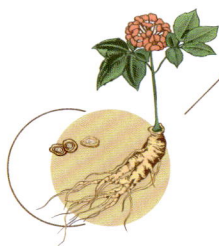

第一章
心脑血管疾病与蛋白靶点

心脑血管疾病是心脏血管和脑血管疾病的统称。临床上常见的有冠心病、心绞痛、心肌缺血、脑卒中、高血压等，其病因主要有 4 个方面：①动脉粥样硬化、高血压性小动脉硬化、动脉炎等血管性因素；②高血压等血流动力学因素；③高脂血症、糖尿病等血液流变学异常；④白血病、贫血、血小板增多等血液成分因素。药物治疗所涉及的蛋白靶点包括血管收缩素转化酶、凝血因子Ⅱ、胰岛素样生长因子 1 及 β₁肾上腺素受体等，目前研究表明，心脑血管疾病所涉及的蛋白靶点有 144 个之多，家族十分庞大。

第一节　心血管疾病及蛋白靶点

一、冠心病

冠心病（coronary artery disease, CAD）是一种因冠状动脉发生病变，导致心肌缺血、缺氧或坏死的疾病。冠状动脉是为心脏提供血液和氧气的重要血管，当这些动脉出现狭窄或堵塞时，就会引发多种严重心血管疾病。

在中国，冠状动脉疾病的发病率和死亡率呈上升趋势。据国家卫生健康委员会统计，我国约有 3.3 亿人患有心血管疾病，其中 1139 万人患有冠心病[1]。冠心病的主要药物治疗方法包括长期使用抗凝剂、抗血小板药物和降脂药物等。

冠心病的发病机制复杂，涉及多种生物学通路及相关的蛋白质。常见的药物治疗冠心病所涉及的蛋白质靶点，见表 1-1。其中 STAT3 是 STAT 蛋白家族成员，是细胞内重要的信号转导分子，有报道称 STAT3 及其相关通路参与慢性炎症、细胞生长、凋亡等多种生命活动，在动脉粥样硬化及心血管相关疾病的发生发展过程中发挥重要的调控作用[2]。研究显示，敲除 *STAT3* 基因小鼠的主动脉粥样硬化面积较对照组小鼠的明显减少，且当心肌缺血缺氧时，JAK 通路被激活，进而磷酸化 STAT3，调控凋亡基因表达，抑制心肌细胞凋亡，延缓心肌损伤[3,4]。VEGF 是一种高度特异性的促血管内皮细胞生长因子，VEGFA 作为其中一个亚型是血管生成和血管通透性的主要调节剂，在缺氧和匮乏营养情况下对心血管的生成作用尤为显著，其亦被认为是一种促炎细胞因子，VEGFA 能够促进炎症部位血管增生，加剧病变[5-7]。临床研究表明[8]，发生心肌梗死患者体内 VEGFA 分泌增加，进而促进血管生成和内皮细胞增殖，加快自我修复保护心脏，而低水平的 VEGFA 则是主要不良心血管事件的独立危险因素。AKT 是一种丝氨酸/苏氨酸蛋白激酶，是 PI3K/AKT 信号通路上的重要因子，可调节细胞的增殖、凋亡、分化、迁移等，AKT 参与 PI3K/AKT 信号通路是冠心病的病理形成过程[9]。*AKT1* 基因的缺失诱发血

表 1-1　冠心病相关蛋白质靶点的基本信息

蛋白质名称	英文名称	基因名称	PDB ID
三磷酸腺苷结合盒亚家族 G 成员 5	ATP binding cassette subfamily G member 5	*ABCG5*	5DO7
血管收缩素转化酶	angiotensin I converting enzyme	*ACE*	6F9T
丝氨酸和苏氨酸激酶 AKT1	AKT serine/threonine kinase 1	*AKT1*	3OCB
前类淀粉蛋白质	amyloid beta precursor protein	*APP*	1AAP
胱天蛋白酶 3	caspase 3	*CASP3*	2CNK
C-C 类趋化因子配体 2	C-C motif chemokine ligand 2	*CCL2*	1DOK
C-C 类趋化因子受体 5	C-C motif chemokine receptor 5	*CCR5*	4MBS
CD40 配体	CD40 ligand	*CD40LG*	1ALY
儿茶酚-*O*-甲基转移酶	catechol-O-methyltransferase	*COMT*	3BWY
C 反应蛋白	C-reactive protein	*CRP*	1GNH
CX3C 趋化因子受体 1	C-X3-C motif chemokine ligand 1	*CX3CR1*	1B2T
CXC 趋化因子受体 8	C-X-C motif chemokine ligand 8	*CXCL8*	1ICW
多巴胺受体 D4	dopamine receptor D4	*DRD4*	5WIU
内皮素 1	endothelin 1	*EDN1*	1EDN
表皮生长因子	epidermal growth factor	*EGF*	1NQL
表皮生长因子受体	epidermal growth factor receptor	*EGFR*	3G5Y
雌激素受体 1	estrogen receptor 1	*ESR1*	3UUD
凝血因子 II	coagulation factor II	*F2*	7TPP
FOS 原癌基因，AP-1 转录因子亚单位	Fos proto-oncogene, AP-1 transcription factor subunit	*FOS*	1A02
HNF1 同源框 A	HNF1 homeobox A	*HNF1A*	1IC8
热休克蛋白家族 A 成员 5	heat shock protein family A (Hsp70) member 5	*HSPA5*	3LDO
细胞间黏附分子 1	intercellular adhesion molecule 1	*ICAM1*	1P53
胰岛素受体底物 1	insulin receptor substrate 1	*IRS1*	6BNT
JUN 原癌基因，AP-1 转录因子亚单位	Jun proto-oncogene, AP-1 transcription factor subunit	*JUN*	1JNM
低密度脂蛋白受体	low density lipoprotein receptor	*LDLR*	1AJJ
分裂素原蛋白激酶 1	mitogen-activated protein kinase 1	*MAPK1*	6G54
基质金属多肽酶 3	matrix metallopeptidase 3	*MMP3*	1CAQ
基质金属多肽酶 9	matrix metallopeptidase 9	*MMP9*	1GKC
MYC 原癌基因，BHLH 转录因子	MYC proto-oncogene, BHLH transcription factor	*MYC*	1MV0
活化 T 细胞核内因子 1	nuclear factor of activated t cells 1	*NFATC1*	1A66
阿片受体 μ_1	opioid receptor mu 1	*OPRM1*	8EFO
对氧磷酶 1	paraoxonase 1	*PON1*	1V04
过氧化物酶体增殖物活化 γ 受体激动剂	peroxisome proliferator activated receptor gamma	*PPARG*	3K8S
前列腺素内过氧化物合酶 2	prostaglandin-endoperoxide synthase 2	*PTGS2*	5F19
RELA 原癌基因，NF-κB亚基	RELA proto-oncogene, NF-KB subunit	*RELA*	1NFI
信号转导及转录激活蛋白 3	signal transducer and activator of transcription 3	*STAT3*	6QHD
Toll 样受体 2	Toll like receptor 2	*TLR2*	1FYW
肿瘤坏死因子	tumor necrosis factor	*TNF*	2AZ5
肿瘤蛋白 P53	tumor protein p53	*TP53*	1AIE
血管内皮生长因子 A	vascular endothelial growth factor a	*VEGFA*	1TZH
维生素 K 环氧化物还原酶亚基 1	vitamin k epoxide reductase complex subunit 1	*VKORC1*	6WV3

管内皮细胞功能障碍及平滑肌细胞迁移与存活能力的降低，加速动脉粥样硬化、冠状动脉阻塞及斑块的脱落，进而对机体产生不可逆的影响[10]。TNF 作为具有多种生物效应的细胞因子，可介导细胞凋亡及各种炎症性反应。激活 TNF 信号通路不仅能够诱导血管内皮细胞、平滑肌细胞损伤，诱导单核细胞迁移并与内皮细胞黏附以及泡沫细胞的形成，同时还能够促进炎症因子的释放，影响斑块的稳定性，加重动脉粥样硬化[11]。*JUN*、*EGF*、*EGFR* 等基因编码的蛋白质均在细胞的生长、增殖和分化中起重要作用，广泛表达于心脏和血管中，过表达或过度刺激均可导致细胞生长紊乱和组织重构从而引发病变。*FOS* 基因可编码 c-FOS 蛋白的合成，研究发现 c-FOS 蛋白异常表达来源于心肌的缺血、缺血再灌注[12]。PPAR-γ 属于核受体家族成员，在冠心病患者血清中明显高于健康人群[13]。肿瘤坏死因子-α（TNF-α）是 TNF 中重要的炎症介质，与缺血心肌功能障碍有关，血浆中 TNF-α 的水平可以反映患者心脏损害程度[14]。另有研究表明，CXCL8 和 CCL2 等为与炎症及免疫相关的冠心病蛋白靶点[15,16]。

参考文献

[1] The Writing Committee of the Report on Cardiovascular Health and Diseases in China. Key points of Report on Cardiovascular Health and Diseases in China 2020[R]. Chinese Journal of Cardiovascular Research, 2021, 40: 1005-1009.

[2] 杨丹，樊迪，杨政，等 . STAT3 与心血管疾病的研究进展 [J]. 中华心血管病杂志，2020, 48(07): 616-620.

[3] Gharavi NM, Alva JA, Mouillesseaux KP, et al. Role of the Jak/STAT pathway in the regulation of interleukin-8 transcription by oxidized phospholipids in vitro and in atherosclerosis in vivo[J]. J Biol Chem., 2007, 282(43): 31460-31468.

[4] 梁艳盆，马捷 . 阻断 JAK/STAT 通道对大鼠缺血再灌注心肌细胞凋亡及 Bcl-2/Bax 表达的影响 [J]. 中国药物与临床，2010, 10(04): 424-426.

[5] Zhao T, Zhao W, Chen Y, et al. Vascular endothelial growth factor (VEGF)-A: role on cardiac angiogenesis following myocardial infarction[J]. Microvasc Res., 2010, 80(2): 188-194.

[6] Kikuchi R, Stevens M, Harada K, et al. Anti-angiogenic isoform of vascular endothelial growth factor-A in cardiovascular and renal disease[J]. Adv Clin Chem. 2019, 88: 1-33.

[7] Ylä-Herttuala S, Rissanen TT, Vajanto I, et al. Vascular endothelial growth factors: biology and current status of clinical applications in cardiovascular medicine[J] J Am Coll Cardiol, 2007, 49(10): 1015-1026.

[8] Niu J, Han X, Qi H, et al. Correlation between vascular endothelial growth factor and long-term prognosis in patients with acute myocardial infarction. Exp Ther Med. ,2016, 12(1): 475-479.

[9] 潘晔，殷佳，蔡雪朦，等 . 基于 PI3K/Akt 信号通路探讨中医药治疗冠心病的研究进展 [J]. 中草药，2017, 48(19): 4100-4104.

[10] 陈凡，叶俊梅，张玉彬 .Akt 在心血管疾病中的调控作用 [J]. 药学研究，2018, 37(05): 291-294+297.

[11] 周平，罗云，邢娜，等 . 肿瘤坏死因子 α 介导动脉粥样硬化发生机制的研究进展 [J]. 世界中医药，2015, (8): 1165-1168.

[12] 李政，王晓燕，陈新山 . 冠心病猝死心肌 c-fos 蛋白表达的研究 [J]. 华中科技大学学报 (医学版),2005, 34(6): 711-714.

[13] 杨桐，郑宏，王江 . 过氧化物酶体增殖物激活受体-γ 激动剂心肌保护作用机制的研究进展 [J]. 国际麻醉学与复苏杂志，2017, 38(04): 378-381.

[14] Safranow K, Dziedziejko V, Rzeuski R, et al. Plasma concentrations of TNF-alpha and its soluble receptors TNFR1 and TNFR2 in patients with coronary artery disease[J]. Tissue Antigens, 2009, 74(5): 386-392.

[15] 秦元华 . IL-8/CXCL8 及其受体拮抗剂 G31P 对动脉粥样硬化形成的影响及相关分子机制研究 [D]. 大连医科大学，2014.

[16] 陈学明，褚娜 . 冠心病新危险因素研究进展 [J]. 中国卫生产业，2014, 11(34): 196-198.

二、心绞痛

心绞痛（angina pectoris）是由于心肌缺氧和供氧之间暂时失去平衡而发生心肌缺血的临床综合征。心绞痛的发病机制复杂，通常涉及限制血流的心外膜冠状动脉狭窄，这些狭窄影响了

3

冠状动脉循环向心肌提供适当血液供应的能力。冠状动脉微循环也可能起到重要作用。心肌氧供应与代谢氧需求之间的不平衡引起心绞痛症状。

常见的药物治疗和缓解心绞痛的所涉及的蛋白靶点，见表 1-2。其中，CHRM2 属于较大的 G 蛋白偶联受体家族，毒蕈碱乙酰胆碱受体介导各种细胞反应，包括腺苷酸环化酶的抑制、磷酸肌醇的分解和通过 G 蛋白的作用调节钾通道。研究表明，心肌和神经肌肉都需要有相对恒定的钾离子浓度来维持正常的应激性。血清钾过高时，对心肌有抑制作用，可使心搏在舒张期停止，血清钾过低能使心肌兴奋，可使心搏在收缩期停止[1,2]。FOS 基因可编码 c-FOS 蛋白的合成，研究发现 c-FOS 蛋白异常表达来源于心肌的缺血、缺血再灌注[3]。此外，研究表明 JUN-FOS 核蛋白复合物在心肌缺血、心肌梗死以及 PCI 术后管腔再狭窄等心血管疾病病理过程中起到重要作用[4]。VEGFA 特异性地作用于血管内皮细胞，在与受体结合后可以活化下游的 SRC，从而调控血管生长、血管通透性以及内皮细胞增殖与迁移[5]。ERBB2 可以激活 SRC 进而激活黏着连接通路，ERBB2 表达增加在维持心功能和心肌重塑方面有关键作用[5]。MYC 表达增加会加重血管内皮损伤程度并促进血管平滑肌增殖迁移，加快动脉粥样硬化进程[6,7]。CCND1 主要调节细胞增殖，还可诱导 VEGF 表达，其过度表达会引起血管平滑肌细胞大量增殖迁移，加快动脉粥样硬化[8]。实验表明，AKT1 的遗传缺失会导致缺血和 VEGF 诱导的血管生成缺失以及严重的外周血管病。AKT1 在小鼠出生后血管生成的血流控制、细胞迁移和 NO 合成中发挥重要作用，对于缺血诱导的动脉生成和血管生成至关重要[9]。肾上腺素能受体是鸟嘌呤核苷酸结合调节蛋白偶联受体的原型家族，可介导激素肾上腺素和神经递质去甲肾上腺素的生理作用。ADRB1 主要位于心脏，该基因中的特定多态性已被证明会影响静息心率并可能与心力衰竭有关[10]。NOS3 基因的变异与冠状动脉痉挛的易感性有关，可变剪接和替代启动子的使用导致多个转录变体[11]。

表 1-2　心绞痛相关蛋白质靶点的基本信息

蛋白质名称	英文名称	基因名称	PDB ID
β₁ 肾上腺素受体	adrenoceptor beta 1	ADRB1	2LSQ
血管张力素 II 型受体 1 型	angiotensin II receptor type 1	AGTR1	4YAY
丝氨酸和苏氨酸激酶 AKT 1	AKT serine/threonine kinase 1	AKT1	3OCB
雄激素受体	androgen receptor	AR	4K7A
补体 C1r	complement C1r	C1R	1GPZ
碳酸酐酶 1	carbonic anhydrase 1	CA1	6XZE
胱天蛋白酶 3	caspase 3	CASP3	2CNK
细胞周期蛋白 D1	cyclin D1	CCND1	2W9Z
周期蛋白依赖性激酶 2	cyclin dependent kinase 2	CDK2	1B39
蕈毒碱型乙酰胆碱受体 2	cholinergic receptor muscarinic 2	CHRM2	3UON
P450 氧化酶家族 19 亚家族 A 成员 1	cytochrome p450 family 19 subfamily a member 1	CYP19A1	5JL9
P450 氧化酶家族 2 亚家族 C 成员 19	cytochrome p450 family 2 subfamily c member 19	CYP2C19	4GQS
二肽基肽酶-4	dipeptidyl peptidase 4	DPP4	4L72
表皮生长因子受体	epidermal growth factor receptor	EGFR	3G5Y
Erb-b2 受体酪氨酸激酶 2	Erb-B2 receptor tyrosine kinase 2	ERBB2	2A91
雌激素受体 1	estrogen receptor 1	ESR1	3UUD
凝血因子 IX	coagulation factor IX	F9	1RFN
FOS 原癌基因，AP-1 转录因子亚单位	Fos proto-oncogene, AP-1 transcription factor subunit	FOS	1A02

续表

蛋白质名称	英文名称	基因名称	PDB ID
糖原合成酶激酶 3β	glycogen synthase kinase 3 beta	*GSK3B*	4J1R
3-羟-3-甲基戊二硫辅酶 A 还原酶	3-hydroxy-3-methylglutaryl-CoA reductase	*HMGCR*	1HWI
胰岛素样生长因子 1	insulin like growth factor 1 receptor	*IGF1R*	1P4O
JUN 原癌基因，AP-1 转录因子亚单位	Jun proto-oncogene, AP-1 transcription factor subunit	*JUN*	1JNM
激酶插入域受体	kinase insert domain receptor	*KDR*	1Y6A
脂蛋白 (A)	lipoprotein(A)	*LPA*	1I71
分裂素原蛋白激酶 1	mitogen-activated protein kinase 1	*MAPK1*	6G54
分裂素原蛋白激酶 14	mitogen-activated protein kinase 14	*MAPK14*	6HWT
微管相关蛋白 Tau	microtubule associated protein Tau	*MAPT*	7P6E
基质金属多肽酶 2	matrix metallopeptidase 2	*MMP2*	1QIB
基质金属多肽酶 9	matrix metallopeptidase 9	*MMP9*	1GKC
MYC 原癌基因，BHLH 转录因子	MYC proto-oncogene, BHLH transcription factor	*MYC*	1MV0
一氧化氮合酶 3	nitric oxide synthase 3	*NOS3*	3EAH
核受体第三亚族 C 组成员 1	nuclear receptor subfamily 3 group C member 1	*NR3C1*	1P93
磷酸肌醇 3-激酶亚基	phosphatidylinositol-4,5-bisphosphate 3-kinase catalytic subunit gamma	*PIK3CG*	7MEZ
尿激酶型纤维蛋白溶酶原活化因子	plasminogen activator, urokinase	*PLAU*	3PB1
RELA 原癌基因，NF-κB 亚基	RELA proto-oncogene, NF-κB subunit	*RELA*	1NFI
核糖体蛋白 S27a	ribosomal protein S27a	*RPS27A*	2KHW
选择素 P	selectin P	*SELP*	1FSB
SRC 原癌基因，非受体酪氨酸激酶	SRC proto-oncogene, non-receptor tyrosine kinase	*SRC*	2H8H
肿瘤坏死因子	tumor necrosis factor	*TNF*	2AZ5
肿瘤蛋白 P53	tumor protein P53	*TP53*	1AIE
血管内皮生长因子 A	vascular endothelial growth factor A	*VEGFA*	1TZH

参考文献

[1] 李晓莉，刘明，林小波.急性心肌梗死患者血清钾离子浓度的变化 [J]. 广东医学，2001, 22(9): 1.

[2] Matsuo H, Watanabe S, Segawa T, et al. 使用 ATP 酶敏感钾离子通道开放剂——尼可地尔静脉给药用于冠状动脉腔内血管成形术介入治疗的药学证据 [J]. 首都食品与医药, 2015, 22(8): 79-80.

[3] 李政，王晓燕，陈新山.冠心病猝死心肌 c-fos 蛋白表达的研究 [J]. 华中科技大学学报（医学版），2005, 34(6): 711-714.

[4] Matsumoto Y, Komatsu K, Shimazu Y, et al. Effect of resveratrol on c-fos expression of rat trigeminal spinal nucleus caudalis and C1 dorsal horn neurons following mustard oil-induced acute inflammation[J]. Eur J Oral Sci.,2017, 125(5): 338-344.

[5] Staels W, Heremans Y, Heimberg H, et al. VEGF-A and blood vessels: a beta cell perspective[J]. Diabetologia,2019, 62(11): 1961-1968.

[6] D'Uva G, Aharonov A, Lauriola M, et al. ERBB2 triggers mammalian heart regeneration by promoting cardiomyocyte dedifferentiation and proliferation[J]. Nat Cell Biol.,2015, 17(5): 627-638.

[7] Sørlie T, Wang Y, Xiao C, et al. Distinct molecular mechanisms underlying clinically relevant subtypes of breast cancer: gene expression analyses across three different platforms[J]. BMC Genomics, 2006, 26;7: 127.

[8] Florea V, Bhagavatula N, Simovic G, et al. c-Myc is essential to prevent endothelial pro-inflammatory senescent phenotype[J]. PLoS,2013, 8(9):e73146.

[9] Kramer I M.Signal transduction[M]. Third Edition.American:Academic Press,2016: 589.

[10] Piccini JP, Dufton C, Carroll IA, et al. Genotype-Directed Comparative Effectiveness Trial of Bucindolol and Toprol-XL for Prevention of Atrial Fibrillation/Atrial Flutter in Patients with Heart Failure Trial Investigators. Bucindolol Decreases Atrial Fibrillation Burden in Patients With Heart Failure and the ADRB1 Arg389Arg Genotype[J]. Circ Arrhythm Electrophysiol, 2021, 14(8):e009591.

[11] Anju, Singh H, Kalra OP, et al. A Case Control Study of Risk Assessment of Diabetes and Nephropathy with eNOS (T786C and 27bp VNTR) Gene Polymorphisms[J]. J Assoc Physicians India,2022, 70(5): 11-12.

三、心肌缺血及心肌梗死

心肌缺血（myocardial ischemia, MI）是一种心脏病理状态，指心脏的血液灌注减少，导致心脏供氧不足，心肌能量代谢不正常，难以支持心脏正常工作，最严重的类型是急性心肌梗死（acute myocardial infarction），当供应心脏血液的冠状动脉因斑块堆积或其他原因发生阻塞时，心肌细胞发生不可逆损伤和坏死。近年来，心肌梗死的发生率逐渐上升，并且发病年龄呈现年轻化的趋势。严重的心脏病发作可导致猝死，约占中国死亡人数的五分之二[1]。

心肌梗死可能导致心力衰竭、心律失常、心脏破裂、出血和缺血再灌注损伤等并发症[2,3]。通过药物治疗（如抗血小板药物、抗心律失常药物和 ACE 抑制剂）来限制心肌梗死的范围和改善，预后已被证明通常效果不佳，原因在于药物的分布不具有针对性、副作用显著以及半衰期短[4]。

治疗缺血性心脏病药物所涉及的蛋白质靶点，见表 1-3。其中，MIF 被表征为一种炎症细胞因子和非典型趋化因子，可保护心脏免受心肌缺血再灌注损伤等[5]，减少再灌注损伤期间心肌细胞凋亡，与心脏缺血面积以及心肌能量代谢、老年心梗患者预后相关，逐渐成为心血管疾病治疗的一个潜在的靶点[6]。基质金属蛋白酶家族（MMP）在促进动脉粥样硬化斑块与血栓形成中发挥重要作用，MMP-9 加速形成不稳定型斑块，参与心脏基质的降解，加快心室重塑[7]。MI 后的脆弱心肌可诱导心脏破裂，过度的炎症和细胞凋亡是 MI 后形成脆弱心肌的主要危险因素，而 TP53 是炎症和凋亡的激活因子，因此下调 TP53 的表达可抑制炎症和细胞凋亡，从而预防 MI 诱导的心脏破裂[8]。心脏中的淀粉样蛋白 APP 过度积累可激活线粒体凋亡途径，最终导致心肌细胞凋亡[9]。雌激素受体（ESR）是心脏保护的潜在药理靶点，广泛地分布于心血管系统中，具有抗炎、抗凋亡、保护内皮细胞和心脏的作用，因此被认为是治疗 MI 的潜在靶点[10]。HIF1A 基因编码转录因子缺氧诱导因子-1 的 α 亚基，它是由 α 和 β 亚基组成的异二聚体。HIF1 通过激活许多基因的转录，作为细胞和系统对缺氧的稳态反应的主要调节因子，HIF1 激活的基因包括参与能量代谢、血管生成、细胞凋亡的基因，以及其他蛋白质产物增加氧气输送或促进对缺氧的代谢适应的基因。因此，HIF1 在胚胎血管形成、肿瘤血管生成和缺血性疾病的病理生理学中起重要作用[11]。CES1 是羧酸酯酶家族中的一员，CES 属于药物代谢酶的第一阶段，该家族可以水解各种药物酯、酰胺、氨基甲酸酯和类似结构。一些 CES1 点突变蛋白产物（例如 G143E）可能损害血管紧张素的激活，从而影响血管紧张素高活性化合物的治疗结果[12]。VEGFA 是已知最强的血管生成因子，分布在血管内皮细胞中，可促进缺氧条件下的细胞增殖和血管生成[13]。CASP3 可以激活或灭活一些关键的蛋白酶，在细胞凋亡中发挥重要作用。研究表明，通过降低心肌组织 CASP3 表达，可抑制缺血性心力衰竭大鼠心肌细胞凋亡[14]。当心肌缺血发生时，CaMK Ⅱ 能够通过增加 Na^+/Ca^{2+} 交换蛋白的表达调节钙离子，此外，CaMK Ⅱ 能够激活 NF-κB 调节心肌缺血时的炎性反应。因此，CaMK Ⅱ 介导的 Ca^{2+} 超载及炎性反应是心肌缺血的重要因素[15]。

表 1-3　心肌缺血及心肌梗死相关蛋白质靶点的基本信息

蛋白质名称	英文名称	基因名称	PDB ID
三磷酸腺苷结合盒亚家族 A 成员 4	ATP binding cassette subfamily a member 1	ABCA1	5XJY
三磷酸腺苷结合盒亚家族 G 成员 5	ATP binding cassette subfamily G member 5	ABCG5	5DO7
血管收缩素转化酶	angiotensin I converting enzyme	ACE	6F9T
乙酰胆碱酯酶	acetylcholinesterase (Yt blood group)	ACHE	6U3P
β₂ 肾上腺素受体	adrenoceptor beta 2	ADRB2	3NYA
丝氨酸和苏氨酸激酶 AKT 1	AKT serine/threonine kinase 1	AKT1	3OCB
白蛋白	albumin	ALB	4LB2
载脂蛋白 A1	apolipoprotein A1	APOA1	1AV1
前类淀粉蛋白质	amyloid beta precursor protein	APP	1AAP
雄激素受体	androgen receptor	AR	4K7A
钙 / 钙调蛋白依赖性蛋白激酶 Ⅱ	calcium/calmodulin dependent protein kinase Ⅱ alpha	CAMK2A	6VZK
胱天蛋白酶 3	caspase 3	CASP3	2CNK
C-C 类趋化因子配体 2	C-C motif chemokine ligand 2	CCL2	1DOK
血小板 CD36	CD36 molecule (CD36 blood group)	CD36	5LGD
CD40 配体	CD40 ligand	CD40LG	1ALY
人羧酸酯酶 1	carboxylesterase 1	CES1	1YAJ
胆固醇酯转移蛋白	cholesteryl ester transfer protein	CETP	2OBD
C 反应蛋白	C-reactive protein	CRP	1GNH
组织蛋白酶 D	cathepsin D	CTSD	4OD9
CX3C 趋化因子受体 1	C-X3-C motif chemokine ligand 1	CX3CR1	1B2T
CXC 趋化因子受体 8	C-X-C motif chemokine ligand 8	CXCL8	1ICW
P450 氧化酶家族 11 亚家族 B 成员 2	cytochrome P450 family 11 subfamily B member 2	CYP11B2	7M8I
P450 氧化酶家族 19 亚家族 A 成员 1	cytochrome P450 family 19 subfamily a member 1	CYP19A1	5JL9
Delta 样蛋白 4	delta like canonical notch ligand 4	DLL4	5MVX
动力激活蛋白 1	dynamin 1 like	DNM1L	4BEG
内皮素 1	endothelin 1	EDN1	1EDN
表皮生长因子受体	epidermal growth factor receptor	EGFR	3G5Y
雌激素受体 1	estrogen receptor 1	ESR1	3UUD
雌激素受体 2	estrogen receptor 2	ESR2	3OMQ
凝血因子 Ⅱ	coagulation factor Ⅱ	F2	7TPP
凝血因子 Ⅲ	coagulation factor Ⅲ , tissue factor	F3	1DAN
糖原合成酶激酶 3β	glycogen synthase kinase 3 beta	GSK3B	4J1R
Hes 家族 bHLH 转录因子 1	Hes family BHLH transcription factor 1	HES1	2MH3
缺氧诱导因子-1, α亚基	hypoxia inducible factor 1 subunit alpha	HIF1A	6GFX
热休克蛋白 90α 家族 A 类成员 1	heat shock protein 90 alpha family class A member 1	HSP90AA1	1BYQ
细胞间黏附分子 1	intercellular adhesion molecule 1	ICAM1	1P53
干扰素 γ	interferon gamma	IFNG	3BES
JUN 原癌基因, AP-1 转录因子亚单位	Jun proto-oncogene, AP-1 transcription factor subunit	JUN	1JNM
低密度脂蛋白受体	low density lipoprotein receptor	LDLR	1AJJ
核纤层蛋白 A/C	lamin A/C	LMNA	1IFR
脂蛋白 (A)	lipoprotein(A)	LPA	1I71
脂蛋白解脂酶	lipoprotein lipase	LPL	6OAU

续表

蛋白质名称	英文名称	基因名称	PDB ID
分裂素原蛋白激酶 1	mitogen-activated protein kinase 1	MAPK1	6G54
分裂素原蛋白激酶 3	mitogen-activated protein kinase 3	MAPK3	4QTB
分裂素原蛋白激酶 8	mitogen-activated protein kinase 8	MAPK8	4G1W
分裂素原蛋白激酶 14	mitogen-activated protein kinase 14	MAPK14	6HWT
肌细胞增强因子 2A	myocyte enhancer factor 2A	MEF2A	1EGW
巨噬细胞移行抑制因子	macrophage migration inhibitory factor	MIF	1GCZ
基质金属多肽酶 2	matrix metallopeptidase 2	MMP2	1QIB
基质金属多肽酶 3	matrix metallopeptidase 3	MMP3	1CAQ
基质金属多肽酶 9	matrix metallopeptidase 9	MMP9	1GKC
MYC 原癌基因，BHLH 转录因子	MYC proto-oncogene, BHLH transcription factor	MYC	1MV0
核因子 B 细胞激酶复合体	nuclear factor kappa B kinase complex	NFKB1A	5TQW
溶质载体家族 9 成员 A_1	solute carrier family 9 member A1	NHE1	2BEC
一氧化氮合酶 2	nitric oxide synthase 2	NOS2	3E7G
一氧化氮合酶 3	nitric oxide synthase 3	NOS3	3EAH
Notch 受体 1	notch receptor 1	NOTCH1	1YYH
核受体第三亚族 C 组成员 2	nuclear receptor subfamily 3 group C member 2	NR3C2	3VHV
前蛋白转换酶枯草溶菌素 9	proprotein convertase subtilisin/kexin type 9	PCSK9	2P4E
丙酮酸脱氢酶 E_1 亚基 α1	pyruvate dehydrogenase E1 subunit alpha 1	PDHA1	1NI4
磷酸肌醇 3-激酶亚基 α	phosphatidylinositol-4,5-bisphosphate 3-kinase catalytic subunit alpha	PIK3CA	7RRG
磷酸肌醇 3-激酶亚基 γ	phosphatidylinositol-4,5-bisphosphate 3-kinase catalytic subunit gamma	PIK3CG	7MEZ
对氧磷酶 1	paraoxonase 1	PON1	1V04
过氧化物酶体增殖物活化 γ 受体激动剂	peroxisome proliferator activated receptor gamma	PPARG	3K8S
过氧化还原酶 3	peroxiredoxin 3	PRDX3	5JCG
前列腺素内过氧化物合酶 2	prostaglandin-endoperoxide synthase 2	PTGS2	5F19
RELA 原癌基因，NF-κB亚基	RELA proto-oncogene, NF-κB subunit	RELA	1NFI
肾素	renin	REN	1HRN
电压门控钠离子通道 α 亚基 5	sodium voltage-gated channel alpha subunit 5	SCN5A	2KBI
选择素 P	selectin P	SELP	1FSB
纤溶酶原激活物抑制因子家族 E 成员 1	serpin family E member 1	SERPINE1	1B3K
Sirtuin 1	sirtuin 1	SIRT1	5BTR
信号转导及转录激活蛋白 3	signal transducer and activator of transcription 3	STAT3	6QHD
T 盒转录因子 5	T-box transcription factor 5	TBX5	5BQD
肿瘤坏死因子	tumor necrosis factor	TNF	2AZ5
心肌肌钙蛋白 I3	troponin I3, cardiac type	TNNI3	1OZS
肿瘤蛋白 P53	tumor protein P53	TP53	1AIE
血管内皮生长因子 A	vascular endothelial growth factor A	VEGFA	1TZH
类血友病因子	von willebrand factor	VWF	7PNF

参考文献

[1] Reed GW, Rossi JE, Cannon CP. Acute myocardial infarction[J].Lancet, 2017, 389(10065): 197-210.

[2] Wang B, Huang Q, Liu K, Fan Y, et al. Robot-assisted Level Ⅲ - Ⅳ Inferior Vena Cava Thrombectomy: Initial Series with Step-by-step Procedures and 1-yr Outcomes[J]. Eur Urol., 2020, 78(1): 77-86.

[3] Rentrop KP, Feit F. Reperfusion therapy for acute myocardial infarction: Concepts and controversies from inception to acceptance[J]. Am Heart J., 2015, 170(5): 971-980.

[4] Pan Q, Xu J, Wen CJ, et al. Promising Tools for the Treatment and Prevention of Myocardial Infarction[J]. Int J Nanomedicine, 2021, 16: 6719-6747.

[5] Stoppe C, Averdunk L, Goetzenich A, et al. The protective role of macrophage migration inhibitory factor in acute kidney injury after cardiac surgery[J]. Sci Transl Med., 2018, 10(441): eaan4886.

[6] Tilstam PV, Qi D, Leng L, et al. MIF family cytokines in cardiovascular diseases and prospects for precision-based therapeutics[J]. Expert Opin Ther Targets, 2017, 21(7): 671-683.

[7] Mayer F, Falk M, Huhn R, et al. Matrix metalloproteinases and tissue inhibitors of metalloproteinases: Immunhistochemical markers in the diagnosis of lethal myocardial infarctions?[J] Forensic Sci Int., 2018, 288: 181-188.

[8] Chen B, Lu D, Fu Y, et al. Olmesartan prevents cardiac rupture in mice with myocardial infarction by modulating growth differentiation factor 15 and p53[J]. Br J Pharmacol, 2014, 171(15): 3741-3753.

[9] Zhang B, Bian X, He P, et al. The toxicity mechanisms of action of Aβ25-35 in isolated rat cardiac myocytes[J]. Molecules, 2014, 19(8): 12242-12257.

[10] 赵石, 刘珂娣, 段佳林, 等. 单味中药治疗心肌梗死的药效物质及作用机制: 基于网络药理学和多靶标分子对接方法 [J]. 南方医科大学学报, 2022, 42(01): 13-25.

[11] Gharib AF, Askary AE, Almehmadi M, et al. Vitamin D and Hypoxia-Inducible Factor (HIF-1α) Serum Levels as Markers for Progression of Nephropathy in Type 2 Diabetic Patients[J]. Clin Lab., 2022, 68(4):doi:10.7754/ Clin.Lab.2021.210540.

[12] Wang X, Wang G, Shi J, et al. CES1 genetic variation affects the activation of angiotensin-converting enzyme inhibitors[J]. Pharmacogenomics J., 2016, 16(3): 220-230.

[13] 王苡瑄, 李菲, 王洁, 等. 基于网络药理学的金花葵抗心肌缺血的作用机制研究 [J]. 中国药师, 2020, 23(9): 1700-1709.

[14] 吴婷玉, 周景芬. 葡萄籽原花青素对缺血性心力衰竭大鼠心肌细胞凋亡及 MAPK/ERK1/2 通路的影响 [J]. 中国免疫学杂志, 2019, 35(16): 1951-1956.

[15] Ling H, Gray CB, Zambon AC, Grimm M, Gu Y, Dalton N, Purcell NH, Peterson K, Brown JH. Ca²⁺/Calmodulin-dependent protein kinase Ⅱ δ mediates myocardial ischemia/reperfusion injury through nuclear factor-κB[J]. Circ Res., 2013, 112(6): 935-944.

四、心律失常

心律失常（arrhythmia）是指心脏搏动的节律或频率出现异常。它可以表现为心动过速、过慢或者心脏激动的顺序改变，包括心房颤动、心室颤动、心动过速和心动过缓。

治疗心律失常药物所涉及的蛋白质靶点。见表 1-4。其中，*SCN5A* 是心脏钠通道基因，为心脏钠离子通道同型异构体 Nav1.5 通道蛋白的基因，该蛋白作为心脏电压门控钠离子通道的成孔 α 亚基，负责心脏中动作电位的产生和快速传播，*SCN5A* 基因与心律失常、长 QT 综合征、病态窦房结综合征等发病相关，遗传性 *SCN5A* 突变致心律失常倾向与正常条件下 Na⁺ 通道决定心肌细胞兴奋性有关[1-3]。*KCNH2* 编码的电压门控钾通道的 α 亚基，对平滑肌细胞的兴奋性调节具有重要作用。该通道介导心脏中延迟整流钾电流的快速激活成分（IKr），是心肌细胞动作电位 3 期快速复极的主要导流[4]。它的突变可能会导致钾离子流外流，动作电位时程和不应期不均一性缩短，形成短 QT 间期和增加易损性，与 QT 依赖的扭转型室性心动过速（TdP）和心室纤颤（VF）相关[5]。*TNNI3* 基因表达肌钙蛋白 I（cTnI），而 cTnI 是组成肌钙蛋白的成分之一，是心肌组织收缩与舒张的调节蛋白。TNNI3 在心力衰竭、心肌肥大、缺血再灌注及心脏电传导中发挥一定作用[6,7]。肿瘤坏死因子（TNF）是一种多功能促炎细胞因子，参与调节广泛的生物过程。它能急性调控心房心肌细胞内的钙，提升致心律失常性触发活动的可能，对于房颤的发生和维持起重要作用[8,9]。另外，MAPK1[8]、AKT1[8,10]、NOS3[11]、ADRB2[12,13]、

EGFR[14] 等蛋白质也通过影响离子交换产生作用。白蛋白是人血浆中最丰富的蛋白质，在许多生理机制中起着重要作用。其抗心律失常的治疗机制不仅包括通过介导血浆容量扩充，还包括通过对炎症和氧化应激的调节[15,16]。C-SRC 作为 SRC 的一种表现形式，其抑制可以改善心肌梗死后心律失常的间隙连接蛋白 43（Cx43）水平和传导速度，并降低心律失常的可诱导性，在预防与心力衰竭相关的心律失常方面是有用的[17]。GJA1 是连接蛋白基因家族的一员，编码的蛋白质是间隙连接的组成部分，这种基因的突变与房颤有关，抗心律失常通路是它的相关通路。有研究表明，心肌 novel-miR-17 可能作用于 GJA1 基因参与大鼠低温缺血再灌注心律失常的发生[18]。GJA1 编码的间隙连接蛋白 Cx43 是 miRNA-613 潜在的靶基因，miRNA-613 可能与房颤 Cx43 重构的调控有关。

表 1-4　心律失常相关蛋白靶点的基本信息

蛋白质名称	英文名称	基因名称	PDB ID
血管收缩素转化酶	angiotensin I converting enzyme	ACE	6F9T
乙酰胆碱酯酶	acetylcholinesterase (Yt blood group)	ACHE	6U3P
腺苷 A1 受体	adenosine A1 receptor	ADORA1	5N2S
β₂ 肾上腺素受体	adrenoceptor beta 2	ADRB2	3NYA
丝氨酸和苏氨酸激酶 AKT 1	AKT serine/threonine kinase 1	AKT1	3OCB
白蛋白	albumin	ALB	4LB2
蕈毒碱型乙酰胆碱受体 2	cholinergic receptor muscarinic 2	CHRM2	3UON
表皮生长因子	epidermal growth factor	EGF	1NQL
表皮生长因子受体	epidermal growth factor receptor	EGFR	3G5Y
埃默蛋白	emerin	EMD	6GHD
凝血因子 II	coagulation factor II	F2	7TPP
凝血因子 III	coagulation factor III, tissue factor	F3	1DAN
间隙连接蛋白 α₁	gap junction protein alpha 1	GJA1	7F92
电压门控钾离子通道超家族 H 成员 2	potassium voltage-gated channel subfamily H member 2	KCNH2	6SYG
分裂素原蛋白激酶 1	mitogen-activated protein kinase 1	MAPK1	6G54
分裂素原蛋白激酶 3	mitogen-activated protein kinase 3	MAPK3	4QTB
分裂素原蛋白激酶 14	mitogen-activated protein kinase 14	MAPK14	6HWT
基质金属多肽酶 9	matrix metallopeptidase 9	MMP9	1GKC
雷帕霉素激酶	mechanistic target of rapamycin kinase	MTOR	4JSV
一氧化氮合酶 3	nitric oxide synthase 3	NOS3	3EAH
磷酸肌醇 3-激酶亚基 α	phosphatidylinositol-4,5-bisphosphate 3-kinase catalytic subunit alpha	PIK3CA	7RRG
前列腺素内过氧化物合酶 2	prostaglandin-endoperoxide synthase 2	PTGS2	5F19
电压门控钠离子通道 α 亚基 5	sodium voltage-gated channel alpha subunit 5	SCN5A	2KBI
溶质载体家族 6 成员 4	solute carrier family 6 member 4	SLC6A4	5I6X
超氧化物歧化酶 2	superoxide dismutase 2	SOD2	2ADQ
SRC 原癌基因，非受体酪氨酸激酶	SRC proto-oncogene, non-receptor tyrosine kinase	SRC	2H8H
信号转导及转录激活蛋白 1	signal transducer and activator of transcription 1	STAT1	3WWT
肿瘤坏死因子	tumor necrosis factor	TNF	2AZ5
心肌肌钙蛋白 I3	troponin I3, cardiac type	TNNI3	1OZS
血管内皮生长因子 A	vascular endothelial growth factor A	VEGFA	1TZH

参考文献

[1] 徐臻 . 心房颤动与钠通道 SCN5A 基因相关的分子遗传研究 [D]. 南昌大学，2013.

[2] Abe I, Wang P, Takahashi M, et al. Familial sick sinus syndrome possibly associated with a novel SCN5A mutation diagnosed in pregnancy[J]. HeartRhythm Case Rep., 2020, 7(2): 117-122.

[3] Takla M, Huang CL, Jeevaratnam K. The cardiac CaMKII-Nav1.5 relationship: From physiology to pathology[J]. J Mol Cell Cardiol,2020, 139: 190-200.

[4] Yin C, Zhang P, Yang J, et al. Unique ECG presentations and clinical management of a symptomatic LQT2 female carrying a novel de novo KCNH2 mutation[J]. J Electrocardiol, 2018, 51(1): 111-116.

[5] 何发忠 . KCNH2，TRIB3 和 RGS2 基因多态性与抗高血压药物疗效的相关性研究 [D]. 中南大学，2013.

[6] 徐逸 . TNNI 基因突变致限制型心肌病患者诱导多能干细胞系的建立及其相关致病性研究 [D]. 北京协和医学院，2018.

[7] 叶嘉豪，胡志希，钟森杰，等 . 基于网络药理学探讨炙甘草汤治疗心律失常的作用机制 [J]. 世界中医药，2022, 17(06): 760-766.

[8] 艾玉珍，马晓娟，邢雅璇，等 . 基于网络药理学分析调肝益气定悸药对甘松- 仙鹤草治疗心律失常的分子机制 [J]. 中国实验方剂学杂志，2022, 28(03): 204-211.

[9] 左嵩，李林凌，蒋乐，等 . 肿瘤坏死因子 α 对小鼠心房细胞内钙释放的急性调节作用 [J]. 中国心脏起搏与心电生理杂志，2019, 33(3): 236-239.

[10] Somanath PR, Razorenova OV, Chen J, Byzova TV. Akt1 in endothelial cell and angiogenesis[J]. Cell Cycle,2006, 5(5): 512-518.

[11] Wang H, Kohr MJ, Wheeler DG, et al. Endothelial nitric oxide synthase decreases beta-adrenergic responsiveness via inhibition of the L-type Ca^{2+} current[J]. Am J Physiol Heart Circ Physiol,2008, 294(3): H1473-1480.

[12] Nuber S, Zabel U, Lorenz K, et al. β-Arrestin biosensors reveal a rapid, receptor-dependent activation/deactivation cycle[J]. Nature,2016, 531(7596): 561-664.

[13] Aleong RG, Sauer WH, Robertson AD, et al. Adrenergic receptor polymorphisms and prevention of ventricular arrhythmias with bucindolol in patients with chronic heart failure[J]. Circ Arrhythm Electrophysiol,2013, 6(1): 137-143.

[14] 冯梅 . 表皮生长因子受体在缺血再灌注性心律失常和肾性高血压中的作用及其机制 [D]. 华中科技大学，2011.

[15] Artigas A, Wernerman J, Arroyo V, et al. Role of albumin in diseases associated with severe systemic inflammation: Pathophysiologic and clinical evidence in sepsis and in decompensated cirrhosis[J]. J Crit Care,2016, 33: 62-70.

[16] 常燕，林建国，李成，等 . 基于网络药理学及分子对接探讨交泰丸治疗心律失常的作用机制 [J]. 世界中医药，2021, 16(13): 1948-1953−1959.

[17] Rutledge CA, Ng FS, Sulkin MS, et al. c-Src kinase inhibition reduces arrhythmia inducibility and connexin43 dysregulation after myocardial infarction[j]. J Am Coll Cardiol, 2014, 63(9): 928-934.

[18] 唐剑，刘艳秋，高鸿，等 . 低温缺血再灌注心律失常大鼠心肌 miRNA 表达的变化及靶基因预测 [J]. 中华麻醉学杂志，2020, 40(07): 885-888.

五、心力衰竭

心力衰竭（cardiac failure），简称心衰，是一种复杂的临床综合征，它不是一种独立的疾病，而是心脏疾病发展的终末阶段。心力衰竭的本质是心脏的收缩功能和 / 或舒张功能发生障碍，导致静脉系统血液淤积，动脉系统血液灌注不足，从而引起心脏循环障碍综合征。

心力衰竭药物治疗所涉及的蛋白质靶点，见表 1-5，其中包括腺苷 A2a 受体、碳酸酐酶 2、CXC 趋化因子受体 12、P450 氧化酶家族 17 亚家族 A 成员 1、JAK 激酶 2、电压门控钾离子通道超家族 Q 成员 1、骨髓过氧化酶、蛋白激酶 C-α、前列腺素内过氧化物合酶 1 以及蛋白络氨酸磷酸酶 C 型受体等 [1-11]。

表 1-5　心力衰竭相关蛋白靶点的基本信息

蛋白质名称	英文名称	基因名称	PDB ID
血管收缩素转化酶	angiotensin I converting enzyme	*ACE*	6F9T
腺苷 A1 受体	adenosine A1 receptor	*ADORA1*	5N2S
腺苷 A2a 受体	adenosine A2a receptor	*ADORA2A*	5MZJ
β₁ 肾上腺素受体	adrenoceptor beta 1	*ADRB1*	2LSQ
血管张力素 Ⅱ 型受体 1 型	angiotensin Ⅱ receptor type 1	*AGTR1*	4YAY
丝氨酸和苏氨酸激酶 AKT 1	AKT serine/threonine kinase 1	*AKT1*	3OCB
雄激素受体	androgen receptor	*AR*	4K7A
碳酸酐酶 2	carbonic anhydrase 2	*CA2*	3HS4
胱天蛋白酶 3	caspase 3	*CASP3*	2CNK
CXC 趋化因子受体 8	C-X-C Motif chemokine ligand 8	*CXCL8*	1ICW
CXC 趋化因子受体 12	C-X-C Motif chemokine ligand 12	*CXCL12*	4UAI
P450 氧化酶家族 17 亚家族 A 成员 1	cytochrome P450 family 17 subfamily A member 1	*CYP17A1*	3RUK
P450 氧化酶家族 19 亚家族 A 成员 1	cytochrome P450 family 19 subfamily A member 1	*CYP19A1*	5JL9
表皮生长因子受体	epidermal growth factor receptor	*EGFR*	3G5Y
雌激素受体 1	estrogen receptor 1	*ESR1*	3UUD
凝血因子 Ⅱ	coagulation factor Ⅱ	*F2*	7TPP
糖原合成酶激酶 3β	glycogen synthase kinase 3 beta	*GSK3B*	4J1R
胰岛素样生长因子 1	insulin like growth factor 1 receptor	*IGF1R*	1P4O
JAK 激酶 2	janus kinase 2	*JAK2*	2XA4
JUN 原癌基因，AP-1 转录因子亚单位	Jun proto-oncogene, AP-1 transcription factor subunit	*JUN*	1JNM
电压门控钾离子通道超家族 Q 成员 1	potassium voltage-gated channel subfamily Q member 1	*KCNQ1*	3HFE
分裂素原蛋白激酶 1	mitogen-activated protein kinase 1	*MAPK1*	6G54
分裂素原蛋白激酶 3	mitogen-activated protein kinase 3	*MAPK3*	4QTB
分裂素原蛋白激酶 8	mitogen-activated protein kinase 8	*MAPK8*	4G1W
基质金属多肽酶 9	matrix metallopeptidase 9	*MMP9*	1GKC
骨髓过氧化酶	myeloperoxidase	*MPO*	1D2V
一氧化氮合酶 2	nitric oxide synthase 2	*NOS2*	3E7G
一氧化氮合酶 3	nitric oxide synthase 3	*NOS3*	3EAH
核受体第三亚族 C 组成员 2	nuclear receptor subfamily 3 group C member 2	*NR3C2*	3VHV
过氧化物酶体增殖物活化 γ 受体激动剂	peroxisome proliferator activated receptor gamma	*PPARG*	3K8S
蛋白激酶 C-α	protein kinase C alpha	*PRKCA*	4DNL
前列腺素内过氧化物酶 1	prostaglandin-endoperoxide synthase 1	*PTGS1*	6Y3C
前列腺素内过氧化物合酶 2	prostaglandin-endoperoxide synthase 2	*PTGS2*	5F19
蛋白络氨酸磷酸酶 C 型受体	protein tyrosine phosphatase receptor type C	*PTPRC*	5FN7
信号转导及转录激活蛋白 3	signal transducer and activator of transcription 3	*STAT3*	6QHD
肿瘤坏死因子	tumor necrosis factor	*TNF*	2AZ5
肿瘤蛋白 P53	tumor protein P53	*TP53*	1AIE
血管内皮生长因子 A	vascular endothelial growth factor A	*VEGFA*	1TZH

参考文献

[1] 张永健，王永成，杨金龙，等 . 基于 KEGG 通路和蛋白互作对慢性心力衰竭靶点基因的筛选 [J]. 临床心血管病杂志，
　　2020, 36(04): 355-362.

[2] 曲艺，但文超，刘金垒，等 . 基于网络药理学的升陷汤治疗心力衰竭的作用机制研究 [J]. 世界科学技术 - 中医药现

代化，2020, 22(10): 3583-3593.

[3] 谢璇，王青，苏聪平，等．基于网络药理学的有关苓桂术甘汤干预治疗心力衰竭的作用机制 [J]. 世界中医药，2019, 14(5): 1110-1115.

[4] 张良，杨双蓉，李淑莹，等．基于网络药理学和实验验证探讨槲皮素治疗心力衰竭的分子机制 [J]. 中国实验方剂学杂志，2021, 27(15): 156-165.

[5] 张玉健，吕洋，朱静华，等．基于网络药理学探讨黄芪 - 人参药对治疗慢性心力衰竭潜在靶点和机制 [J]. 辽宁中医药大学学报，2021, 23(09): 157-163.

[6] 张垚，杨继，宋嘉懿，等．基于网络药理学探讨麻黄治疗心力衰竭的作用机制 [J]. 药物评价研究，2021, 44(10): 2189-2202.

[7] 曾紫凡，任莹璐，王勇，等．基于网络药理学预测丹参干预心力衰竭的作用机制研究 [J].中西医结合心脑血管病杂志，2018, 16(10): 1353-1358.

[8] 郑雅，严石焕，覃杨，等．鹿角方治疗慢性心力衰竭作用机制的网络药理学研究 [J]. 中药新药与临床药理，2021, 32(04): 526-532.

[9] 王旭杰，张菀桐，王妙然，等．生脉饮"异病同治"糖尿病和心力衰竭的网络药理学作用机制研究 [J]. 中国中医药信息杂志，2021, 28(01): 19-26.

[10] 许洪彬，蓝婉宁，綦向军，等．温胆汤多靶点防治慢性心力衰竭的分子对接研究 [J]. 时珍国医国药，2021, 32(12): 3042-3046.

[11] 阿瓦古丽·达吾提，任利文，王丹冉，等．治疗心力衰竭中药有效成分网络药理学研究 [J]. 中药药理与临床，2020, 36(5): 131-136.

第二节　脑血管疾病与靶点

脑血管疾病是指由于脑内血管发生病理性改变引起的一组疾病，包括脑卒中、脑缺血、脑血栓形成等多种疾病。

一、脑卒中及脑血栓

脑卒中（cerebral apoplexy），是由于脑部血管突然破裂或因血管阻塞导致血液不能流入大脑而引起脑组织损伤的一种疾病。

脑血栓（cerebral thrombosis），是一种由于脑血管阻塞导致血液流动受阻，从而引起的脑部供血不足的疾病。脑血栓形成机制总的说来都是由于正常的凝血机制的扰乱，促使某些血细胞和蛋白质被激活，最终导致血小板纤维蛋白血栓的形成。动脉粥样硬化斑破裂或形成溃疡血小板、血液中其他有形成分及纤维黏附于受损的粗糙的内膜上，形成附壁血栓。在血压下降、血流缓慢、血流量减少、血液黏度增加和血管痉挛等情况影响下，血栓逐渐增大，最后导致动脉完全闭塞。

治疗脑卒中及脑血栓药物所涉及的蛋白靶点，见表 1-6。其中超氧化物歧化酶可将超氧阴离子转换成过氧化氢，并被过氧化氢酶或谷胱甘肽过氧化物酶分解为水。人体内存在三大类超氧化物歧化酶，即存在于细胞质内的铜锌超氧化物歧化酶（Cu-ZnSOD, 又称 SOD1），位于线粒体的锰超氧化物歧化酶（MnSOD, 又称 SOD2），以及位于细胞间的细胞外超氧化物歧化酶（ECSOD, 又称 SOD3）。超氧化物歧化酶过表达可产生神经保护作用，它与脑血流量变化无关，而与缺血脑组织中氧自由基表达水平的下降有关。Kawase 等通过对 *SOD1* 敲除小鼠的进一步观察，证实 SOD1 表达水平降低时血管源性脑水肿范围显著增加，提示脑缺血后产生的氧自由基可破坏血 - 脑屏障；这一作用是通过激活基质金属蛋白酶实现的 [1,2]。

表 1-6　脑卒中相关的蛋白靶点的基本信息

蛋白质名称	英文名称	基因名称	PDB ID
丝氨酸和苏氨酸激酶 AKT1	AKT serine/threonine kinase 1	*AKT1*	3OCB
类 B 淋巴细胞瘤 2 蛋白 1	BCL2 like 1	*BCL2L1*	2YXJ
脑源性神经营养因子	brain derived neurotrophic factor	*BDNF*	1B8M
胱天蛋白酶 3	caspase 3	*CASP3*	2CNK
胱天蛋白酶 9	caspase 9	*CASP9*	2AR9
P450 氧化酶家族 2 亚家族 C 成员 19	cytochrome P450 family 2 subfamily C member 19	*CYP2C19*	4GQS
表皮生长因子受体	epidermal growth factor receptor	*EGFR*	3G5Y
凝血因子 Ⅱ	coagulation factor Ⅱ	*F2*	7TPP
凝血因子 Ⅰ	fibrinogen	*FGA*	3GHG
糖蛋白 Ⅰb 血小板亚基 β	glycoprotein Ib platelet subunit beta	*GP1BB*	3RFE
基质金属多肽酶 2	matrix metallopeptidase 2	*MMP2*	1QIB
基质金属多肽酶 9	matrix metallopeptidase 9	*MMP9*	1GKC
一氧化氮合酶 2	nitric oxide synthase 2	*NOS2*	3E7G
超氧化物歧化酶 1	superoxide dismutase 1	*SOD1*	1AZV
血栓素 A_2 受体	thromboxane A2 receptor	*TXA2R*	6IIU
类血友病因子	von willebrand factor	*VWF*	7PNF

　　基质金属蛋白酶对神经血管的存在损伤作用。虽然基质金属蛋白酶家族成员在脑缺血过程中的表达变化十分复杂，但对啮齿类动物模型的研究发现，MMP9 对缺血早期比较敏感，而 MMP2 于缺血数天后才表达水平升高。因此，MMP9 和 MMP2 可能在脑缺血的过程中发挥重要作用 [3]。实验表明，MMP9 不仅在梗死区呈高表达，在梗死周围组织也呈高表达，推测其高表达可能增加梗死面积 [4]。

　　一氧化氮合酶（NOS）利用精氨酸、氧气和 NADPH 产生一氧化氮，并在缺血再灌注损伤过程中起重要作用 [5]。一氧化氮可以直接或通过衍生物间接抑制线粒体电子传递链，引起细胞能量危机和 DNA 损伤，导致 DNA 合成障碍和神经元死亡 [6]。同时增强缺血后兴奋性氨基酸-谷氨酸的释放，加重缺血后脑损伤 [7]。

　　胱天蛋白酶 3 可能是缺血神经元核降解的主要作用分子。抑制胱天蛋白酶 3 样活化可减少脱氧核糖核酸酶活性，防止 DNA 断裂 [8]。另外，过表达超氧化物歧化酶 1（SOD1）通过减少线粒体释放细胞色素 C 和第二信使半胱氨酸天冬氨酸蛋白酶激活物（Smac），抑制胱天蛋白酶活化、减少凋亡以保护神经元免受缺血性损伤 [9]。因此推测，胱天蛋白酶活化的线粒体途径可能在缺血后的神经元凋亡中发挥重要作用。

参考文献

[1] Kawase M, Murakami K, Fujimura M, et al. Exacerbation of delayed cell injury after transient global ischemia in mutant mice with CuZn superoxide dismutase deficiency[J]. Stroke, 1999, 30(9): 1962-1968.

[2] Gasche Y, Copin JC, Sugawara T, et al. Matrix metalloproteinase inhibition prevents oxidative stress-associated blood-brain barrier disruption after transient focal cerebral ischemia[J]. J Cereb Blood Flow Metab, 2001, 21(12): 1393-1400.

[3] Planas AM, Solé S, Justicia C. Expression and activation of matrix metalloproteinase-2 and -9 in rat brain after transient focal cerebral ischemia[J]. Neurobiol Dis, 2001, 8(5): 834-846.

[4] Rosell A, Ortega-Aznar A, Alvarez-Sabín J, et al. Increased brain expression of matrix metalloproteinase-9 after ischemic and hemorrhagic human stroke[J]. Stroke, 2006 , 37(6): 1399-1406.

[5] Iadecola C. Bright and dark sides of nitric oxide in ischemic brain injury[J]. Trends Neurosci, 1997, 20(3): 132-139.

[6] Bonfoco E, Krainc D, Ankarcrona M, et al. Apoptosis and necrosis: two distinct events induced, respectively, by mild and intense insults with *N*-methyl-D-aspartate or nitric oxide/superoxide in cortical cell cultures[J]. Proc Natl Acad Sci U S A, 1995, 92(16): 7162-7166.

[7] Montague PR, Gancayco CD, Winn MJ, et al. Role of NO production in NMDA receptor-mediated neurotransmitter release in cerebral cortex[J]. Science,1994, 263(5149): 973-977.

[8] Luo Y, Cao G, Pei W, et al. Induction of caspase-activated deoxyribonuclease activity after focal cerebral ischemia and reperfusion[J]. J Cereb Blood Flow Metab, 2002, 22(1): 15-20.

[9] Sugawara T, Noshita N, Lewén A, et al. Overexpression of copper/zinc superoxide dismutase in transgenic rats protects vulnerable neurons against ischemic damage by blocking the mitochondrial pathway of caspase activation[J]. J Neurosci, 2002, 22(1): 209-217.

二、脑缺血及短暂性脑缺血发作

脑缺血（cerebral ischemia）是指由于血液流向大脑的供给不足，导致脑细胞缺氧和营养供应不足，进而引起脑组织损伤疾病，损伤可能是暂时性的，也可能是永久性的，取决于血液供应中断的严重程度和持续时间。脑缺血的主要原因包括：动脉粥样硬化、血栓形成、动脉破裂等。

药物治疗脑缺血所涉及到的蛋白靶点，见表 1-7。其中，沉默信息调节因子 1（SIRT1）与自噬之间存在联系，它能够调节炎症反应、氧化应激、细胞凋亡及自噬，在转录沉寂、信号转导、染色质稳定、双链 DNA 断裂损伤后生理修复等方面起重要作用，参与细胞周期、细胞凋亡、细胞分化及细胞寿命的调节。SIRT1 受到了最多的关注，它能够调节许多重要的信号通路，包括 DNA 修复和细胞凋亡、肌肉和脂肪分化、神经发生、线粒体生物发生、葡萄糖和胰岛素稳态、激素分泌、细胞应激反应和昼夜节律。作为 SIRT1 的重要下游分子，叉头盒蛋白 O1（forkhead box protein O1，FoxC1）可作为其重要的去乙酰化底物，是调节自噬的关键因子。去乙酰化 FoxO1 的抑制导致抗氧化性的降低和活性氧 ROS 水平的升高，SIRT1 通过使 FoxO1 去乙酰化来增强 FoxO1 的 DNA 结合能力，并减弱氧化应激反应[1,2]。

表 1-7 脑缺血相关蛋白质靶点的基本信息

蛋白质名称	英文名称	基因名称	PDB ID
脑源性神经营养因子	brain derived neurotrophic factor	*BDNF*	1B8M
NFE2 样 BZPI 转录因子 2	NFE2 like BZIP transcription factor 2	*NFE2L2*	2FLU
含 NLR 家族 Pyrin 结构域 3	NLR family pyrin domain containing 3	*NLRP3*	3QF2
沉默信息调节因子 1	sirtuin 1	*SIRT1*	5BTR
信号转导及转录激活蛋白 3	signal transducer and activator of transcription 3	*STAT3*	6QHD
胱天蛋白酶 3	caspase 3	*CASP3*	2CNK
热休克蛋白 90α 家族 A 类成员 1	heat shock protein 90 alpha family class A member 1	*HSP90AA1*	1BYQ
分裂素原蛋白激酶 1	mitogen-activated protein kinase 1	*MAPK1*	6G54
分裂素原蛋白激酶 14	mitogen-activated protein kinase 14	*MAPK14*	6HWT
分裂素原蛋白激酶 8	mitogen-activated protein kinase 8	*MAPK8*	4G1W

NLRP3 炎性复合体是细胞内固有免疫系统中的一个重要的多蛋白复合物，由 NLRP3 scaffold, the ASC (PYCARD) adaptor 及 pro-caspase-1 组装而成。在内、外介导的因素的刺激下，NLRP3 炎性复合体发生活化，可导致炎症级联瀑布反应，加重炎性损伤。研究发现，在脑缺血再灌注损伤时 NLRP3 炎性小体水平升高，NLRP3 炎性复合体介导的炎症级联反应在脑缺血再灌注损伤过程中具有重要作用[3-5]。

脑源性神经营养因子（brain derived neurotrophic factor, BDNF）是神经营养素家族的重要成员，通过与其特异性受体酪氨酸激 B（tymsinekinase B, TrkB）结合，在缺血性脑损伤中发挥重要作用。大量实验证明 BDNF/TrkB 对神经元的生存、生长、分化和可塑性有重要影响，除了维持正常神经元的生理作用，还对神经元损伤后的修复起了积极意义，比如抑制神经细胞凋亡、拮抗伤害性刺激、调节血管新生等多种机制[6-8]。

STAT3 是一种信号转导及转录激活蛋白，在缺血性脑卒中过程中发挥多种功能，并通过各种机制提供双向影响。一方面，STAT3 的激活可以调控许多促炎基因的表达，促进脑缺血后神经炎症发生和神经元凋亡。各种天然生物活性化合物在缺血性脑卒中的体内外研究表明，可通过抑制 STAT3 的磷酸化来参与炎症、氧化应激、细胞凋亡等多种病理生理过程，从而减轻脑损伤和改善神经功能。另一方面，多种研究发现可通过上调体内 STAT3 的表达来激活相关信号通路，改善脑缺血造成的神经功能缺损症状[9,10]。

参考文献

[1] 赵悦琳 . 白桦脂酸通过 SIRT1/FoxO1 信号通路抑制自噬改善脑缺血再灌注损伤机制的研究 [D]. 吉林大学，2021.

[2] 程园园 . 脑缺血预处理激活 SIRT1-FoxO1 通路减轻脑缺血再灌注损伤 [D]. 河北北方学院，2021.

[3] 何琪 . 白藜芦醇通过增强 Sirt-1 诱导的自噬活性抑制 NLRP3 炎性复合体活化减轻脑缺血再灌注损伤 [D]. 重庆医科大学，2018.

[4] 白荣蓉 . PrP~c 对脑缺血再灌注损伤中 NLRP3 及其下游因子表达水平的影响 [D]. 吉林大学，2021.

[5] 侯仰昊 . Nrf2 通过调控 Trx1/TXNIP 复合物抑制脑缺血再灌注损伤后 NLRP3 炎性复合体的活化 [D]. 重庆医科大学，2017.

[6] 侯帆 . 基于 BDNF/TrkB 途径探讨益气定眩饮抗脑缺血作用机制的研究 [D]. 湖南中医药大学，2020.

[7] 李梦醒，王玉，高云云，等 电针对局灶性脑缺血大鼠血管新生及皮质 VEGF 和 BDNF 表达的影响 [J]. 针灸推拿医学（英文版），2022, 20(2): 91-103.

[8] Yang J, Yan H, Li S, et al. Berberine Ameliorates MCAO Induced Cerebral Ischemia/Reperfusion Injury via Activation of the BDNF-TrkB-PI3K/Akt Signaling Pathway[J]. Neurochem Res., 2018, 43(3): 702-710.

[9] 吕明义，邓淑玲，郭文晏，等 . 木犀草素抑制 JAK2/STAT3 信号通路减轻大鼠脑缺血再灌注损伤作用的研究 [J]. 天津医药，2022, 50(4): 363-368.

[10] Yi JH, Park SW, Kapadia R, et al. Role of transcription factors in mediating post-ischemic cerebral inflammation and brain damage[j]. Neurochem Int., 2007, 50(7-8): 1014-1027.

第三节　其他心脑血管疾病及蛋白靶点

其他心脑血管疾病包括动脉粥样硬化、高血压等与心脑血管疾病密切相关的疾病。

一、动脉粥样硬化

动脉粥样硬化（atherosclerosis）是动脉硬化的一种，是指大中动脉内膜出现脂质沉着，内膜增厚，然后逐渐形成斑块，斑块造成管腔的狭窄，斑块破裂会导致血栓的形成，引起动脉供血的障碍。动脉粥样硬化的形成往往与血脂升高有关，特别是总胆固醇和低密度脂蛋白胆固醇的升高。

药物治疗动脉粥样硬化所涉及的蛋白靶点，见表 1-8。其中沉默信息调节因子 6（sirtuin 6, SIRT6）是脂质代谢的一种关键调节因子，位于细胞核，与心血管疾病的发生密切相关，SIRT6 可以通过诱导自噬及胆固醇外排来减少 ox-LDL 刺激的巨噬细胞泡沫细胞形成。PCSK9 是调控低密度脂蛋白胆固醇的重要基因，肝脏中敲除 *SIRT6* 可导致 *PCSK9* 基因表达，以及低密度脂蛋白胆固醇升高，SIRT6 在调节 *PCSK9* 基因表达中发挥重要作用。SIRT6 可从抑制低密度脂蛋白胆固醇、抑制黏附分子及炎症因子表达两方面负性调控动脉粥样硬化的发生[1-3]。

表 1-8 动脉粥样硬化相关蛋白靶点的基本信息

蛋白质名称	英文名称	基因名称	PDB ID
三磷酸腺苷结合盒亚家族 A 1	ATP binding cassette subfamily A member 1	*ABCA1*	5XJY
三磷酸腺苷结合盒亚家族 G 1	ATP binding cassette subfamily G member 1	*ABCG1*	7R8C
含 NLR 家族 Pyrin 结构域 3	NLR family pyrin domain containing 3	*NLRP3*	3QF2
沉默信息调节因子 6	sirtuin 6	*SIRT6*	3K35

炎症小体是一种调控 IL-1β 产生的大分子多蛋白复合体，在动脉粥样硬化病变发生发展中发挥重要作用。NLRP3 炎症小体是目前研究最为深入和广泛的炎症小体类型。NLRP3 炎性小体是先天免疫系统的重要组成部分，通过 NOD 样受体 NLRP3 对有害信号 PAMP、DAMP 作出反应，招募适配蛋白 ASC 和 pro-Caspase-1，从而通过自催化激活脱天蛋白酶 1，以应对微生物感染和细胞损伤，NLRP3 炎性小体参与动脉粥样硬化发病过程中的炎症反应，而 *NLRP3* 基因的沉默可延缓动脉粥样硬化的进展[4-6]。

三磷酸腺苷结合盒亚家族 A1（ABCA1）和 G1（ABCG1）对于消除包括巨噬细胞在内的细胞中的过量胆固醇和形成高密度脂蛋白很重要，有助于预防和消退动脉粥样硬化。ABCA1 和 ABCG1 增强的胆固醇流出活性有望防止动脉粥样硬化的进展。ABCA1 和 ABCG1 由 LXR/RXR 途径诱导，并在转录、转录后和翻译后进行调节。它们的 mRNA 被 microRNA 破坏，细胞定位和降解受其他蛋白质和磷酸化的调节。此外，ABCA1 和 ABCG1 抑制巨噬细胞的炎症反应、防止淀粉样蛋白 β 的积累。ABCA1 和 ABCG1 的调控机制对于开发新型抗动脉粥样硬化药物至关重要[7-9]。

参考文献

[1] 赵小芳，郑华波，刘承云 . SIRT6 在动脉粥样硬化中的研究进展 [J]. 中国老年学杂志，2021, 41(11): 2436-2439.

[2] 姜旭 . 基于 NNMT 调控 SIRT6-PCSK9 通路研究芦黄颗粒对动脉粥样硬化影响的作用机制 [D]. 南京中医药大学，2020.

[3] 张晓英，张致英 .SIRT6 在心血管病中的作用研究进展 [J]. 中国药理学通报，2018, 34(2): 170-173.

[4] 葛凡，王文恺，朱景天，等 . 黄芪甲苷通过 NLRP3 炎性小体调节糖尿病动脉粥样硬化早期大鼠血脂及炎症因子的研究 [J]. 南京中医药大学学报，2021, 37(03): 383-387.

[5] 卞芳，金肆 . NLRP3 炎症小体在动脉粥样硬化相关细胞中作用的研究进展 [J]. 中国药理学通报，2016, 32(02): 163-169.

[6] 樊江红 . NLRP3 炎性小体在动脉粥样硬化中的作用及机制 [D]. 山西医科大学，2021.

[7] Matsuo M. ABCA1 and ABCG1 as potential therapeutic targets for the prevention of atherosclerosis[J]. J Pharmacol Sci., 2022, 148(2): 197-203.

[8] Zhao ZW, Zhang M, Wang G, et al. Astragalin Retards Atherosclerosis by Promoting Cholesterol Efflux and Inhibiting the Inflammatory Response via Upregulating ABCA1 and ABCG1 Expression in Macrophages[J]. J Cardiovasc Pharmacol, 2021, 77(2): 217-227.

[9] 沈思琪 . ABCG1 在动脉粥样硬化中的作用及机制研究 [D]. 北京协和医学院，2018.

二、高血压

高血压 (hypertension) 是动脉血压持续偏高的慢性疾病，是全球最常见的心血管疾病之一。其主要特征是动脉血压的持续性升高，是导致心血管疾病主要因素，可增加心肌梗死、卒中和心力衰竭等共病的风险[1]。研究表明，肥胖和遗传因素等风险因素可以影响高血压的发生和发展[2,3]。此外，复杂的调控网络，包括肾素-血管紧张素-醛固酮系统 (RAAS)、神经系统和动脉重塑[4-6]，也会影响高血压的进程。

治疗高血压药物所涉及的蛋白靶点，见表 1-9。其中肾素-血管紧张素-醛固酮系统在人类身体中起着重要作用。RAAS 的不平衡可以直接导致高血压的发生。同时，肾上腺分泌的醛固酮通过矿物皮质激素受体（MR）增加钠的重吸收，从而维持钠-钾平衡[7]。另外，MAPK 家族在 Ang Ⅱ 诱导的高血压中扮演着重要角色，研究发现抑制 MAPK 能降低 Ang Ⅱ 诱导的高血压水平。MAPK 还可以在血管平滑肌增殖与迁移、细胞外基质调节、内皮功能障碍等多个方面对于血管重构产生调节作用[8]。研究表明，在高血压心脏纤维化早期，心脏组织中的 AKT1 活性增加，通过促进炎症反应，促进血管紧张素Ⅱ诱导的心肌纤维化。而敲低 AKT1 可以降低成纤维细胞的转分化，AKT1 作为重要的信号分子在高血压导致的心肌纤维化中发挥重要作用[9]。SRC 酪氨酸蛋白激酶是一个非受体型原癌基因酪氨酸激酶，通过不同信号途径使血管结构和功能发生变化，对血压具有双向调节作用，在高血压和脑卒中过程中发挥重要作用[10]。ADRB2 是交感神经系统的重要组成部分，对血压的短期和长期调节均有重要的影响，决定 ADRB2 性状的基因突变，功能减低可能会导致原发性高血压。ADRB2 阻滞剂通过阻断血管上的 β 受体产生降压作用，可以改变血管紧张性、调节肾素释放、影响水盐代谢进而调节血压[7]。血清中 TNF-α 异常升高是老年高血压发病的病理因素之一。TNF-α 通过细胞毒作用，导致血管内皮功能障碍，影响着机体对血压的控制，因此 TNF 拮抗剂可以预防高血压的出现[11]。JUN 是激活子蛋白-1（AP-1）的组成之一，而 AP-1 可以诱导炎症因子的表达，引起血管内皮细胞极炎症细胞的增殖，血管阻力增大而导致血压升高[12]。前列腺素内源性过氧化物合酶（PTGS2）能够激活分布在血小板和内皮细胞上的前列环素受体 G 蛋白，引起血小板聚集性抑制，松弛血管平滑肌，降低血压[13]。血管内皮生长因子是最重要的促进血管内皮细胞增殖的因子，可以诱导新血管生成，调节血管张力。高血压患者血清中 VEGF 水平高于正常成人，它参与了血管损伤过程，有望成为治疗了高血压和靶器官损伤的重要指标[14]。RELA 主要编码转录因子 p65，通常和 p50 形成二源同聚体，是 NF-κB 的主要活性形式，在 NF-κB 通路发挥了重要作用[15]。胰岛素样生长因子 1 受体是一种胰岛素样生长因子（IGF1）的异源四聚体，其结构与胰岛素受体相似。IGF1 介导的 NO 生成减少将导致高血压大鼠血压升高，高血压与 IGF1R 表达降低密切相关[16]。研究表明，抑制信号转导及转录激活蛋白 3（STAT3）信号能够缓解小鼠妊娠高血压，提示 STAT3 信号与高血压相关[17]。血管内皮生长因子受体-2 KDR 编码 VEGF 的两个受体之一，是一个参与血管生成关键受体。研究发现，可以通过 KDR 调节高血压中血管重塑和内皮功能障碍[18]。ERBB2 编码的是酪氨酸激酶受体表皮生长因子（EGF）受体家族的成员研究发现 ERBB2 型，ERBB 受体参与了高血压的神经发生机制，部分减少 NO 的表达，抑制 γ-氨基丁酸活性从而引起高血压[19]。ABCB1 编码的膜相关蛋白是三磷酸腺苷结合盒（ABC）转运蛋白超家族的成员，ABC 蛋白跨细胞外和细胞内膜转运各种分子。研究表明，编码参与药物运输蛋白质的基因 ABCB1 可能有助于人类的血压控制[20]。NR3C2 基因编码盐皮质激素受体，介导醛固酮对受限靶细胞内盐和水平衡的作用，作用于肾素-血管紧张素系统途径，高血压患者血浆中 NR3C2 蛋白的表达水平升高，该基因的缺陷与早发性高血压有关，妊娠期严重恶化[21]。EDN1 基因编码一种前蛋白，经过蛋白水解处理后产生属于内皮素/萨拉福毒素家族的分泌肽，该肽是一种有效的血管收缩剂，其同源受体是治疗肺动脉高压的治疗靶点。END1 的多态性与肺动脉高压的风险显著增加相关[22]。

表 1-9　高血压相关蛋白靶点的基本信息

蛋白质名称	英文名称	基因名称	FDB ID
三磷酸腺苷结合盒亚家族 B 成员 1	ATP binding cassette subfamily B member 1	ABCB1	5C0V
血管收缩素转化酶	angiotensin I converting enzyme	ACE	5F9T
血管收缩素转化酶 2	angiotensin converting enzyme 2	ACE2	1R4L
β$_2$ 肾上腺素受体	adrenoceptor beta 2	ADRB2	3NYA
血管张力素 II 型受体 1 型	angiotensin II receptor type 1	AGTR1	4YAY
丝氨酸和苏氨酸激酶 AKT 1	AKT serine/threonine kinase 1	AKT1	3OCB
丝氨酸和苏氨酸激酶 AKT 2	AKT serine/threonine kinase 2	AKT2	1MRY
白蛋白	albumin	ALB	4LB2
胱天蛋白酶 3	caspase 3	CASP3	2CNK
内皮素 1	endothelin 1	EDN1	1EDN
表皮生长因子受体	epidermal growth factor receptor	EGFR	3G5Y
Erb-b2 受体酪氨酸激酶 2	Erb-B2 receptor tyrosine kinase 2	ERBB2	2A91
3-磷酸甘油醛脱氢酶	glyceraldehyde-3-phosphate dehydrogenase	GAPDH	3GPD
热休克蛋白 90α 家族 A 类成员 1	heat shock protein 90 alpha family class A member 1	HSP90AA1	1BYQ
胰岛素样生长因子 1	insulin like growth factor 1 receptor	IGF1R	1P4O
JUN 原癌基因，AP-1 转录因子亚单位	Jun proto-oncogene, AP-1 transcription factor subunit	JUN	1JNM
激酶插入域受体	kinase insert domain receptor	KDR	1Y6A
分裂素原蛋白激酶 1	mitogen-activated protein kinase 1	MAPK1	6G54
分裂素原蛋白激酶 3	mitogen-activated protein kinase 3	MAPK3	4QTB
分裂素原蛋白激酶 8	mitogen-activated protein kinase 8	MAPK8	4G1W
分裂素原蛋白激酶 14	mitogen-activated protein kinase 14	MAPK14	6EWT
一氧化氮合酶 3	nitric oxide synthase 3	NOS3	3EAH
核受体第三亚族 C 组成员 2	nuclear receptor subfamily 3 group C member 2	NR3C2	3VHV
磷酸肌醇 3-激酶调节亚基 1	phosphoinositide-3-kinase regulatory subunit 1	PIK3R1	3I5S
过氧化物酶体增殖物活化 γ 受体激动剂	peroxisome proliferator activated receptor gamma	PPARG	3K8S
前列腺素内过氧化物合酶 2	prostaglandin-endoperoxide synthase 2	PTGS2	5F19
RELA 原癌基因，NF-κB 亚基	RELA proto-oncogene, NF-κB subunit	RELA	1NFI
肾素	renin	REN	3Q4B
SRC 原癌基因，非受体酪氨酸激酶	SRC Proto-oncogene, non-receptor tyrosine kinase	SRC	2H8H
信号转导及转录激活蛋白 3	signal transducer and activator of transcription 3	STAT3	6QHD
肿瘤坏死因子	tumor necrosis factor	TNF	2AZ5
血管内皮生长因子 A	vascular endothelial growth factor A	VEGFA	1TZH

参考文献

[1] Rahimi K, Emdin CA, MacMahon S. The epidemiology of blood pressure and its worldwide management[J]. Circ Res., 2015, 116(6): 925-936.

[2] Hall JE, do Carmo JM, da Silva AA, et al. Obesity-induced hypertension: interaction of neurohumoral and renal mechanisms[J]. Circ Res., 2015, 116(6): 991-1006.

[3] Padmanabhan S, Caulfield M, Dominiczak AF. Genetic and molecular aspects of hypertension[J]. Circ Res., 2015, 116(6): 937-959.

[4] Te Riet L, van Esch JH, Roks AJ, et al. AH. Hypertension: renin-angiotensin-aldosterone system alterations[J]. Circ Res., 2015, 116(6): 960-975.

[5] Grassi G, Mark A, Esler M. The sympathetic nervous system alterations in human hypertension[J]. Circ Res., 2015, 116(6): 976-990.

[6] Laurent S, Boutouyrie P. The structural factor of hypertension: large and small artery alterations[J]. Circ Res., 2015, 116(6): 1007-1021.

[7] Gao Q, Xu L, Cai J. New drug targets for hypertension: A literature review[J]. Biochim Biophys Acta Mol Basis Dis., 2021, 1867(3): 166037.

[8] Yoshizumi M, Kyotani Y, Zhao J, et al. Targeting the mitogen-activated protein kinase-mediated vascular smooth muscle cell remodeling by angiotensin Ⅱ [J]. Ann Transl Med., 2020, 8(5): 157.

[9] 苗艳菊，杨敏，郑娇，等. Akt1 在高血压心肌纤维化中的作用及其机制 [J]. 中华高血压杂志，2013, 21(03): 265-271.

[10] 曾嘉炜，关永源. Src 酪氨酸蛋白激酶及其在高血压中的作用 [J]. 中国药理学通报，2010, 26(09): 1121-1124.

[11] 薛冰，丁东新，顾平生，等. 老年高血压患者血清 TNF-α, IL-6 的变化及其临床意义 [J]. 放射免疫学杂志，2004, (04): 270-271.

[12] 刘翠翠，杨晨，杨涛，等. 基于网络药理学和分子对接探讨银杏叶治疗高血压病潜在作用机制 [J]. 然产物研究与开发，2021, 33(03): 468-478.

[13] 龙红萍，蔺晓源，王宇红，等. 基于网络药理学研究复方钩藤降压片治疗高血压的作用机制 [J]. 中国中药杂志，2018, 43(07): 1360-1365.

[14] 陈颖，刘洋，王晓宇. 原发性高血压患者血清 periostin、ET-1、VEGF 水平变化及临床意义 [J]. 中国循证心血管医学杂志，2019, 11(04): 455-457+461.

[15] 孟园，李平，刘欣，等. 基于网络药理学和分子对接探讨二至丸治疗更年期高血压的作用机制 [J]. 世界中西医结合杂志，2021, 16(06): 1044-1048.

[16] McCallum RW, Hamilton CA, Graham D, Jardine E, Connell JM, Dominiczak AF. Vascular responses to IGF- Ⅰ and insulin are impaired in aortae of hypertensive rats[J]. J Hypertens,2005, 23(2): 351-358.

[17] Li Y, Yang X, Sun Q, et al. The bioflavonoid troxerutin prevents gestational hypertension in mice by inhibiting STAT3 signaling[J]. Hypertens Res., 2021, 44(4): 399-406.

[18] Konukoglu D, Uzun H. Endothelial Dysfunction and Hypertension[J]. Adv Exp Med Biol., 2017, 956: 511-540.

[19] Matsukawa R, Hirooka Y, Ito K, et al. Inhibition of neuregulin-1/ErbB signaling in the rostral ventrolateral medulla leads to hypertension through reduced nitric oxide synthesis[J]. Am J Hypertens, 2013, 26(1): 51-57.

[20] Bochud M, Bovet P, Burnier M, et al. CYP3A5 and ABCB1 genes and hypertension[j]. Pharmacogenomics, 2009, 10(3): 477-487.

[21] Cui Z, Xu J, Jiang W. NR3C2 gene polymorphism is associated with risk of gestational hypertension in Han Chinese women[J]. Medicine (Baltimore), 2019, 98(50): e18215.

[22] Jiao YR, Wang W, Lei PC, et . 5-HTT, BMPR2, EDN1, ENG, KCNA5 gene polymorphisms and susceptibility to pulmonary arterial hypertension: A meta-analysis[J]. Gene, 2019, 680: 34-42.

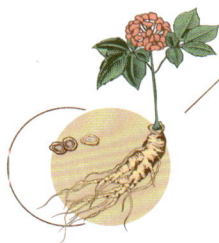

人参皂苷是人参、西洋参及三七等五加科植物最主要的生物活性之一。其主要结构类型分为达玛烷型、齐墩果酸型及奥克梯隆型。目前通过提取分离及结构修饰得到的人参皂苷已达 260 余种 [1,2]。大量研究表明，人参皂苷在心脑血管系统等保健及治疗方面具有较强的生物活性，尤其是本书中研究的 56 种人参皂苷（元）作用更加显著，本章中列出了相关人参皂苷的皂苷代号、名称及结构式。

第一节　达玛烷型

皂苷代号	名称	结构式
皂苷 1	20(R)-人参皂苷 Rg₃	
皂苷 2	20(S)-人参皂苷 Rg₃	

皂苷代号	名称	结构式
皂苷 3	20(R)-人参皂苷 Rh$_2$	
皂苷 4	20(S)-人参皂苷 Rh$_2$	
皂苷 5	人参皂苷 F$_2$	
皂苷 6	人参皂苷 R$_{10}$	
皂苷 7	西洋参皂苷 L$_1$	

续表

皂苷代号	名称	结构式
皂苷 8	西洋参皂苷 L_2	
皂苷 9	西洋参皂苷 L_3	
皂苷 10	西洋参皂苷 L_5	
皂苷 11	西洋参皂苷 L_{1C}	

皂苷代号	名称	结构式
皂苷 12	西洋参皂苷 L$_{14}$	
皂苷 13	三七皂苷 Fe	
皂苷 14	七叶胆皂苷 IX	
皂苷 15	七叶胆皂苷 XVII	
皂苷 16	20(S)-原人参二醇	

皂苷代号	名称	结构式
皂苷 17	20(*R*)-原人参二醇	
皂苷 18	达玛-3β, 12β, 20R, 25-四醇	
皂苷 19	达玛-25-甲氧基-3β, 12β, 20S-三醇	
皂苷 20	20(*R*)-人参二醇	
皂苷 21	20(*R*)-达玛-20, 25-环氧-3β, 12β, 24α-三醇	
皂苷 22	20(*R*)-达玛-20, 25-环氧-3β, 12β, 15α, 24α-四醇	

皂苷代号	名称	结构式
皂苷 23	人参皂苷 CK	
皂苷 24	人参皂苷 Ra_1	
皂苷 25	人参皂苷 Rb_1	
皂苷 26	人参皂苷 Rb_3	

续表

皂苷代号	名称	结构式
皂苷 27	人参皂苷 Rb$_2$	
皂苷 28	人参皂苷 Rc	
皂苷 29	人参皂苷 Rd	
皂苷 30	20(S)-原人参三醇	

皂苷代号	名称	结构式
皂苷 31	20(R)-原人参三醇	
皂苷 32	20(R)-人参三醇	
皂苷 33	20(E)-人参皂苷 F_4	
皂苷 34	人参皂苷 F_5	

皂苷代号	名称	结构式
皂苷 35	人参皂苷 F	
皂苷 36	人参皂苷 F_1	
皂苷 37	人参皂苷 Re	
皂苷 38	人参皂苷 Rf	

续表

皂苷代号	名称	结构式
皂苷 39	人参皂苷 Rg₁	
皂苷 40	人参皂苷 Rg₂	
皂苷 41	人参皂苷 Rh₁	
皂苷 42	人参皂苷 Rh₄	

第二节 奥克梯隆型

皂苷代号	名称	结构式
皂苷 43	奥克梯隆	
皂苷 44	24(*S*)-拟人参皂苷元 DQ	
皂苷 45	24(*R*)-拟人参皂苷元 DQ	
皂苷 46	12-核糖-拟人参皂苷 DQ	
皂苷 47	拟人参皂苷 HQ	

皂苷代号	名称	结构式
皂苷 48	20(S)-拟人参皂苷 F_{11}	
皂苷 49	20(R)-拟人参皂苷 F_{11}	
皂苷 50	24(S)-拟人参皂苷 GQ	
皂苷 51	24(R)-拟人参皂苷 GQ	

皂苷代号	名称	结构式
皂苷 52	拟人参皂苷 RT$_4$	
皂苷 53	拟人参皂苷 RT$_5$	
皂苷 54	拟人参皂苷 G$_1$	
皂苷 55	拟人参皂苷 G$_2$	

第三节　齐墩果酸型

皂苷代号	名称	结构式
皂苷 56	齐墩果酸	

参考文献

[1] 李平亚，主编 . 人参皂苷 NMR 标准图谱 [M]. 北京：化学工业出版社，2012.

[2] 李平亚，主编 . 人参皂苷 NMR 标准图谱（2013—2023）[M]. 北京：化学工业出版社，2024.

第三章
分子对接方法

　　分子对接是利用计算机模拟技术，通过受体的特征以及受体和药物分子之间的相互作用方式来进行药物设计的方法，已成为计算机辅助药物研究领域的一项重要技术。该技术将配体分子放置于受体大分子的活性位点中，通过能量匹配和空间匹配而相互识别形成分子复合物，研究药物分子与靶标蛋白质之间的相互作用，并预测复合物结合构象及作用能。配体与受体蛋白结合自由能表示结合能力的强弱，自由能越小表示配体和受体相互匹配作用越佳。

　　根据配体、受体体系大小和对体系简化程度的不同，分子对接主要包括刚性对接、半柔性对接和柔性对接三种方法。目前的分子对接软件主要包括 Dock、AutoDock、AutoDock Vina、Affinity、Glide、ICM-Pro、Gold、Surflex 等。本书进行分子对接的主要操作流程如下。

一、受体蛋白的准备

　　1. 在 RCSB PDB 蛋白质数据库（http://www.rcsb.org）中搜索受体蛋白的晶体结构。以 P-gp 为例，下载 P-gp（PDB ID：6QEX）的结构文件，保存为 PDB 格式文件（图 3-1）。

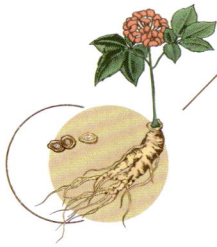

图 3-1

2. 打开 Sailvina 软件，准备受体，保存成 prepared. pdbqt（图 3-2）。

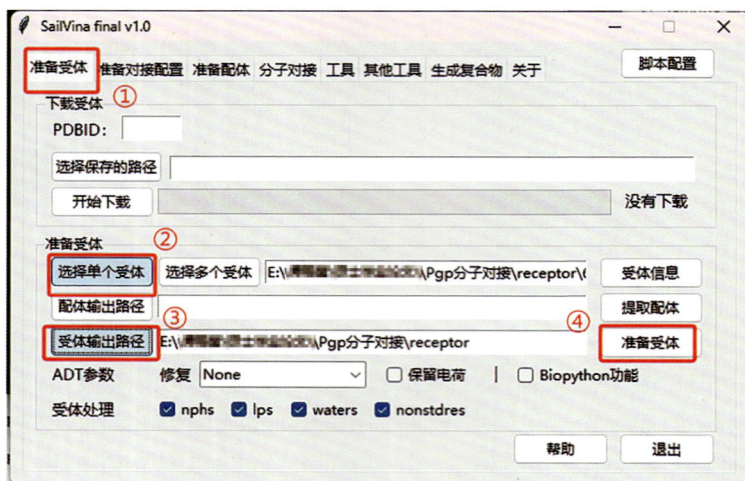

图 3-2

二、配体结构的准备

1. 在 Pubchem 数据库上搜索配体信息（https:/pubchem.ncbi.nlm.nih.gov/），以 Paclitaxel 为例（图 3-3）。若数据库中无配体化合物的结构式信息，可用 ChemDraw 软件自行绘制。

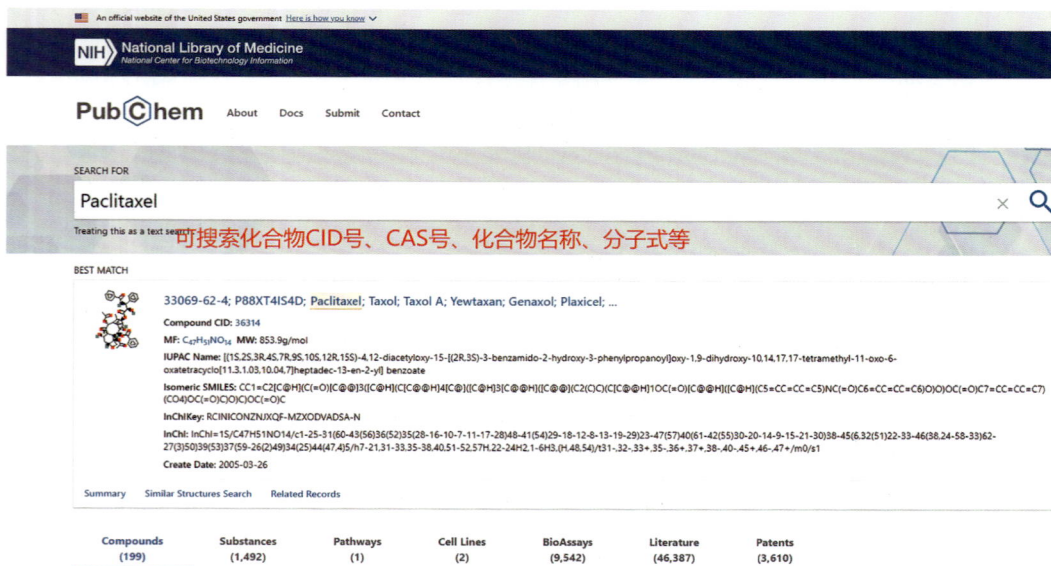

图 3-3

2. 打开 Sailvina 软件，准备配体，转换配体的格式为 .pdbqt（图 3-4）。

三、分子对接

1. 在 Discovery Studio 软件上打开 P-gp 的 pdb 格式，将靶点蛋白原配体的位置设置为对接位点（图 3-5）。

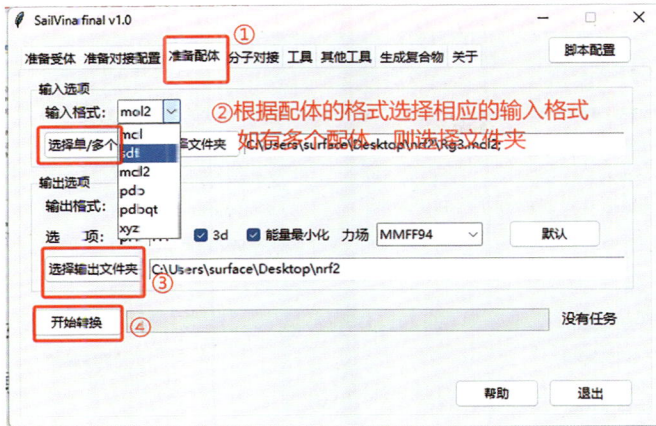

图 3-4

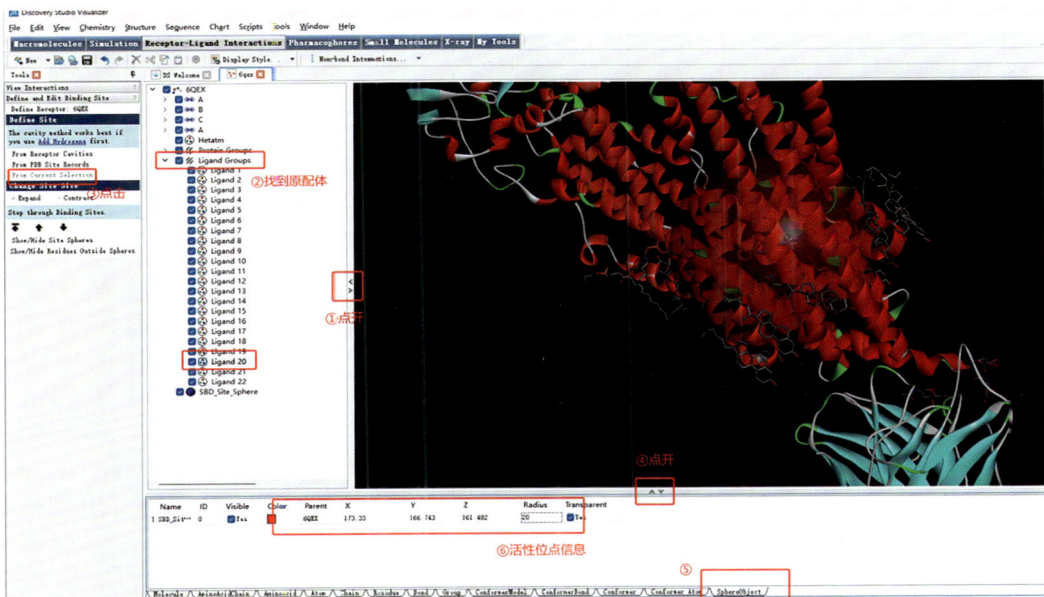

图 3-5

以靶点蛋白原配体作为中心设置格点。根据原配体的位置，确定 P-gp 活性位点的信息为：

center_x = 173.33

center_y = 166.743

center_z = 161.482

size_x = 20

size_y = 20

size_z = 20

exhaustiveness = 20

num_modes = 10

energy_range = 3

将这些信息另存为 config.txt，并放置在文件夹中。

2. 打开 Sailvina 的准备对接配置，导入 config.txt 文件（图 3-6）。

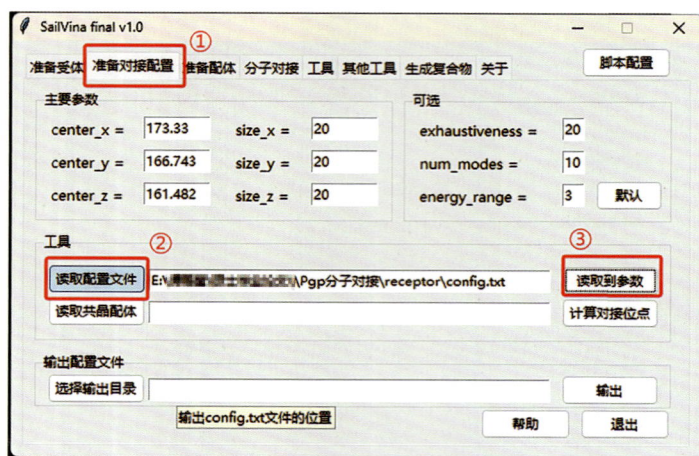

图 3-6

3. 进行分子对接，并生成复合物（图 3-7）。

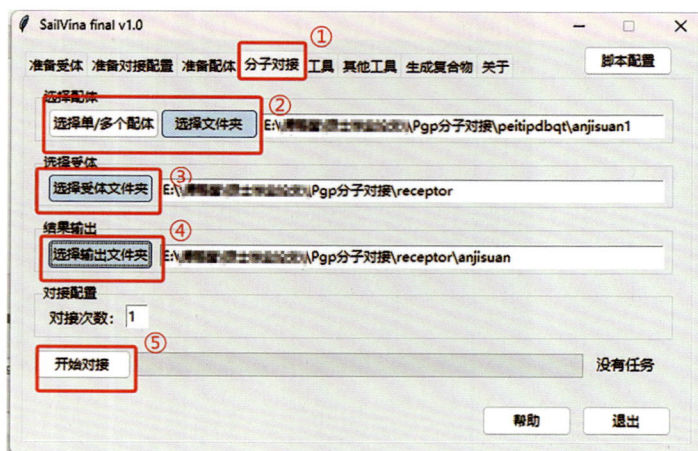

(a)

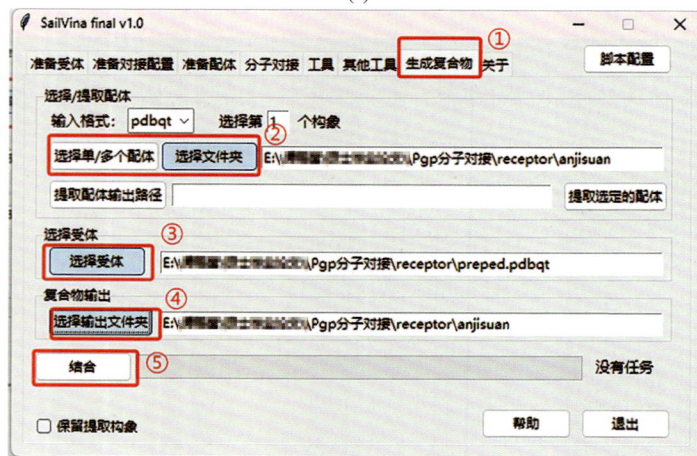

(b)

图 3-7

4. 打开工具，导出分子对接结合能数据（图 3-8）。

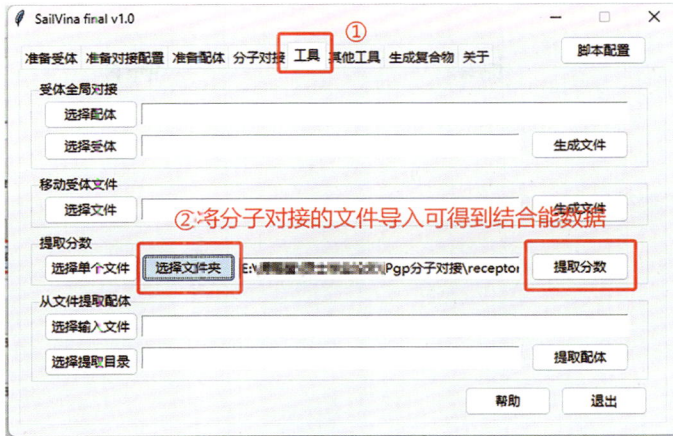

图 3-8

四、分子对接可视化

将分子对接复合物导入 Pymol 软件中进行分子对接可视化（图 3-9 和图 3-10）。

选择配体。

改变小分子颜色：点击 sele C → by element 选择颜色。

显示氢键：点击 sele A → find → polar contacts → to other atoms in object 界面显示小分子配体与残基形成的氢键。

选中残基：点击 all S → lines。

右键放大，点出和配体连接的氨基酸残基 点击 sele S → sticks。

点击 all H → lines。

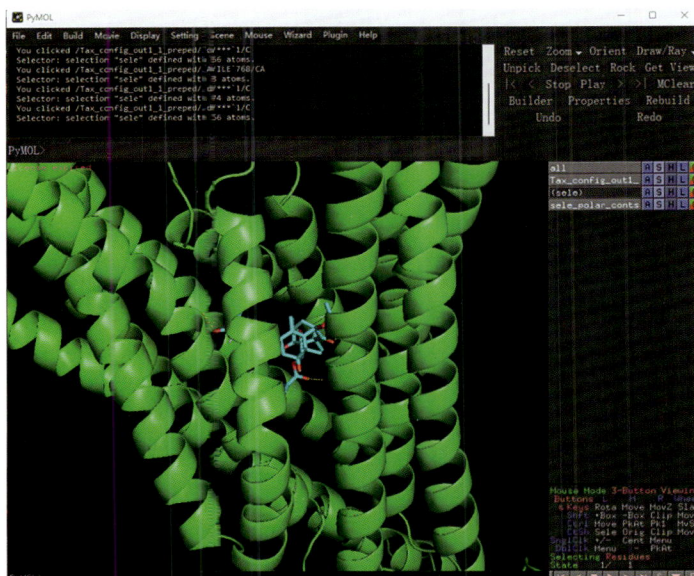

图 3-9

改变背景颜色：Display → Background → White。

设置蛋白透明度：Setting → transparency → cartoon → 80。

显示残基名称：sele L → residues。

设置残基名称字号：Setting → label → size。

保存图片：File → export image as → PNG。

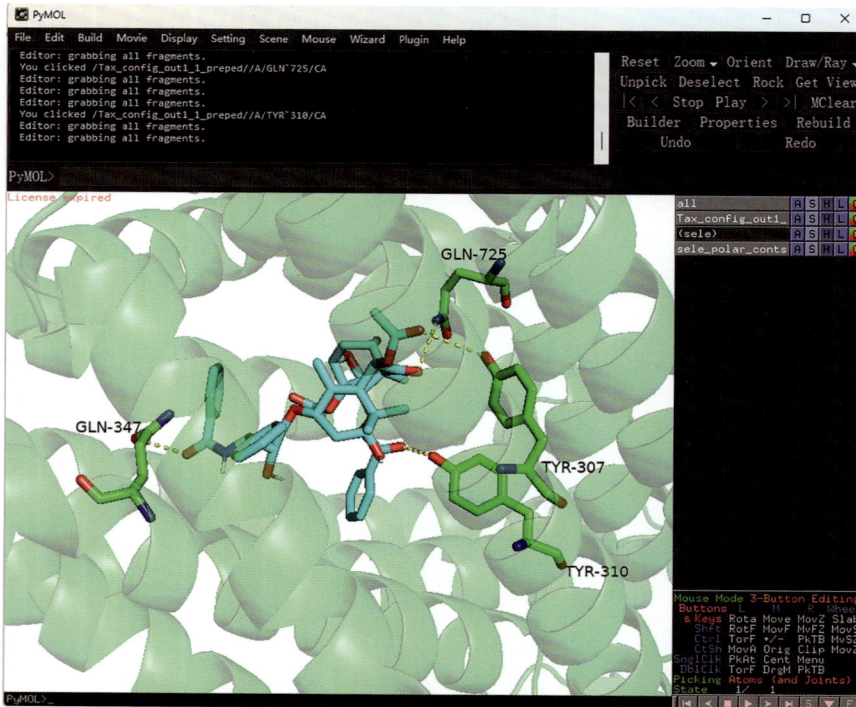

图 3-10

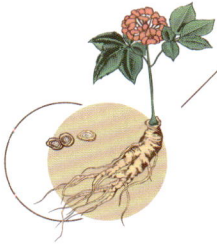

第四章
分子对接结果

  利用第二章的分子对接研究技术及方法，将目前与心脑血管病相关的 144 个蛋白靶点分别与 56 个人参皂苷进行分子模拟。

  本章按蛋白靶点名称字母非序，每个蛋白靶点给出结合能最小（结合作用最强）的前 8 个人参皂苷与蛋白靶点分子对接图（图 4-1~ 图 4-144），以及按照结合能由小到大顺序排列的全部对接结果（表 4-1~ 表 4-144），表中列出结合能数值及氨基酸残基。

ABCA1

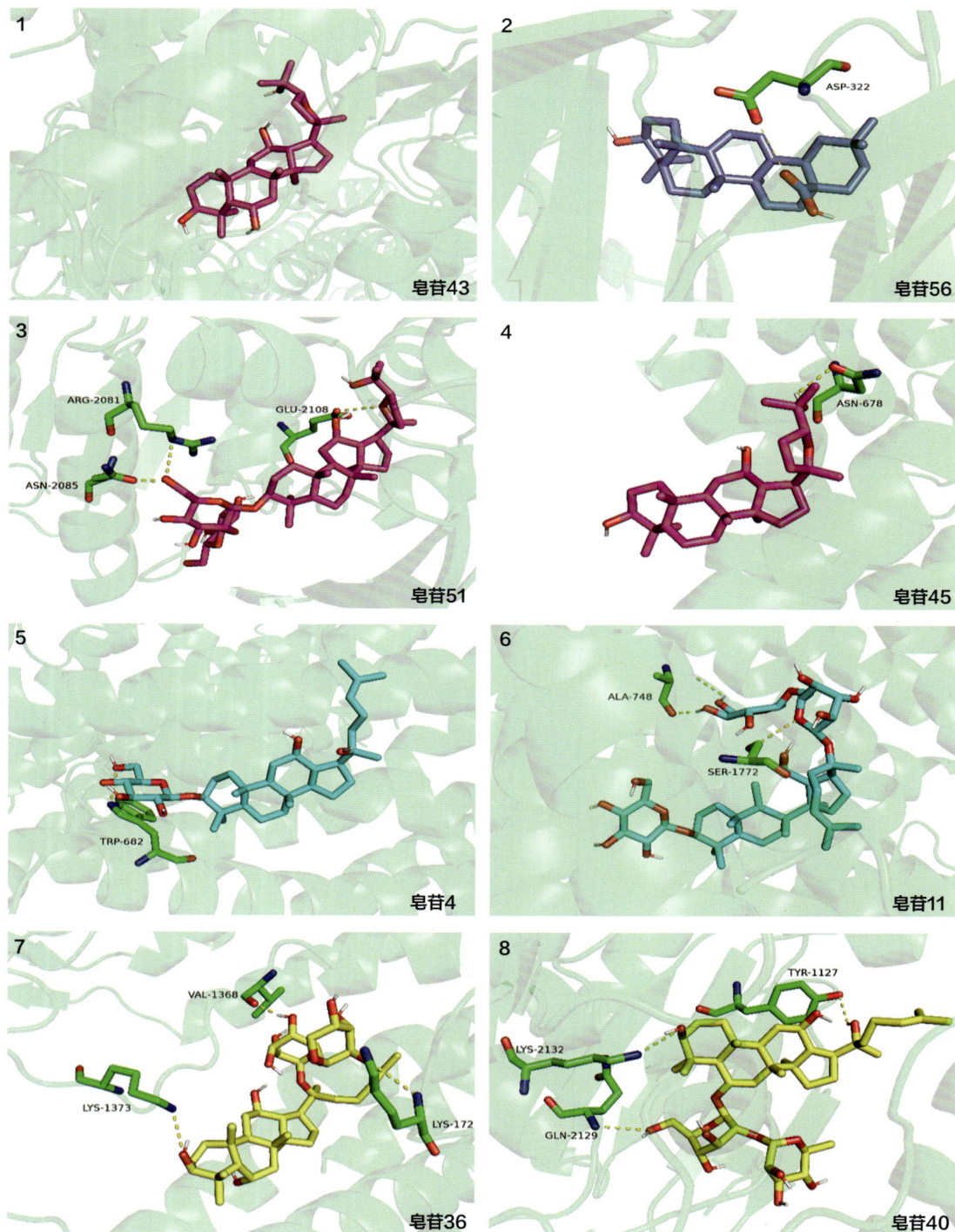

图 4-1　与 ABCA1 蛋白靶点作用最强的 8 个人参皂苷分子对接图

表4-1　ABCA1与人参皂苷的结合能及氨基酸残基

序号	人参皂苷	结合能/(kcal/mol)	氨基酸残基
1	皂苷43	-9.8	—
2	皂苷56	-9.8	D322
3	皂苷51	-9.5	R2081, N2085, E2108
4	皂苷45	-9.5	N678
5	皂苷4	-9.5	W682
6	皂苷11	-9.5	A748, S1772
7	皂苷36	-9.5	K1373, K1727, V1368
8	皂苷40	-9.5	K2132, Y1127, Q2129
9	皂苷48	-9.4	V771, R768, K1524, N820, T823
10	皂苷47	-9.4	K1373, K1727, S1728, L1638, Q1372
11	皂苷13	-9.3	V1368, Q1726, K1373, S1728, Q1826, D1830
12	皂苷22	-9.3	—
13	皂苷49	-9.2	R666, D1057, I852, Q84
14	皂苷44	-9.1	T1129
15	皂苷53	-9.1	A1831, A1827, Q1726, S1365
16	皂苷20	-9.1	T1129, T1205, E2108, A2109, K2092
17	皂苷14	-9.1	W31, A747, A748
18	皂苷55	-9.0	K1727, V1368
19	皂苷52	-9.0	K1727, V1368
20	皂苷21	-9.0	L1643
21	皂苷3	-9.0	W682
22	皂苷6	-9.0	T832, L829, W682
23	皂苷31	-9.0	R2081
24	皂苷54	-8.9	E2108, Q2210, Q2129
25	皂苷2	-8.9	Q2129, K2132, T1129, Q2210
26	皂苷50	-8.8	W31
27	皂苷17	-8.8	F683, S679, W810
28	皂苷32	-8.7	—
29	皂苷33	-8.7	T1205, T1243, C2111
30	皂苷34	-8.6	S1365, P1369, P1370, K1373, V1646
31	皂苷42	-8.6	S1728, P1370, D1654, V1368
32	皂苷1	-8.5	N678, F683, G836, W840
33	皂苷17	-8.5	V1768, A748, A747
34	皂苷16	-8.5	T1129, E1246
35	皂苷5	-8.5	E843, N678, T832, W682, W840
36	皂苷7	-8.5	V1768, A748, A747
37	皂苷41	8.5	A1831, K1727, S1728, Q1725
38	皂苷46	-8.4	—
39	皂苷15	-8.4	C2111, S2089, A2109, L2110
40	皂苷19	-8.3	G836
41	皂苷38	-8.2	S1728, Q1726, V1368
42	皂苷23	-8.1	E2108
43	皂苷18	-8.1	K2132, R2081
44	皂苷28	-8.1	V1368, K1373, S1728, R1834
45	皂苷29	-8.1	A1827, A1831
46	皂苷30	-8.0	G1372, D1830
47	皂苷8	-8.0	G1372, D1830
48	皂苷9	-8.0	E2108, A2109, N2085, K2092
49	皂苷24	-8.0	L2110, K2092, T1129, L2088, E21, V1197, N2085
50	皂苷35	-8.0	W840
51	皂苷37	-7.8	E2108, R2081, T1129, T1205, V1197
52	皂苷39	-7.8	E2108, R2081, T1129, T1205, V1197
53	皂苷27	-7.4	E669, Q849, N2044
54	皂苷26	-7.3	Q849, Y850, Y2045
55	皂苷10	-7.3	—
56	皂苷25	-7.2	A748, V1768, S1772

ABCB1

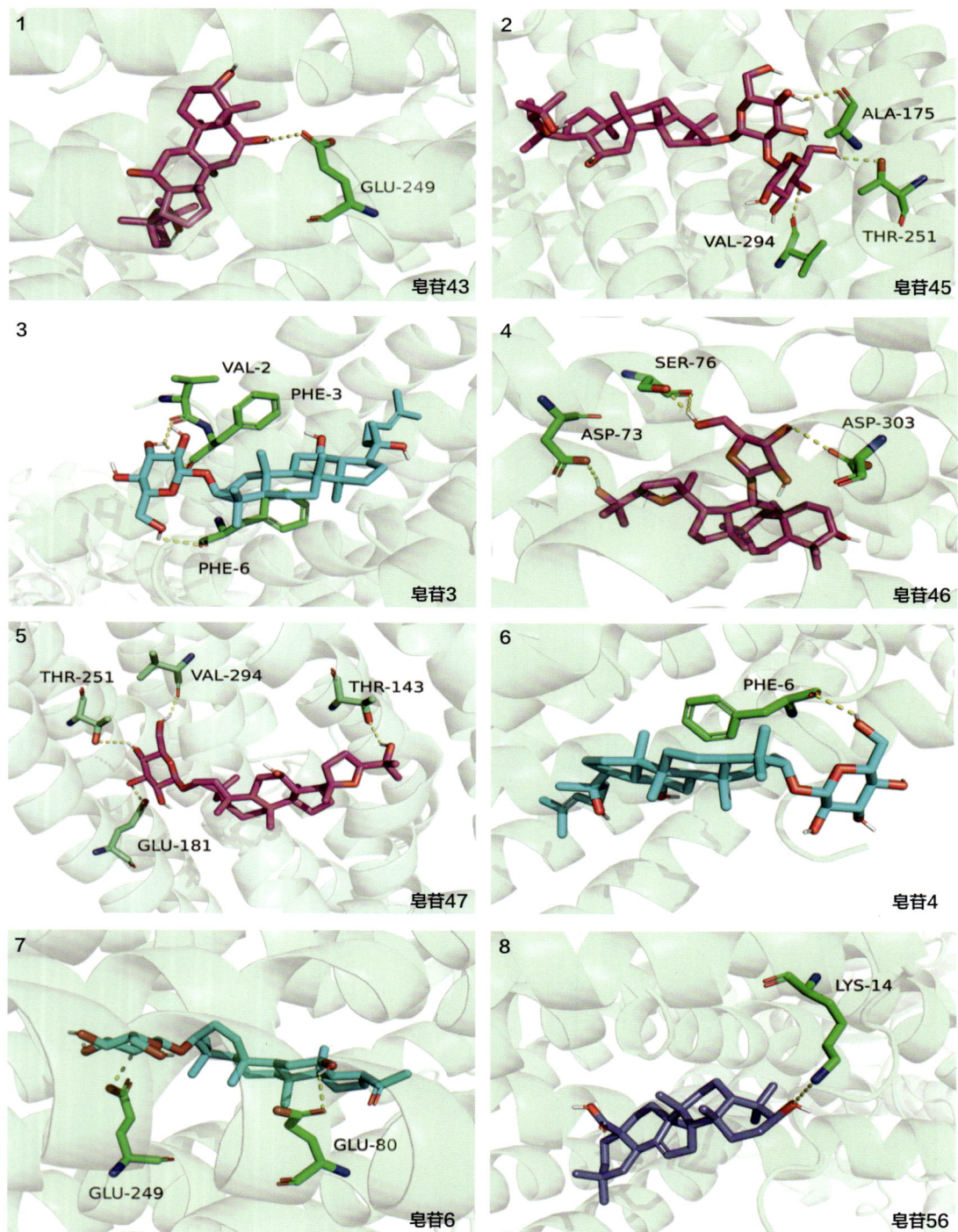

图 4-2　与 ABCB1 蛋白靶点作用最强的 8 个人参皂苷分子对接图

表4-2 ABCB1与人参皂苷的结合能及氨基酸残基

序号	人参皂苷	结合能/(kcal/mol)	氨基酸残基	序号	人参皂苷	结合能/(kcal/mol)	氨基酸残基	序号	人参皂苷	结合能/(kcal/mol)	氨基酸残基
1	皂苷43	−9.4	E249	20	皂苷48	−8.6	N46, Y23, D319, E364, H371	39	皂苷18	−8.0	—
2	皂苷45	−9.3	V294, THR251, A175	21	皂苷50	−8.6	S298, V294, I174	40	皂苷19	−8.0	—
3	皂苷3	−9.2	V2, F3, F6	22	皂苷21	−8.6	—	41	皂苷15	−8.0	N10
4	皂苷46	−9.1	S76, D73, D303	23	皂苷42	−8.6	S298	42	皂苷12	−8.0	R489, Q486, S483, R300, G326, N324
5	皂苷47	−9.1	T251, V294, T143, E181	24	皂苷51	−8.5	V294, T251, A175	43	皂苷39	−7.9	S298
6	皂苷4	−9.1	F6	25	皂苷9	8.5	Q481, D63, E66, D60, S299, E260, P298	44	皂苷28	−7.8	T143, S298
7	皂苷6	−9.1	E249, E80	26	皂苷33	−8.5	S9, V2	45	皂苷36	−7.8	—
8	皂苷56	−9.0	K14	27	皂苷2	−8.4		46	皂苷1	−7.7	D499, G500
9	皂苷11	−9.0	V294, T143	28	皂苷14	−8.4	S316, E104, Y23, N46, A86	47	皂苷29	−7.7	T21, M17
10	皂苷30	−9.0	—	29	皂苷53	−8.3	S325, F463	48	皂苷13	−7.7	D477, D63, K263, D60, V61, S299
11	皂苷31	−9.0	—	30	皂苷35	−8.3	D499, G500, K304, R489	49	皂苷7	−7.7	Q481, S483, S325, Q486, D513, N459
12	皂苷44	−8.9	A175, T251, V294	31	皂苷52	−8.2	N324, S516, S325, R489, N459	50	皂苷37	−7.7	—
13	皂苷54	−8.9	—	32	皂苷23	−8.2	—	51	皂苷25	−7.6	F6, R255, K14, K130, T21
14	皂苷55	−8.8	T251, V294	33	皂苷24	−8.2	T143, T251	52	皂苷8	−7.6	F59, D60, E66, E260, H62, Q481, D430
15	皂苷20	−8.8	—	34	皂苷32	−8.2	—	53	皂苷34	−7.6	T21, M17
16	皂苷22	−8.7	—	35	皂苷5	−8.1	Q387, A425, G379, S378	54	皂苷38	−7.6	—
17	皂苷17	−8.7	G184, E88	36	皂苷40	−8.1	E181	55	皂苷27	−7.4	Y12, N27, T53, K79, R85, S78, E84, S79, D82
18	皂苷16	−8.7	—	37	皂苷41	−8.1	S137, R138, K85, A129, N253	56	皂苷26	−7.3	D82, S79, K79, E84, R85, V80, T53, N27, Y12
19	皂苷10	−8.7	T143, V294, E181	38	皂苷49	−8.0	I248				

ABCG1

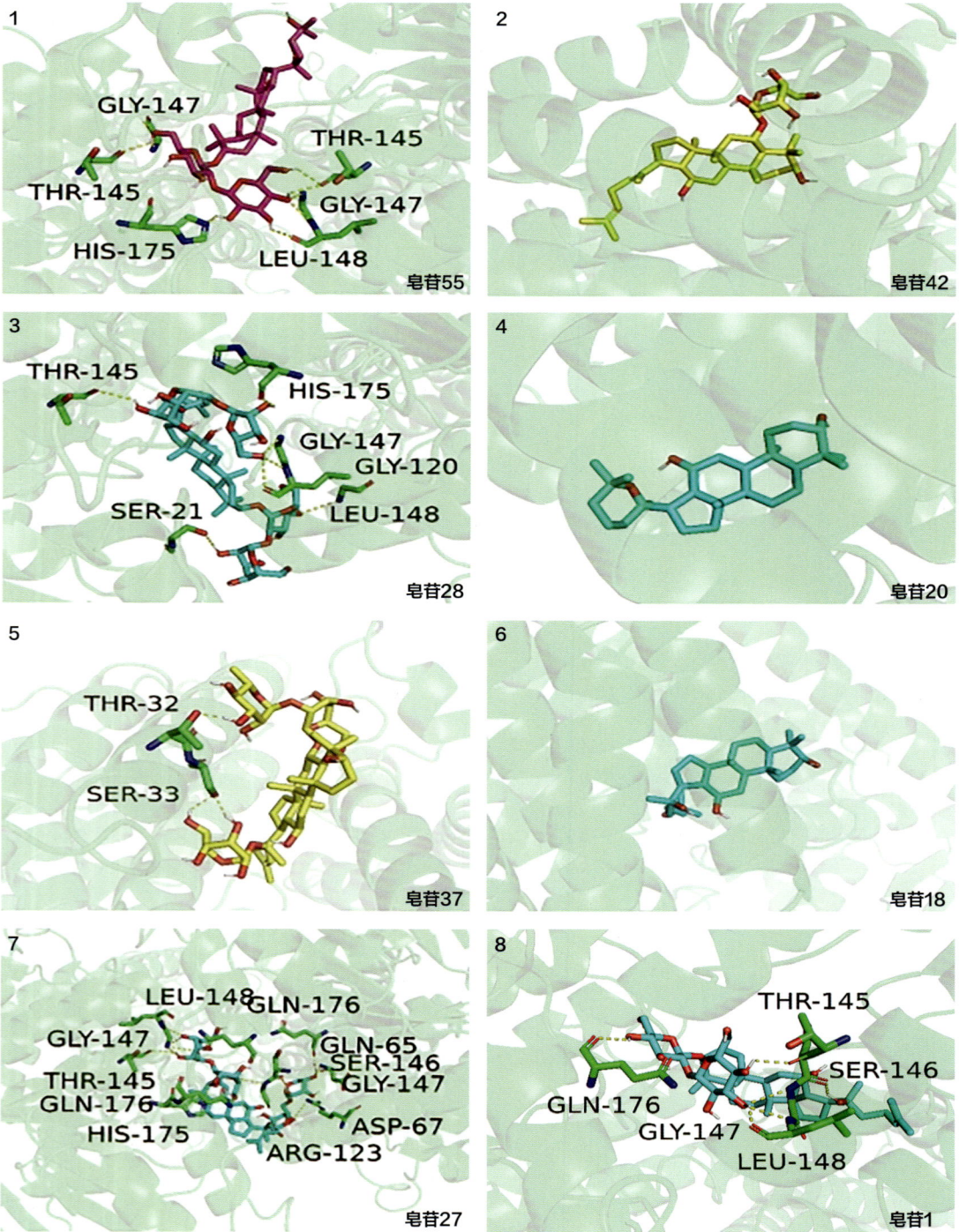

图 4-3　与 ABCG1 蛋白靶点作用最强的 8 个人参皂苷分子对接图

表4-3　ABCG1与人参皂苷的结合能及氨基酸残基

序号	人参皂苷	结合能/(kcal/mol)	氨基酸残基	序号	人参皂苷	结合能/(kcal/mol)	氨基酸残基	序号	人参皂苷	结合能/(kcal/mol)	氨基酸残基
1	皂苷55	−9.5	G147, T145, G147, H175, L148	20	皂苷29	−8.2	S33, I35	39	皂苷45	−7.7	L99
2	皂苷42	−9.2	—	21	皂苷10	−8.2	D23, S33, T80, T170	40	皂苷8	−7.7	M200, S204
3	皂苷28	−9.0	T145, H175, G147, G120, S21, L148	22	皂苷40	−8.2	—	41	皂苷2	−7.6	M108
4	皂苷20	−8.9	—	23	皂苷19	−8.1	—	42	皂苷34	−7.6	F171, S33
5	皂苷37	−8.7	T32, S33	24	皂苷26	−8.1	—	43	皂苷17	−7.5	—
6	皂苷18	−8.6	—	25	皂苷7	−8.1	S33, I203	44	皂苷15	−7.5	S33, R30, S24
7	皂苷27	−8.6	L148, Q176, G147, Q65, S146, T145, D67, H175, R123	26	皂苷35	−8.1	—	45	皂苷41	−7.5	—
8	皂苷1	−8.4	T145, S146, Q176, G147, L148	27	皂苷36	−8.1	M200, V175	46	皂苷49	−7.4	T164
9	皂苷16	−8.4	—	28	皂苷38	−8.1	S33, I203	47	皂苷50	−7.4	S33, S204
10	皂苷31	−8.4	—	29	皂苷4	−8.0	L79	48	皂苷46	−7.4	—
11	皂苷33	−8.4	I203	30	皂苷6	−8.0	L79	49	皂苷39	−7.4	T176, S33
12	皂苷43	−8.3	Y103	31	皂苷12	−8.0	S33, T32	50	皂苷44	−7.2	Y271
13	皂苷13	−8.3	L148, Q176, G147	32	皂苷22	−7.9	—	51	皂苷25	−7.2	L148, H175, D67, G147, Q65, Q176
14	皂苷11	−8.3	G36, M200, I203	33	皂苷5	−7.9	S24	52	皂苷32	−7.1	—
15	皂苷52	−8.2	S204, M200	34	皂苷14	−7.9	T170	53	皂苷54	−7.0	S204, S33
16	皂苷53	−8.2	S204	35	皂苷48	−7.8	T164	54	皂苷24	−6.9	S21, H175, G147, L148, Q176, D67, Q65
17	皂苷56	−8.2	S33	36	皂苷47	−7.8	—	55	皂苷51	−6.6	S33, V175, T176
18	皂苷3	−8.2	S33	37	皂苷9	−7.8	V175	56	皂苷21	−6.5	—
19	皂苷23	−8.2	—	38	皂苷30	−7.8	—				

ABCG5

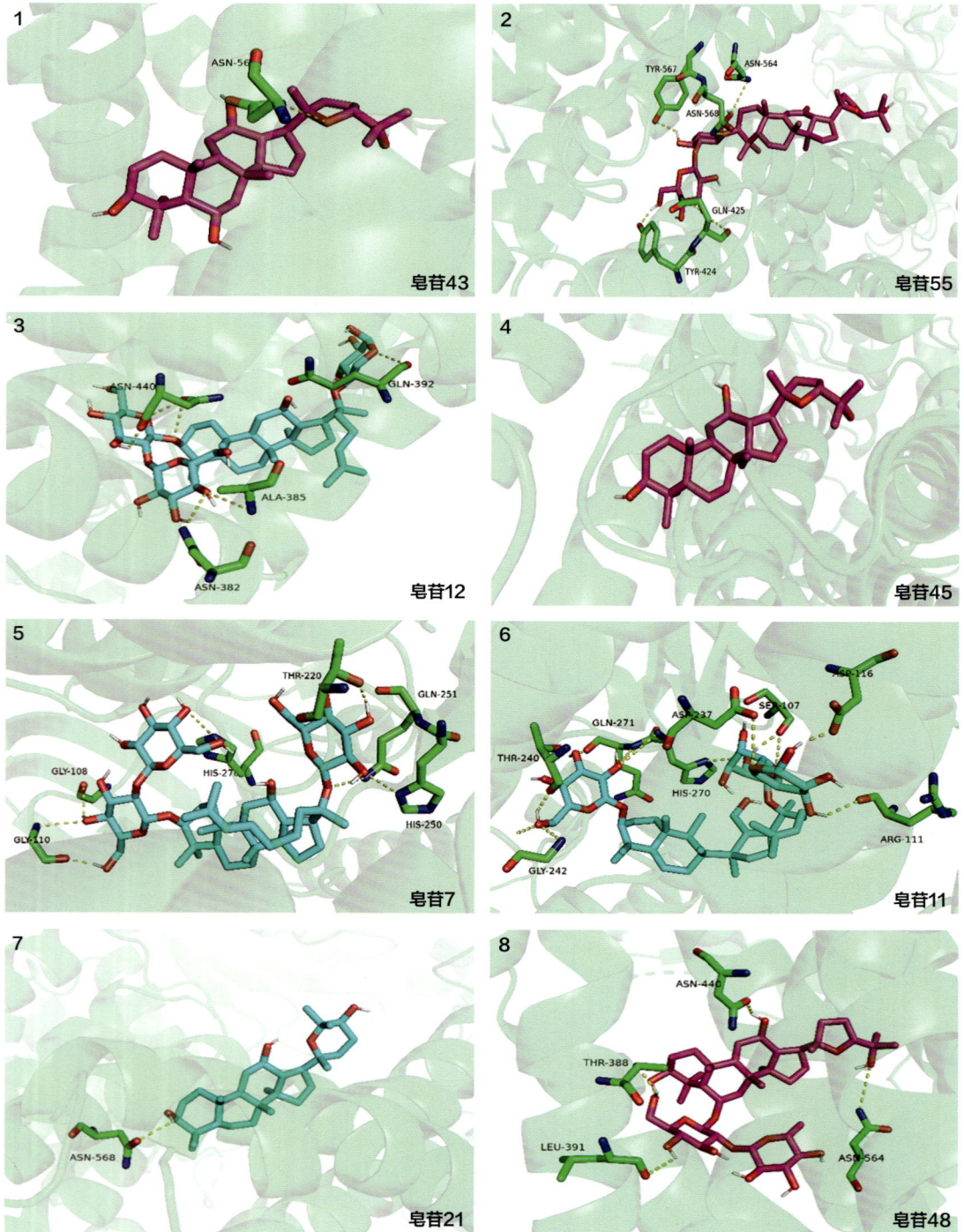

图 4-4　与 ABCG5 蛋白靶点作用最强的 8 个人参皂苷分子对接图

表4-4　ABCG5与人参皂苷的结合能及氨基酸残基

序号	人参皂苷	结合能/（kcal/mol）	氨基酸残基	序号	人参皂苷	结合能/（kcal/mol）	氨基酸残基	序号	人参皂苷	结合能/（kcal/mol）	氨基酸残基
1	皂苷43	−10.9	—	20	皂苷40	−8.9	M396, H557	39	皂苷38	−8.4	N440, Q392, M396
2	皂苷55	−10.2	N564, Y567, N568, Q425, Y424	21	皂苷4	−8.9	D410, N409, E474, D466, D413, S473	40	皂苷37	−8.4	H420, N526, N528, S473, E474, D410, N409
3	皂苷12	−9.8	A385, N382, N440, Q392	22	皂苷33	−8.9	Q392, N440, H557	41	皂苷32	−8.3	Q425
4	皂苷45	−9.7	—	23	皂苷20	−8.8	—	42	皂苷41	−8.3	M396
5	皂苷7	−9.6	T220, G108, H250, G110, H276, Q251	24	皂苷50	8.8	S268, D116, T240, S113, E238, R11	43	皂苷54	−8.2	T240, S113, E238, T240, Q251, D116, R111
6	皂苷11	−9.4	Q271, T240, R111, G242, H270, D237, S107, D116	25	皂苷15	−8.8	Q271, G110, T240, G242, S107, E238, H270	44	皂苷47	−8.0	Y472, S469
7	皂苷21	−9.4	N568	26	皂苷17	−8.8	N564	45	皂苷6	−8.0	T388
8	皂苷48	−9.3	L391, T368, N440, N564	27	皂苷36	−8.7	H557, F561, N564, T388, N440	46	皂苷29	−8.0	S473, S469, D413
9	皂苷23	−9.3		28	皂苷53	−8.7	T388, N440	47	皂苷24	−8.0	N155, E474, S473
10	皂苷56	−9.2	S16	29	皂苷3	−8.7	H557, T388	48	皂苷39	−7.9	H420, N528, S473, E474, D413
11	皂苷44	−9.2	—	30	皂苷22	−8.6	G428	49	皂苷8	−7.8	N440, H557
12	皂苷13	−9.2	S107, G108, G105, E238, G110, Q251	31	皂苷49	−8.6	S473, N409, D413	50	皂苷5	−7.7	H420, D466, S469, Y472, S473, R473, A476
13	皂苷2	−9.2	H557, N531, Y432	32	皂苷52	−8.6	T388, N440	51	皂苷9	−7.7	S107, E238, Q271, T24, R111, G242
14	皂苷46	−9.2	N568, H557	33	皂苷31	−8.6	—	52	皂苷35	−7.7	—
15	皂苷14	−9.1	Q271, H270, G242, T240, L243, Q153	34	皂苷1	−8.6	H557	53	皂苷26	−7.7	N440, H557
16	皂苷30	−9.1	—	35	皂苷16	−8.6	M396	54	皂苷27	−7.6	N564, N568, H557, N440
17	皂苷42	−9.0	Q392	36	皂苷28	−8.5	S107, T240, Q271, G110, G242, Q251	55	皂苷25	−7.3	N568, N440
18	皂苷18	−9.0	Y432	37	皂苷34	−8.4	N564, N531, H557	56	皂苷10	7.1	H557, N531, N440
19	皂苷51	−8.9	S473, L157, N207, E423	38	皂苷19	−8.4	—				

ACE

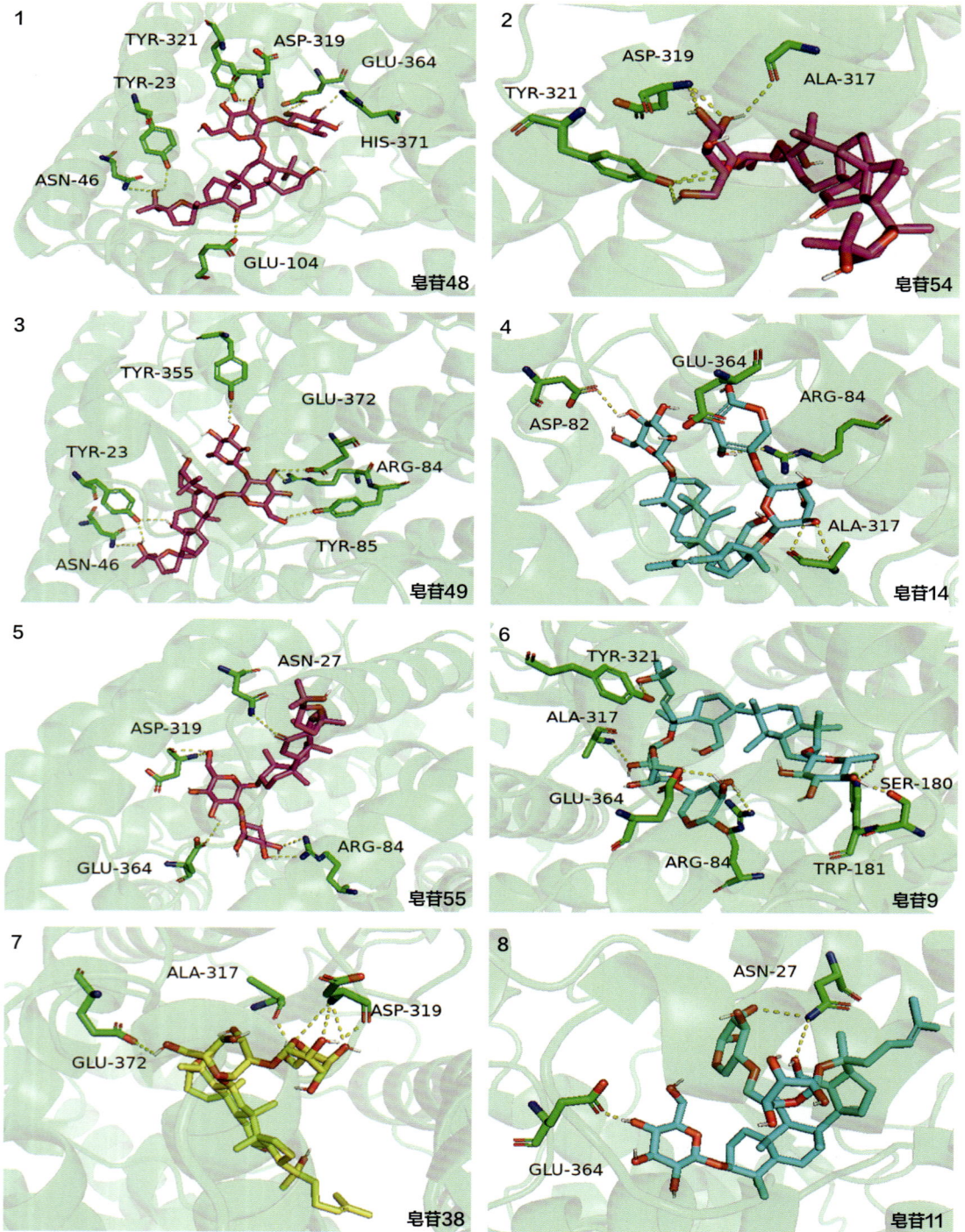

图 4-5　与 ACE 蛋白靶点作用最强的 8 个人参皂苷分子对接图

表4-5　ACE与人参皂苷的结合能及氨基酸残基

序号	人参皂苷	结合能/(kcal/mol)	氨基酸残基
1	皂苷48	-11.3	Y321, D319, E364, Y23, H371, N46, E104
2	皂苷54	-11.2	Y321, D319, A317
3	皂苷49	-11.0	Y355, E372, Y23, R84, Y85, N46
4	皂苷14	-11.0	E364, R84, D82, A317
5	皂苷55	-10.7	N27, D319, R84, E364
6	皂苷9	-10.7	Y321, A317, S180, E364, R84, W181
7	皂苷38	-10.7	E372, A371, D319
8	皂苷11	-10.5	E364, N27
9	皂苷33	-10.5	H348, E364, Y321, H314
10	皂苷40	-10.5	E104, E372, N27, E364, Y321
11	皂苷50	-10.4	N46, Y321, Y23, D319, E364
12	皂苷53	-10.3	A315, H348, E372, Y321, R84
13	皂苷41	-10.3	D319, E104
14	皂苷51	-10.2	E364, A317, D319, N31, Y321, N27, N46
15	皂苷52	-10.2	N27, N31, D319, E364, S78
16	皂苷15	-10.2	E84, D82, H314
17	皂苷36	-10.2	N31, A315, Y85
18	皂苷39	-10.2	E345, E372, A315
19	皂苷10	-10.0	K79, F104, Y85
20	皂苷35	-10.0	E372, R85, E345, A317
21	皂苷34	-10.0	N31, A315, Y85
22	皂苷42	-10.0	R84, H371
23	皂苷47	-9.9	Y355, E364, E372, R84
24	皂苷4	-9.9	E364
25	皂苷37	-9.8	R84, Y85, S79, E372, A317, R85, E364
26	皂苷21	-9.8	R85
27	皂苷13	-9.8	E372, E84, E345, R85, S79, S316, N31
28	皂苷6	-9.8	D319
29	皂苷56	-9.8	—
30	皂苷45	-9.7	E364, A317, D319, N31, Y321, N27, N46
31	皂苷44	-9.7	Y85, R84, E104, E372, H348
32	皂苷46	-9.6	Y85, R84, E104, E372, H348
33	皂苷22	-9.6	—
34	皂苷3	-9.6	N27, E364
35	皂苷7	-9.6	H344, E84, R85
36	皂苷12	-9.6	N97, S78, Y96, R85, N46, E84
37	皂苷43	-9.5	N27
38	皂苷25	9.5	N31, E104, S78, Y12, K85, E84, K79, D82
39	皂苷32	-9.5	—
40	皂苷1	-9.4	D319, Y321, A315, E364
41	皂苷5	-9.4	W181, S180, N27, Y23
42	皂苷2	-9.3	R84, E104, A317
43	皂苷16	-9.3	E364
44	皂苷30	-9.3	E372, Y85
45	皂苷31	-9.3	A315, N27
46	皂苷20	-9.2	Y23
47	皂苷24	-9.2	R85, E84, E104, N27, N31, E372, A317
48	皂苷17	-9.2	N27
49	皂苷27	-9.2	E364, R84, E372, E345, H314
50	皂苷26	-9.2	A317, D319, E372, E364, R84, E84
51	皂苷23	-9.1	E364, W181, R84, Y321, S180, A317
52	皂苷28	-9.0	E364, K79, E372, E84, Y85
53	皂苷29	-9.0	E84, D82, K79
54	皂苷18	-8.8	N27
55	皂苷19	-8.8	—
56	皂苷8	-8.3	Y23, R85, R84, S79

ACE2

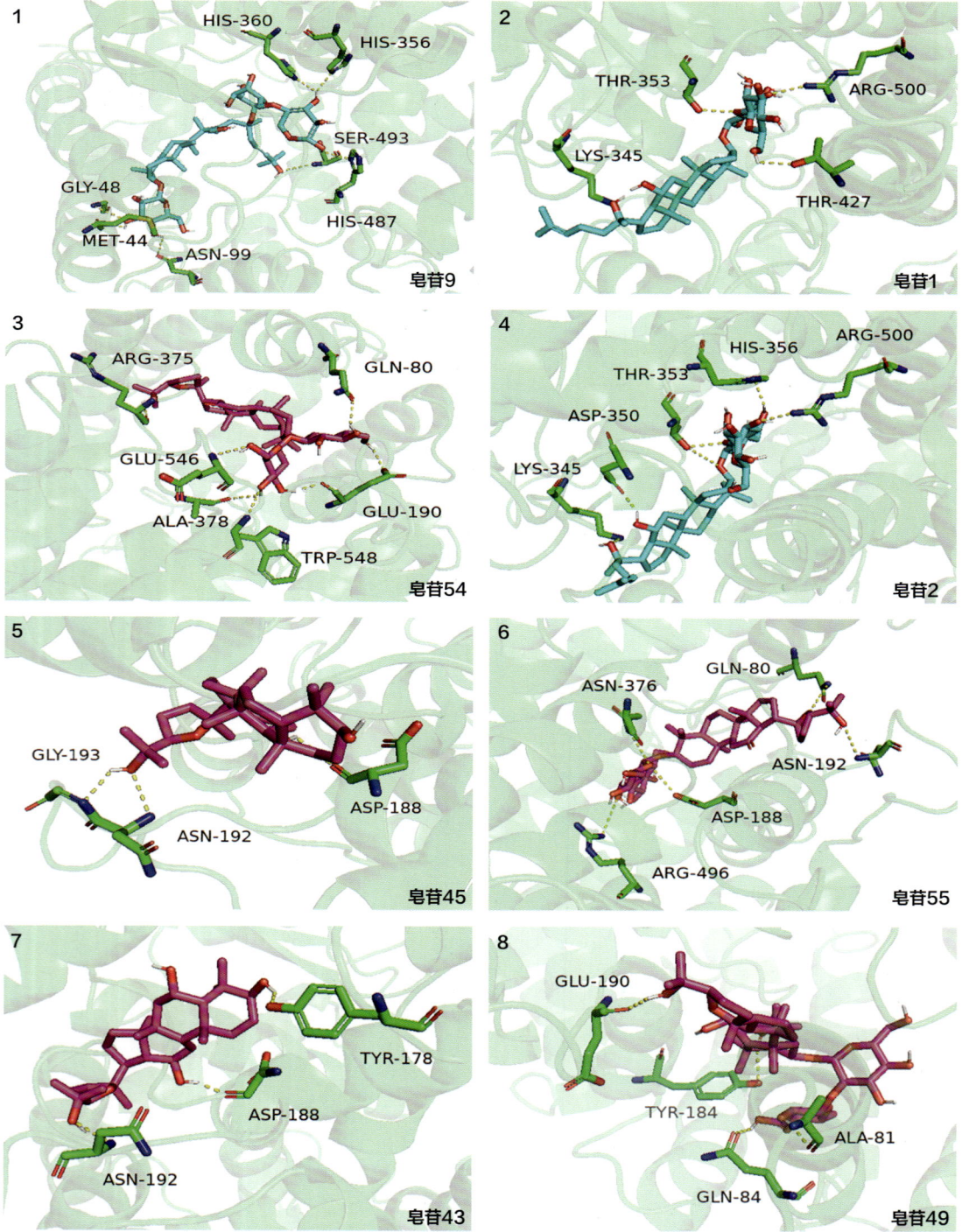

图 4-6　与 ACE2 蛋白靶点作用最强的 8 个人参皂苷分子对接图

表4-6　ACE2与人参皂苷的结合能及氨基酸残基

序号	人参皂苷	结合能/(kcal/mol)	氨基酸残基	序号	人参皂苷	结合能/(kcal/mol)	氨基酸残基	序号	人参皂苷	结合能/(kcal/mol)	氨基酸残基
1	皂苷9	-10.9	H360, H356, S493, G48, H487, M44, N99	20	皂苷31	-10.1	V194, G193, N192	39	皂苷30	-9.7	V194, N192
2	皂苷1	-10.9	T353, R500, K345, T427	21	皂苷17	-10.1	V194, N192	40	皂苷19	-9.7	T353
3	皂苷54	-10.8	R375, Q80, E546, E190, A378, W548	22	皂苷27	-10.1	S29, D364, N99, E357, R496	41	皂苷8	-9.7	A330, D364, D332, N103, S52
4	皂苷2	-10.8	R500, H356, T353, D350, K345	23	皂苷33	-10.0	Y492, R496, E380, D188, N376	42	皂苷40	-9.5	N376, Y178, D188
5	皂苷45	-10.7	G193, D188, N192	24	皂苷25	-10.0	Y367, A330, E384, N33, Y492, R496	43	皂苷21	-9.5	N192
6	皂苷55	-10.6	Q80, N376, N192, D188, R496	25	牛苷53	-9.9	N192, Y178, Y184, D188, K544	44	皂苷22	-9.5	N192
7	皂苷43	-10.5	Y178, D188, N192	26	皂苷41	-9.9	T347, H327, K345	45	皂苷6	-9.4	D188
8	皂苷49	-10.4	E190, Y184, A81, Q84	27	皂苷34	-9.9	Q84, D188, N192, E190, Y184, Y178	46	皂苷20	-9.4	—
9	皂苷24	-10.4	K544, N192, H360, N376, A330, Y178, Y184	28	皂苷56	-9.9	—	47	皂苷28	-9.4	W185, Q84, Y184, E380, D188, Q80, K544, E190
10	皂苷11	-10.4	A330, H383, S52, D49, N99	29	皂苷46	-9.9	P328, A330, E384, R496	48	皂苷18	-9.4	V194, N192
11	皂苷14	-10.3	M44, H360, Y497	30	皂苷12	-9.9	E380, E546, E190, N192	49	皂苷32	-9.2	G48
12	皂苷50	-10.3	N376, N33, D491, G48	31	皂苷48	-9.8	Q84, Y184	50	皂苷5	-9.2	S493, E190
13	皂苷36	-10.3	E357, Y497, R496	32	皂苷51	-9.8	Q80, R496, Y178, E190	51	皂苷29	-9.2	R496, Y492, S106, N376, N103, N33, D364
14	皂苷42	-10.3	H356, R500, D349, R255	33	皂苷15	-9.8	N192, R486, A330	52	皂苷35	-9.1	Y184, D188, N192
15	皂苷47	-10.3	Y184, Y492	34	皂苷4	-9.8	N131, D349, Q424	53	皂苷37	-9.1	D364, N376, R496, S29, Y492
16	皂苷52	-10.1	A81, Y184, D188	35	皂苷7	-9.8	Y178, E380, A378, N192	54	皂苷38	-9.0	A330, D332, Y181, E384, W185, R496
17	皂苷10	-10.1	E380, D188, E190, N192	36	皂苷16	-9.8	Y178, N192, G193, V194	55	皂苷39	-8.8	E546, A378
18	皂苷44	-10.1	N192	37	皂苷26	-9.8	N99, M44, G48, Y497, S29, D364, Y36	56	皂苷23	-8.5	Q80, Y184
19	皂苷3	-10.1	D188, W185, Y184	38	皂苷13	-9.7	K345, Q424, T427, T258, N131				

ACHE

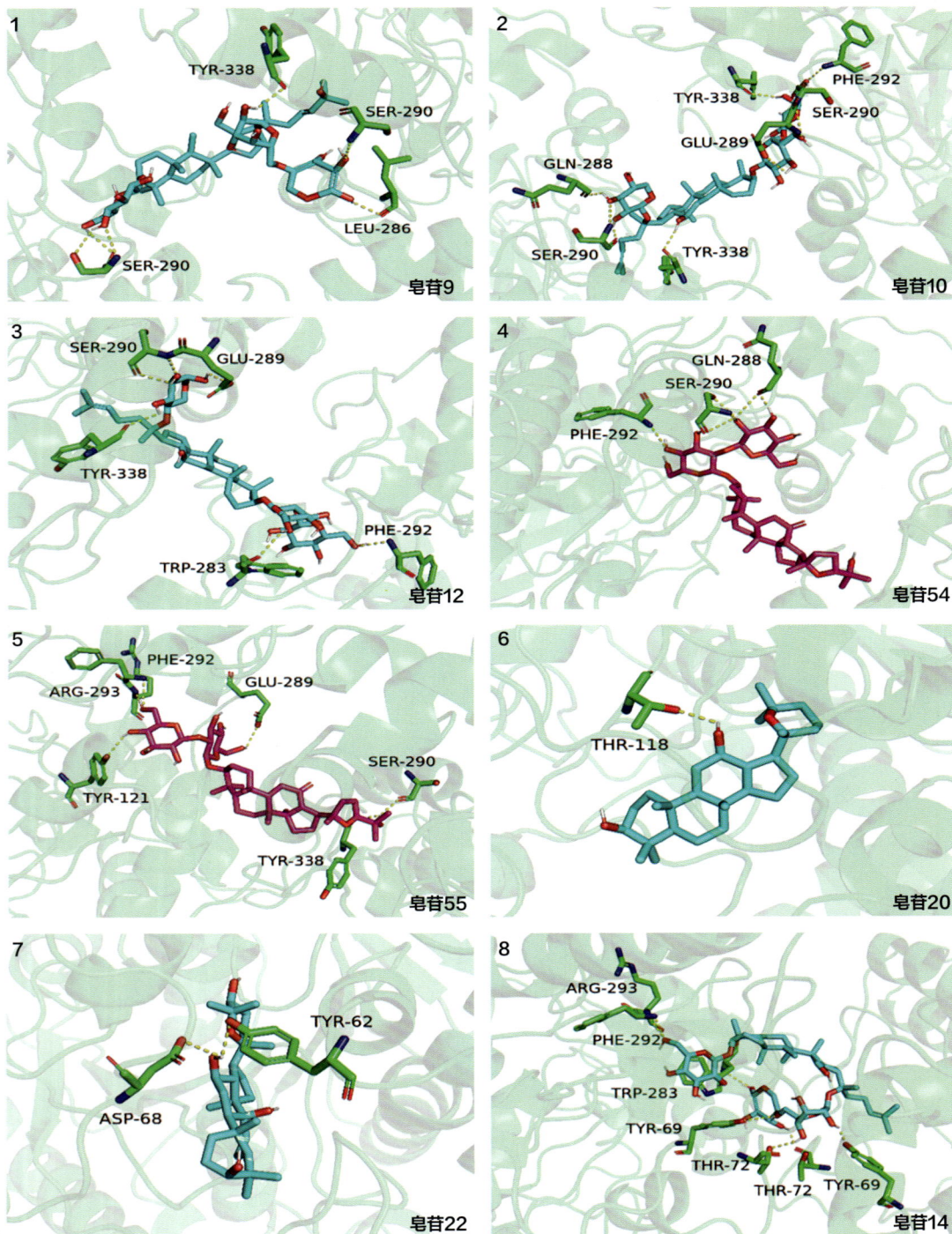

图 4-7　与 ACHE 蛋白靶点作用最强的 8 个人参皂苷分子对接图

表 4-7 ACEH 与人参皂苷的结合能及氨基酸残基

序号	人参皂苷	结合能/(kcal/mol)	氨基酸残基	序号	人参皂苷	结合能/(kcal/mol)	氨基酸残基	序号	人参皂苷	结合能/(kcal/mol)	氨基酸残基
1	皂苷9	-11.1	Y338, S290, L286	20	皂苷33	-10.0	D71, H284	39	皂苷45	-9.2	T72, Y69
2	皂苷10	-11.1	F292, Y338, S290, E289, F292, W283	21	皂苷28	-10.0	F343, H284, G339, F343, G342	40	皂苷44	-9.2	Y69, Y338
3	皂苷12	-11.0	S290, E289, Y338, F292, W283	22	皂苷47	-9.9	F292, R293, Y121	41	皂苷36	-9.2	Y69, L73, T72, Y338
4	皂苷54	-10.8	Q288, S290, F292	23	皂苷53	-9.9	R293, F292, H284, T72	42	皂苷31	-9.1	S290, Y69
5	皂苷55	-10.8	F292, E289, R293, S290, Y121, Y338	24	皂苷41	-9.9	Y338, T72	43	皂苷35	-9.1	H284, W283, S290
6	皂苷20	-10.8	T118	25	皂苷13	-9.9	Y69, E282, W283, R293, S290, F292	44	皂苷23	-9.1	T72
7	皂苷22	-10.7	D68, Y62	26	皂苷48	-9.8	F292, V291, H284, R293, S290, E289	45	皂苷24	-9.1	F343, G342, A340, V337, G339
8	皂苷14	-10.7	R293, F292, W283, Y69, T72	27	皂苷5	-9.8	S290	46	皂苷43	-9.0	F292
9	皂苷51	-10.6	Y338, Y121, E289, R293, S290, F292	28	皂苷6	-9.8	S290, F292, R293	47	皂苷30	-9.0	Y338
10	皂苷50	-10.3	R293, S290, F292, Q288, Y338	29	皂苷26	-9.8	Y69, W283, S290, E289	48	皂苷17	-9.0	S290, Y338
11	皂苷7	-10.3	R293, H284, S290, F292, F343	30	皂苷8	-9.8	F292, W283, S290, Q288	49	皂苷34	-8.9	Y69, T72
12	皂苷11	-10.3	Y69, L73	31	皂苷37	-9.7	R293, P341, A340, G342, F292, F343	50	皂苷39	-8.8	H284, T72, T72, L286
13	皂苷49	-10.2	V291, F292, R293	32	皂苷52	-9.6	F292, R293, T72	51	皂苷16	-8.8	Y121
14	皂苷1	-10.2	F292, R293, S290, Q288	33	皂苷29	-9.5	F343, Q247, G342, H284, P341	52	皂苷25	-8.7	Y338, Y69, T72, E289
15	皂苷2	-10.2	Q288, S290, R293, W283, F292, Y121	34	皂苷40	-9.4	Y338, G339, E289, R293	53	皂苷32	-8.6	T72, D71
16	皂苷15	-10.2	P287, L286, S290	35	皂苷42	-9.4	H284	54	皂苷18	-8.6	Y338, F292
17	皂苷46	-10.1	H284, T72, Y69	36	皂苷27	-9.4	S290, L73, Y69, H284	55	皂苷21	-8.4	Y69
18	皂苷3	-10.1	V279, W283, Y338	37	皂苷56	-9.3	S290	56	皂苷19	-8.3	H284
19	皂苷4	-10.1	H284, W283, Y338	38	皂苷38	-9.3	T72, S290, N280				

ADORA1

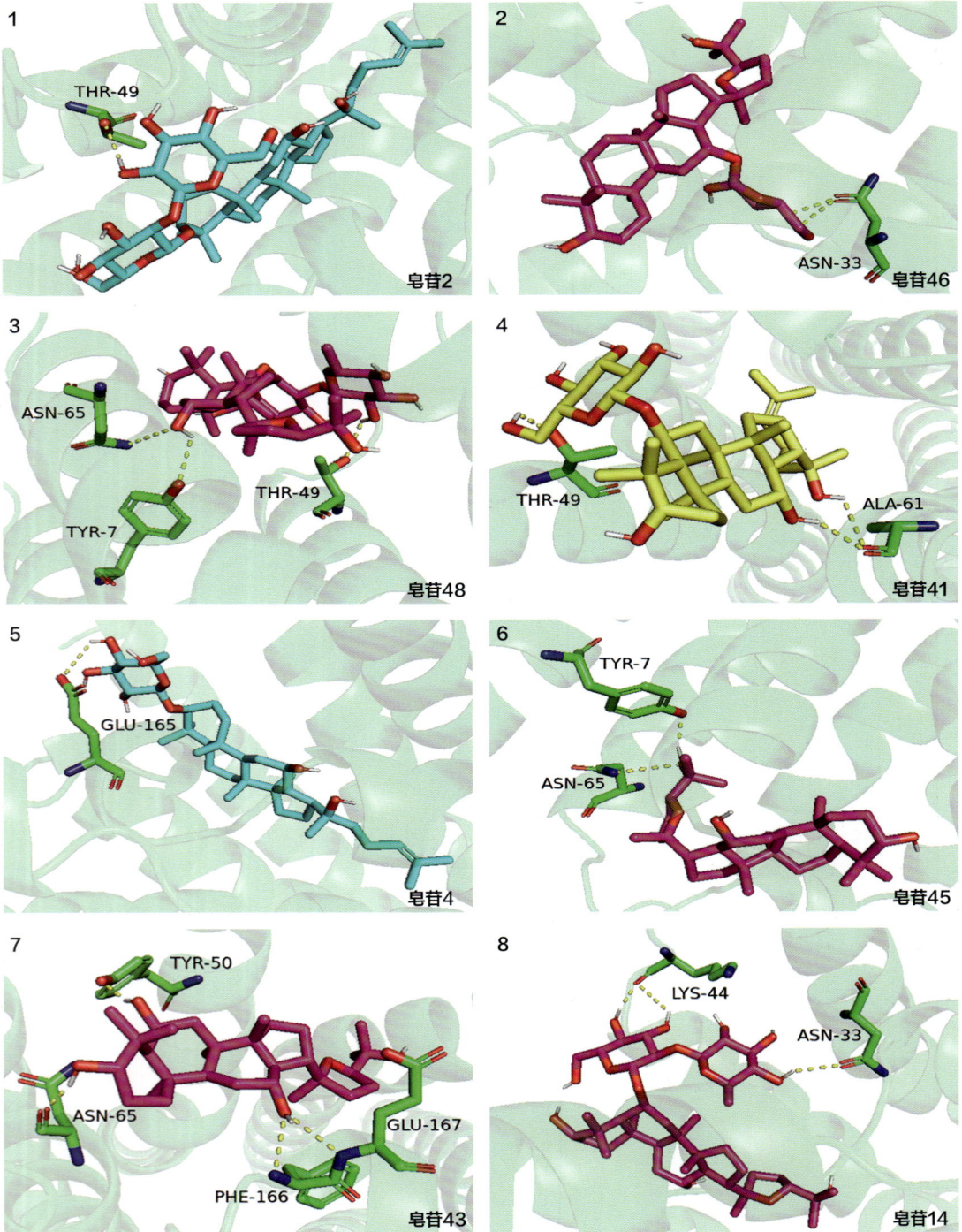

图 4-8　与 ADORA1 蛋白靶点作用最强的 8 个人参皂苷分子对接图

表4-8　ADORA1与人参皂苷的结合能及氨基酸残基

序号	人参皂苷	结合能/(kcal/mol)	氨基酸残基	序号	人参皂苷	结合能/(kcal/mol)	氨基酸残基	序号	人参皂苷	结合能/(kcal/mol)	氨基酸残基
1	皂苷2	-9.8	T49	20	皂苷52	-8.9	T49	39	皂苷36	-8.0	T49, I64, N65
2	皂苷46	-9.7	N33	21	皂苷53	-8.9	Y7, N65	40	皂苷13	-8.0	Y7, N65, E165
3	皂苷48	-9.6	N65, T49, Y7	22	皂苷22	-8.9	—	41	皂苷35	-8.0	Y50, T49, L32, N33, T36
4	皂苷41	-9.5	T49, A61	23	皂苷18	-8.9	Y7, V78	42	皂苷24	-7.9	S46, Y50, Q4, E165
5	皂苷4	-9.5	E165	24	皂苷6	-8.8	E167, E165	43	皂苷10	-7.9	Y50, H57, I66, K163
6	皂苷45	9.4	Y7, N65	25	皂苷49	-8.7	D49, S1, S46, Y7	44	皂苷54	-7.8	Y7, N33
7	皂苷43	-9.4	Y50, N65, E167, F166	26	皂苷47	-8.7	N65, H57	45	皂苷7	-7.8	H57, N33, H43
8	皂苷14	-9.4	K44, N33	27	皂苷12	-8.7	E167, T36, L32	46	皂苷37	-7.8	Y50, T36, K163
9	皂苷20	-9.4	—	28	皂苷16	-8.7	E167	47	皂苷15	-7.7	A2, F3, D49, N33, T36
10	皂苷55	-9.3	K44, T36	29	皂苷30	-8.7	N65, E165	48	皂苷19	-7.7	—
11	皂苷17	-9.3	Y7, A61	30	皂苷11	-8.6	Y7, K46, Y50	49	皂苷28	-7.7	Q4, S1, N33, E165, E167
12	皂苷40	-9.3	Y7, K44, T36	31	皂苷44	-8.6	—	50	皂苷39	-7.6	Q4, E167, Y50, K44, T49
13	皂苷32	-9.3	A61	32	皂苷3	-8.6	Q4, N65	51	皂苷5	-7.5	H57, I64, N65, N33
14	皂苷50	-9.2	T36, K44, S46	33	皂苷56	-8.6	—	52	皂苷29	-7.5	E165
15	皂苷31	-9.2	Y7	34	皂苷33	-8.4	H43, Y50, K163, Q4	53	皂苷9	-7.4	Y50, N33
16	皂苷21	-9.2	E165	35	皂苷1	-8.3	K44	54	皂苷26	-7.4	S46, Q4, N65, F166, I64
17	皂苷42	-9.1	K44, T36	36	皂苷34	-8.3	N65, T36	55	皂苷27	-7.1	K163
18	皂苷51	-9.0	K44, T36	37	皂苷8	-8.2	K44, T36, N33, Y50	56	皂苷25	-6.9	K163, Q4, I64, N65
19	皂苷38	-9.0	A61, N33, Y7, E167, H43	38	皂苷23	-8.1	N33				

ADORA2A

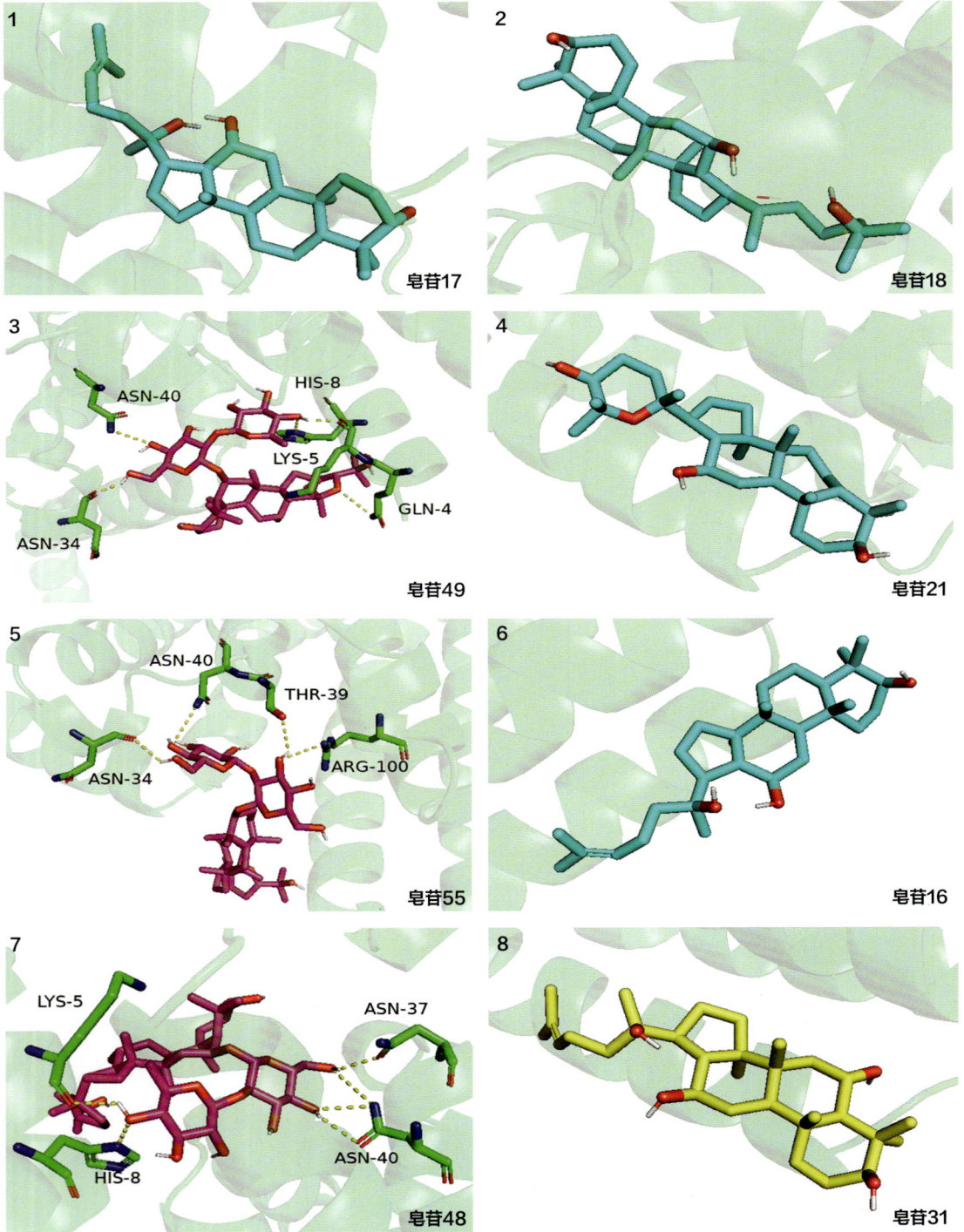

图 4-9　与 ADORA2A 蛋白靶点作用最强的 8 个人参皂苷分子对接图

表4-9 ADORA2A与人参皂苷的结合能及氨基酸残基

序号	人参皂苷	结合能/(kcal/mol)	氨基酸残基
1	皂苷17	-8.8	—
2	皂苷18	-8.4	—
3	皂苷49	-8.3	H8, N40, K5, Q4, N34
4	皂苷21	-8.2	—
5	皂苷55	-8.1	N40, T39, R100, N34
6	皂苷16	-8.1	—
7	皂苷48	-8.0	K5, N37, N10, H8
8	皂苷31	-8.0	—
9	皂苷51	-8.0	R100, R69, I70, N37, R71, N34
10	皂苷12	-8.0	R74, Y66, R69, N40, H8, K5, N37
11	皂苷10	-8.0	T66, G67
12	皂苷54	-8.0	N40, R100, T2, N37
13	皂苷20	-7.9	—
14	皂苷22	-7.9	—
15	皂苷30	-7.9	—
16	皂苷1	-7.9	R71, R74, N37, K5, H8, Y66, N40
17	皂苷53	-7.8	R100, A103, Y66, H8
18	皂苷32	-7.7	K5, A103
19	皂苷50	-7.7	N34, N37, R71, N40, R100, R69
20	皂苷56	-7.7	—
21	皂苷15	-7.7	N37, R74, N40, H8, Y66
22	皂苷19	-7.7	—
23	皂苷41	-7.6	Y66, H8
24	皂苷4	-7.6	—
25	皂苷45	-7.6	—
26	皂苷6	-7.6	G21, L20
27	皂苷33	-7.6	S45
28	皂苷2	-7.5	R74, N40, H8
29	皂苷43	-7.5	Y41
30	皂苷52	-7.5	H8, Y66
31	皂苷34	-7.5	N37, H8, R100
32	皂苷46	-7.2	H8, E72
33	皂苷47	-7.2	N40
34	皂苷11	-7.2	E72, N34
35	皂苷3	-7.2	—
36	皂苷14	-7.1	—
37	皂苷44	-7.1	K5, A103
38	皂苷42	-7.0	—
39	皂苷36	-7.0	T39, N111
40	皂苷9	-7.0	S33
41	皂苷8	-6.9	N111
42	皂苷23	-6.9	S45, W127
43	皂苷7	-6.9	E72, N111, N34
44	皂苷40	-6.8	H8, N37, R100
45	皂苷35	-6.8	S1
46	皂苷24	-6.7	S45, Y41
47	皂苷37	-6.7	H8, E72, N37, R100
48	皂苷38	-6.6	E72, R100
49	皂苷28	-6.6	V23, C26
50	皂苷5	-6.6	Y41
51	皂苷29	-6.6	R74
52	皂苷13	-6.5	R69, K5, I104
53	皂苷39	-6.5	Q4, R74, R100, N34
54	皂苷26	-6.4	S45
55	皂苷27	-5.9	S45, K120
56	皂苷25	-5.7	K120

ADRB1

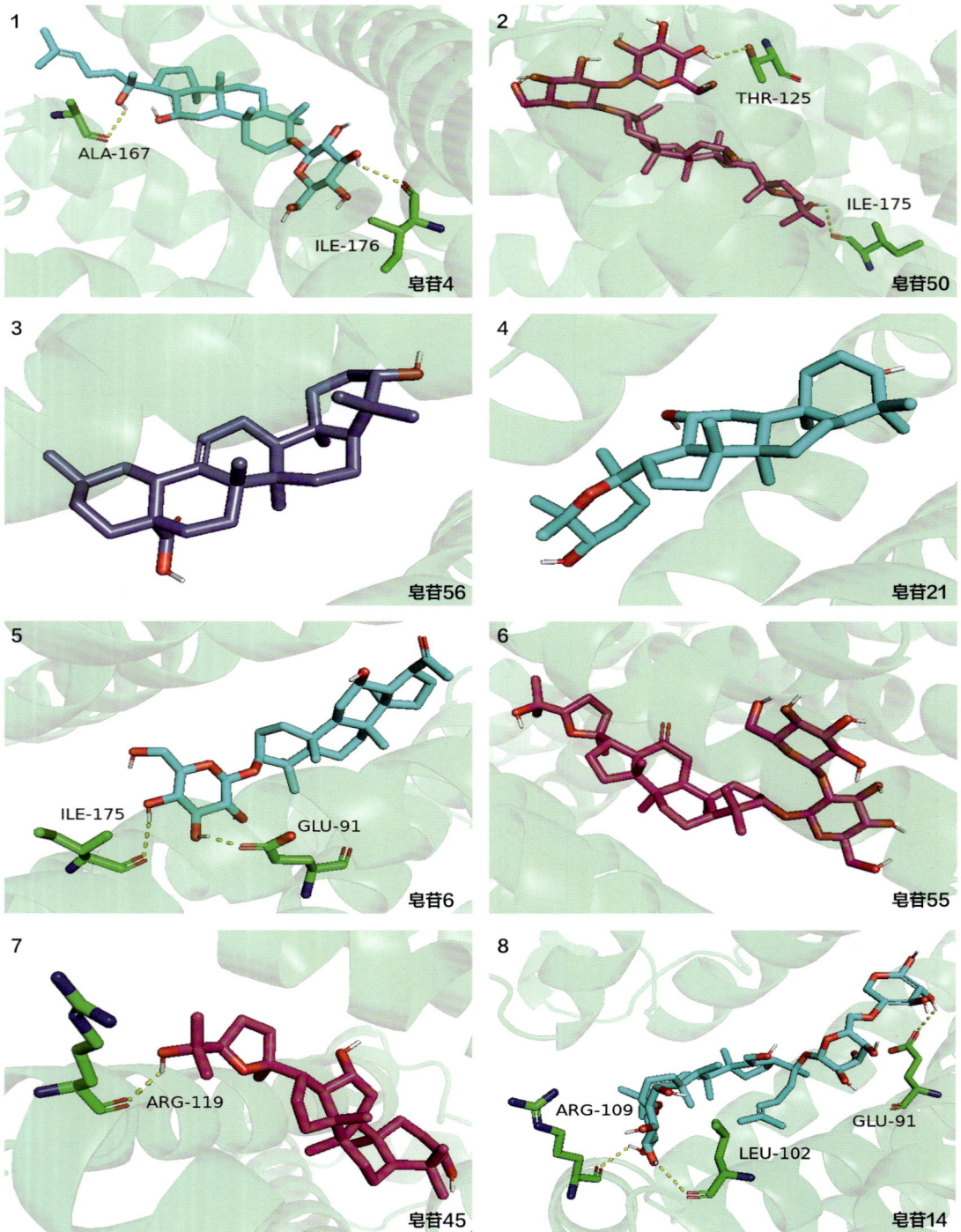

图 4-10　与 ADRB1 蛋白靶点作用最强的 8 个人参皂苷分子对接图

表4-10　ADRB1与人参皂苷的结合能及氨基酸残基

序号	人参皂苷	结合能/(kcal/mol)	氨基酸残基	序号	人参皂苷	结合能/(kcal/mol)	氨基酸残基	序号	人参皂苷	结合能/(kcal/mol)	氨基酸残基
1	皂苷4	-10.6	A167, I176	20	皂苷12	-9.5	M114	39	皂苷11	-8.6	R110
2	皂苷50	-10.4	T125, I175	21	皂苷43	-9.4	E92	40	皂苷53	-8.5	—
3	皂苷56	-10.4	—	22	皂苷16	-9.4	—	41	皂苷46	-8.5	—
4	皂苷21	-10.1	I175, E91	23	皂苷41	-9.3	T125	42	皂苷19	-8.5	—
5	皂苷6	-10	C160	24	皂苷34	-9.2	C160	43	皂苷35	-8.5	R119
6	皂苷55	-10	—	25	皂苷18	-9.2	—	44	皂苷10	-8.4	R166
7	皂苷45	-9.9	R119	26	皂苷30	-9.2	N58	45	皂苷52	-8.3	E14
8	皂苷14	-9.9	R109, L102, E91	27	皂苷49	-9.1	N58, F162	46	皂苷38	-8.3	—
9	皂苷48	-9.8	—	28	皂苷15	-9.1	—	47	皂苷13	-8	S106
10	皂苷1	-9.8	T126	29	皂苷42	-9	—	48	皂苷25	-8	L36, Q31, S75
11	皂苷3	-9.7	T126, E92	30	皂苷36	-9	—	49	皂苷29	-8	H141, N165
12	皂苷54	-9.7	M114, E91	31	皂苷20	-9	—	50	皂苷37	-7.9	D148, E147, D146, H142, R118
13	皂苷17	-9.7	—	32	皂苷5	-9	R109, M114	51	皂苷26	-7.9	L36, S75
14	皂苷44	-9.6	N58	33	皂苷9	-8.8	R109	52	皂苷39	-7.8	F187
15	皂苷2	-9.6	—	34	皂苷24	-8.7	E92, R166, A118	53	皂苷28	-7.5	A167, R119
16	皂苷31	-9.6	A167	35	皂苷32	-8.7	—	54	皂苷7	-7.5	—
17	皂苷33	-9.5	D145, N165, Y168	36	皂苷23	-8.7	R119	55	皂苷27	-7.4	—
18	皂苷47	-9.5	M114, E91	37	皂苷40	-8.7	L114	56	皂苷8	-7.1	—
19	皂苷22	-9.5	E92	38	皂苷51	-8.6	E147, H142				

ADRB2

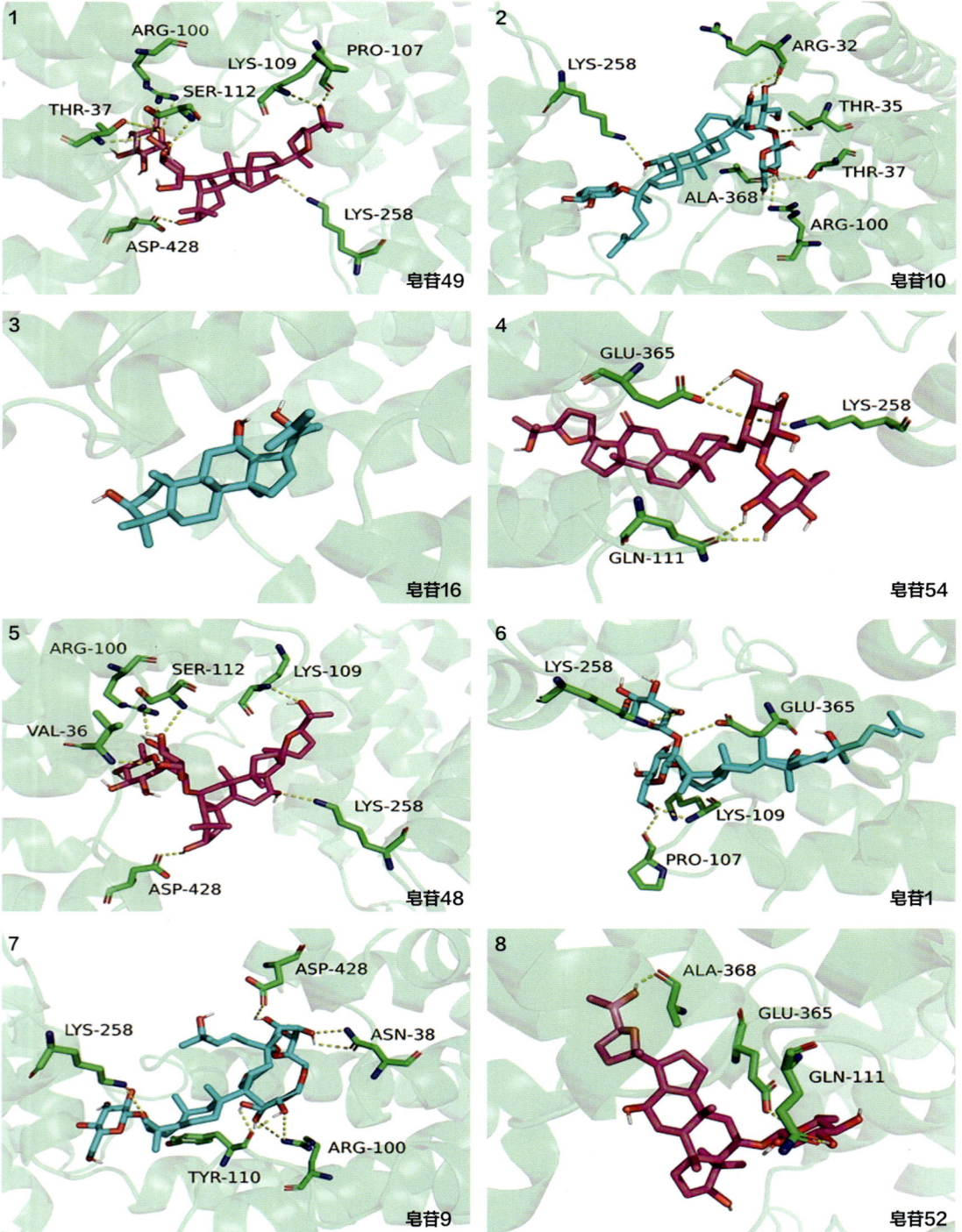

图 4-11　与 ADRB2 蛋白靶点作用最强的 8 个人参皂苷分子对接图

表4-11 ADRB2与人参皂苷的结合能及氨基酸残基

序号	人参皂苷	结合能/(kcal/mol)	氨基酸残基
1	皂苷49	-9.9	R100, P107, K109, S112, T37, K258, D428
2	皂苷10	-9.2	R32, K258, T35, T37, A368, R100
3	皂苷16	-9.2	—
4	皂苷54	-8.9	E365, K258, Q111
5	皂苷18	8.9	R100, S112, K109, V36, K258, D428
6	皂苷1	-8.8	K258, E365, K109, P107
7	皂苷9	-8.6	D428, K258, N38, R100, Y110
8	皂苷52	-8.6	A368, E365, Q111
9	皂苷26	-8.6	E262, N200, T37
10	皂苷56	-8.6	N38
11	皂苷53	-8.5	Q34, R32
12	皂苷46	-8.5	K109
13	皂苷2	-8.5	D428, K364, R32, Y110, R100
14	皂苷44	-8.5	A368, K364, D428
15	皂苷14	-8.4	N200, T37, A368, V36, T35, E262
16	皂苷20	-8.3	—
17	皂苷4	-8.2	K109, K258
18	皂苷17	-8.2	—
19	皂苷13	-8.1	S426, K258, E262, E365
20	皂苷55	-8.1	E262, K258, D259
21	皂苷51	-8.1	E365
22	皂苷11	-8.1	E203, N200, T35, Y110, Q111, V36
23	皂苷15	-8.1	K109, S426, N200, K258
24	皂苷28	-8.1	N200, E203, E365, A368, S426, T37, T35
25	皂苷45	-8.1	N266
26	皂苷43	-8.1	E365
27	皂苷12	-8.0	K258, S426, E365
28	皂苷47	-8.0	S426, E365
29	皂苷22	-8.0	—
30	皂苷21	-8.0	—
31	皂苷3	-8.0	P107, K109
32	皂苷32	-8.0	—
33	皂苷8	-7.9	E365, D428, Y110, N38, P107
34	皂苷5	-7.9	E365
35	皂苷41	-7.9	S426, Q34, Y39, K116, V36
36	皂苷36	-7.9	K109
37	皂苷19	-7.9	N38, Q111
38	皂苷18	-7.9	A368, T35
39	皂苷27	-7.8	E262, T35, N200, Y110, T37, V36, P107, S112
40	皂苷7	-7.8	Y110, N38
41	皂苷31	-7.8	N38
42	皂苷50	-7.7	L114, Q111
43	皂苷37	-7.7	K109, R100, Y110, E365, Q111, K258, T35
44	皂苷33	-7.7	E263, D29, Q33
45	皂苷6	-7.7	I24, Q34
46	皂苷25	-7.7	E203, Y110, E262, N38, T35, P107, V36, T37
47	皂苷35	-7.7	S426
48	皂苷40	-7.6	S426
49	皂苷29	-7.6	E365, N38, K109
50	皂苷42	-7.6	K109, E365
51	皂苷38	-7.6	K109, N200, E203, E365, K258
52	皂苷34	-7.5	R100, V36, K109, T37, T35, K364
53	皂苷23	-7.5	Y110, R100, T37
54	皂苷30	-7.4	N38, Y110
55	皂苷24	-6.9	K109, Q198
56	皂苷39	-6.7	P107, N200, E365

AGTR1

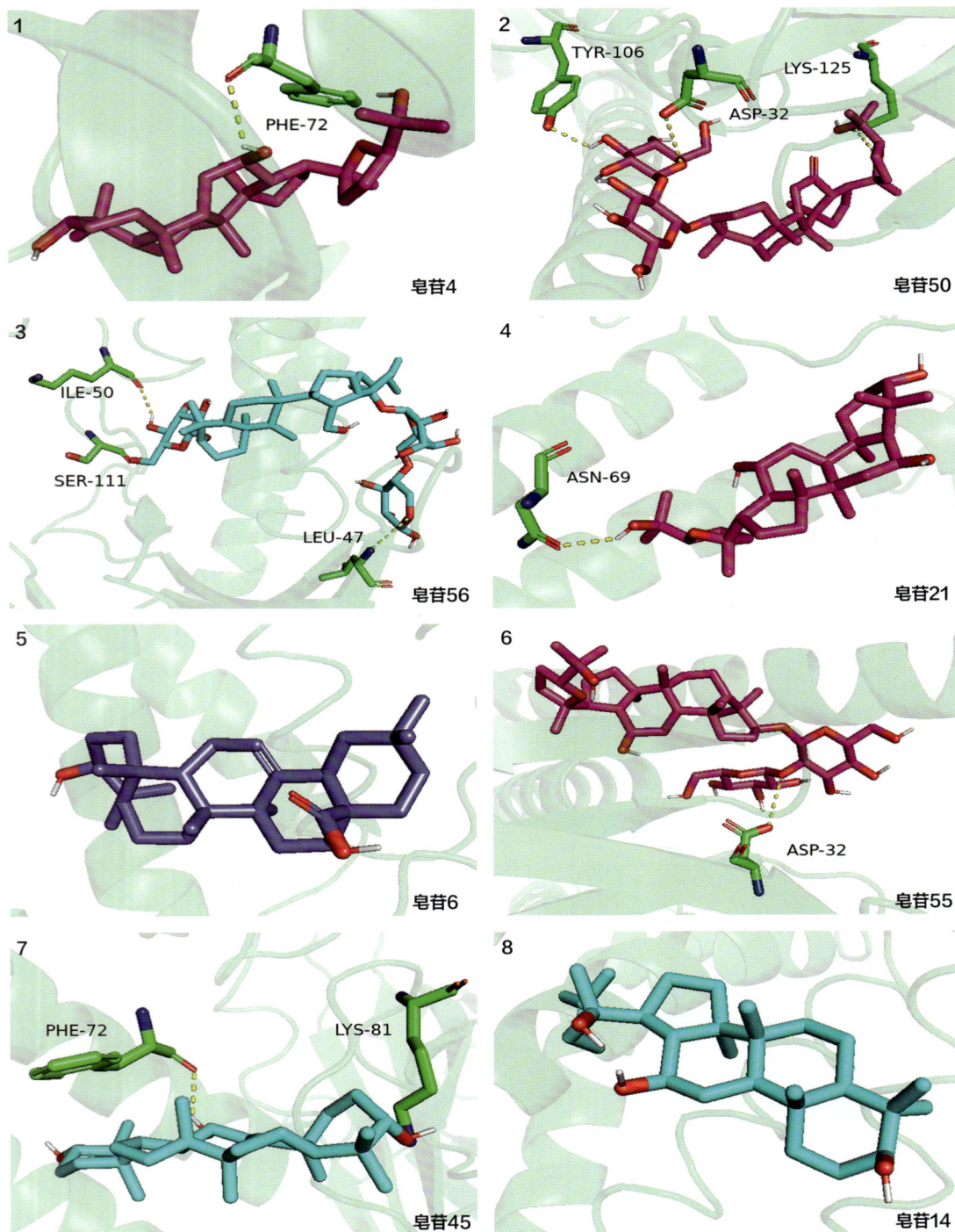

图 4-12　与 AGTR1 蛋白靶点作用最强的 8 个人参皂苷分子对接图

表4-12　AGTR1与人参皂苷的结合能及氨基酸残基

序号	人参皂苷	结合能/（kcal/mol）	氨基酸残基	序号	人参皂苷	结合能/（kcal/mol）	氨基酸残基	序号	人参皂苷	结合能/（kcal/mol）	氨基酸残基
1	皂苷 4	-9.1	F72	20	皂苷 30	-8.3	—	39	皂苷 8	-8.0	I120, Y117, Y100, D32, S50
2	皂苷 50	-9.0	Y106, K125, D32	21	皂苷 49	-8.3	D32, D53, S56, H1	40	皂苷 22	-7.9	D32, I120
3	皂苷 56	-9.0	I50, S111, L47	22	皂苷 13	-8.3	V121, D32	41	皂苷 47	-7.9	D53, D32, K214
4	皂苷 21	-8.9	N69	23	皂苷 51	-8.2	I120, Y106, D32	42	皂苷 9	-7.9	Y106, D32, S56
5	皂苷 6	-8.8	—	24	皂苷 7	-8.2	D32, K214	43	皂苷 43	-7.8	A215, Y100, D53
6	皂苷 55	-8.7	D32	25	皂苷 1	-8.1	D32, P4	44	皂苷 5	-7.8	E44, R45, W116
7	皂苷 45	-8.6	F72, K81	26	皂苷 18	-8.1	K125, I120	45	皂苷 38	-7.8	D108, Q1, R82, G26, I28
8	皂苷 14	-8.6	—	27	皂苷 42	-8.1	I28, Y115	46	皂苷 29	-7.8	N65
9	皂苷 44	-8.6	—	28	皂苷 23	-8.1	K11	47	皂苷 3	-7.7	D32, I120
10	皂苷 16	-8.5	—	29	皂苷 40	-8.1	D108, D110, I28	48	皂苷 36	-7.7	I120, D53, A215
11	皂苷 34	-8.5	V121, D32, D53	30	皂苷 53	-8.1	L207, K214	49	皂苷 27	-7.7	—
12	皂苷 31	-8.4	—	31	皂苷 10	-8.1	Y100, G55, D32, Y106, S56, V121	50	皂苷 25	-7.6	F75, N65
13	皂苷 33	-8.4	K125, S56	32	皂苷 52	-8.1	K214	51	皂苷 19	-7.5	—
14	皂苷 22	-8.4	F29, Y115, I28	33	皂苷 48	-8.0	K125, S50, G54	52	皂苷 26	-7.5	N65
15	皂苷 12	-8.4	D32, D53	34	皂苷 2	-8.0	H122, D32, I120, Y100	53	皂苷 39	-7.5	D53, D32, I120, V121
16	皂苷 41	-8.4	K125	35	皂苷 15	-8.0	E44, R45, L4, W116, Q3	54	皂苷 28	-7.5	N65
17	皂苷 46	-8.4	Q1, G26, I28, A79, K78, F29	36	皂苷 20	-8.0	—	55	皂苷 35	-7.2	D8
18	皂苷 11	-8.3	R5, D7, D53, A1	37	皂苷 24	-8.0	K11	56	皂苷 37	-7.2	G26, I28, N113, D108
19	皂苷 17	-8.3	K11	38	皂苷 32	-8.0	Q1, I28				

AKT1

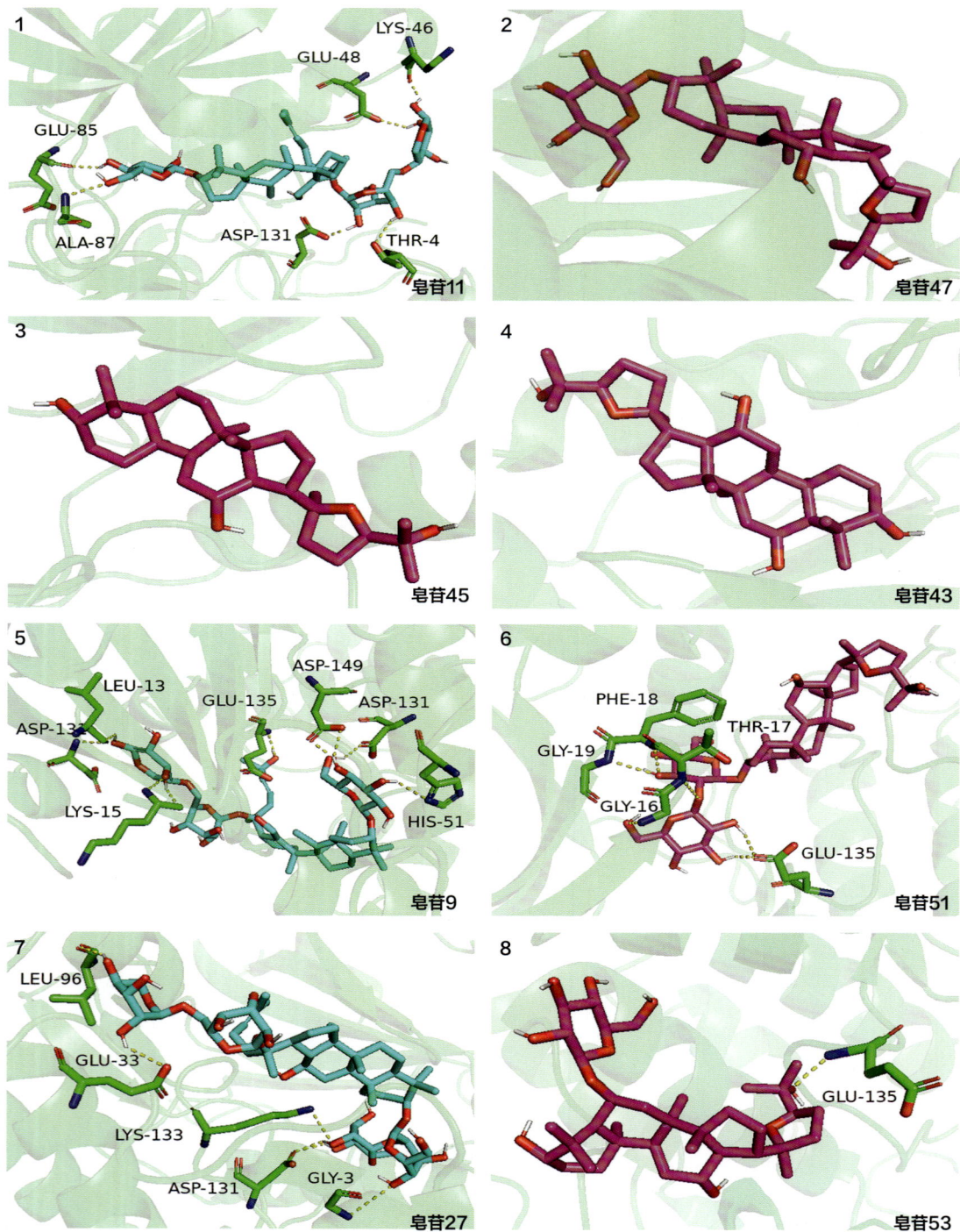

图 4-13　与 AKT1 蛋白靶点作用最强的 8 个人参皂苷分子对接图

表4-13 AKT1与人参皂苷的结合能及氨基酸残基

序号	人参皂苷	结合能/(kcal/mol)	氨基酸残基	序号	人参皂苷	结合能/(kcal/mol)	氨基酸残基	序号	人参皂苷	结合能/(kcal/mol)	氨基酸残基
1	皂苷11	-9.5	K46, E48, E85, D131, T4, A87	20	皂苷39	-8.2	H51, K133, E135, E48, T17, F18	39	皂苷20	-7.6	—
2	皂苷47	-9.4	—	21	皂苷56	-8.1	E135, E133	40	皂苷24	-7.6	K133, E91, E135, T4, D131, T17, D149
3	皂苷45	-9.3	—	22	皂苷30	-8.1	K133, D149	41	皂苷32	-7.6	—
4	皂苷43	-9.3	—	23	皂苷21	-8.0	G3	42	皂苷38	-7.6	L39
5	皂苷9	-9.3	D149, I13, F135, D131, K15, H51	24	皂苷4	-8.0	N88, H64, K141, R63	43	皂苷3	-7.6	F130, T127
6	皂苷51	-8.7	F18, T17, G19, G16, E135	25	皂苷15	-7.9	K133, R100, L96	44	皂苷34	-7.5	R100, E33, L96
7	皂苷27	-8.7	L96, E33, K133, G3, D131	26	皂苷44	-7.8	K141	45	皂苷12	-7.5	T52, E48
8	皂苷53	-8.6	E135	27	皂苷31	-7.8	T4	46	皂苷41	-7.5	R100
9	皂苷50	-8.5	D149, E135, E91, T17, G16, F18, G19	28	皂苷22	-7.8	D131	47	皂苷7	-7.5	N136, D131, E135, D131
10	皂苷18	-8.5	K133, E48	29	皂苷46	-7.8	E85, H64, R63	48	皂苷10	-7.5	Y109, E110, Y86, E124, Y32
11	皂苷52	-8.4	E85, K141	30	皂苷1	-7.8	L96, E135	49	皂苷42	-7.4	—
12	皂苷48	-8.4	Y7, E6, G37, S97, E135	31	皂苷8	-7.8	D149, N136, E91, E135, L134	50	皂苷29	-7.3	E99, F130, Y129, T127, R128, D126
13	皂苷55	-8.4	E135, H51, E48	32	皂苷19	-7.8	K133, G3	51	皂苷37	-7.3	L96, E135
14	皂苷14	-8.3	D149, E48	33	皂苷33	-7.7	E48	52	皂苷28	-7.2	G3, T4, K133, T17, E91
15	皂苷54	-8.2	E48	34	皂苷6	-7.7	H64, R63	53	皂苷35	-7.2	Y32, E85
16	皂苷16	-8.2	D131, K133	35	皂苷13	-7.7	D131, E91, S97, R100	54	皂苷5	-7.1	E91, L13
17	皂苷49	-8.2	L13, E91, E135, D131, E6, E133	36	皂苷17	-7.6	K133, E125	55	皂苷36	-7.1	K111, D140, K141, E85, Y32
18	皂苷40	-8.2	L96, E91	37	皂苷23	-7.6	G37, S97, E135	56	皂苷25	6.7	K111, K141, Y32, Y86, N88
19	皂苷26	-8.2	G37, K133, D131	38	皂苷2	-7.6	G3, E135				

AKT2

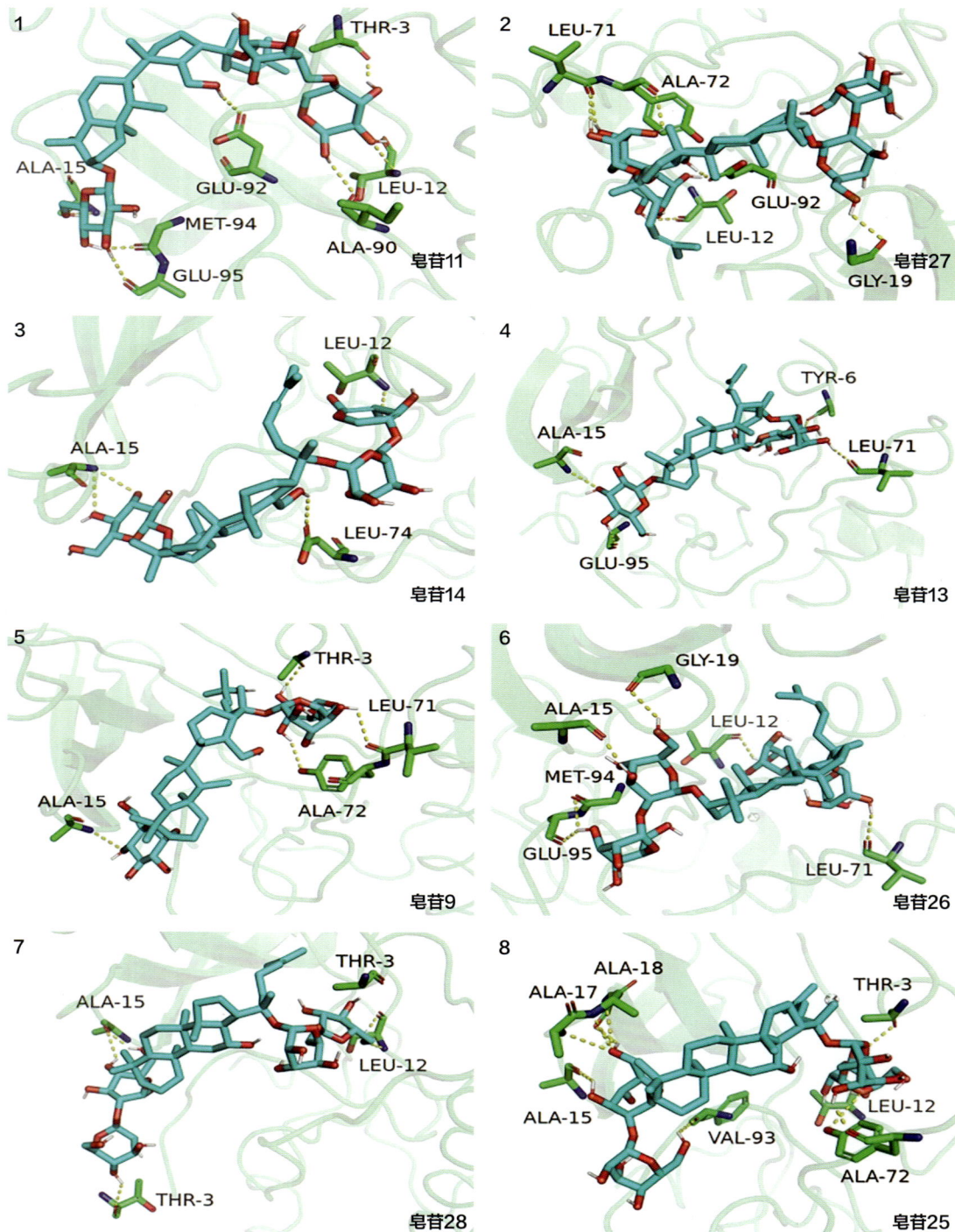

图 4-14　与 AKT2 蛋白靶点作用最强的 8 个人参皂苷分子对接图

表 4-14　AKT2 与人参皂苷的结合能及氨基酸残基

序号	人参皂苷	结合能/(kcal/mol)	氨基酸残基
1	皂苷11	-8.9	T3, A15, L12, E92, M94, A90, E95
2	皂苷27	-8.8	L71, A72, E92, L12, G19
3	皂苷14	-8.6	L12, A15, L74
4	皂苷13	-8.6	Y6, A15, L71, E95
5	草苷9	-8.5	T3, I71, A15, A72
6	皂苷26	-8.5	G19, A15, L12, M91, E95, L71
7	皂苷28	-8.5	T3, A15, L12, T3
8	皂苷25	-8.5	A18, T3, A17, L12, A15, V93, A72
9	皂苷50	-8.4	A18, G19, L74, A17, E5
10	皂苷49	-8.3	L71, A15, G19, A17
11	皂苷10	-8.3	L74, E92, K76, P79, E5, A15
12	皂苷51	-8.3	L71, E95, G19, A18, A17
13	皂苷33	-8.3	A15, E92, G19, A17, A18
14	皂苷1	-8.2	K36, P79, G19, A18, E5, TA15, A17, T3
15	皂苷53	-8.1	N15, E5, T3, E13
16	皂苷36	-8.1	T3, E92, Y6, A72
17	皂苷34	-8.1	L12, E92, T3
18	皂苷24	-8.1	A72, P79, V93, K76
19	皂苷54	-8.0	M94, L71
20	皂苷48	-8.0	A72, A17, A18, G19
21	皂苷55	-8.0	E5, L71
22	皂苷12	-8.0	G19, A17, K36, A18, E92, E5, P79
23	皂苷7	-8.0	K36, M94, E95
24	皂苷46	-7.8	E92
25	草苷4	7.7	K36, E92, G19, A18, A17
26	皂苷22	-7.7	—
27	皂苷8	-7.7	G19, K36, A15, A17, E92, L71
28	皂苷52	-7.6	—
29	皂苷47	-7.6	L71, G73, Y17
30	皂苷29	-7.5	L71, A72, E5, L74, E92, C1
31	皂苷2	-7.4	K36, V93, G19, A15, A18, A17, C1
32	皂苷20	-7.4	H45, F49
33	皂苷5	-7.4	E91, L13
34	皂苷37	-7.4	A15, L74, G19, A18, L71
35	皂苷40	-7.4	A15, E95, G19, A17, A18, P79
36	皂苷56	-7.3	E5
37	草苷6	-7.3	C1, T3, H45
38	皂苷17	-7.2	L71, K36
39	皂苷45	-7.2	D78, K77, 157
40	皂苷21	-7.2	—
41	皂苷32	-7.2	E5
42	皂苷41	-7.2	A15, G19, A18
43	皂苷19	7.1	A8, P60
44	皂苷31	-7.1	K36, L71
45	皂苷42	-7.1	—
46	皂苷38	-7.1	V93
47	皂苷44	-7.0	H45
48	皂苷43	-7.0	A17, A18
49	皂苷15	-6.9	V93, A15, A72, G19, A17, A18
50	皂苷39	-6.9	A72, Y17
51	皂苷18	-6.8	E46, H45
52	皂苷23	-6.6	L74, E92
53	皂苷3	-6.4	—
54	皂苷35	-6.3	E5, E46
55	皂苷16	-6.2	E46
56	皂苷30	-6.2	—

ALB

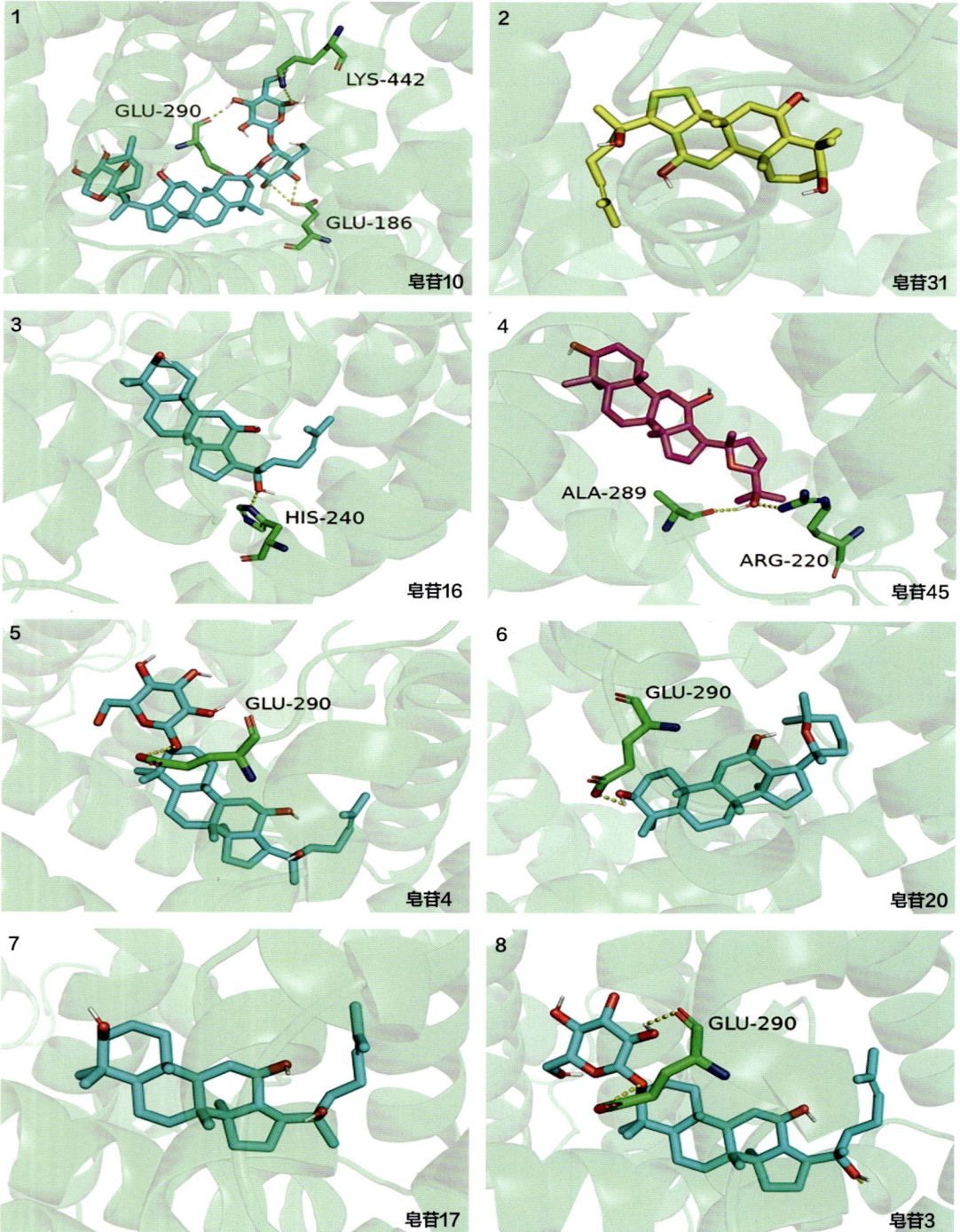

图 4-15　与 ALB 蛋白靶点作用最强的 8 个人参皂苷分子对接图

表4-15　ALB与人参皂苷的结合能及氨基酸残基

序号	人参皂苷	结合能/(kcal/mol)	氨基酸残基
1	皂苷10	−10.3	K442, E290, E186
2	皂苷31	−10.3	—
3	皂苷16	−10.3	H240
4	皂苷45	−10.2	A289, R220
5	皂苷4	−10.1	E290
6	皂苷20	−10.1	E290
7	皂苷17	−10.1	—
8	皂苷3	−10.0	E290
9	皂苷30	−10.0	R255, H240
10	皂苷41	−9.9	R255
11	皂苷52	−9.8	S285, R255, E290, H240
12	皂苷56	−9.8	E381
13	皂苷21	−9.7	Y450, K193
14	皂苷42	−9.7	H240, E151, R255
15	皂苷44	−9.6	E290, H240, S190, E151
16	皂苷9	−9.4	K464, E463, R112, L110, Y159
17	皂苷19	−9.4	A289
18	皂苷24	−9.3	R115, Y146, R143
19	皂苷8	−9.3	Y450, E290, R158
20	皂苷11	−9.2	Y146, R143, L113
21	皂苷51	−9.2	R158, E186, Y450, K193, K442, R220, H240
22	皂苷39	−9.1	E151, E186, K193, R255, H240, Y450, A289
23	皂苷1	−9.0	R220, E290, R158
24	皂苷14	−8.9	S191
25	皂苷55	−8.9	T241, Q202, Q102, R195
26	皂苷2	−8.9	E290
27	皂苷6	−8.9	E290, Y450
28	皂苷32	−8.9	R255, R216, H240
29	皂苷35	−8.9	R255, R216, H240
30	皂苷50	−8.8	Y450, E186, D449, R158, H240
31	皂苷5	−8.8	E186, R216, E290, R220
32	皂苷49	−8.7	S191, T465, K464
33	皂苷33	−8.7	F204, E477, S478, N481
34	皂苷36	−8.7	R112, D106, H144, L113
35	皂苷47	−8.7	S190, H240
36	皂苷43	−8.7	—
37	皂苷48	−8.6	D106, L110
38	皂苷27	−8.5	R112, R143, D106, H144, K104
39	皂苷13	−8.5	D106, S191, C244, P145
40	皂苷26	−8.5	R112, D106, K104
41	皂苷28	−8.5	D106, Q102, K104
42	皂苷29	−8.5	K442, R216, Y450, E290, R158
43	皂苷38	−8.5	R195, H245, T241, Q202
44	皂苷31	8.4	D106
45	皂苷12	−8.4	R195, Y146, D106, N107, K104
46	皂苷7	−8.4	R195, K104, D106, N107, N109, L110, L113
47	皂苷54	−8.3	L101, Y146
48	皂苷46	−8.3	R112, L110
49	皂苷40	−8.3	T241, Q202, Q102, R195
50	皂苷18	−8.3	N456
51	皂苷22	−8.2	N456
52	皂苷37	−8.2	Y399, K400, S515, E398
53	皂苷25	−8.0	R112, N107, Y146, L110, K104
54	皂苷53	−8.0	L110, R195
55	皂苷15	−7.7	R112, N107, R143, D105, L11, N109
56	皂苷23	−7.7	D106, N107

APOA1

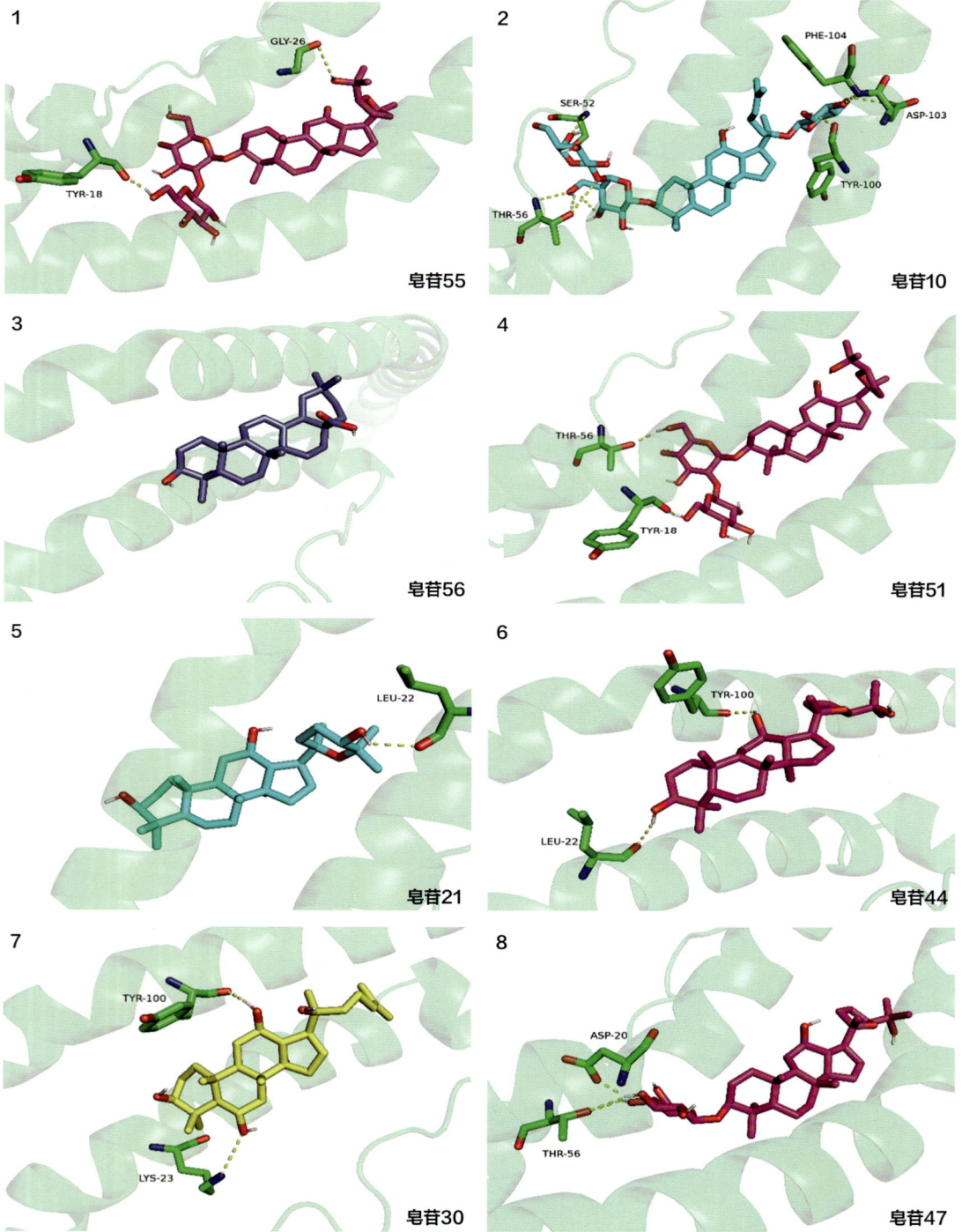

图 4-16　与 APOA1 蛋白靶点作用最强的 8 个人参皂苷分子对接图

表4-16 APOA1与人参皂苷的结合能及氨基酸残基

序号	人参皂苷	结合能/(kcal/mol)	氨基酸残基	序号	人参皂苷	结合能/(kcal/mol)	氨基酸残基	序号	人参皂苷	结合能/(kcal/mol)	氨基酸残基
1	皂苷55	-8.7	G26, Y18	20	皂苷17	-7.8	—	39	皂苷53	-7.1	K96
2	皂苷10	-8.6	F104, D103, Y100, T56, S52	21	皂苷1	-7.8	K59, T56, K23	40	皂苷34	-7.1	W108, D103, E111
3	皂苷56	-8.5	—	22	皂苷16	-7.8	Y100	41	皂苷26	-7.1	D103
4	皂苷51	-8.5	T56, Y18	23	皂苷15	-7.7	Y100, D20, T56, S52	42	皂苷23	-7.0	Y100
5	皂苷21	-8.3	L22	24	皂苷22	-7.7	E111	43	皂苷52	-7.0	D103
6	皂苷11	8.3	L22, Y100	25	皂苷54	-7.7	—	44	皂苷38	-7.0	—
7	皂苷30	-8.3	K23, Y100	26	皂苷9	-7.7	K59, T56, D20	45	皂苷8	-7.0	K59, T56, T54, S52, K23
8	皂苷47	-8.3	D20, T56	27	皂苷6	-7.6	L22, K23	46	皂苷27	-6.9	L90, TYE-18, E85, M86
9	皂苷50	-8.2	D20, Y18, Y100, F104	28	皂苷25	-7.6	T56, V19, D103, W108, E111	47	皂苷39	-6.8	L46, D48
10	皂苷40	-8.1	V19, K59, S52, W50	29	皂苷46	-7.5	K23	48	皂苷2	-6.7	D48, K45, L46, W50
11	皂苷45	-8.0	—	30	皂苷33	-7.5	—	49	皂苷36	-6.7	S58, T56, S52, D24, R27
12	皂苷42	-8.0	K23	31	皂苷3	-7.5	K59, T56, S52, K23	50	皂苷37	-6.7	D103, E111, D48
13	皂苷49	-8.0	K23, Y100, E111, F104	32	皂苷31	-7.5	K23	51	皂苷12	-6.6	W50, G26, L22
14	皂苷19	-8.0	L22	33	皂苷11	-7.3	S52, Y100	52	皂苷5	-6.6	D48, L46, K23, L22
15	皂苷32	-8.0	—	34	皂苷48	-7.3	Y100, W50, D48	53	皂苷7	-6.4	N49, W50, K23
16	皂苷20	-7.9	—	35	皂苷4	-7.3	S25, K23, G6	54	皂苷29	-6.4	K23, F104
17	皂苷41	-7.9	D20, S52	36	皂苷13	-7.2	E111, W108, N49, L46, F104, D103	55	皂苷28	-6.2	—
18	皂苷24	-7.9	K45, L42, K23, L22, Y100	37	皂苷14	-7.1	N49, S52, D51, W50, D24, T16	56	皂苷35	-6.2	—
19	皂苷43	-7.8	—	38	皂苷18	-7.1	F104, W108				

APP

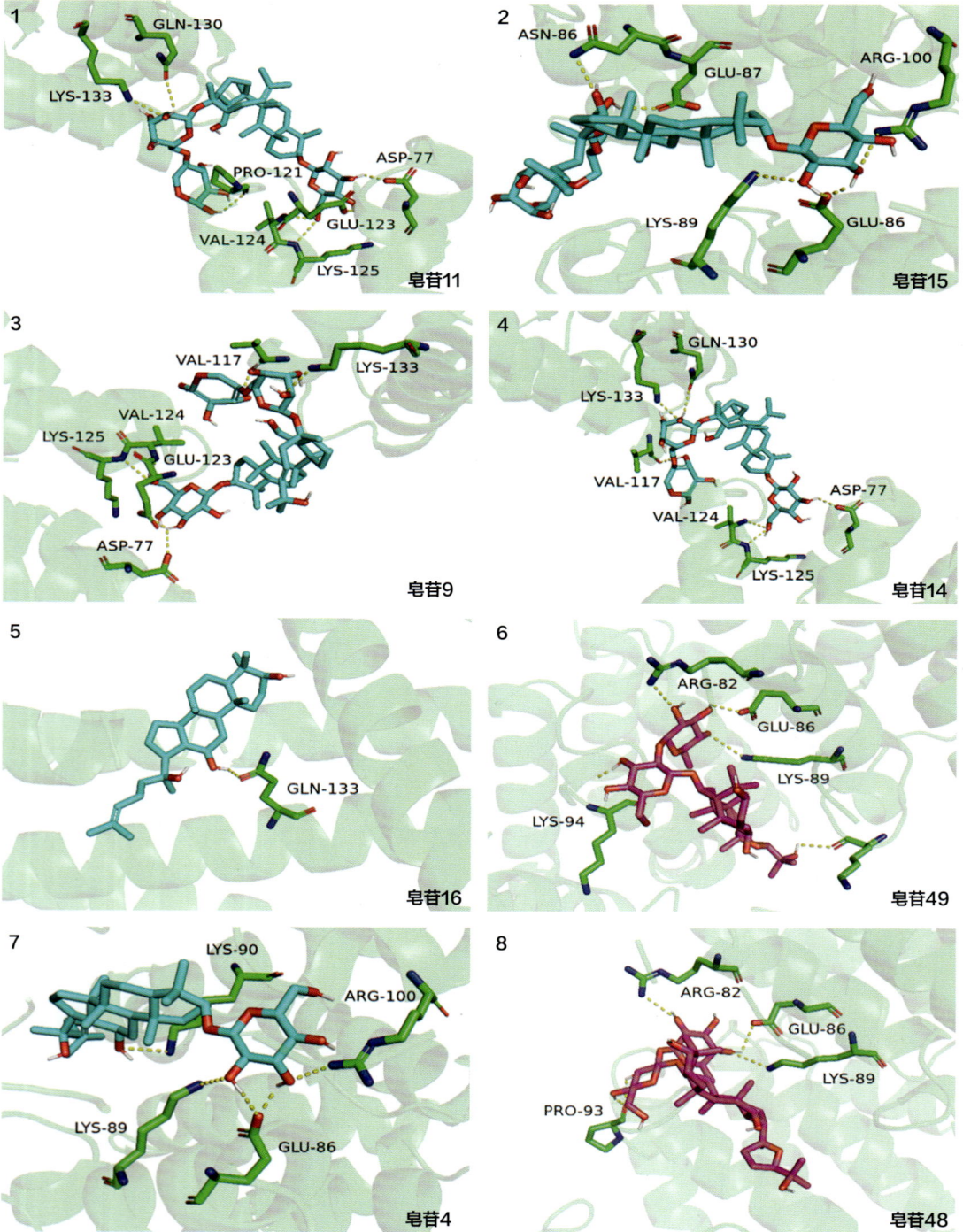

图 4-17 与 APP 蛋白靶点作用最强的 8 个人参皂苷分子对接图

表 4-17　APP 与人参皂苷的结合能及氨基酸残基

序号	人参皂苷	结合能/(kcal/mol)	氨基酸残基
1	皂苷11	-8.4	Q130, K133, D77, P121, E12, V124, K125
2	皂苷15	-8.4	R100, E87, E86, K89
3	皂苷9	-8.1	V117, K133, V124, K125, E123, D77
4	皂苷14	-8.1	Q130, K133, V117, D77, V124, K125
5	皂苷16	-8.1	Q133
6	皂苷49	-8.0	R82, E86, K89, K94
7	皂苷4	-8.0	K90, R100, K89, E86
8	皂苷48	-8.0	R82, E86, K89, P93
9	皂苷20	-7.9	Q133
10	皂苷51	-7.9	R99, P51, T100, S101, E102
11	皂苷50	-7.9	C70, S69, K68, M67, D76, G118
12	皂苷17	-7.9	E87
13	皂苷3	-7.8	R82, K90
14	皂苷31	-7.8	L126, Q133
15	皂苷1	-7.7	R138, H16
16	皂苷40	-7.7	S98, K3
17	皂苷54	-7.6	P1, S101, R43, T100, R99
18	皂苷22	-7.6	A43
19	皂苷2	-7.6	T116
20	皂苷46	-7.6	E87, R83, L1, K3
21	皂苷33	-7.6	P93, Y95
22	皂苷5	-7.6	T116, V124, A126, E123
23	皂苷6	-7.6	K90, E86
24	皂苷30	-7.6	Q133
25	皂苷32	-7.6	E87
26	皂苷53	-7.5	K133
27	皂苷56	-7.5	R83, R99
28	皂苷38	-7.5	K3
29	皂苷18	-7.5	L126, M38
30	皂苷21	-7.5	W168
31	皂苷19	-7.5	K89
32	皂苷10	-7.4	D77, G119, E123, V124, E122
33	皂苷28	-7.4	E122, P121, K133, T116
34	皂苷52	-7.4	Y95, R99
35	皂苷45	-7.4	K133
36	皂苷12	-7.3	E122, E123, D77
37	皂苷29	-7.3	N9, L4, E36, D34
38	皂苷43	-7.3	K94, R99
39	皂苷25	-7.3	S115, K133, K69
40	皂苷55	-7.2	D77
41	皂苷7	-7.2	T116, V124, K125
42	皂苷47	-7.2	S101, R99, P13, R43
43	皂苷13	-7.2	S98, F82, R83, N86, E87, Y95
44	皂苷42	-7.2	Y95, R99, K89
45	皂苷27	-7.2	N86, K89, R83, Y95, K94
46	皂苷23	-7.2	D76, G79, K124, E122, V123, E121
47	皂苷26	-7.1	K89, E87, K94
48	皂苷37	-7.1	M131, Q130, V123
49	皂苷44	-7.1	Y95
50	皂苷35	-7.1	A43
51	皂苷41	-7.0	K3, L1
52	皂苷36	-7.0	E87, S98
53	皂苷34	-7.0	M131, V123, Q130
54	皂苷8	-6.8	P121, V124, K125
55	皂苷24	-6.8	K125, V124, V117, E123
56	皂苷39	-6.8	E121, P120, V118, T116

AR

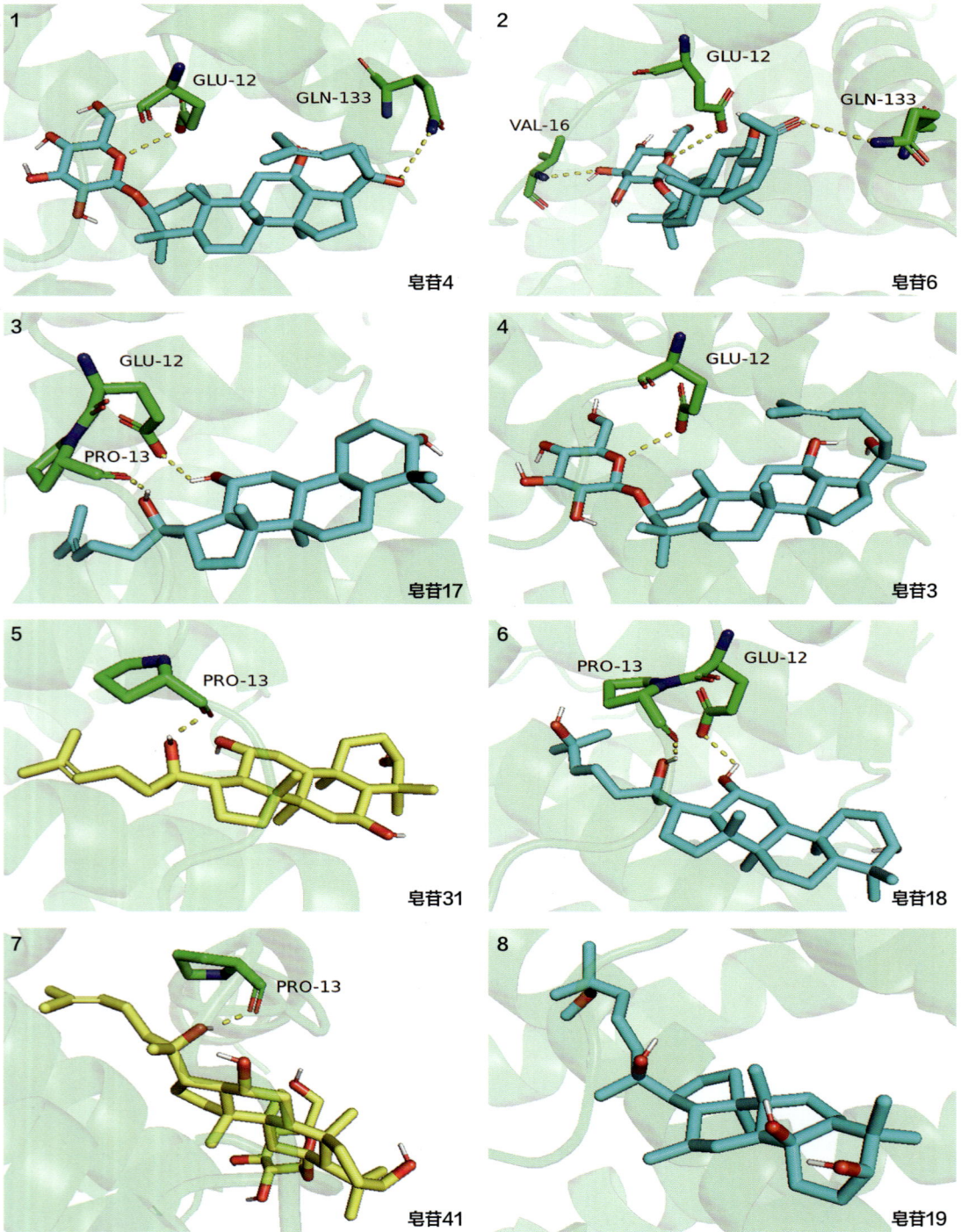

图 4-18　与 AR 蛋白靶点作用最强的 8 个人参皂苷分子对接图

表4-18 AR与人参皂苷的结合能及氨基酸残基

序号	人参皂苷	结合能/(kcal/mol)	氨基酸残基	序号	人参皂苷	结合能/(kcal/mol)	氨基酸残基	序号	人参皂苷	结合能/(kcal/mol)	氨基酸残基
1	皂苷4	-8.2	E12, Q133	20	皂苷52	-7.3	N87, R83, Q42	39	皂苷14	-6.8	G14, F85, N89
2	皂苷6	-8.2	V16, E12, Q133	21	皂苷55	-7.3	K139, Q42, V16	40	皂苷22	-6.8	—
3	皂苷17	-8.1	E12, P13	22	皂苷40	-7.3	G14	41	皂苷13	-6.8	G14, W82, T86, N89
4	皂苷3	-8.1	E12	23	皂苷1	-7.3	R83	42	皂苷23	-6.8	N87
5	皂苷31	-8.0	P13	24	皂苷45	-7.2	E12	43	皂苷7	-6.8	E12, N89, R83, V16
6	皂苷18	-7.9	P13, E12	25	皂苷50	-7.2	I130, N87, V16	44	皂苷15	-6.7	E12, V16, R83, F85, N89
7	皂苷41	-7.9	P13	26	皂苷48	-7.2	P13, T86	45	皂苷51	-6.6	I130
8	皂苷19	-7.8	—	27	皂苷33	-7.2	—	46	皂苷5	-6.6	E12, V16, R83
9	皂苷16	-7.7	—	28	皂苷20	-7.2	—	47	皂苷29	-6.4	N87, T86
10	皂苷56	-7.7	—	29	皂苷38	-7.2	P13	48	皂苷28	-6.3	N89, T86
11	皂苷46	-7.7	P13	30	皂苷12	-7.2	E12, V16, R83, I130	49	皂苷26	-6.2	P13, W82, N89
12	皂苷10	-7.7	Y94, I130	31	皂苷54	-7.1	P13, T86, E9	50	皂苷34	-6.2	—
13	皂苷47	-7.6	G14, E12	32	皂苷49	-7.1	E12, G14	51	皂苷36	-6.2	N87
14	皂苷44	-7.6	E12	33	皂苷24	-7.0	N89, R83, Q42, I130, K139, E12	52	皂苷37	-6.1	N87
15	皂苷53	-7.5	Q133, V16, N87, R83, Q42	34	皂苷32	-7.0	—	53	皂苷35	-6.1	Y94
16	皂苷2	-7.5	P13	35	皂苷43	-6.9	E12	54	皂苷27	-5.8	N89
17	皂苷11	-7.4	R83, E12	36	皂苷21	-6.9	—	55	皂苷25	-5.6	E12, W82
18	皂苷30	-7.4	P13	37	皂苷8	-6.9	V16, R83, W82, E12	56	皂苷39	-5.3	T86, N87
19	皂苷42	-7.4	E12, Y94	38	皂苷9	-6.8	T86, V15				

BCL2L1

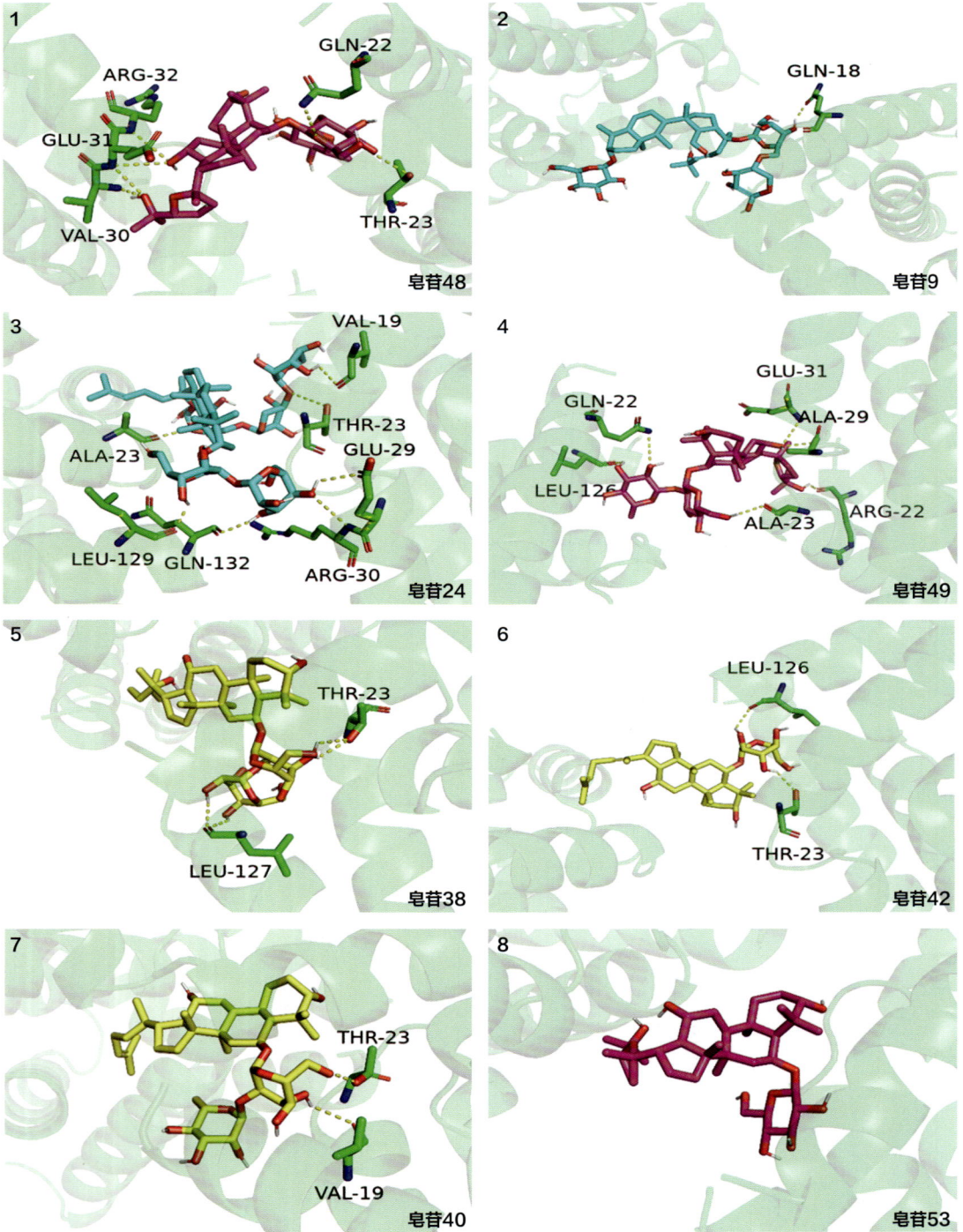

图 4-19 与 BCL2L1 蛋白靶点作用最强的 8 个人参皂苷分子对接图

表4-19 BCL2L1与人参皂苷的结合能及氨基酸残基

序号	人参皂苷	结合能/(kcal/mol)	氨基酸残基	序号	人参皂苷	结合能/(kcal/mol)	氨基酸残基	序号	人参皂苷	结合能/(kcal/mol)	氨基酸残基
1	皂苷48	-8.5	Q22, R32, E31, T23, V30	20	皂苷26	-7.8	Q132, A129, R30, A21, L127	39	皂苷3	-7.4	T23
2	皂苷9	-8.4	Q18	21	皂苷55	-7.8	L127, Q22, L126	40	皂苷8	-7.4	Q18, Q22, A129
3	皂苷24	-8.4	V19, T23, E29, L129, Q132, R30	22	皂苷33	-7.8	P26	41	皂苷25	-7.4	Q22, L126, D17
4	皂苷49	-8.3	E31, Q22, A29, L126, A23	23	皂苷21	-7.8	—	42	皂苷41	-7.4	Q18
5	皂苷38	-8.3	T23, L127	24	皂苷20	-7.8	Q132	43	皂苷37	-7.3	V30, E31, T23
6	皂苷42	-8.3	L126, T23	25	皂苷11	-7.7	V30	44	皂苷46	-7.3	Q22, T23
7	皂苷40	-8.2	T23, V19	26	皂苷14	-7.7	T23, R32	45	皂苷4	-7.3	Q22, E31, L126, T23
8	皂苷53	-8.2	—	27	皂苷51	-7.7	Q22, T23	46	皂苷18	-7.3	L129, Q132
9	皂苷10	-8.1	L126, Q22, Q18, T23	28	皂苷1	-7.7	L126, Q18	47	皂苷29	-7.2	A20, Q132, Q18
10	皂苷52	-8.1	L126	29	皂苷16	-7.7	T23, A129, Q22	48	皂苷23	-7.2	L126
11	皂苷43	-8.1	Q132, L129	30	皂苷56	-7.7	Q22	49	皂苷6	-7.2	T23
12	皂苷44	-8.1	A131	31	皂苷30	-7.7	A20, L129	50	皂苷5	-7.1	T23, R11
13	皂苷15	-8.0	T23, Q18	32	皂苷12	-7.6	—	51	皂苷35	-7.1	L126, T23
14	皂苷47	-8.0	T23, V30	33	皂苷27	-7.6	R130, L127, T23, R30	52	皂苷36	-7.0	V19, T23
15	皂苷45	-8.0	L129, Q132	34	皂苷39	-7.6	E31, T23	53	皂苷19	-7.0	—
16	皂苷2	-7.9	T23, Q22, A129	35	皂苷22	-7.6	Q22	54	皂苷34	-6.9	Q18, Q22
17	皂苷54	-7.9	A18	36	皂苷7	-7.5	Q18, V19	55	皂苷32	-6.9	L129, Q132
18	皂苷28	-7.9	T23, A21, V19	37	皂苷13	-7.5	L126, N23, R30, Q18	56	皂苷17	-6.8	L129
19	皂苷50	-7.8	—	38	皂苷31	-7.5	—				

BDNF

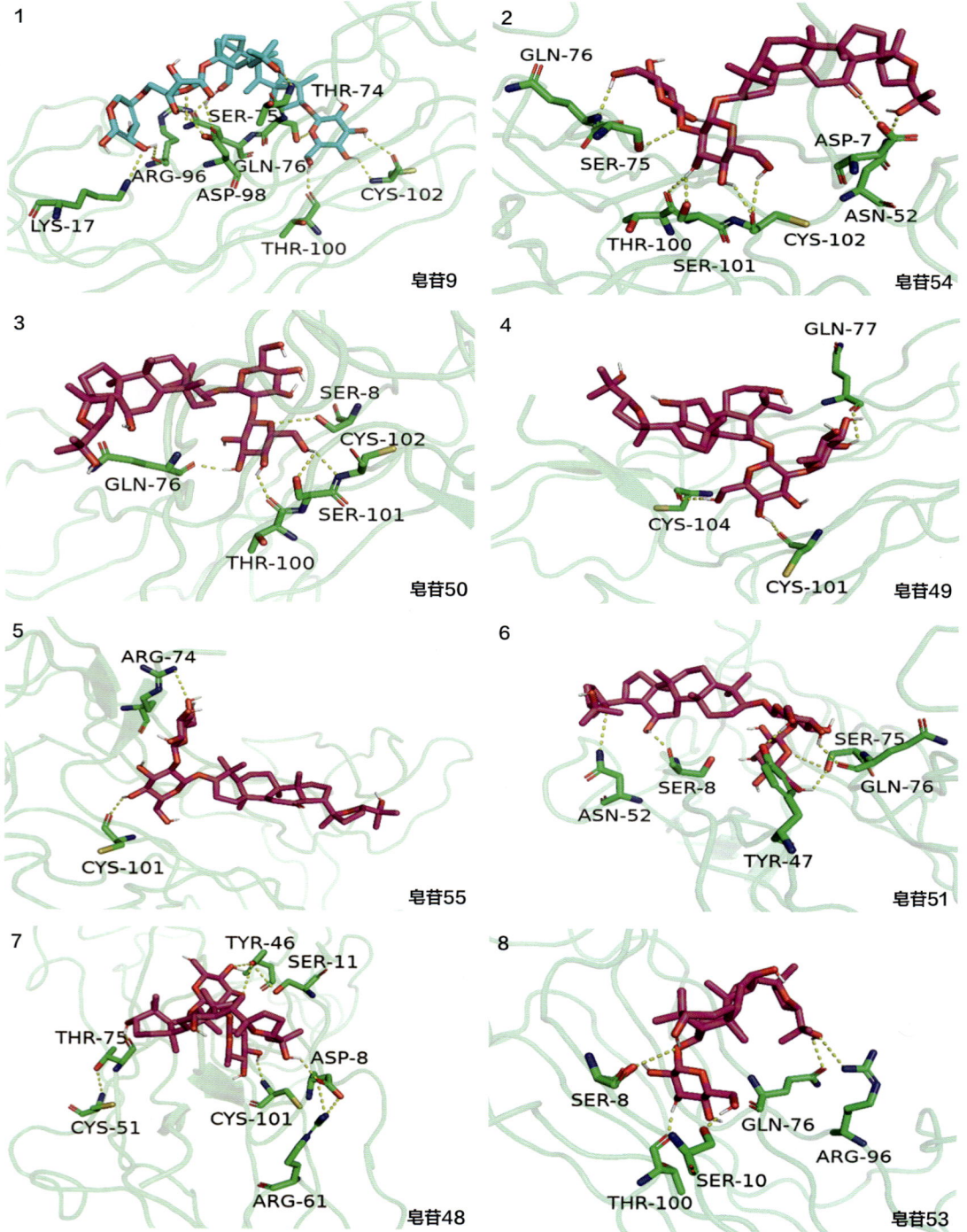

图 4-20　与 BDNF 蛋白靶点作用最强的 8 个人参皂苷分子对接图

表4-20　BDNF与人参皂苷的结合能及氨基酸残基

序号	人参皂苷	结合能/(kcal/mol)	氨基酸残基	序号	人参皂苷	结合能/(kcal/mol)	氨基酸残基	序号	人参皂苷	结合能/(kcal/mol)	氨基酸残基
1	皂苷9	-9.1	T74, S75, R96, C102, D98, K17, T100	20	皂苷27	-7.9	Q2, T74, S75, C50, D98, S10	39	皂苷13	-7.1	T100, D79, S4, S75, R62
2	皂苷54	-8.4	Q76, D7, S75, N52, C102, T100, S101	21	皂苷6	-7.9	Q76, D7, S75, S4, S101	40	皂苷31	-7.1	Q77, E11
3	皂苷50	-8.4	S8, C102, Q76, S101, T100	22	皂苷11	-7.8	T74, S8, R96, Q76, T49, S101	41	皂苷35	-7.1	T76, Q77, S9, C101, S11, T48, T99
4	皂苷49	-8.3	Q77, C104, C101	23	皂苷46	-7.8	S101, C102, Y47, C6, V5, S4	42	皂苷37	-7.0	S10, S75, T49, C102, N52, C6
5	皂苷55	8.3	R74, C101	24	皂苷40	-7.7	S10, S8, Y47, S75, C102	43	皂苷29	-7.0	T75, T76, Q77
6	皂苷51	-8.3	S75, S8, Q76, N52, Y47	25	皂苷7	-7.7	C102, S8, S75, Q76, Y47	44	皂苷21	-6.9	E11, Q77
7	皂苷48	-8.2	Y46, S11, T75, D8, C101, C51, R61	26	皂苷8	-7.7	S10, T74, D98, Y47, T49, S101	45	皂苷20	-6.9	—
8	皂苷53	-8.2	S8, Q76, R96, S10, T100	27	皂苷25	-7.6	Q2, Q76, T74, S75, T100, S101, C102	46	皂苷5	-6.9	S8, T49, S101
9	皂苷28	-8.2	T100, T49, D98, T74, Q2	28	皂苷24	-7.5	A53, T74, Q76, S10, D98	47	皂苷42	-6.8	—
10	皂苷14	-8.2	S8, R96, Q76, T100	29	皂苷15	-7.5	S5, S11	48	皂苷56	-6.8	E3
11	皂苷10	-8.1	C102, S8, Q76, R96, K17, I21	30	皂苷3	-7.5	C102, S10, T100, S4, Q76	49	皂苷36	-6.8	S10, S75, T49, Q76
12	皂苷52	-8.1	T100, S4, C102	31	皂苷34	-7.5	S10, C6, S75, S101, C102	50	皂苷32	-6.8	T74, R96, S8
13	皂苷2	-8.1	Q76, S75	32	皂苷45	-7.3	T99, S5	51	皂苷17	-6.8	E11, D99, Q77
14	皂苷41	-8.0	S4, Q76, T49, S101	33	皂苷43	-7.2	S5, T48	52	皂苷22	-6.6	Q76, S101
15	皂苷4	-8.0	Q76, S75	34	皂苷44	-7.2	T20	53	皂苷38	-6.5	T76, R74, T99, Q77
16	皂苷26	-7.9	D98, Q76, S75, T74, S101, A53, C102	35	皂苷47	-7.2	S75, S4	54	皂苷19	-6.5	—
17	皂苷33	-7.9	S8, C102, S101	36	皂苷16	-7.2	E11, D99, Q77	55	皂苷18	-6.3	Q76, S101
18	皂苷1	-7.9	S101, Q76	37	皂苷23	-7.2	S101, S8, S75, Q76	56	皂苷39	-5.9	K17, C72, T74, Q76
19	皂苷12	-7.9	S10, S75, S8	38	皂苷30	-7.1	E3				

C1R

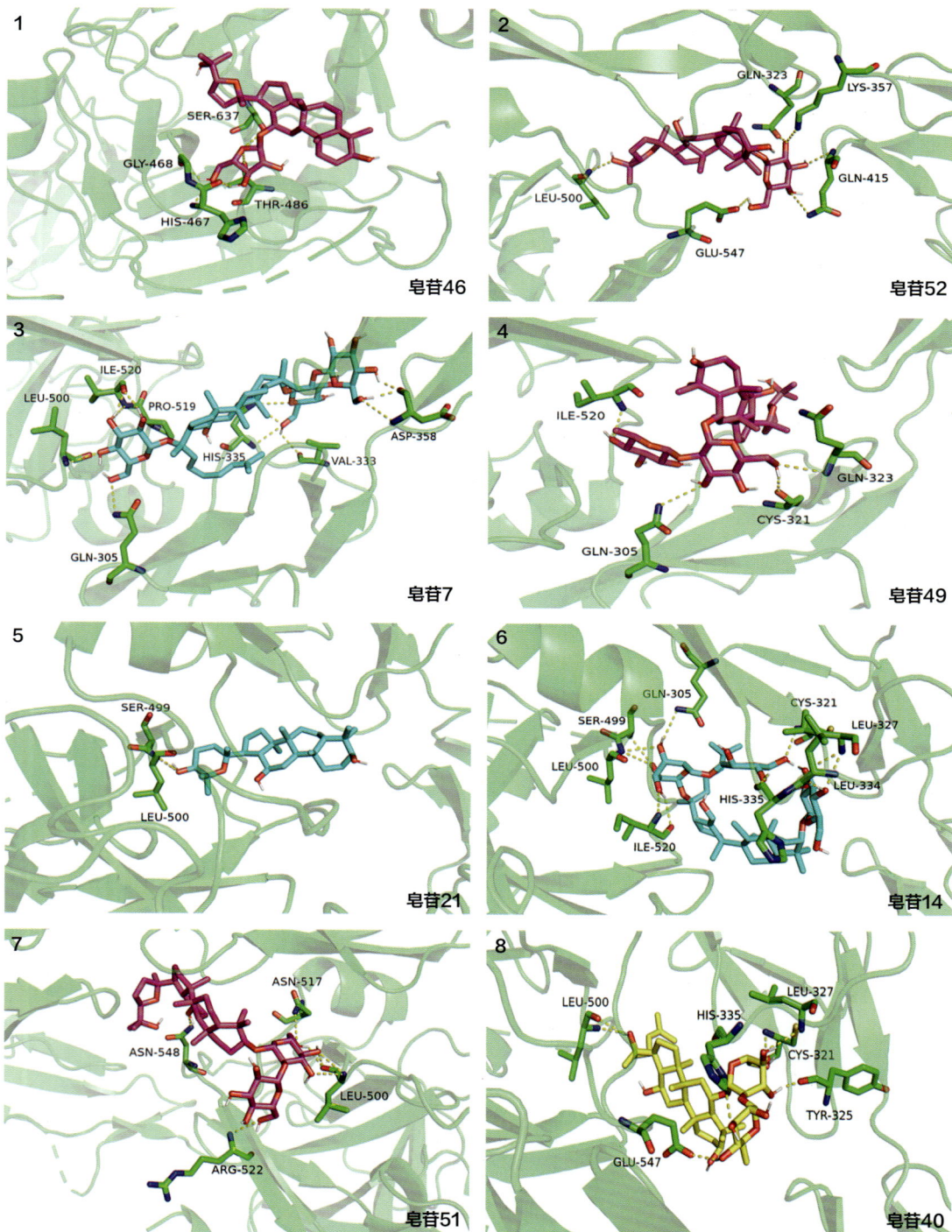

图 4-21　与 C1R 蛋白靶点作用最强的 8 个人参皂苷分子对接图

表 4-21　C1R 与人参皂苷的结合能及氨基酸残基

序号	人参皂苷	结合能/(kcal/mol)	氨基酸残基
1	皂苷46	−9.2	S637, G468, H467, T486
2	皂苷52	−9.2	L500, E547, Q323, K357, Q415
3	皂苷7	−9.1	L500, I520, P519, H335, Q305, V333, D358
4	皂苷49	−9.0	I520, Q305, C321, Q323
5	皂苷21	−9.0	S499, L500
6	皂苷14	−9.0	L500, S499, Q305, H335, C321, L327, L334, I520
7	皂苷51	−8.9	N548, R522, L500, N517
8	皂苷40	−8.9	L500, E547, Y325, C321, L327, H335
9	皂苷9	−8.9	Q495, N497, Q323, C321, G324, L334, H335, N548, I520
10	皂苷48	−8.8	R469, S637, H467, E491, K490
11	皂苷50	−8.8	R521, E547, N548, N517, L500
12	皂苷26	−8.7	Y325, K357, H335, E547, I520, A498, S496
13	皂苷36	−8.7	L334, H335, L327, C321, Y325
14	皂苷47	−8.7	Q305, L500, E547
15	皂苷44	−8.8	Q326, L500
16	皂苷56	−8.6	L561, D477
17	皂苷6	−8.6	N517, D501, L500, I520, N548, H335
18	皂苷10	−8.6	L334, C321, H335, N548, Y325, G324, Q323, A498
19	皂苷20	−8.5	D477
20	皂苷37	−8.5	E547, H335, L334, L327, Y325, Q323
21	皂苷33	−8.5	R650, L561, W479, G476, D477
22	皂苷2	−8.5	I520, N548, Q415, K357, L334, H335, L327
23	皂苷37	−8.5	L500, H335, N548, Q326, C321
24	皂苷53	−8.5	L561
25	皂苷11	−8.5	R521, E547, Q323, Y325, K357
26	皂苷3	−8.4	I520, E547, Q415, K357
27	皂苷4	−8.4	I520, K357
28	皂苷15	−8.4	Q305, L500, I520, E547, N548
29	皂苷12	−8.4	Q305, C321, L334, H335, N548, I520
30	皂苷22	−8.3	N555, H335, S336
31	皂苷45	−8.3	L561
32	皂苷1	−8.3	G660, S637, H485
33	皂苷42	−8.3	L327, C321, K357
34	皂苷43	−8.3	L561
35	皂苷55	−8.3	I520, Q305, T320
36	皂苷31	−8.2	H518, N555
37	皂苷32	−8.1	D477, I559
38	皂苷30	−8.1	N555, H518
39	皂苷23	−8.1	R478, W479, M684, E685
40	皂苷19	−8.1	L500, I520
41	皂苷25	−8.1	C321, Q305, L500, I520, N548, Q415
42	皂苷54	−8.0	P432, C434, L561, R478
43	皂苷24	−8.0	S499, Q305, L334, Q323
44	皂苷27	−8.0	Q415, E547, I520, Q305, I320, Q323
45	皂苷29	−8.0	Q305, C321, I520, E547, N548
46	皂苷18	−7.9	—
47	皂苷35	−7.9	Y325, L327, H335, Q305
48	皂苷41	−7.9	H335, C321
49	皂苷13	−7.9	L500, I520, C321, L334, L327
50	皂苷8	−7.9	Q305, S499, L500, I520, H335, Y325, K357
51	皂苷17	−7.8	I520
52	皂苷28	−7.8	K357, H335, C321, S499
53	皂苷16	−7.7	—
54	皂苷34	−7.7	K681, M684, W479, D477
55	皂苷5	−7.4	S336, G516, H518
56	皂苷39	−7.4	H335, E547, I520, L500, S499, C321

CA1

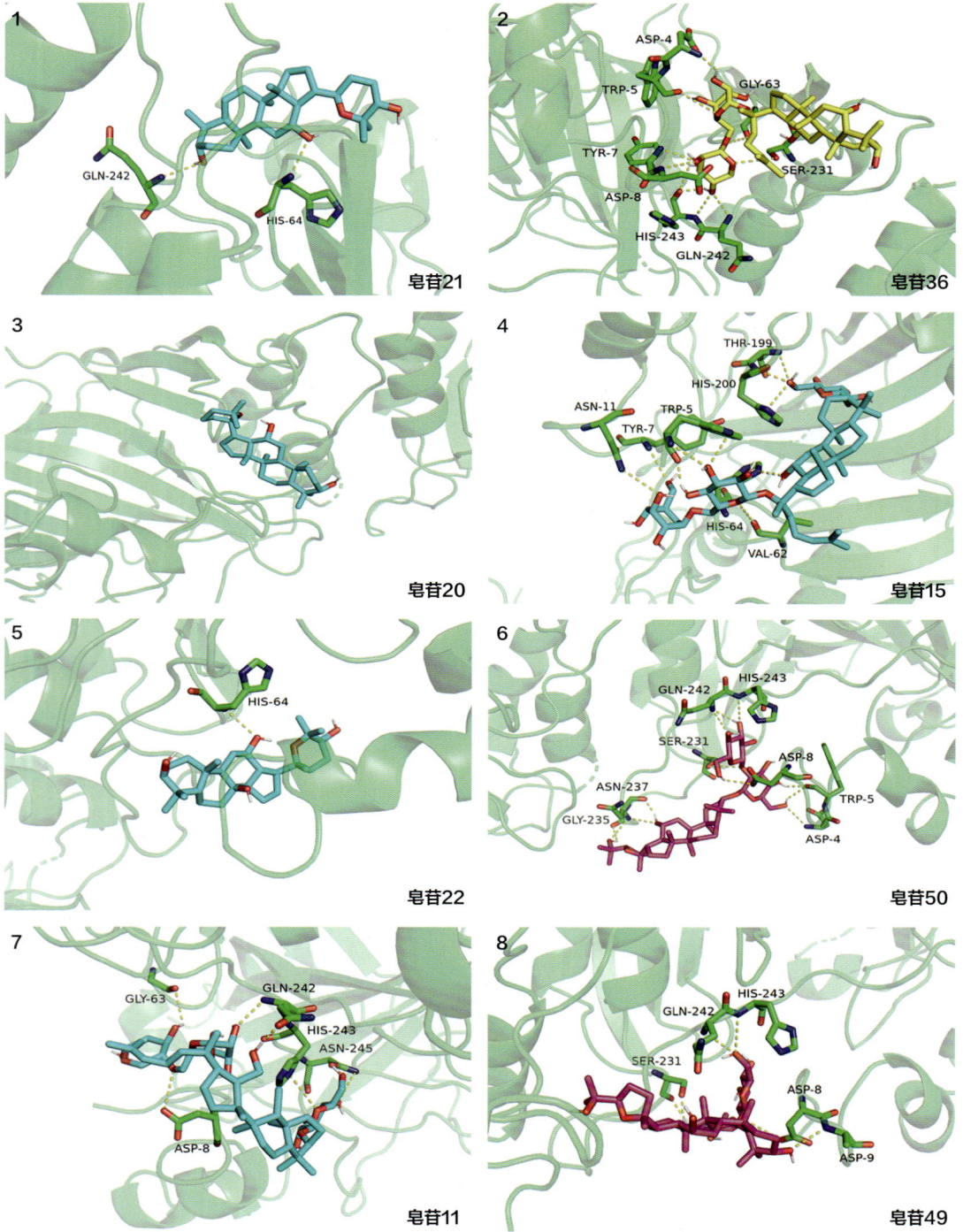

图 4-22　与 CA1 蛋白靶点作用最强的 8 个人参皂苷分子对接图

表 4-22　CA1 与人参皂苷的结合能及氨基酸残基

序号	人参皂苷	结合能/(kcal/mol)	氨基酸残基	序号	人参皂苷	结合能/(kcal/mol)	氨基酸残基	序号	人参皂苷	结合能/(kcal/mol)	氨基酸残基
1	皂苷21	-9.2	Q242, H64	20	皂苷57	-8.2	Q242, H243	39	皂苷4	-7.6	S231
2	皂苷36	-9.1	D4, W5, Y7, D8, H243, Q242, S231, G63	21	皂苷14	-8.2	H243, S231, G63, W65, D4, D8, D9	40	皂苷27	-7.6	D9, Y7, W5, H64, K170, H243
3	皂苷20	-9.0	—	22	皂苷18	-8.1	S231	41	皂苷7	-7.6	D8, Y7, T100, Q242, P240
4	皂苷15	-9.0	T199, H200, W5, Y7, N11, H64, V62	23	皂苷55	-8.1	N237, S231, Q242, H243, D4, D8	42	皂苷8	-7.6	D8, Y7, T100, H243, Q242, P240
5	皂苷22	-8.9	H64	24	皂苷13	-8.1	W5, Y7, D8, Q242, H243, H64	43	皂苷32	-7.5	S231, Q242
6	皂苷50	-8.8	H243, Q242, S231, N237, G235, D8, W5, D4	25	皂苷10	-8.1	N101, N237, S231, Q212, H243, W5, G63, K170	44	皂苷3	-7.5	T199, H200, W5, P201
7	皂苷11	-8.8	G63, Q242, H243, N245, D8	26	皂苷44	-8.0	Q242, H243, W5	45	皂苷19	-7.5	Y7, H243
8	皂苷49	-8.7	S231, Q242, H243, D8, D9	27	皂苷2	-8.0	H64, P240, Q242, H243, Y7	46	皂苷5	-7.5	H64, Y7, D8, N11, W5, P201
9	皂苷48	-8.7	Q242, H243, Y7, V62	28	皂苷42	-8.0	W5, D8, H243, Q242, P240	47	皂苷27	-7.5	G63, S231, Q242, H243, D8, Y7, W5
10	皂苷17	-8.7	G63	29	皂苷43	-8.0	P240	48	皂苷41	-7.4	S231
11	皂苷30	-8.6	H243, S231	30	皂苷54	-8.0	N237, S231, Q242, H243, W5, N11	49	皂苷47	-7.4	N11, D8, Y7, H243, Q242
12	皂苷46	-8.6	S231, P240, Q242, H243, D8, H64	31	皂苷12	-8.0	S231, N232	50	皂苷45	-7.3	Q92
13	皂苷16	-8.6	—	32	皂苷6	-7.9	T199, H200, W5	51	皂苷1	-7.3	—
14	皂苷52	-8.6	N237, D8, H243, W5	33	皂苷23	-7.8	Y7, D8, N11	52	皂苷38	-7.3	H243, D8, P240, S231
15	皂苷31	-8.5	S231	34	皂苷34	-7.8	W5, Y7, H243, Q242, P240, S231	53	皂苷35	-7.2	S231, Q242, H243
16	皂苷53	-8.5	W5, H64, H119	35	皂苷25	-7.8	W5, H64, Y7, H243, D8, Q242	54	皂苷37	-7.2	H243, W5, D8, Q242, P240, D236
17	皂苷33	-8.4	H67, G171	36	皂苷26	-7.8	K170, H243, Y7, W5	55	皂苷39	-7.1	D236, N237, G63, Q242, H243, Y7, D8
18	皂苷9	-8.3	Q242, H243, Y7, D4, K170	37	皂苷40	-7.7	H243, D8, Q242, P240	56	皂苷29	-7.1	P201, W5, Y7, N11, D8, P240, S231, V62
19	皂苷51	-8.2	H243, D8, N11, Y7	38	皂苷24	-7.7	W5, Y7, H64, S231				

CA2

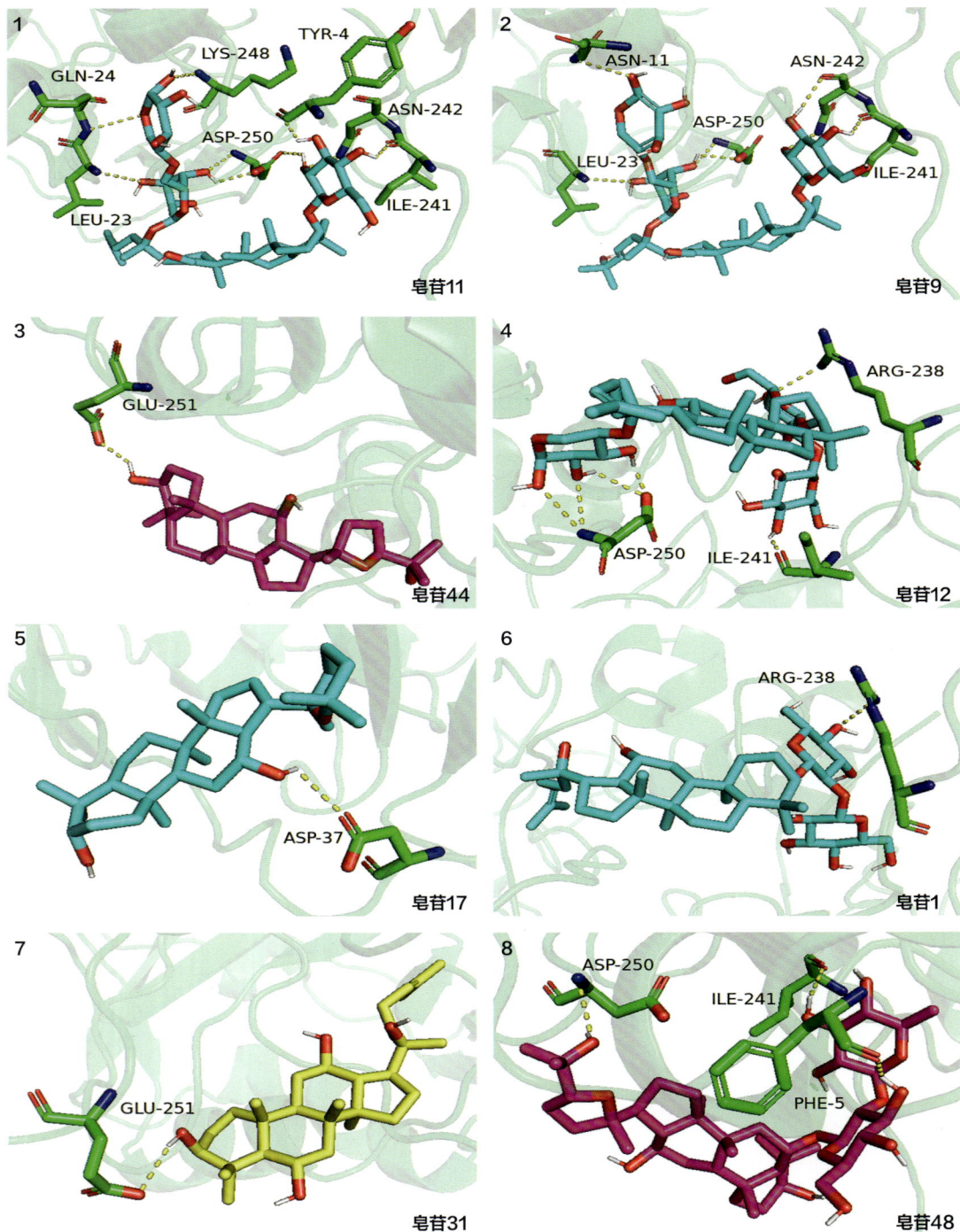

图 4-23　与 CA2 蛋白靶点作用最强的 8 个人参皂苷分子对接图

表4-23　CA2与人参皂苷的结合能及氨基酸残基

序号	人参皂苷	结合能/(kcal/mol)	氨基酸残基
1	皂苷11	-9.8	Y4, K248, Q24, N242, D250, I241, L23
2	皂苷9	-9.1	N11, N242, D250, L23, I241
3	皂苷44	-8.6	E251
4	皂苷12	-8.6	R238, I241, D250
5	皂苷17	-8.5	D37
6	皂苷1	-8.5	K248
7	皂苷31	-8.3	E251
8	皂苷48	-8.3	D250, I241, F5
9	皂苷54	-8.3	D28, R210, H109, S31, H99
10	皂苷56	-8.2	E251
11	皂苷46	-8.2	I241
12	皂苷14	-8.2	H109, S31, H99, D32, R252, Y36, T256
13	皂苷16	-8.1	Q79, R191
14	皂苷30	-8.1	E251, I241
15	皂苷49	-8.1	S105, Q107, R209, D29, H108, F250, S32
16	皂苷24	-8.1	E239, I241
17	皂苷47	-8.0	S31, R209
18	皂苷53	-8.0	E144
19	皂苷45	-8.0	
20	皂苷13	-8.0	D97, H109, D28
21	皂苷15	-8.0	S133, K248, Q24, Y4, G6, N11
22	皂苷29	-8.0	Q24, L23, K248, D250
23	皂苷28	-8.0	S31, S105, D29, Q107, H31, Y188, S32, R209, D96
24	皂苷18	-7.9	E251
25	皂苷5	-7.9	L23, K248, E239
26	皂苷19	-7.8	I241, E239, P23
27	皂苷2	-7.8	A111, M146, H99, H109, Q108
28	皂苷33	-7.8	H99, D32, E145
29	皂苷43	-7.8	—
30	皂苷6	-7.7	G63, H64, I241, N242, E251
31	皂苷40	-7.7	N96, E239, E251
32	皂苷20	-7.7	D37
33	皂苷21	-7.7	—
34	皂苷41	-7.6	N61, T195, T196
35	皂苷50	-7.6	R183, N210, H108, R209, S105
36	皂苷32	-7.6	D37
37	皂苷51	-7.6	N211, H109, Q108
38	皂苷34	-7.6	T196, S130, T195, H114, Q86, N61
39	皂苷27	-7.6	Y188, H108, S106, Q107, R209
40	皂苷42	-7.5	—
41	皂苷22	-7.5	—
42	皂苷23	-7.5	—
43	皂苷36	-7.5	T196, T195, S130, H88
44	皂苷55	-7.4	S130, T196, T195, N61, Q86
45	皂苷10	-7.3	S32, S106, Q108, Y189
46	皂苷4	-7.2	S32, Y37, R210, F259, T257
47	皂苷3	-7.2	E168
48	皂苷52	-7.2	Q86, W1
49	皂苷26	-7.1	S32, D33, P94
50	皂苷38	-7.0	Q86, W1, S127
51	皂苷25	-7.0	Q107, H98, S32, N95
52	皂苷37	-6.9	Y188
53	皂苷35	-6.9	Y4, I241, E251
54	皂苷7	-6.8	D33, S32, H108
55	皂苷39	-6.8	R209, Q107, D33, H98
56	皂苷8	-6.5	H108, N95

CAMK2A

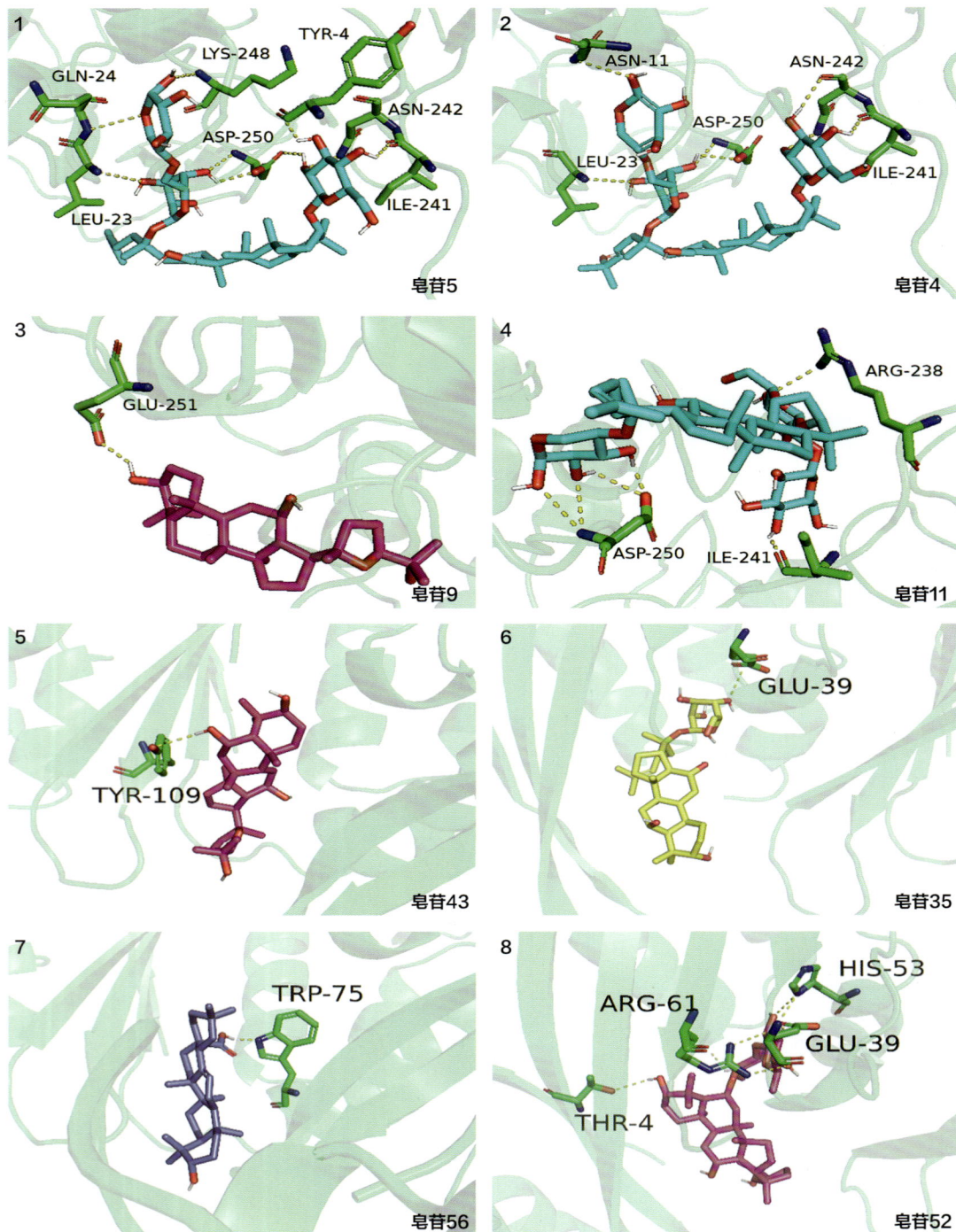

图 4-24　与 CAMK2A 蛋白靶点作用最强的 8 个人参皂苷分子对接图

表4-24 CAMK2A与人参皂苷的结合能及氨基酸残基

序号	人参皂苷	结合能/(kcal/mol)	氨基酸残基
1	皂苷5	-8.8	L59, D33, S1, R39
2	皂苷4	-8.7	S121, T107, R141, E55
3	皂苷9	-8.7	R62, N58
4	皂苷11	-8.6	T27, L30
5	皂苷43	-8.6	Y109
6	皂苷35	-8.5	E39
7	皂苷56	-8.5	W75
8	皂苷52	-8.4	I19, R25, Y56
9	皂苷6	-8.3	R141
10	皂苷40	-8.3	N78, Y109, E55, R38
11	皂苷2	-8.2	S34, S79, R105, N78, T107, E55
12	皂苷12	-7.9	P65, P38, E40
13	皂苷36	-7.9	S121, R38
14	皂苷16	-7.8	R141
15	皂苷21	-7.8	R141
16	皂苷39	-7.8	R38, S79, K80
17	皂苷51	-7.8	T107, R105, W75
18	皂苷1	-7.7	Y109, A144
19	皂苷15	-7.7	T107, S79, K141, R77, E55, G34
20	皂苷27	-7.7	R61, E41
21	皂苷33	-7.7	R25, R61, P65, T4
22	皂苷20	-7.6	R141
23	皂苷37	-7.6	R141, K80, R38, S79
24	皂苷45	-7.6	—
25	皂苷10	-7.5	R77, A33, A112
26	皂苷38	-7.5	I16
27	皂苷44	-7.5	H53
28	皂苷7	-7.4	S1
29	皂苷34	-7.4	R105, S121
30	皂苷54	-7.4	R39, S19, A32
31	皂苷8	-7.3	W60, S1, P67, P39, K2, R37
32	皂苷17	-7.3	S121, R38
33	皂苷18	-7.3	R141
34	皂苷14	-7.2	S79, Y109, R77, A144, R38
35	皂苷23	-7.2	S79, R77, K80
36	皂苷26	-7.2	S121, L110, S79, R141, R77, E53, E55, G34
37	皂苷41	-7.2	K2, S1, T29
38	皂苷19	-7.1	W75
39	皂苷22	-6.9	—
40	皂苷28	-6.9	T4, D31
41	皂苷46	-6.9	R26
42	皂苷47	-6.9	R141, E55
43	皂苷55	-6.9	R105, T107, W75, G34
44	皂苷13	-6.8	L30, A32
45	皂苷24	-6.8	T4, T27, D31, G34
46	皂苷42	-6.8	R141
47	皂苷53	-6.8	A34, S20, T6, T29, R27
48	皂苷3	-6.7	T107, R141
49	皂苷49	-6.7	H53, R61, Y56, L60, L30
50	皂苷32	-6.6	W75
51	皂苷25	-6.5	R25, T4, A32
52	皂苷48	-6.5	H53, R61, E39, T4
53	皂苷30	-6.4	R141, E55
54	皂苷50	-6.3	Y29, H53, A32
55	皂苷29	-6.2	K80, S79, D111, R117, G113
56	皂苷31	-5.9	R141

CD3

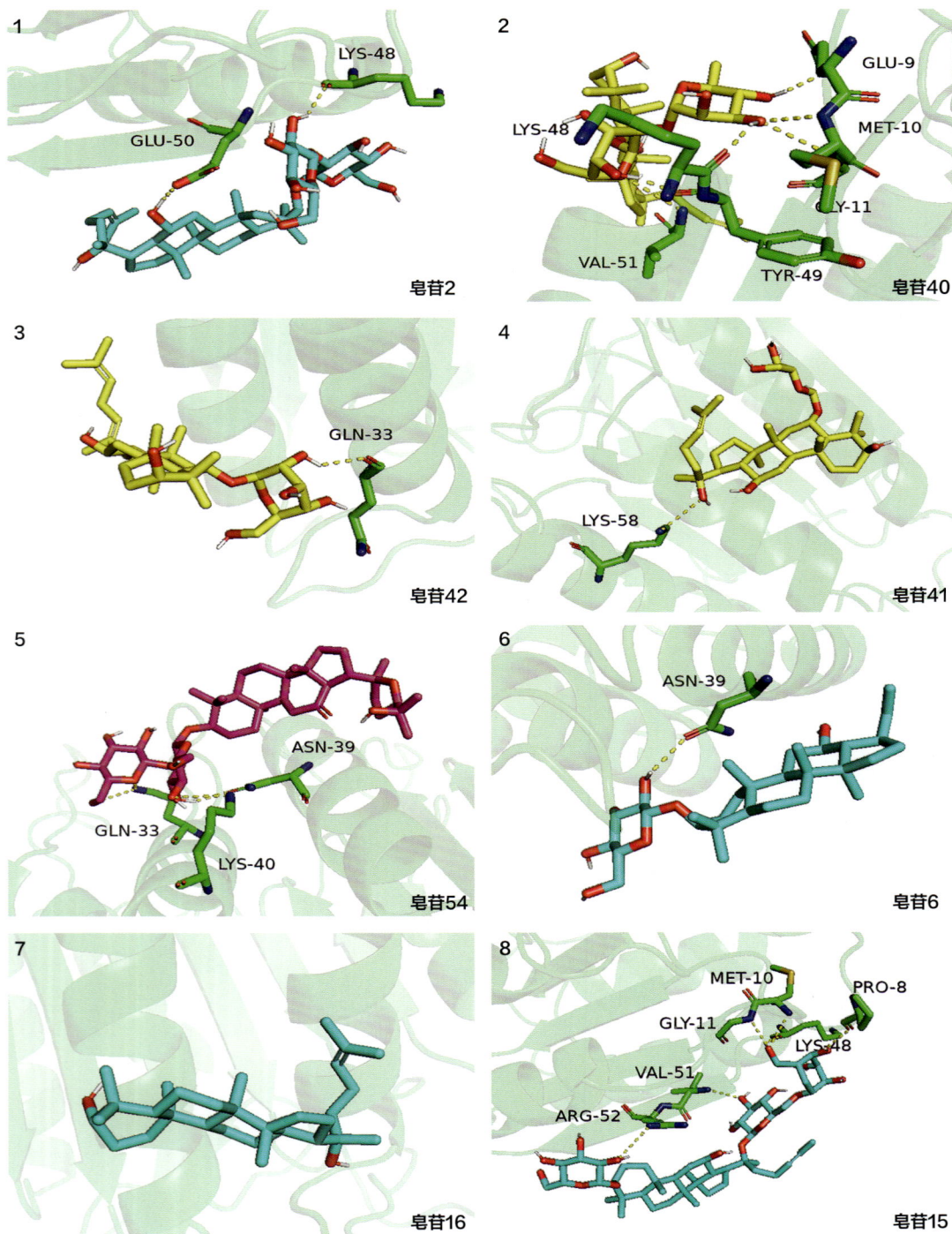

图 4-25　与 CD3 蛋白靶点作用最强的 8 个人参皂苷分子对接图

表4-25　CD3与人参皂苷的结合能及氨基酸残基

序号	人参皂苷	结合能/(kcal/mol)	氨基酸残基	序号	人参皂苷	结合能/(kcal/mol)	氨基酸残基	序号	人参皂苷	结合能/(kcal/mol)	氨基酸残基
1	皂苷2	-7.1	E50, K48	20	皂苷12	-6.1	N53, A37, D34, N55, K19	39	皂苷49	-5.9	—
2	皂苷40	-6.8	E9, M10, K48, G11, V51, Y49	21	皂苷33	-6.1	G11, M10, E9, K48	40	皂苷29	-5.9	D27, A38
3	皂苷42	-6.8	Q33	22	皂苷7	-6.1	D56, K19, D34	41	皂苷11	-5.8	K48, R41, V51, G11, N53, N55, E50
4	皂苷41	-6.7	K58	23	皂苷8	-6.1	D34, K19	42	皂苷56	-5.8	—
5	皂苷54	-6.6	Q33, K40, N39	24	皂苷17	-6.1	R130, Y13	43	皂苷21	-5.8	
6	皂苷6	-6.5	N39	25	皂苷28	-6.1	N53, V51	44	皂苷23	-5.8	Q33, A38
7	皂苷16	-6.5	—	26	皂苷13	-6.1	K40	45	皂苷1	-5.7	M10, E50, K48, R41
8	皂苷15	-6.5	M10, P8, G11, K48, V51, R52	27	皂苷32	-6.1	V51	46	皂苷27	-5.7	M10, K48, K54, R45, N55
9	皂苷47	-6.5	D27	28	皂苷36	-6.0	Y49, V51, K48, P8	47	皂苷50	-5.7	K19, N55, D34, N53
10	皂苷9	-6.4	D56, E61, N55, N53, K54, D68	29	皂苷51	-6.0	R52, V51, N53	48	皂苷18	-5.6	K26, N39
11	皂苷20	-6.4	R41, K48	30	皂苷26	-6.0	N53, K54	49	皂苷53	-5.6	D27, N39, E42
12	皂苷44	-6.4	V51	31	皂苷22	-6.0	R41	50	皂苷37	-5.5	E42, K40
13	皂苷4	-6.3	Q33, A38	32	皂苷30	-6.0	N39, Q33	51	皂苷55	-5.5	R41, N53, N17, N55, K19
14	皂苷43	-6.3	R41	33	皂苷35	-5.9	G11, R41, M10, K48	52	皂苷48	-5.4	M10, R41, N53
15	皂苷14	-6.3	D27, Q33, K58, N39	34	皂苷52	-5.9	N39	53	皂苷25	-5.3	D34, A38, R41, N53, R45, E9, K48
16	皂苷19	-6.3	R45	35	皂苷45	-5.9	R41	54	皂苷34	-5.1	E42, N53, Q33, A38, V35, D34, D27
17	皂苷46	-6.2	V51, P8	36	皂苷10	-5.9	N53, V51, Y49, M10, P8	55	皂苷38	-4.7	Q33, K40, D27
18	皂苷31	-6.2	R130	37	皂苷24	-5.9	E61, K54, R41, V51, K48	56	皂苷39	-4.6	E42, Q33
19	皂苷5	-6.1	N53, R45	38	皂苷3	-5.9	R41				

CD9

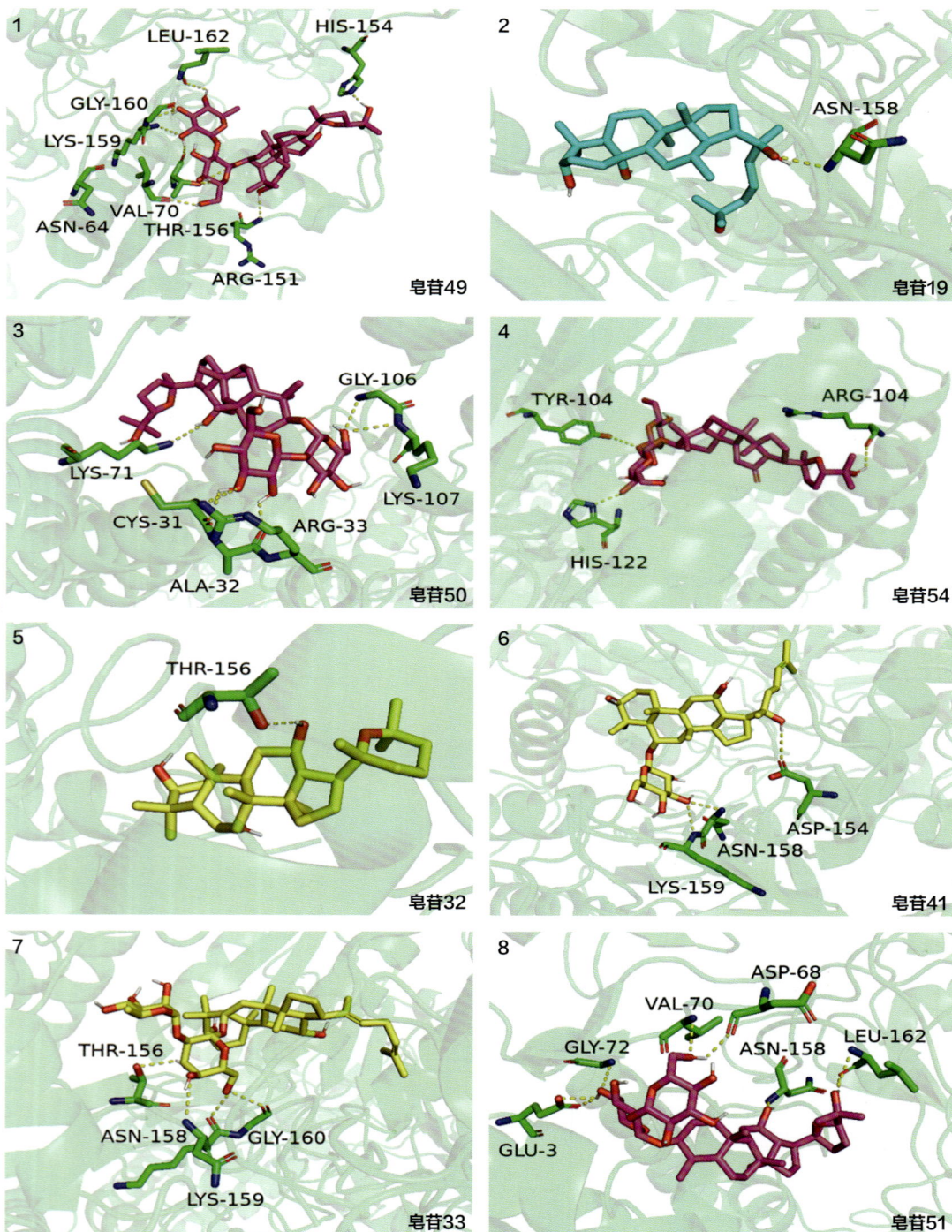

图 4-26　与 CD9 蛋白靶点作用最强的 8 个人参皂苷分子对接图

表4-26 CD9与人参皂苷的结合能及氨基酸残基

序号	人参皂苷	结合能/(kcal/mol)	氨基酸残基
1	皂苷49	-10.0	H154, L162, G160, K159, V70, N64, T156, R151
2	皂苷19	-9.8	N158
3	皂苷50	-9.4	G106, K71, K107, C31, R33, A32
4	皂苷54	-9.4	Q19, D23, E150, H122, E34
5	皂苷32	-9.3	T156
6	皂苷41	-9.3	D154, N158, K159
7	皂苷33	-9.3	T156, N158, G160, K159
8	皂苷51	-9.2	D68, V70, L162, G72, N158, E3
9	皂苷20	-9.2	—
10	皂苷12	-9.2	C119, S46, E143, H121, H122, E27
11	皂苷45	-9.1	L162, G160, N158
12	皂苷14	-9.1	Q93, E143, Q144
13	皂苷43	-9.1	T156, N158, G160, L162, D148
14	皂苷53	-9.0	H121, N116, C119, S50
15	皂苷55	-9.0	Y104, H122, R104
16	皂苷9	-9.0	T156, K159, I149, D154
17	皂苷11	-9.0	Q43, S46, E34
18	皂苷31	-9.0	N157, R130
19	皂苷46	-9.0	T156, G160, K159, I65, N158
20	皂苷10	-8.9	S35, H121, E34, C119, K111
21	皂苷48	-8.9	N158, T67, T156, I149, V70
22	皂苷15	-8.8	E108, E27, C119, L117, R104
23	皂苷34	-8.8	R151, D154
24	皂苷22	-8.7	G65, A32
25	皂苷30	-8.7	
26	皂苷56	-8.7	Y104
27	皂苷42	-8.7	V70, T67
28	皂苷2	-8.7	H121, C119
29	皂苷1	-8.7	Y111, H121, S35
30	皂苷13	-8.7	E150, H122, N116
31	皂苷16	-8.6	T156
32	皂苷4	-8.5	S110, N34, K107
33	皂苷52	-8.5	G65
34	皂苷47	-8.5	L162, G72, E3
35	皂苷25	-8.4	D68, L162, K159, K62, S27, D24, N158
36	皂苷17	-8.4	—
37	皂苷24	-8.4	Y104, S28, Q93, N115, C118, K110
38	皂苷29	-8.4	K63, T156, G160, K159
39	皂苷26	-8.4	S28, W31, N158, K152
40	皂苷7	-8.4	S35, H121
41	皂苷44	-8.3	L162
42	皂苷3	-8.3	S110, Q93, S102, S95
43	皂苷23	-8.3	H121, D23, C119, N116
44	皂苷21	8.2	E143
45	皂苷40	-8.2	T156, D154, D148, I149
46	皂苷39	-8.1	Q19, G115, K113, Q43
47	皂苷6	-8.0	G115, S35, Q43, L117
48	皂苷5	-8.0	N116
49	皂苷27	-8.0	S35, H121, N116, K111, C119
50	皂苷37	-8.0	E150, Q100, E101, N116, R104, K111
51	皂苷36	-8.0	D68, V70, K159, T156, I149
52	皂苷8	-7.9	H121, S50, E34, Y111, D114, Q43
53	皂苷38	-7.9	D148, N158
54	皂苷35	-7.9	N116, G115
55	皂苷28	-7.8	E143, H120
56	皂苷18	-7.2	T32, V67, I30

CCL2

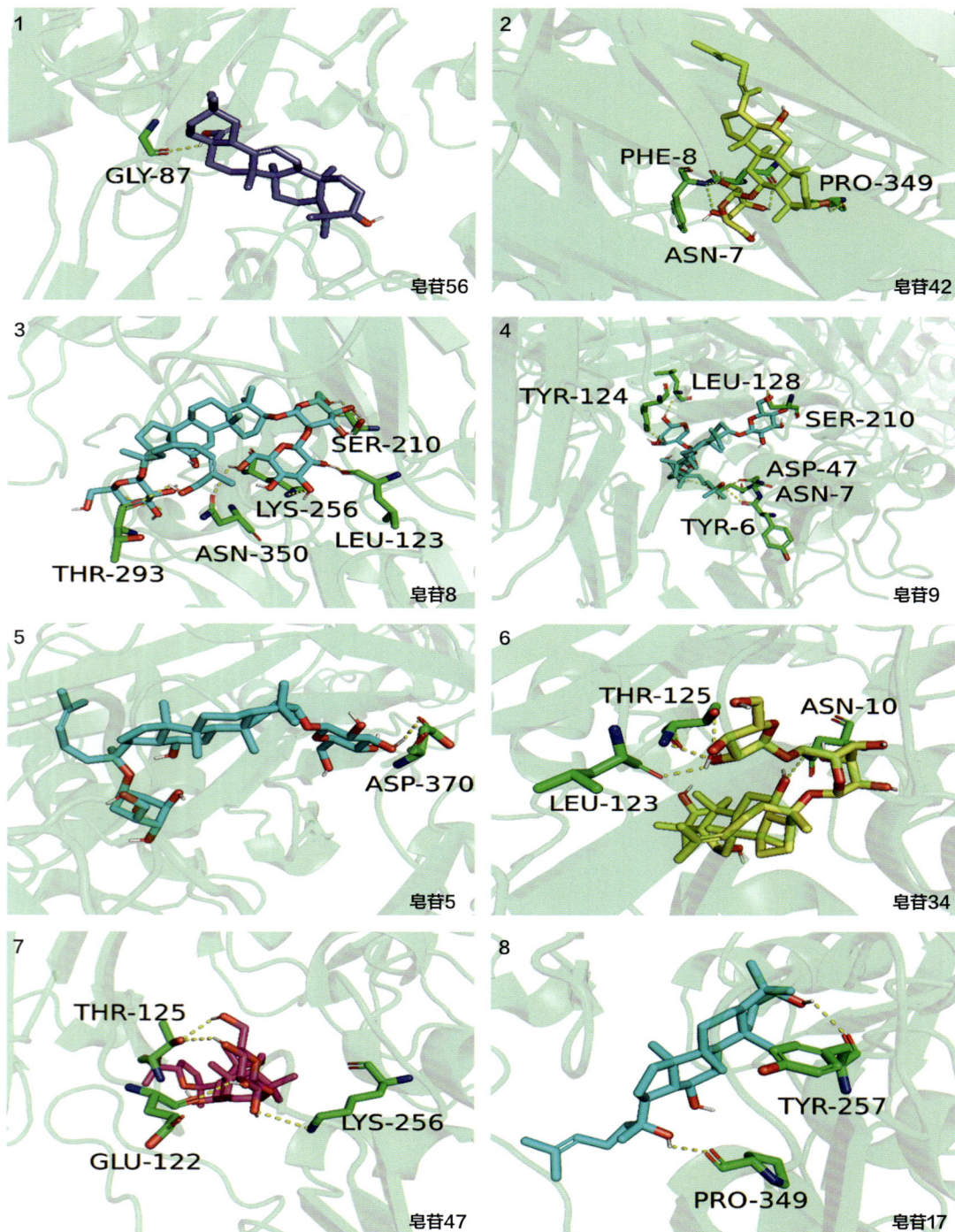

图 4-27　与 CCL2 蛋白靶点作用最强的 8 个人参皂苷分子对接图

表4-27　CCL2与人参皂苷的结合能及氨基酸残基

序号	人参皂苷	结合能 /（kcal/mol）	氨基酸残基	序号	人参皂苷	结合能 /（kcal/mol）	氨基酸残基	序号	人参皂苷	结合能 /（kcal/mol）	氨基酸残基
1	皂苷56	-10.1	G87	20	皂苷18	-9.6	T125	39	皂苷4	-9.1	L123, T125, N350, E295
2	皂苷42	-10.0	F8, N7, P349	21	皂苷53	-9.6	Q120, T121, T125, L123	40	皂苷31	-9.1	—
3	皂苷8	-10.0	S210, K256, L123, N350, T293	22	皂苷40	-9.5	Q120, Y124, S210, Y257, F8	41	皂苷12	-9.1	Q120, T125, G127, Y124, N10, E295, H294
4	皂苷9	-9.9	L128, Y124, S210, D47, N7, Y6	23	皂苷19	-9.5	G127, K256	42	皂苷35	-9.1	T125, L123, T293
5	皂苷5	-9.9	D370	24	皂苷46	-9.5	D153, G87, S150, E122	43	皂苷2	-9.0	T125, S210, E122, Y257
6	皂苷34	-9.9	T125, N10, L123	25	皂苷45	-9.5	—	44	皂苷15	9.0	Q120, Y124, G127, N132, D131
7	皂苷47	-9.8	T125, K256, E122	26	皂苷54	-9.4	N350, E295, T346, H294	45	皂苷43	-9.0	—
8	皂苷17	-9.8	Y257, P349	27	皂苷6	-9.4	N10, F8, N350	46	皂苷33	-8.9	T125, Y257, K256, P349
9	皂苷51	-9.8	E122, S210, L123, T125, R11, Y124, K256	28	皂苷14	-9.4	G127, D47	47	皂苷28	-8.9	G127, T125, S210, Y124, K256, P349, N350
10	皂苷52	-9.8	G127	29	皂苷32	-9.4	—	48	皂苷48	-8.9	G127, E295, Y257, K256, H294, N350, T293
11	皂苷37	-9.8	H294, N10, R11	30	皂苷44	-9.3	R159, R11	49	皂苷3	-8.8	Q120, R159
12	皂苷55	-9.8	H294, G127, Y124, R11	31	皂苷50	-9.3	S210, E122, R11, L123, T125, K256	50	皂苷25	-8.8	Q120, E122, G87, D370, D153
13	皂苷7	-9.7	Q120, Y116, G127, N10, L123, Y124, E295, K256, H294	32	皂苷10	-9.3	E118, Q120, T125, R11, Y124, S210, Y257	51	皂苷30	-8.6	P349
14	皂苷36	-9.7	T125, N10, Y257	33	皂苷38	-9.3	R203, V154, E122, S150	52	皂苷49	-8.6	Y124, L123, H294, E295, N35, T293
15	皂苷11	-9.7	T125, Y124, D47	34	皂苷41	-9.2	T121, T125, S210, Y257, E122	53	皂苷29	-8.3	Q120, T125, E122, Y257
16	皂苷1	-9.7	R11, T125, S210, G369, N350	35	皂苷20	-9.2	K60	54	皂苷21	-8.3	G127, K256
17	皂苷16	-9.6	—	36	皂苷26	-9.2	R159, G127, D131, Y257	55	皂苷22	-8.2	E295
18	皂苷13	-9.6	E295, G127, H294, T125, L123, S210	37	皂苷23	-9.2	T125, G127, Y124, L123	56	皂苷24	-7.6	S129, N132, Q50, H294, Q120, S210
19	皂苷27	-9.6	R11, G127, D131, T12, N10, P297, Y257	38	皂苷39	-9.2	N10, Y257, E295, H294, T293				

CCND1

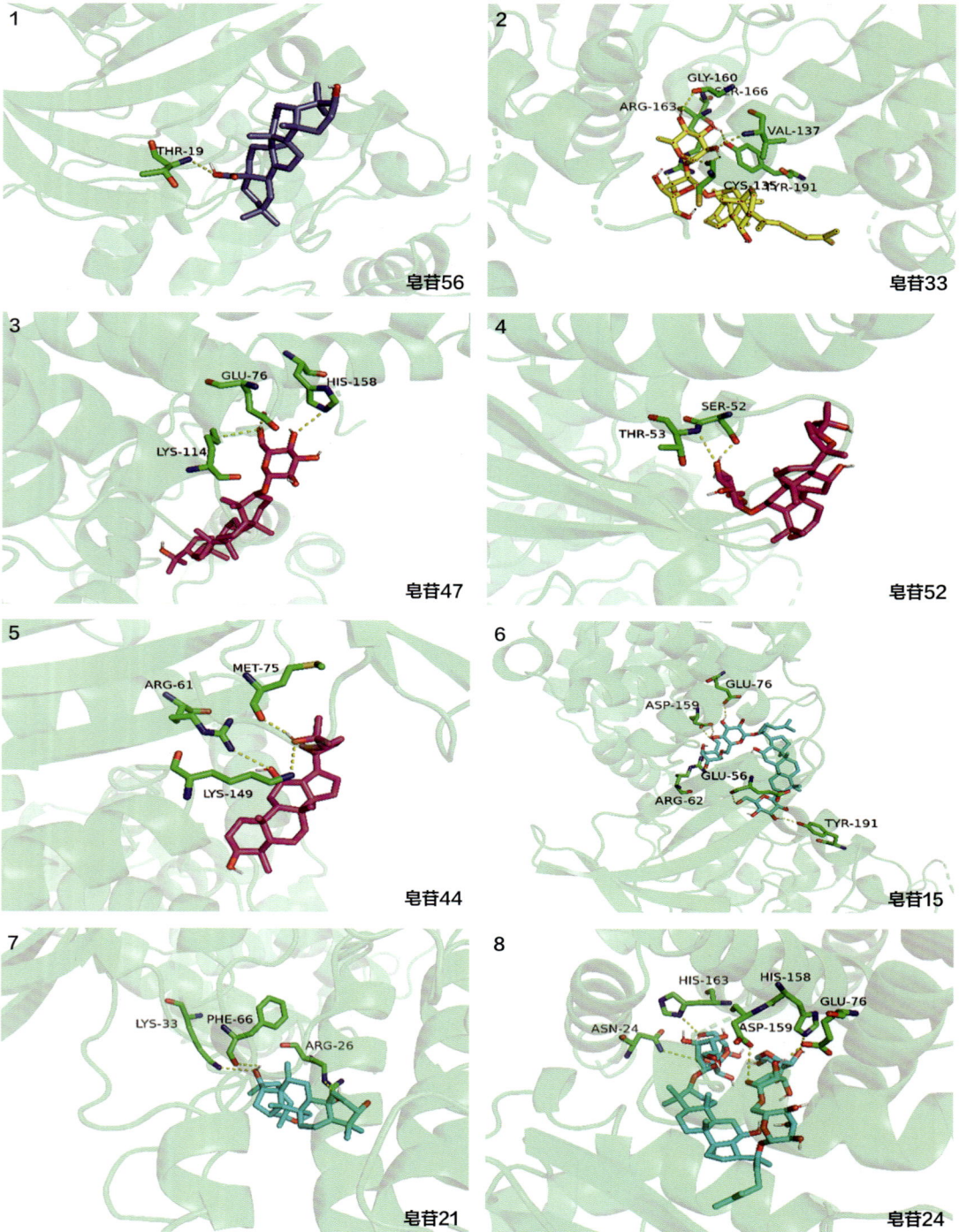

图 4-28　与 CCND1 蛋白靶点作用最强的 8 个人参皂苷分子对接图

表4-28　CCND1与人参皂苷的结合能及氨基酸残基

序号	人参皂苷	结合能/(kcal/mol)	氨基酸残基
1	皂苷56	-8.5	T19
2	皂苷33	-8.0	G160, S166, R163, V137, Y191
3	皂苷47	-7.8	E76, K114, H158
4	皂苷52	-7.7	T53, S52
5	皂苷44	-7.6	R61, K149, M75
6	皂苷15	-7.5	E76, D159, E56, R62, Y191
7	皂苷21	-7.4	R26
8	皂苷24	-7.4	H158, H163, F76, D159, N24
9	皂苷42	-7.4	S52, Y167
10	皂苷48	-7.3	R62, D159, K114
11	皂苷34	-7.3	R26, F130, H68, D129, R126, Q291
12	皂苷49	-7.2	H158, E76, D159, K114, T116, R55
13	皂苷46	-7.2	H68, R26
14	皂苷55	-7.2	R55, R163, Y191, V137
15	皂苷36	-7.2	F66, R26, Q291
16	皂苷45	-7.1	A172
17	皂苷22	-7.1	H68, D129, A133
18	皂苷9	-7.1	R55, M113
19	皂苷51	-7.0	D159, R55, H163
20	皂苷50	-7.0	R55, H163
21	皂苷20	-7.0	T19
22	皂苷4	-7.0	E76, D159
23	皂苷6	-7.0	T167, T53, R163
24	皂苷10	-7.0	F66, A286
25	皂苷41	-7.0	E56, R163, T53
26	皂苷2	-6.9	D159, E76, R62, K114
27	皂苷32	-6.9	—
28	皂苷43	-6.8	T90
29	皂苷18	-6.8	H68, D129, A133
30	皂苷54	-6.7	R55, E56, H132, V137
31	皂苷19	-6.7	F66, K33, R26
32	皂苷14	-6.7	E76, M113, R55
33	皂苷11	-6.7	E76, K114, M113, R55, H132
34	皂苷53	-6.6	M98
35	皂苷1	-6.6	D159, K114, T116
36	皂苷3	-6.6	Q168
37	皂苷25	-6.6	S166, H158, E76, H163, N24
38	皂苷13	-6.6	M113, D159, H163, R55
39	皂苷31	-6.5	T19
40	皂苷17	-6.4	T19
41	皂苷27	-6.4	H163, H158, D159, K114, T116
42	皂苷12	-6.4	E56, D159, G160, C135
43	皂苷28	-6.3	E76, H158, E115, K11, T116, H163, R55
44	皂苷23	6.2	Y167
45	皂苷5	-6.2	V137, G160
46	皂苷39	-6.2	V137, G160, T193
47	皂苷16	-6.1	E36, E35
48	皂苷30	-6.1	L32
49	皂苷38	-6.1	R163, E56, S52
50	皂苷26	-5.8	H158, H163, D159, K114, M113, T116, R55
51	皂苷29	-5.8	S201, E35
52	皂苷37	-5.8	A133, N134, G160, R163, R55
53	皂苷35	-5.7	K33, R26
54	皂苷7	-5.6	I237, L32, E36, K238, A39, R87
55	皂苷40	-5.6	S52, I164, Y167
56	皂苷8	-5.5	D129, A286, A133, G160, H132, E56, C135, S52

CCR5

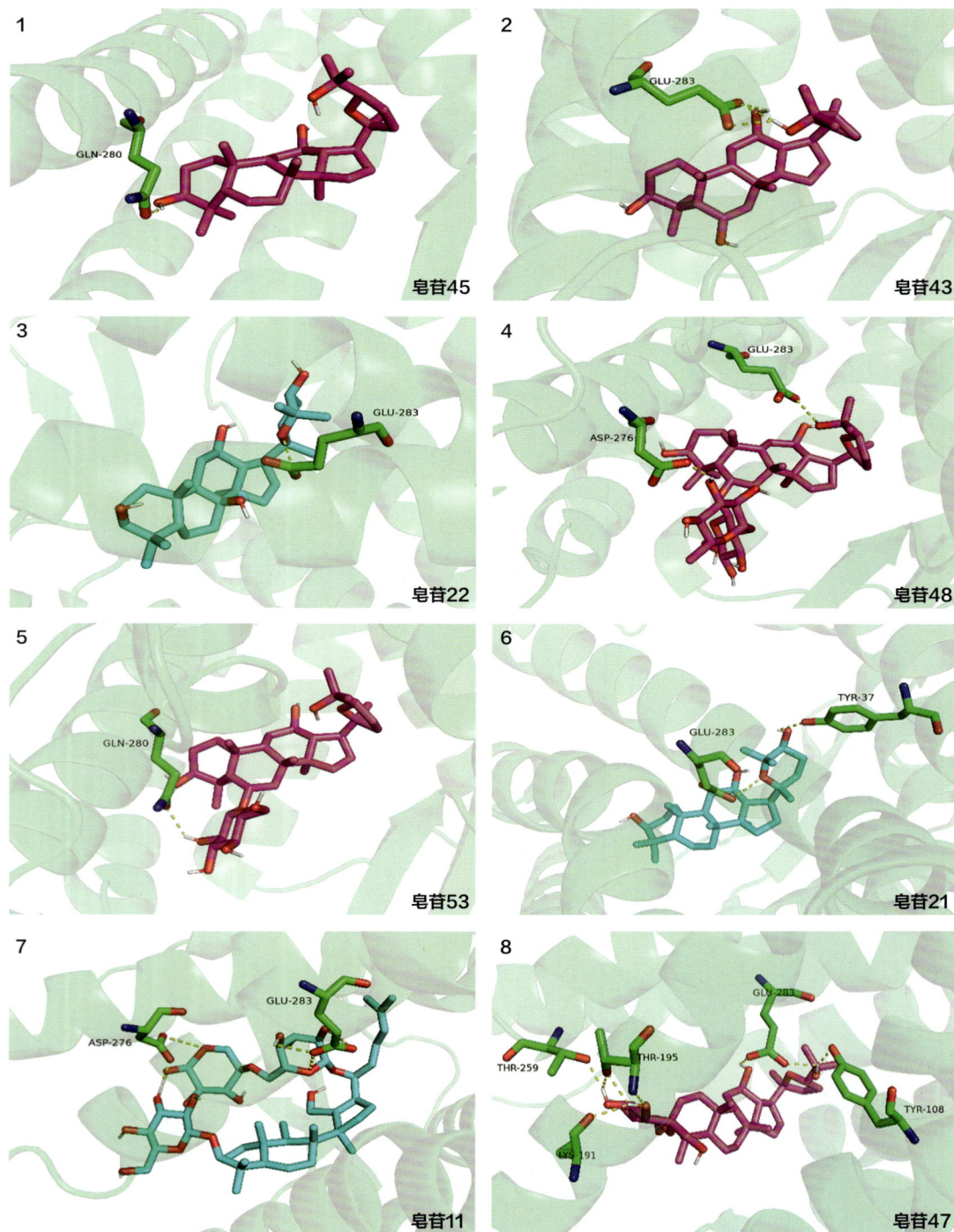

图 4-29　与 CCR5 蛋白靶点作用最强的 8 个人参皂苷分子对接图

表4-29 CCR5与人参皂苷的结合能及氨基酸残基

序号	人参皂苷	结合能/(kcal/mol)	氨基酸残基	序号	人参皂苷	结合能/(kcal/mol)	氨基酸残基	序号	人参皂苷	结合能/(kcal/mol)	氨基酸残基
1	皂苷45	−10.4	Q280	20	皂苷56	−9.4	S180, Y37	39	皂苷1	−9.1	T259, N258, T195, Y251, Y37
2	皂苷43	−10.3	E283	21	皂苷50	−9.4	Y37, W86, E283, T284, T259	40	皂苷6	−9.0	N163
3	皂苷22	−10.2	E283	22	皂苷19	−9.4	E283, Y251	41	皂苷4	−9.0	N258, Y37
4	皂苷48	−10.2	D276, E283	23	皂苷20	−9.4	—	42	皂苷18	−9.0	T195, S180
5	皂苷53	−10.1	Q280	24	皂苷16	−9.4	—	43	皂苷23	−8.9	E283
6	皂苷21	−10.0	E283, Y37	25	皂苷54	−9.4	Y37, T284, W86, Q280, E283, T195	44	皂苷52	−8.9	Y37, Y108, T259
7	皂苷11	−10.0	D276, E283	26	皂苷33	−9.4	Y187, T259, K191, T195, S180	45	皂苷41	−8.8	S180
8	皂苷47	−9.9	T259, T195, K191, E283, Y108	27	皂苷13	−9.4	T195, Y251, Y37	46	皂苷39	−8.7	K191, T195, S180
9	皂苷32	−9.9	—	28	皂苷14	−9.4	Y251, E283, S180	47	皂苷28	−8.7	Y37, Q280, E283, T284, T259, S180
10	皂苷17	−9.9	—	29	皂苷2	−9.4	A90, Q280, E283	48	皂苷38	−8.4	S180
11	皂苷36	−9.9	S180, C178, Q280	30	皂苷30	−9.3	—	49	皂苷27	−8.4	Y37, E283, Y251, T105, S180, K191
12	皂苷49	−9.7	W86, T284, T105	31	皂苷40	−9.3	D276	50	皂苷15	−8.1	E283, S180
13	皂苷44	−9.6	E283, Y37	32	皂苷35	−9.3	T259, Y108, E283	51	皂苷12	−8.0	T195, T259, S180, E283, Y108
14	皂苷8	−9.6	T195, S180, E283, Q280	33	皂苷55	−9.2	T195, E283, Y108	52	皂苷29	−7.4	E303, R126
15	皂苷37	−9.6	T105, Y89, T284, E283, K191, T195	34	皂苷46	−9.2	D276, Q280, T284, E283	53	皂苷5	−7.1	H231
16	皂苷51	−9.5	T284, Y89, Q280	35	皂苷3	−9.2	N258, T259	54	皂苷25	−6.6	—
17	皂苷9	−9.5	D276, E283	36	皂苷31	−9.2		55	皂苷26	−6.6	F117, F158
18	皂苷34	−9.5	S180, C178, Q280, E283, T284	37	皂苷10	−9.1	Y37, K26, Q280, Q261	56	皂苷24	−5.8	T152, T148
19	皂苷7	−9.5	T195, Y251, E283, W86	38	皂苷42	−9.1	Y251, S180				

CD36

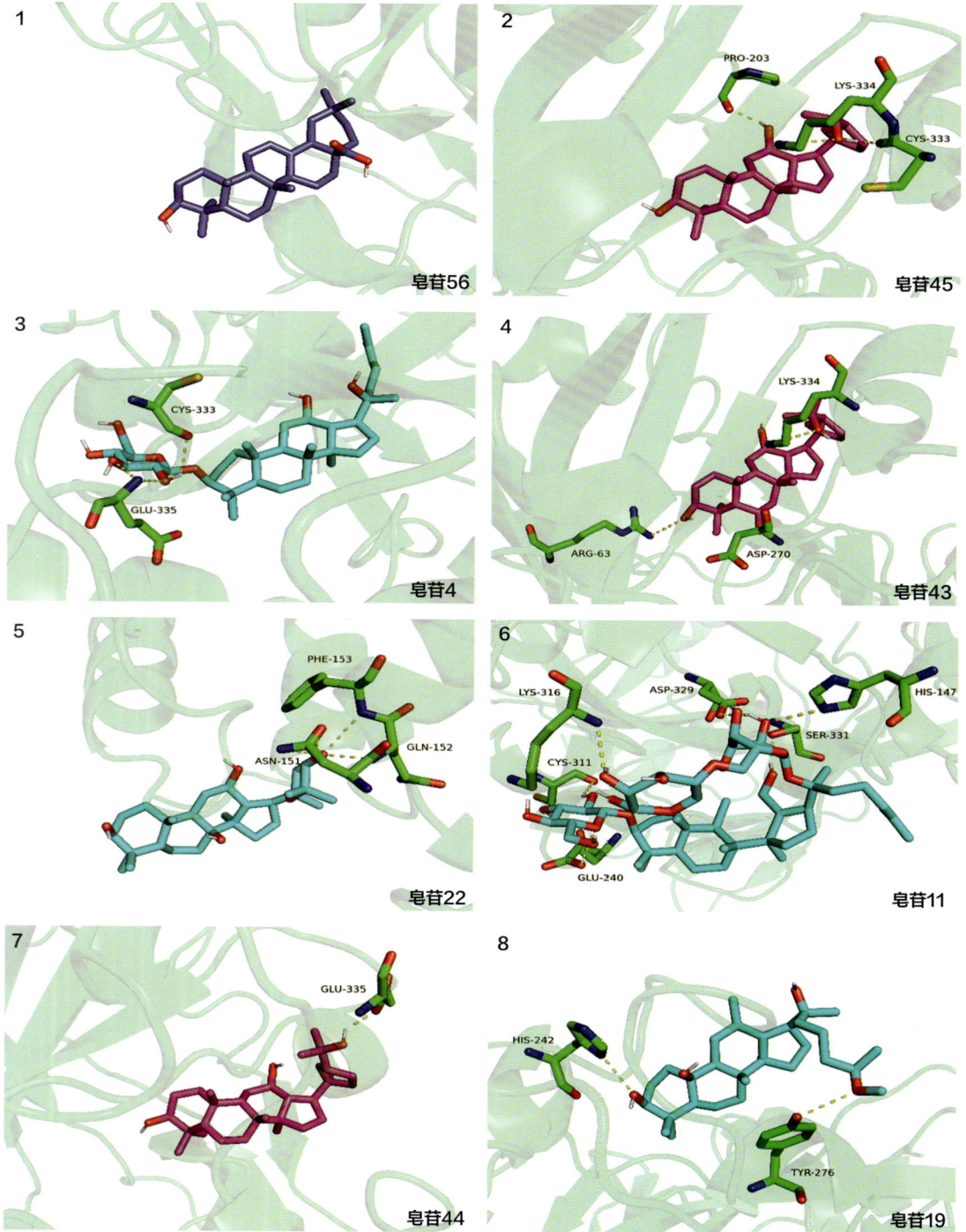

图 4-30　与 CD36 蛋白靶点作用最强的 8 个人参皂苷分子对接图

表4-30　CD36与人参皂苷的结合能及氨基酸残基

序号	人参皂苷	结合能/(kcal/mol)	氨基酸残基
1	皂苷56	-8.7	—
2	皂苷45	-8.6	P203, K334, C333
3	皂苷4	-8.6	E335, C33
4	皂苷43	-8.4	R63, D270, K334
5	皂苷22	-8.4	N151, Q152, F153
6	皂苷11	-8.4	H14, K316, E240
7	皂苷44	-8.4	E335
8	皂苷19	-8.4	H242, Y276
9	皂苷54	-8.4	D650, K653, E335, T314
10	皂苷55	-8.4	S396, Q150, E394
11	皂苷6	-8.4	E335, Y238, R63
12	皂苷17	-8.3	C333, S269, D270, I271
13	皂苷42	-8.3	C333, S269, D770
14	皂苷12	-8.3	H644
15	皂苷32	-8.2	K649
16	皂苷7	-8.2	E576, D650, Q152, N151, Q150
17	皂苷33	-8.2	—
18	皂苷53	-8.1	Q150, F397, K398, Q152
19	皂苷27	-8.1	N206, S269, D270, L200
20	皂苷29	-8.1	K398, S396, Q152, N151, Q648, P395, Q150
21	皂苷21	-8.0	H242, D308
22	皂苷51	-8.0	S354, L360, A349
23	皂苷50	-8.0	E355, L360
24	皂苷20	-8.0	K231
25	皂苷3	-8.0	C333, E335
26	皂苷16	-7.9	Y238, S269, D270
27	皂苷30	-7.9	Y238, S269, D270
28	皂苷40	-7.9	Y238, S269, E335
29	皂苷41	-7.9	C333, G210, A208
30	皂苷48	-7.8	E335, H147, Q150, N151
31	皂苷49	-7.8	E576, D577
32	皂苷46	-7.8	M580, N583
33	皂苷31	-7.8	Y238, D270
34	皂苷47	-7.7	N238, R96, N118
35	皂苷13	-7.7	K653, T314, D329, E335
36	皂苷15	-7.7	H242, N247, Y346, Q265
37	皂苷24	-7.7	S269, D209
38	皂苷14	-7.6	F153, N151, E576, D650, Q152
39	皂苷2	-7.5	A349, E355, S354, D358, L360, G359
40	皂苷1	-7.5	K394, N151, I651
41	皂苷28	-7.5	Y238, K332
42	皂苷26	-7.5	F153, K398, Q150, E397
43	皂苷36	-7.4	D270, C333, Y238
44	皂苷8	-7.4	H147, Q152, Q150, N151, D57, K649
45	皂苷9	-7.4	T323, A301
46	皂苷10	-7.4	P351, L360, G359
47	皂苷52	-7.4	Y149, K653
48	皂苷39	-7.4	G359, I357, L360, S354, Y325
49	皂苷25	-7.3	F153, Q155, E39
50	皂苷23	-7.2	G359, L360
51	皂苷5	-7.2	G359, L360, N363, E365, S354, E364
52	皂苷38	-7.1	C333
53	皂苷37	-7.0	G359, L360, S354, Y325
54	皂苷34	-7.0	Y238, K332, C333, E335, D270
55	皂苷18	-7.0	D270, C333
56	皂苷35	-6.9	A208

CD40LG

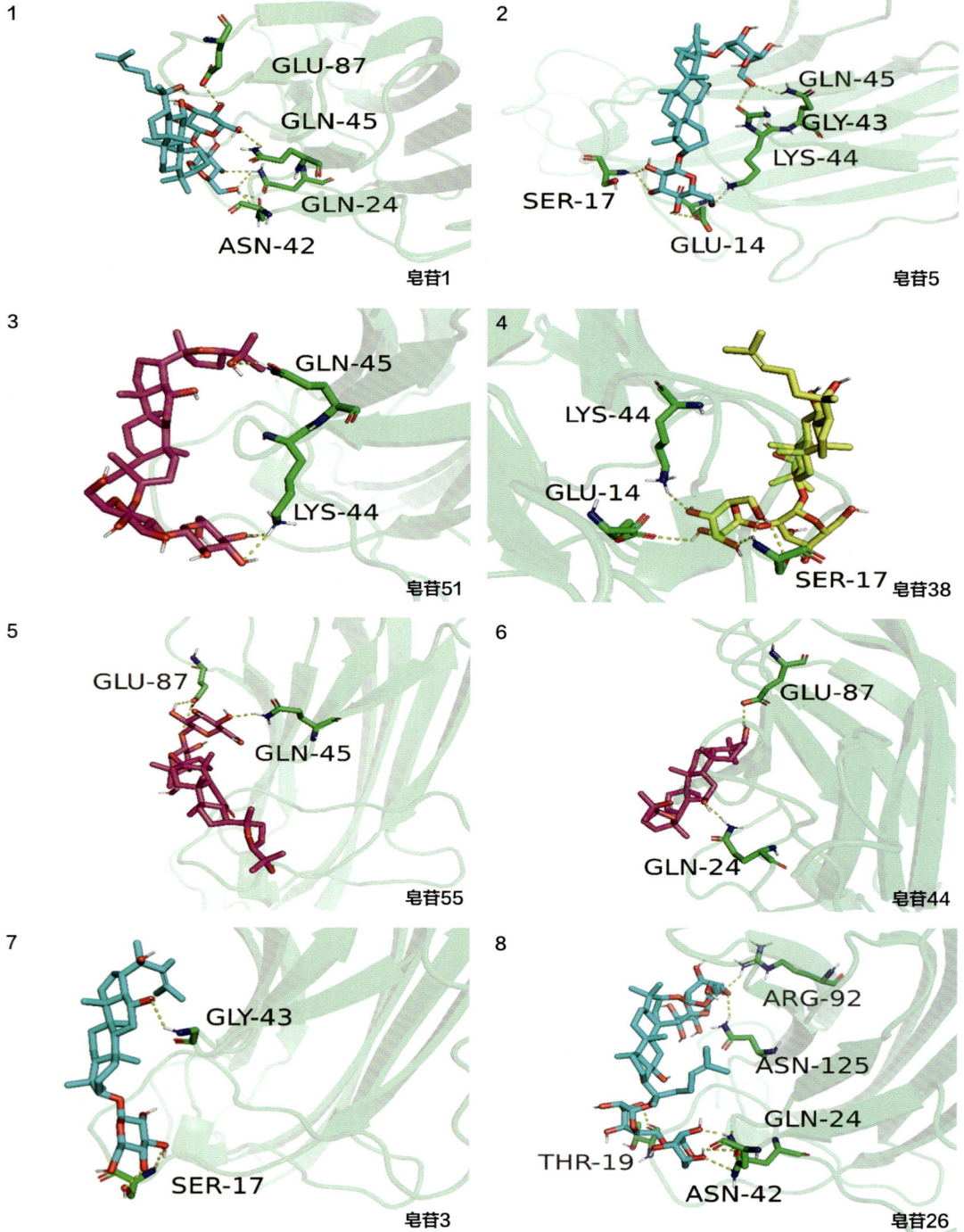

图 4-31　与 CD40LG 蛋白靶点作用最强的 8 个人参皂苷分子对接图

表 4-31 CD40LG 与人参皂苷的结合能及氨基酸残基

序号	人参皂苷	结合能/（kcal/mol）	氨基酸残基	序号	人参皂苷	结合能/（kcal/mol）	氨基酸残基	序号	人参皂苷	结合能/（kcal/mol）	氨基酸残基
1	皂苷 1	-9.7	Q87, Q45, Q24, N42	20	皂苷 41	-8.4	Q45, S21, G43, T19	39	皂苷 15	-7.9	E87, Q45, T20, K44, N42, S17
2	皂苷 5	-9.3	Q45, G43, K44, S17, E14	21	皂苷 50	-8.4	T20, V22, S17, A15, K44	40	皂苷 52	-7.9	G43, G84
3	皂苷 51	-9.3	Q45, K44	22	皂苷 10	-8.3	S21, N42, K44, S16, E14	41	皂苷 53	-7.9	E87, T20, G43, T19, S16
4	皂苷 38	-9.0	K44, E14, S17	23	皂苷 14	-8.3	Q45, G43, E41, N42, E14, A15	42	皂苷 4	-7.8	K18, S17, K44, S16, N42, E14
5	皂苷 55	-9.0	E87, Q45	24	皂苷 29	-8.3	N125, S21, T19, S16, Q24, G43, N42	43	皂苷 6	-7.8	S21, N42
6	皂苷 44	-8.9	E87, Q24	25	皂苷 33	-8.3	S21, E87, T20	44	皂苷 12	-7.8	S21, Q24, G43
7	皂苷 3	-8.8	G43, S17	26	皂苷 34	-8.3	N125, Q45, Q24, N42	45	皂苷 2	-7.7	R85, E87, Q45, N42, Q24
8	皂苷 26	-8.8	R92, N125, Q24, T19, N42	27	皂苷 43	-8.3	N125, Q45, G43	46	皂苷 19	-7.7	S17
9	皂苷 42	-8.8	S17	28	皂苷 45	-8.3	T20, V22, S17, A15, K44	47	皂苷 32	-7.7	—
10	皂苷 54	-8.8	S17, G43, Q45	29	皂苷 47	-8.3	N125, S21, Q24	48	皂苷 25	-7.5	R92, N125, Q24, T19, N42
11	皂苷 8	-8.7	N125, R92, T127, T20, E87, S16, G43	30	皂苷 49	-8.3	Q45, G43, N42, S16	49	皂苷 16	-7.4	—
12	皂苷 9	-8.7	Q45, G43, T20, N42	31	皂苷 56	-8.3	S21, Q45	50	皂苷 22	-7.4	Q45, Q42
13	皂苷 20	-8.7	—	32	皂苷 17	-8.2	N42	51	皂苷 27	-7.4	R92, N125, Q45
14	皂苷 40	-8.7	K44, N42, S17, E14	33	皂苷 31	-8.2	S16, Q24, N42	52	皂苷 48	-7.4	N125, Q45, N42
15	皂苷 35	-8.5	T20, N125, Q24	34	皂苷 37	-8.2	E87, Q45, G43, S16	53	皂苷 13	-7.3	N125, Q45, K44, K18, A15, S17
16	皂苷 39	-8.5	S17, E14, T20, G43, N42, Q45	35	皂苷 46	-8.2	Q45, N42, S16	54	皂苷 21	-7.3	Q45, G43, S16
17	皂苷 18	-8.4	G43	36	皂苷 7	-8.0	S21, S16, Q24, G43, N42	55	皂苷 23	-7.2	Q45, G43, Q24
18	皂苷 24	-8.4	T20, V126, N125, S1, Q24, N42	37	皂苷 11	-8.0	R85, G84, S82, Q45, G43, N4, E14	56	皂苷 30	-7.0	—
19	皂苷 36	-8.4	Q24, N42, Q45, T20, E87	38	皂苷 28	-8.0	E87, Q45, G43, N42				

CDK2

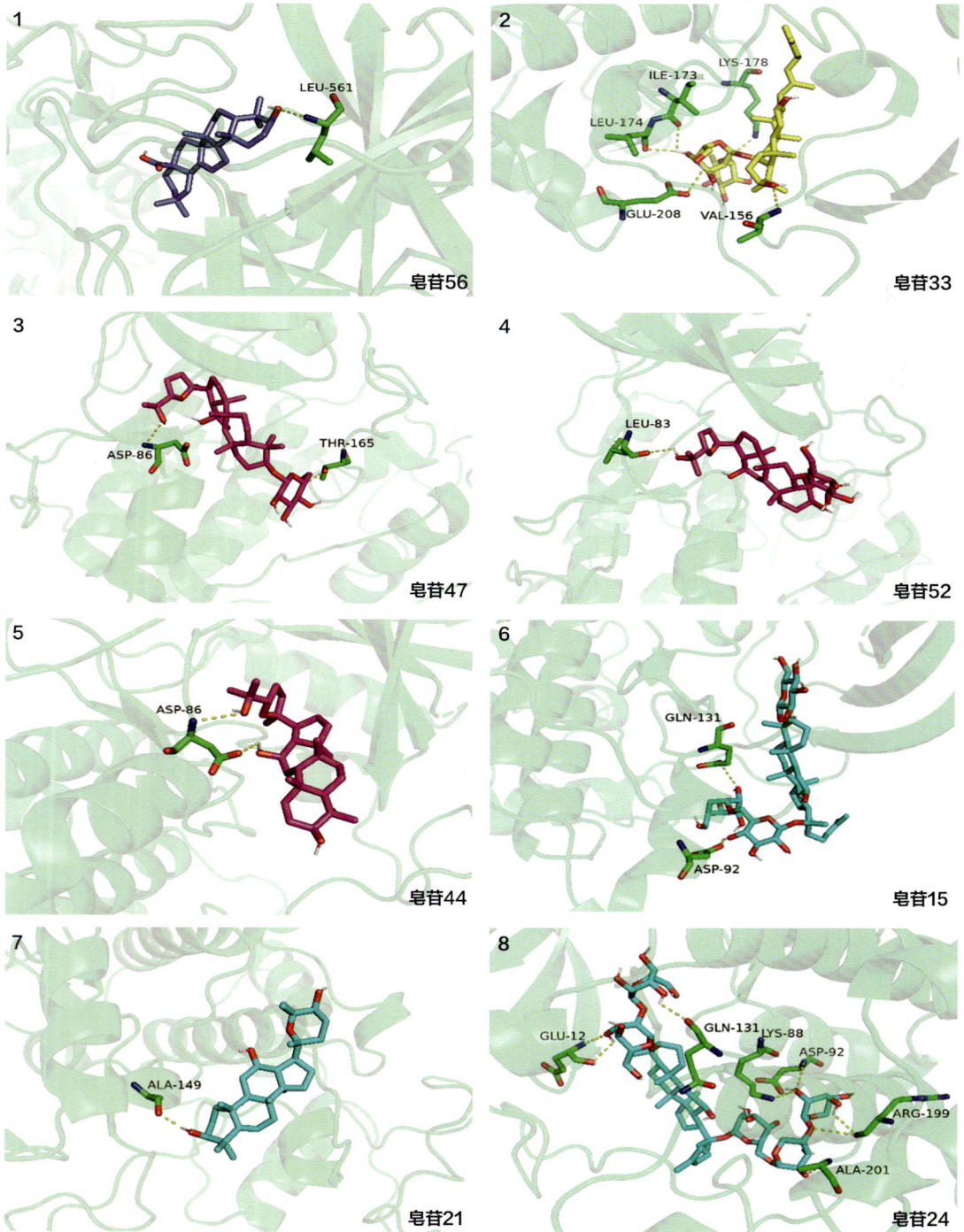

图 4-32　与 CDK2 蛋白靶点作用最强的 8 个人参皂苷分子对接图

表4-32 CDK2与人参皂苷的结合能及氨基酸残基

序号	人参皂苷	结合能/(kcal/mol)	氨基酸残基	序号	人参皂苷	结合能/(kcal/mol)	氨基酸残基	序号	人参皂苷	结合能/(kcal/mol)	氨基酸残基
1	皂苷56	−11.0	L516	20	皂苷50	−7.5	N132, Q131, L83, H84	39	皂苷31	−6.3	D86, Q131
2	皂苷33	−9.8	K178, I1173, L174, E208, V156	21	皂苷20	−7.5	D86	40	皂苷17	−6.1	D86
3	皂苷47	−9.3	D86, T165	22	皂苷4	−7.5	K89, L83	41	皂苷27	−6.1	D86, D92, A201
4	皂苷52	−9.1	L83	23	皂苷6	−7.5	K89	42	皂苷12	−6.1	T14, E162, E1, K129
5	皂苷44	−8.9	D86	24	皂苷10	−7.5	D145, T165, N132, L83, D86	43	皂苷28	−5.8	Q131, D145, K129, T165
6	皂苷15	−8.6	D92, Q131	25	皂苷41	−7.5	Q131, E162	44	皂苷23	−5.6	K33, N132, E12, Q131
7	皂苷71	−8.1	A149	26	皂苷2	−7.2	Q12	45	皂苷5	−5.6	R177, R150, S181, N272, L124, A183, P271
8	皂苷24	−8.4	E12, Q131, K88, R199, A201	27	皂苷32	−7.2	D145	46	皂苷39	−5.6	N132, E12, K129
9	皂苷42	−8.4	Q131, E12	28	皂苷43	−7.0	K33, E162	47	皂苷16	−5.4	D86
10	皂苷48	−8.2	K33, Q131, T160, E162	29	皂苷18	−7.0	Q12	48	皂苷30	−5.4	E162
11	皂苷34	−8.2	D145, K33	30	皂苷54	−6.8	L83	49	皂苷38	−5.4	D86, I10, Q131, E162
12	皂苷49	−7.9	E126, K57	31	皂苷19	−6.8	Q131	50	皂苷26	−4.7	D145, N132, D86, K88, D92, A201
13	皂苷46	−7.9	T14, Q131	32	皂苷14	−6.8	I10, L83, D86, K88	51	皂苷29	−4.7	Y180, G176, D235, E208
14	皂苷55	−7.9	D145, Q131, K129, T14	33	皂苷11	−6.8	A201, E12, K88, R199, D86, I10, H84	52	皂苷37	−4.7	E12, E162, K33, Q131, N132, D92
15	皂苷36	−7.9	Q85, Q131	34	皂苷53	−6.5	D145, L83, K33	53	皂苷35	−4.4	T14, D145, N132, K129
16	皂苷45	−7.7	Q81, G11	35	皂苷1	−6.5	D145, L83, N132, D86	54	皂苷7	−4.2	D145, K33, T14, K129, E162, E12
17	皂苷22	−7.7	D86, K89	36	皂苷3	−6.5	K89	55	皂苷40	−4.2	Q131, E162
18	皂苷9	−7.7	D86, N132, K3, E12, W167, T165	37	皂苷25	−6.5	E12, D92, D145, Q131, N132, R199, A201	56	皂苷8	−4.0	H84, D145, D86, Q131, E162
19	皂苷51	−7.5	I83, N132, Q131, D92, E162	38	皂苷13	−6.5	E12, E162, G13, N132, Q131, T165				

CES1

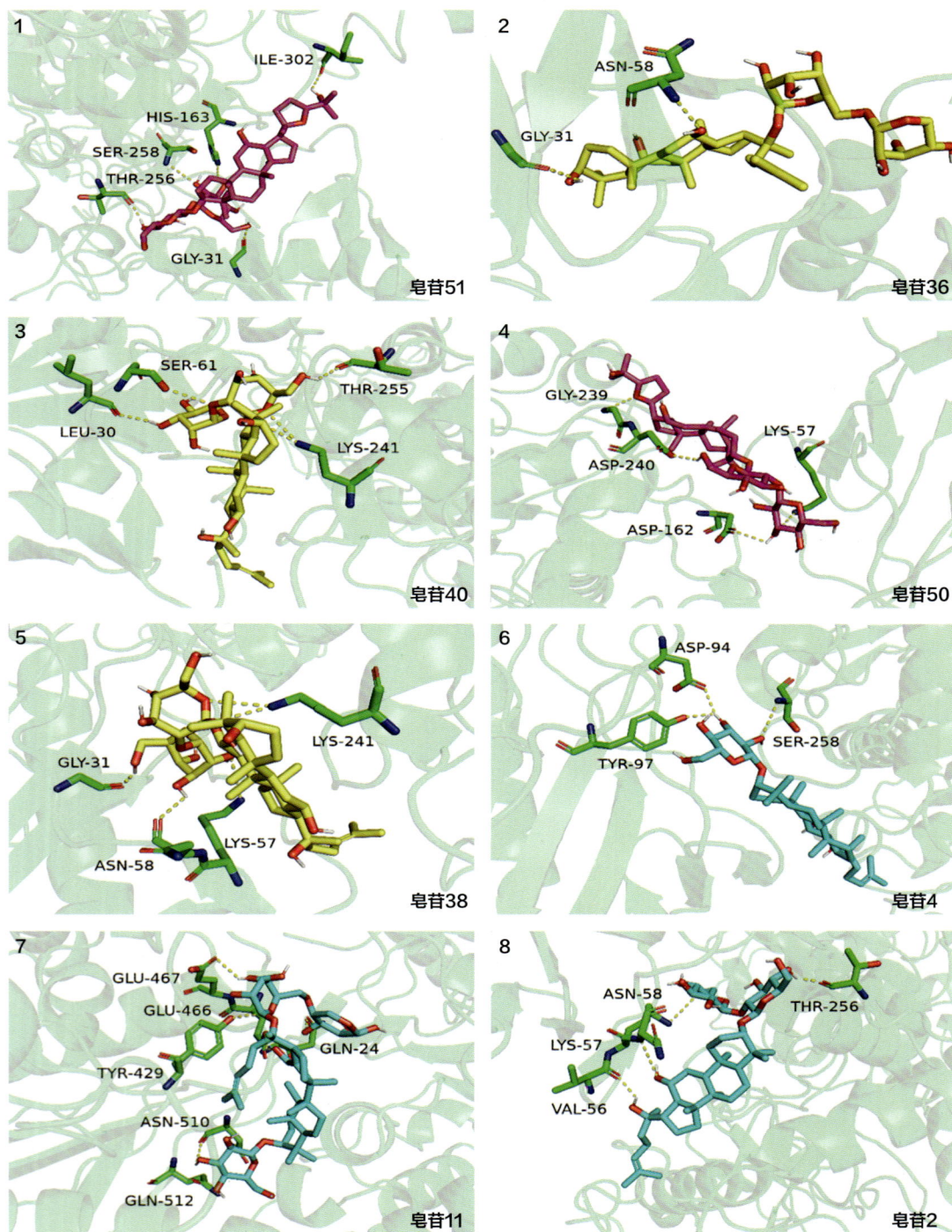

图 4-33　与 CES1 蛋白靶点作用最强的 8 个人参皂苷分子对接图

表4-33　CES1与人参皂苷的结合能及氨基酸残基

序号	人参皂苷	结合能/(kcal/mol)	氨基酸残基	序号	人参皂苷	结合能/(kcal/mol)	氨基酸残基	序号	人参皂苷	结合能/(kcal/mol)	氨基酸残基
1	皂苷51	-9.9	I302, H163, S258, T256, G31	20	皂苷53	-8.9	N58, K57	39	皂苷23	-8.5	N58
2	皂苷36	-9.7	N58, G31	21	皂苷33	-8.9	N58, T60	40	皂苷25	-8.5	G238, S61, N58, I302, K57
3	皂苷40	-9.6	S61, T255, L30, K241	22	皂苷1	-8.9	K57, G160, G31, L30	41	皂苷30	-8.4	T526, S232
4	皂苷50	-9.5	G239, K57, D240, D162	23	皂苷28	-8.9	I302, K57, G238, E162, S61, H163	42	皂苷21	-8.4	N59
5	皂苷38	-9.5	K241, G31, N58	24	皂苷49	-8.8	K90, L89	43	皂苷24	-8.4	E314, I303, D240, S61, K212
6	皂苷4	-9.5	D94, S258, Y97	25	皂苷44	-8.8	D162, K242	44	皂苷13	-8.4	K241, D161, K57, K90, K71, L30, P88
7	皂苷11	-9.5	E467, E466, Q24, Y429, N510, Q512	26	皂苷46	-8.8	K236, G238, I302	45	皂苷39	-8.3	D240, G32, I303
8	皂苷2	-9.4	N58, T256, K57, V56	27	皂苷56	-8.7	V403	46	皂苷12	-8.3	R43, R266, E93, L39, K255, H264
9	皂苷47	-9.3	Y97, S61, N58	28	皂苷17	-8.7	Y62	47	皂苷7	-8.2	E270, R43, E270, R266, Q268
10	皂苷41	-9.3	G31, D239, H163	29	皂苷16	-8.7	S232	48	皂苷8	-8.2	E270, Q267, R43
11	皂苷55	-9.2	S258, G238, G31	30	皂苷15	-8.7	T310, I302, G160, Y97	49	皂苷45	-8.1	Y97, K241, D239
12	皂苷5	-9.2	V240, I302, H163, D161, Y97	31	皂苷14	-8.7	E466, A509, N510, A138	50	皂苷43	-8.1	E32, T526
13	皂苷6	-9.2	S258, G31	32	皂苷29	-8.7	K241, S61, T256	51	皂苷34	-8.1	K57, S61, N58
14	皂苷54	-9.1	K268, E270, Q267, H263, R43	33	皂苷32	-8.6	K241, G160	52	皂苷18	-8.1	G238, I302
15	皂苷42	-9.1	D239, Y62	34	皂苷31	-8.6	V56, N58	53	皂苷35	-8.0	S61, N58
16	皂苷3	-9.1	S258	35	皂苷20	-8.6	N58	54	皂苷26	-7.9	N510, N141, P103, N110
17	皂苷48	-9.0	E245, T159	36	皂苷22	-8.6	L346, G335	55	皂苷27	-7.7	Q512, N141, Q506, E466
18	皂苷9	-9.0	K238, P366, S233, V368, A371, V403	37	皂苷37	-8.6	T60, T257, D162, T256, I303, G161, V241	56	皂苷19	-7.4	D161, G238, D239
19	皂苷52	-8.9	S61, G161, T60, N58	38	皂苷10	-8.6	S258, H163, K241, E162, K57, G238, T310				

CETP

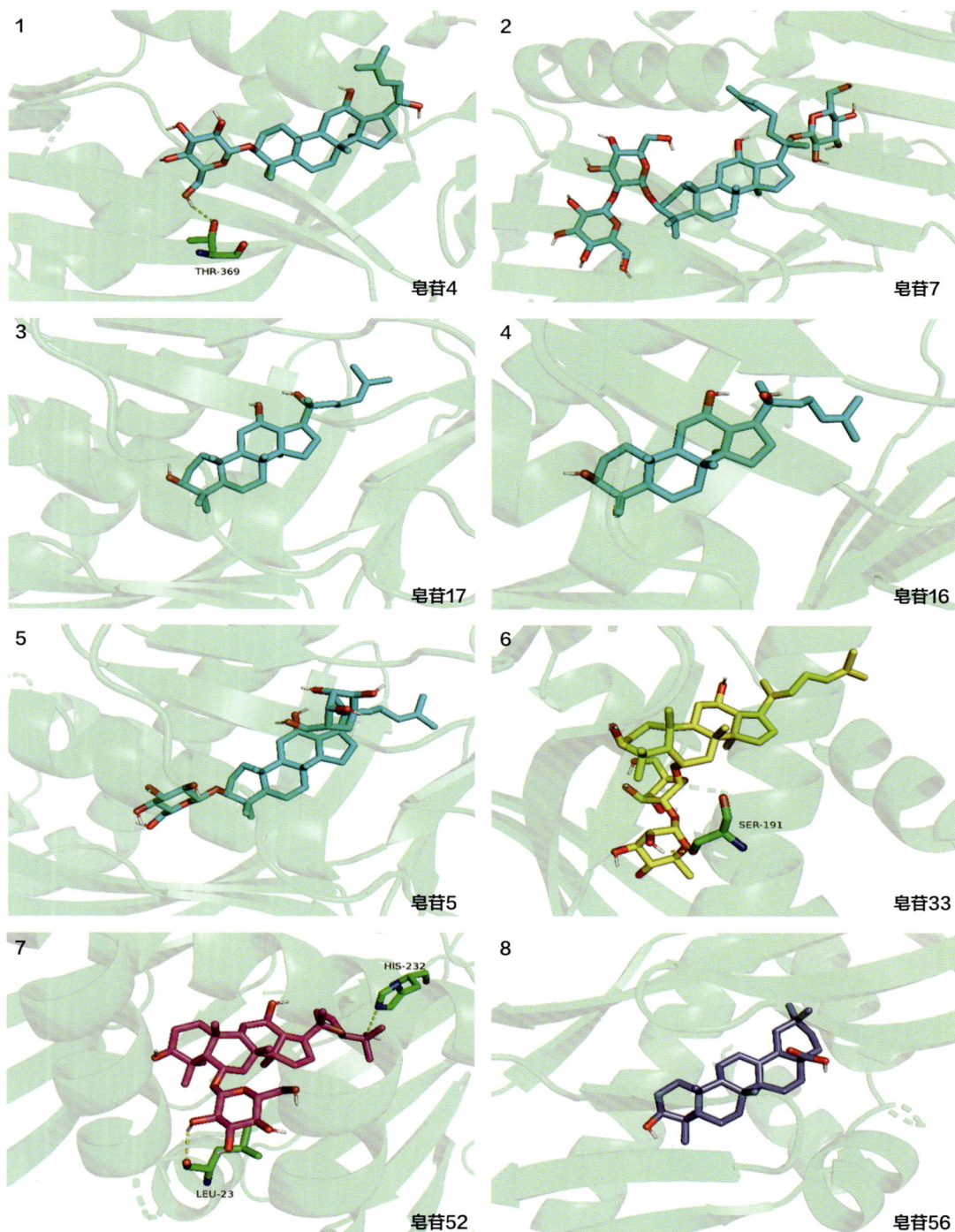

图 4-34　与 CETP 蛋白靶点作用最强的 8 个人参皂苷分子对接图

表 4-34　CETP 与人参皂苷的结合能及氨基酸残基

序号	人参皂苷	结合能/(kcal/mol)	氨基酸残基
1	皂苷 4	−11.1	T369
2	皂苷 7	−11.0	—
3	皂苷 17	−10.9	—
4	皂苷 16	−10.9	—
5	皂苷 5	−10.6	—
6	皂苷 33	−10.6	S191
7	皂苷 52	−10.5	L23, H232
8	皂苷 56	−10.5	—
9	皂苷 20	−10.5	—
10	皂苷 9	−10.5	S242, G212, V213
11	皂苷 32	−10.3	—
12	皂苷 45	−10.2	—
13	皂苷 30	−10.2	—
14	皂苷 43	−10.1	—
15	皂苷 53	−10.1	—
16	皂苷 23	−10.1	S191, T127
17	皂苷 6	−10.1	—
18	皂苷 19	−10.0	—
19	皂苷 31	−10.0	—
20	皂苷 44	−9.9	L23
21	皂苷 22	−9.9	T127
22	皂苷 3	−9.9	—
23	皂苷 15	−9.9	—
24	皂苷 48	−9.8	L23
25	皂苷 54	−9.8	H232
26	皂苷 2	−9.8	—
27	皂苷 21	−9.7	—
28	皂苷 49	−9.6	—
29	皂苷 36	−9.6	A195, L23, T27
30	皂苷 51	−9.4	L23
31	皂苷 46	−9.4	—
32	皂苷 55	−9.4	S230, H232
33	皂苷 40	−9.4	T127, S191, L23
34	皂苷 41	−9.4	M194, T127
35	皂苷 42	−9.3	—
36	皂苷 18	−9.2	—
37	皂苷 13	−9.2	—
38	皂苷 29	−9.1	—
39	皂苷 39	−9.1	L467, T27
40	皂苷 8	−8.9	H232, K436
41	皂苷 34	−8.9	H232
42	皂苷 1	−8.8	S191
43	皂苷 10	−8.8	D139, N192, I193
44	皂苷 50	−8.5	—
45	皂苷 47	−8.5	—
46	皂苷 27	−8.4	S191, G437
47	皂苷 35	−8.4	L23, N24, T27
48	皂苷 26	−8.0	—
49	皂苷 12	−8.0	S230, H232
50	皂苷 24	−7.8	V21, G212, K239, D24
51	皂苷 14	−7.7	F461, S72
52	皂苷 38	−7.6	R282, M284, S286, R424, E291
53	皂苷 11	−7.5	S342, I418
54	皂苷 25	−7.3	Q36, I69, S72, Q473, V46, H25
55	皂苷 28	−6.9	N188
56	皂苷 37	−6.6	G209, I211, R135, S216, G134

CHRM2

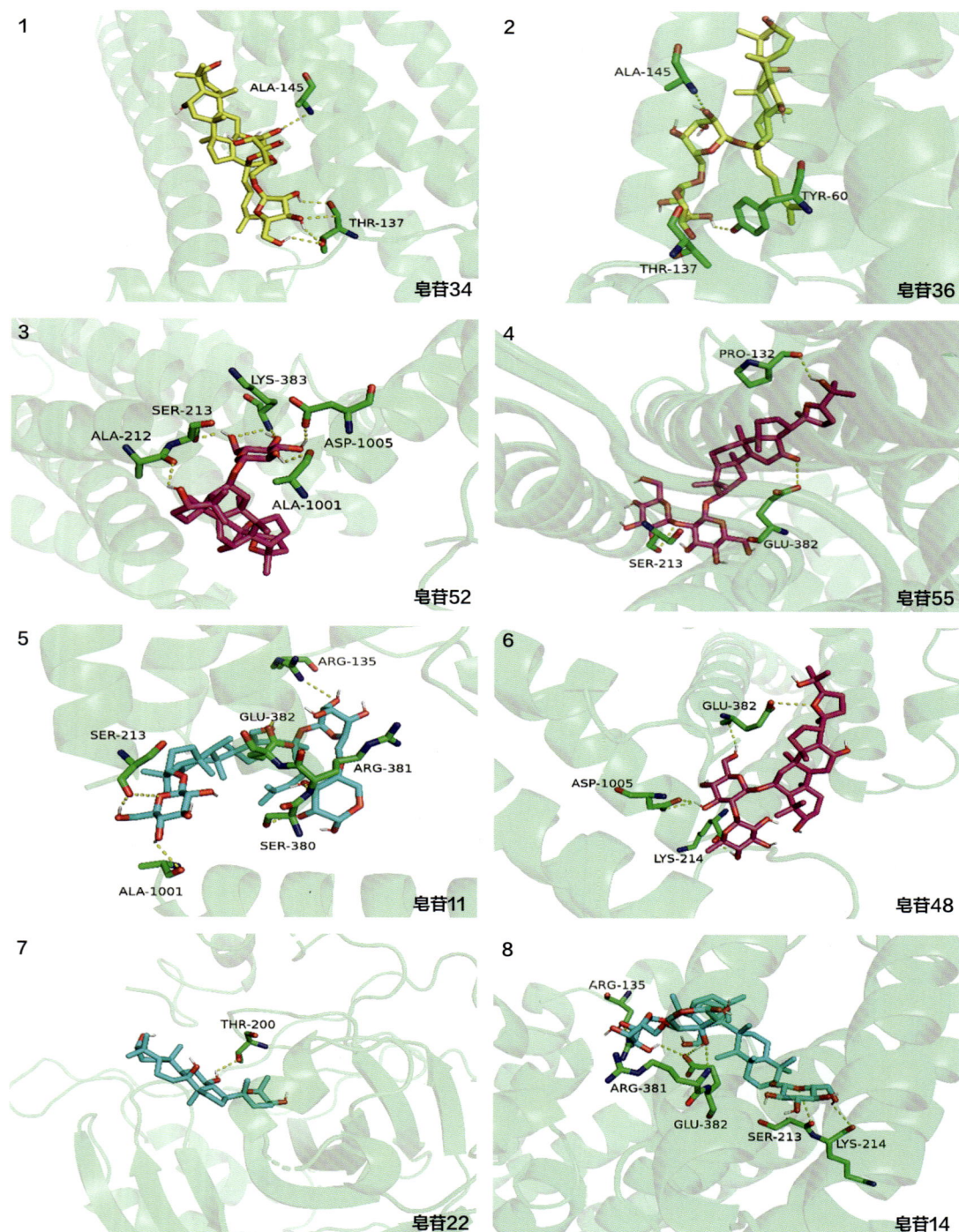

图 4-35　与 CHRM2 蛋白靶点作用最强的 8 个人参皂苷分子对接图

表4-35　CHRM2与人参皂苷的结合能及氨基酸残基

序号	人参皂苷	结合能/(kcal/mol)	氨基酸残基
1	皂苷34	-9.2	A145, T137
2	皂苷36	-9.1	A145, Y60, T137
3	皂苷52	-8.6	K383, S213, A212, D1005, A1001
4	皂苷55	-8.6	P13, E382, S213
5	皂苷11	-8.6	R135, E382, S213, R381, S380, A1001
6	皂苷48	-8.5	E382, D1005, K214
7	皂苷22	-8.5	T200
8	皂苷14	-8.5	R135, R381, E382, S213
9	皂苷17	-8.5	W148
10	皂苷33	-8.4	S51
11	皂苷44	-8.4	L102
12	皂苷21	-8.4	W148
13	皂苷51	-8.4	K214, A212, S213
14	皂苷4	-8.4	W148
15	皂苷16	-8.4	W148, S64
16	皂苷9	-8.3	D1005, S213, S380, L1106, R381, E382
17	皂苷45	-8.3	—
18	皂苷1	-8.3	S64, W148
19	皂苷47	-8.2	S64
20	皂苷50	-8.2	S213, A212
21	皂苷53	-8.2	K383, E382, A1001
22	皂苷30	-8.2	—
23	皂苷56	-8.1	S213, R121
24	皂苷46	-8.1	W148
25	皂苷32	-8.1	S213
26	皂苷43	-8.1	—
27	皂苷10	-8.0	—
28	皂苷3	-8.0	A145
29	皂苷13	-8.0	T1009, D1005, D1012, E1008, R381
30	皂苷12	-8.0	W148
31	皂苷35	-8.0	A145, G141
32	皂苷42	-7.8	—
33	皂苷6	-7.8	D1005, E382
34	皂苷2	-7.8	W148, S64
35	皂苷54	-7.8	K383, S213, D1005, E382, S380, A212
36	皂苷40	-7.8	—
37	皂苷20	-7.7	W148
38	皂苷15	-7.6	E382, K383, S213, L1106, N1011, A1001, D1005, W1007
39	皂苷24	-7.6	Y60, S64
40	皂苷49	-7.6	K383, A212
41	皂苷23	-7.5	E382, S213, A1001, K383, D1005
42	皂苷25	-7.4	D1005, R381, S380, E382, K383
43	皂苷38	-7.4	—
44	皂苷37	-7.4	—
45	皂苷41	-7.3	W99
46	皂苷19	-7.3	W148
47	皂苷31	-7.3	—
48	皂苷27	-7.3	K49
49	皂苷39	-7.3	—
50	皂苷18	-7.2	—
51	皂苷28	-7.2	W148
52	皂苷5	-7.2	E382, S213
53	皂苷26	-7.2	—
54	皂苷7	-7.1	A212, K214, S213, K383, N58, D1005, E382, E1008
55	皂苷29	-7.0	D1005, T1009, R381, C443, N444
56	皂苷8	-7.0	N58, K383, S380, S213, D100, A212

COMT

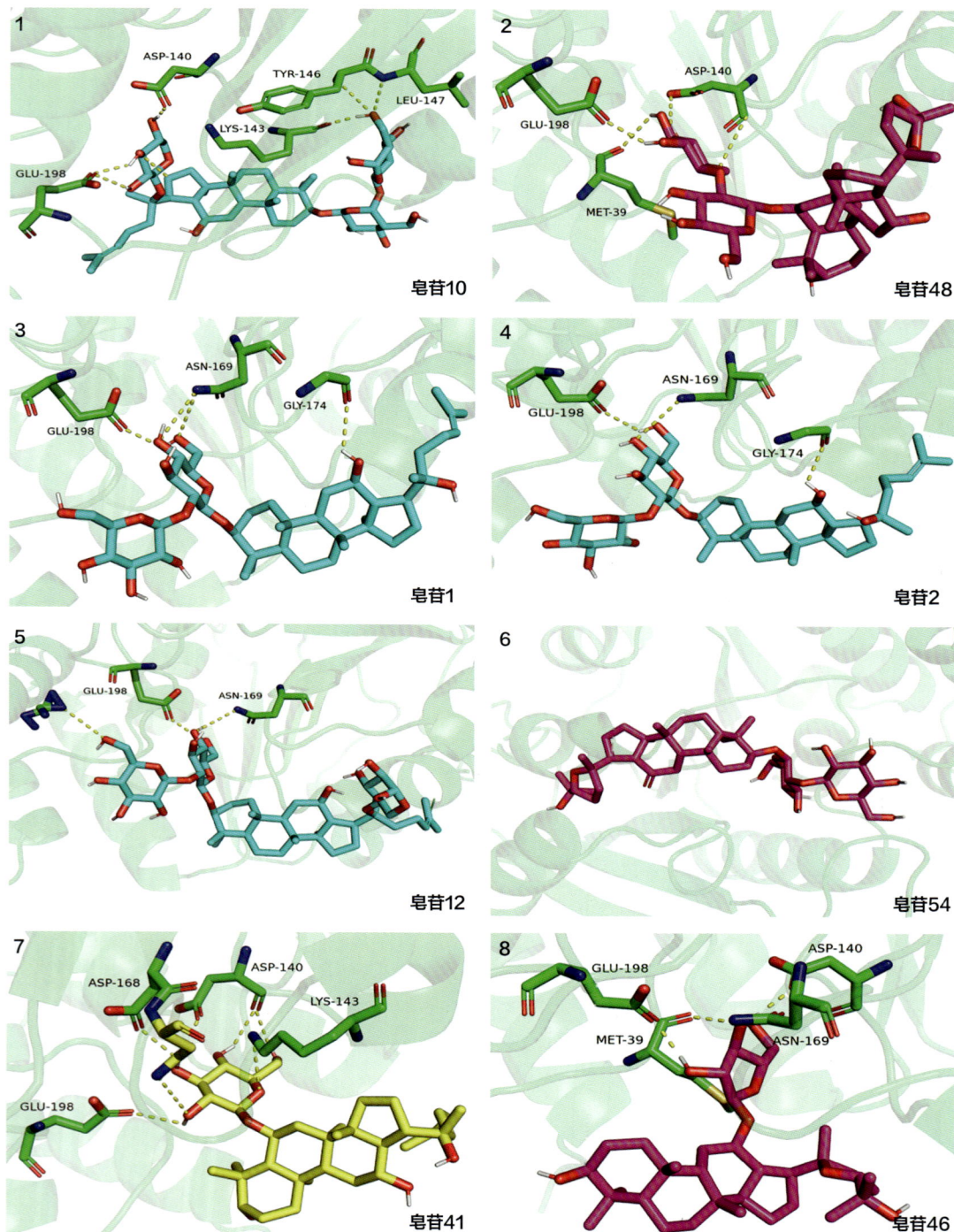

图 4-36　与 COMT 蛋白靶点作用最强的 8 个人参皂苷分子对接图

表 4-36 COMT 与人参皂苷的结合能及氨基酸残基

序号	人参皂苷	结合能/(kcal/mol)	氨基酸残基	序号	人参皂苷	结合能/(kcal/mol)	氨基酸残基	序号	人参皂苷	结合能/(kcal/mol)	氨基酸残基
1	皂苷10	-8.6	D140, Y146, L147, E198	20	皂苷9	-7.1	—	39	皂苷13	-6.4	P173
2	皂苷48	-8.2	D140, E198, M39	21	皂苷34	-7.1	N169, K143, E198	40	皂苷32	-6.4	D144, K143
3	皂苷1	-8.1	N169, G174, E198	22	皂苷51	-7.0	D140, D168, K143, E198	41	皂苷33	-6.4	L147, D144
4	皂苷2	-8.0	N169, E198, G174	23	皂苷56	-6.8	—	42	皂苷35	-6.4	—
5	皂苷12	-8.0	E198, N169	24	皂苷17	-6.7	—	43	皂苷44	-6.3	D140, E198, M39
6	皂苷54	-7.9	—	25	皂苷6	-6.7	L147, Y146, K143	44	皂苷21	-6.3	—
7	皂苷41	-7.9	D140, D168, K143, E198	26	皂苷8	-6.7	N169, E198, D177, D144	45	皂苷42	-6.3	E55
8	皂苷46	-7.8	D140, E198, M39	27	皂苷40	-6.7	K143, L147	46	皂苷16	-6.2	—
9	皂苷14	-7.7	N169, M39, L147, K143	28	皂苷50	-6.6	—	47	皂苷15	-6.2	—
10	皂苷53	-7.6	E198, M39	29	皂苷22	-6.6	K143	48	皂苷18	-6.1	G174,
11	皂苷52	-7.4	D168, D140, K143	30	皂苷30	-6.6	K143	49	皂苷29	-6.0	—
12	皂苷4	-7.4	L147	31	皂苷43	-6.5	K44	50	皂苷37	-6.0	K143
13	皂苷45	-7.2	—	32	皂苷20	-6.5	K143, D144	51	皂苷24	-5.8	—
14	皂苷55	-7.2	—	33	皂苷31	-6.5	—	52	皂苷38	-5.8	—
15	皂苷5	-7.2	N169, P173, E198	34	皂苷36	-6.5	—	53	皂苷26	-5.7	K143, G174, D177
16	皂苷7	-7.2	E198, N169, G174	35	皂苷49	-6.4	D144, F178	54	皂苷27	-5.6	P173
17	皂苷11	-7.2	P173, G174	36	皂苷47	-6.4	L147	55	皂苷25	-5.4	P173
18	皂苷3	-7.1	L147	37	皂苷23	-6.4	P173	56	皂苷39	-5.2	Y193, G55
19	皂苷28	-7.1	—	38	皂苷19	-6.4	Q194				

CRP

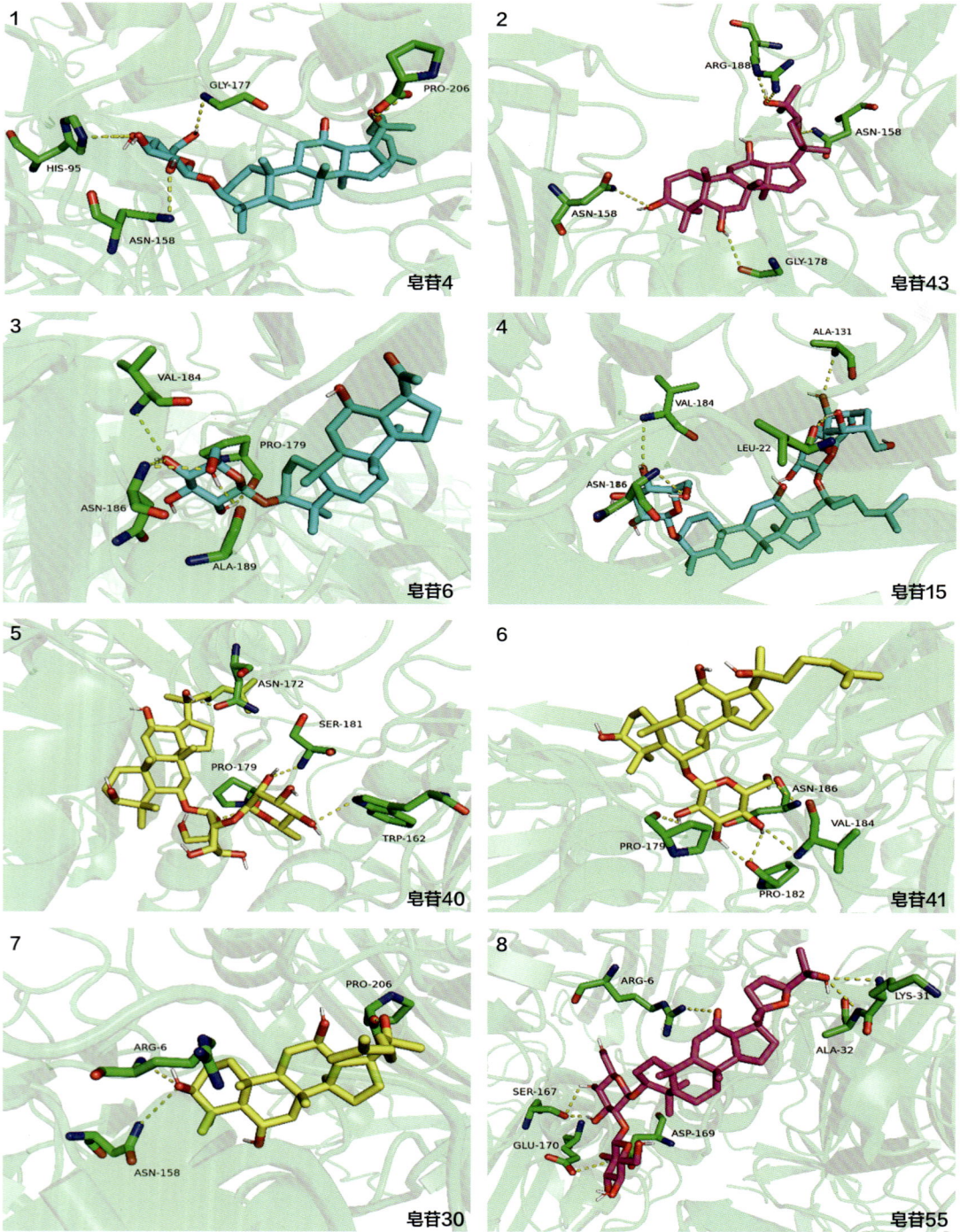

图 4-37　与 CRP 蛋白靶点作用最强的 8 个人参皂苷分子对接图

表 4-37 CRP与人参皂苷的结合能及氨基酸残基

序号	人参皂苷	结合能/(kcal/mol)	氨基酸残基	序号	人参皂苷	结合能/(kcal/mol)	氨基酸残基	序号	人参皂苷	结合能/(kcal/mol)	氨基酸残基
1	皂苷4	-9.5	H95, N158, G177, P206	20	皂苷11	-8.3	I174, N158, L204, P168, G113, Q1	39	皂苷29	-7.9	E101, E170, R6
2	皂苷43	-9.5	N158, G178, R188, N158	21	皂苷48	-8.2	R5	40	皂苷37	-7.9	R6, S167, R6
3	皂苷6	-9.2	N186, V184, P179, A189	22	皂苷46	-8.2	G177, P206, H95	41	皂苷13	-7.9	D169, R6, S5
4	皂苷15	-9.1	N186, V184, L22, A131	23	皂苷38	-8.2	G113, N172, P179	42	皂苷10	-7.9	P115, E88, Y175, H38, P93
5	皂苷40	-9.0	N172, S181, P179, W162	24	皂苷19	-8.1	N172	43	皂苷1	-7.8	N186, L26
6	皂苷41	-9.0	P179, N186, V184, P182	25	皂苷45	-8.1	E170, D169	44	皂苷47	-7.8	K122, S120, K119
7	皂苷30	-8.9	P206, R6, N158	26	皂苷3	-8.1	A131, A189	45	皂苷27	-7.8	E170, S181, L176, F180, S181, R188, T27
8	皂苷55	-8.9	E170, S167, D169, R6, A32, K31	27	皂苷16	-8.1	—	46	皂苷36	-7.7	R6, G177, R188, N158, H38
9	皂苷14	-8.8	H38, P206, D112, R116	28	皂苷34	-8.1	V165, D169, R6, V165	47	皂苷28	-7.5	R6, E170, D169, V165
10	皂苷49	-8.7	D163, S167, T200	29	皂苷24	-8.1	R188, K28, N158, Y175, P206, G177	48	皂苷18	-7.4	—
11	皂苷51	-8.7	S167, R188, K7	30	皂苷12	-8.1	E14, S149, G148, D16	49	皂苷39	-7.4	P179, T173, N186
12	皂苷42	-8.7	P25, S181, W162	31	皂苷21	-8.0	D3	50	皂苷8	-7.4	N158, R188, P206, N172
13	皂苷17	-8.6	—	32	皂苷52	-8.0	E170, R6, V165, K201, D3	51	皂苷5	-7.3	K57, R58, N61, E81, Q150
14	皂苷54	-8.6	D169, E170, R6, K7	33	皂苷53	-8.0	R6	52	皂苷26	-7.3	Q59, D60, N61, G79, E81, S68
15	皂苷22	-8.5	R116	34	皂苷56	-8.0	—	53	皂苷9	-7.2	W162, D112
16	皂苷50	-8.5	S167, E170, D3, K7	35	皂苷33	-7.9	E170, V165	54	皂苷25	-7.1	E14, Q150, S74, N61, R58
17	皂苷7	-8.5	S149, G148, D16	36	皂苷31	-7.9	N158	55	皂苷23	-7.0	E170, R6, D169
18	皂苷32	-8.4	—	37	皂苷44	-7.9	S5	56	皂苷35	-6.7	P25, A24, K23
19	皂苷2	-8.3	H38, F180, D112	38	皂苷20	-7.9	N172				

115

CTSD

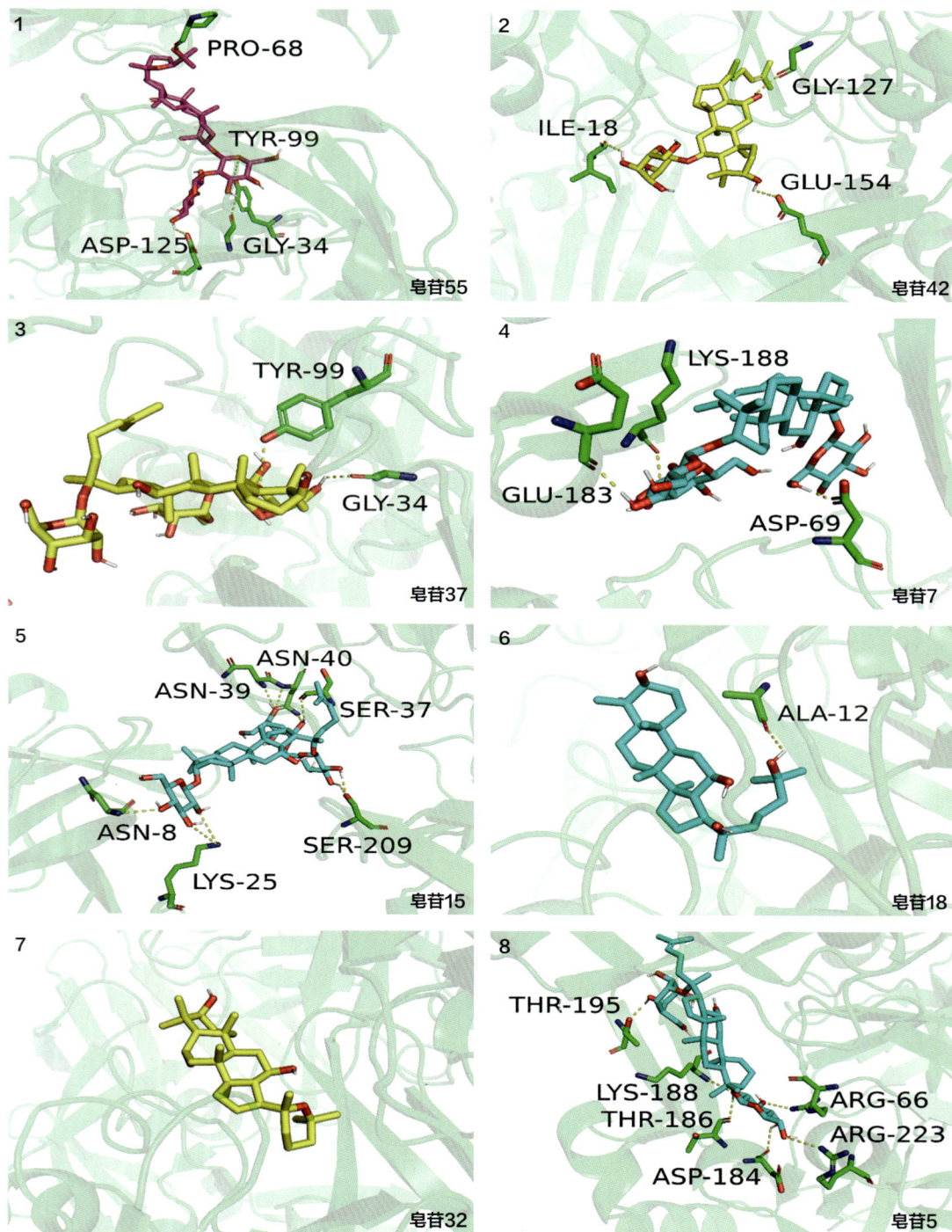

图 4-38　与 CTSD 蛋白靶点作用最强的 8 个人参皂苷分子对接图

表4-38　CTSD与人参皂苷的结合能及氨基酸残基

序号	人参皂苷	结合能/(kcal/mol)	氨基酸残基	序号	人参皂苷	结合能/(kcal/mol)	氨基酸残基	序号	人参皂苷	结合能/(kcal/mol)	氨基酸残基
1	皂苷55	-9.7	P68, Y99, G34, D125	20	皂苷3	-8.4	G127, S129	39	皂苷2	-8.0	H76
2	皂苷42	-9.6	I18, G127, E154	21	皂苷8	-8.3	G80, H76, Q71, K7, N8, Y77, G34	40	皂苷46	-8.0	Y99, S36, I36, N37
3	皂苷37	-9.3	Y99, G34	22	皂苷39	-8.3	Y99, D125	41	皂苷11	-7.9	H76, Q71, N8, I36, P68
4	皂苷7	-9.1	K188, E183, D69	23	皂苷38	-8.3	Q71, K7, Y15, P68, H76	42	皂苷44	-7.9	S79, G127, G78
5	皂苷15	-8.9	N40, N39, S37, S209, N8, K25	24	皂苷52	-8.3	G78, S79, Q152	43	皂苷45	-7.9	S129, S79, G78
6	皂苷18	-8.0	A12	25	皂苷16	-8.3	G127, S129	44	皂苷33	-7.9	P207, I54, K25
7	皂苷32	-8.8	—	26	皂苷13	-8.2	Q13, D125	45	皂苷47	-7.8	G78, S79, E154
8	皂苷5	-8.7	T195, K188, T186, D184, R66, R223	27	皂苷40	-8.2	N8, H76, Q71	46	皂苷28	-7.7	P68, D69, H76, Y77, S35, I36, G34, Y99, G78, M10, N8
9	皂苷14	-8.7	G78, S129, L130, P68, Q71, N8, Y15	28	皂苷27	-8.2	I36, Y99, G34, Y77, H76, D69, P68	47	皂苷35	-7.7	S129, S79
10	皂苷10	-8.6	Y99, D69	29	皂苷34	-8.2	D32, D125	48	皂苷25	-7.6	P68, D69, H76, Y77, G78, D74, N37, I36
11	皂苷9	-8.6	D125, G34, G127, G78, Q71, N8	30	皂苷23	-8.2	S129, S79	49	皂苷43	-7.6	G78, S79
12	皂苷41	-8.6	T19	31	皂苷56	-8.2	S129	50	皂苷21	-7.5	S79
13	皂苷51	-8.6	I36, Y99, G34, I205, P68	32	皂苷48	-8.2	S79, Q152	51	皂苷53	-7.4	A12, S129, S79, G78
14	皂苷6	-8.5	S129, A12, M10, S18	33	皂苷20	-8.2	D69, P68, D74, I36, Y99	52	皂苷49	-7.4	D32, D125, T128, S79, Y9
15	皂苷36	-8.5	G34, I36, H76	34	皂苷50	-8.1	G127, Y9, Q190, S189, E154	53	皂苷29	-7.3	D125, G34, N8
16	皂苷19	-8.5	S79	35	皂苷31	-8.1	D125, T128	54	皂苷30	-7.3	
17	皂苷1	-8.5	G127, Q13, A12	36	皂苷22	-8.1	D125, T128	55	皂苷24	-7.2	I36, Y99, Y77, H76, D74, D69, Q96
18	皂苷26	-8.4	D69, D74, I36, Y99, P68	37	皂苷12	-8.0	T186, K188, Q71	56	皂苷54	-7.2	N8, P68, I36, G34, D125
19	皂苷17	-8.4	—	38	皂苷4	-8.0	M10				

117

CX3CR1

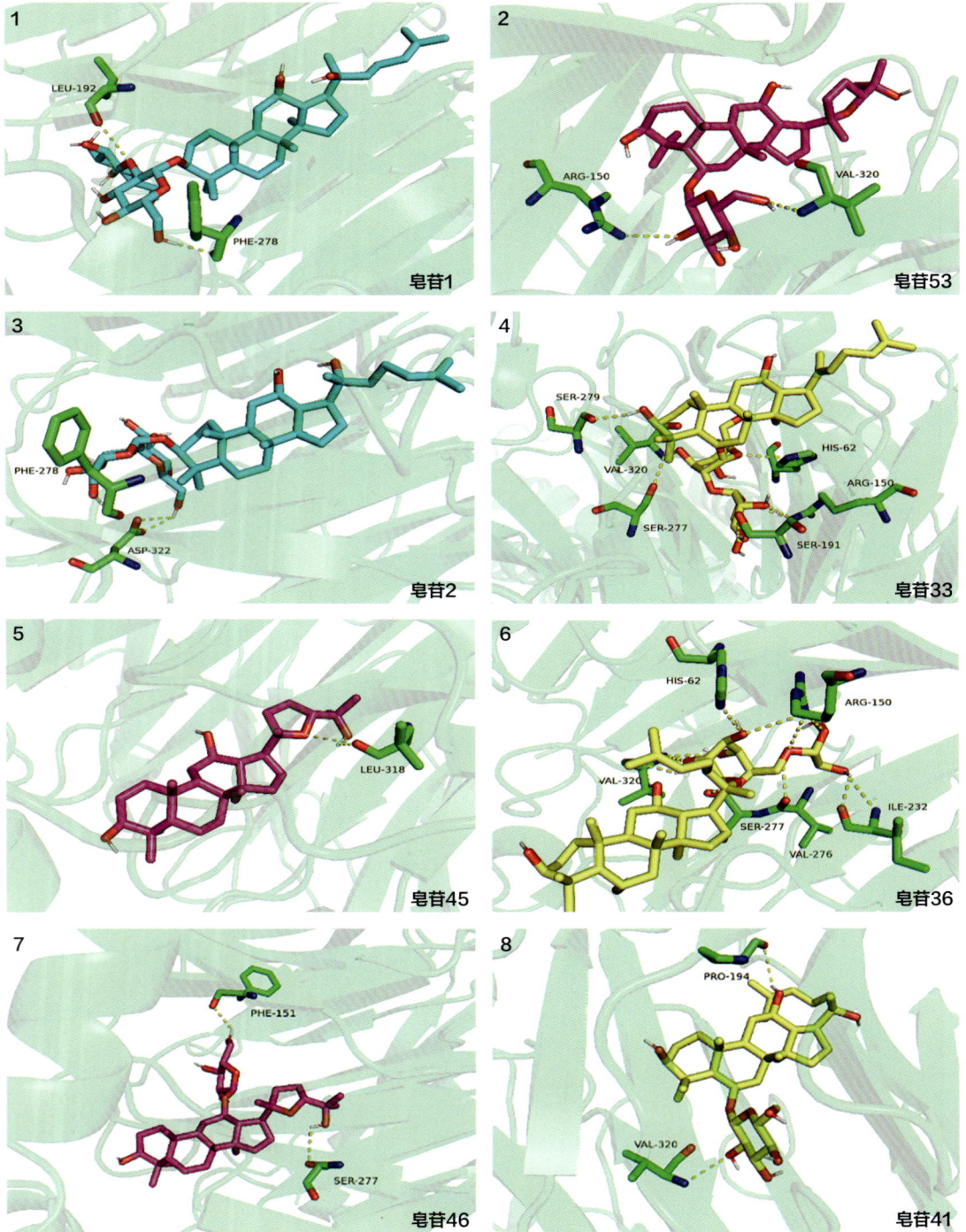

图 4-39　与 CX3CR1 蛋白靶点作用最强的 8 个人参皂苷分子对接图

表4-39 CX3CR1与人参皂苷的结合能及氨基酸残基

序号	人参皂苷	结合能/(kcal/mol)	氨基酸残基	序号	人参皂苷	结合能/(kcal/mol)	氨基酸残基	序号	人参皂苷	结合能/(kcal/mol)	氨基酸残基
1	皂苷1	−10.5	L192, F278	20	皂苷30	−9.8	S277, M188, R150, M61	39	皂苷20	−9.1	V320
2	皂苷53	−10.4	R150, V320	21	皂苷42	−9.8	S279, V320, H62, R150	40	皂苷3	−9.1	D126, V65, A31
3	皂苷2	−10.4	F278, D322	22	皂苷54	−9.7	Q75, C214, G27, A31, Q144, N347, G217	41	皂苷15	−9.1	P194, S277, F278, V320, D322
4	皂苷33	−10.4	S279, V320, S277, H62, R150, S191	23	皂苷55	−9.7	V320, S279, S191, P194, R150	42	皂苷8	−9.1	T66, V65, G217, K35
5	皂苷45	−10.3	L318	24	皂苷22	−9.7	S191, R150	43	皂苷12	−9.1	D126, T66, V65, A31, G217, K35
6	皂苷36	−10.3	I162, R150, V320, S277, V276, I232	25	皂苷17	−9.7	I232	44	皂苷37	−9.1	V65, D350, A31, Q75
7	皂苷46	−10.2	F151, S277	26	皂苷19	−9.7	K280, S277, H62	45	皂苷5	−9.0	N58, G352, D350, T66, V65
8	皂苷41	−10.2	V320, P194	27	皂苷44	−9.6	K280, H62	46	皂苷23	−8.8	N313
9	皂苷52	−10.1	F278, I232, S277, L318	28	皂苷4	−9.6	F234	47	皂苷24	−8.8	V147, G146, Q144, E28, A30, K35, E216, G217, N347, K63
10	皂苷16	−10.1	L318, N230, M188	29	皂苷6	−9.6	M61, I232, D322, K280	48	皂苷26	−8.8	V65, N347, Q144, K35, G217, Q75
11	皂苷35	−10.1	R150, V276	30	皂苷51	−9.5	R150, L318, V320, K280, P194	49	皂苷40	−8.8	K280, F278, H62
12	皂苷50	−10.0	F278, S279, K280, D195, L192, V320, R150	31	皂苷32	−9.5	—	50	皂苷27	−8.7	K63, V65, Q144, S137, N347, K35, G217, E216
13	皂苷47	−10.0	T66, V65, Q75	32	皂苷49	−9.3	M138, S137, Q144, P62	51	皂苷29	−8.6	N347, D350, N313
14	皂苷56	−10.0	D322	33	皂苷9	−9.3	T196, H62, V320, L318	52	皂苷25	−8.5	L192, R150, S191, H62, S277
15	皂苷21	−10.0	H213, N230	34	皂苷10	−9.3	D126, R127, A31, P62, K61	53	皂苷28	−8.4	M138, A31, K35, G217, V65
16	皂苷7	−10.0	V65, T66, D350, A31, G217, K35	35	皂苷31	−9.3	V320, I232	54	皂苷18	−8.3	S277, N230, M188, K210, H213
17	皂苷48	−9.9	H62, R150, V320, F278, K280	36	皂苷34	−9.3	S279, D322	55	皂苷39	−8.3	Q75, L55, S64, V65
18	皂苷11	−9.9	L318, V276, Y105, W63, D322, T196	37	皂苷13	−9.2	D154, D153, L192, I232, V320, T321	56	皂苷38	−8.1	A31, L55, K57, E216, W332
19	皂苷14	−9.8	T196, H62, V320	38	皂苷43	−9.1	H62				

CXCL8

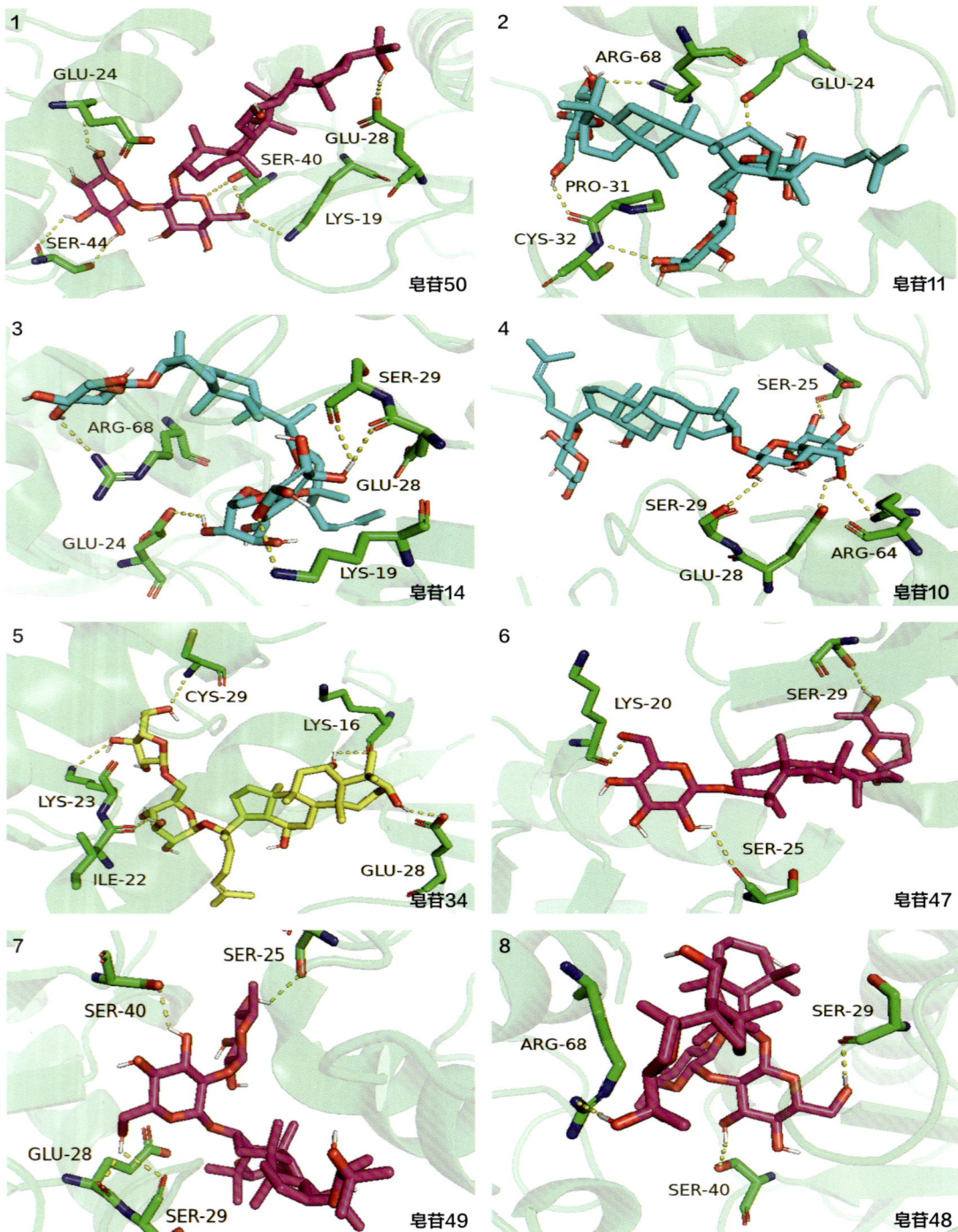

图 4-40　与 CXCL8 蛋白靶点作用最强的 8 个人参皂苷分子对接图

表 4-40　CXCL8 与人参皂苷的结合能及氨基酸残基

序号	人参皂苷	结合能/(kcal/mol)	氨基酸残基
1	皂苷 50	-9.7	E24, S44, S40, E28, K19
2	皂苷 11	-9.7	C32, P31, R68, E24
3	皂苷 14	-9.6	R68, E24, E28, K19, S29
4	皂苷 10	-9.6	S25, S29, E28, R64
5	皂苷 34	-9.6	I22, K23, C29, K16, E28
6	皂苷 47	-9.4	K70, S29, S25
7	皂苷 49	-9.3	S25, S40, E28, S29
8	皂苷 48	-9.1	R68, S40, S29
9	皂苷 45	-9.1	E28
10	皂苷 43	-9.1	E28
11	皂苷 1	-9.1	R68, E24
12	皂苷 9	-9.1	E24, S25
13	皂苷 51	-8.9	K19, F28
14	皂苷 44	-8.9	—
15	皂苷 22	-8.9	S44
16	皂苷 46	-8.8	E28, E24
17	皂苷 2	-8.8	K16, E28, R64
18	皂苷 29	-8.8	G30, S29, E28, K16
19	皂苷 13	-8.8	K16
20	皂苷 12	-8.8	R68, E24, S40, E28
21	皂苷 55	-8.7	D45, K23, E24, S72, S29, C32
22	皂苷 52	-8.7	K19, E24, S25, S72
23	皂苷 20	-8.7	—
24	皂苷 31	-8.7	S40, S29
25	皂苷 33	-8.7	E24, S25, S40, E28, S29
26	皂苷 36	-8.7	E24, S25, I18, S29
27	皂苷 54	-8.6	S72, E28, C32
28	皂苷 5	-8.6	R64, K16, S25
29	皂苷 28	-8.6	S25, R68, K20, K64, V61, H18
30	皂苷 7	-8.6	R68, S40, E28
31	皂苷 21	-8.5	—
32	皂苷 38	-8.5	E24, E28, R64, N71
33	皂苷 40	-8.5	E24, E28, S72, N71
34	皂苷 53	-8.4	E24, S25
35	皂苷 56	-8.4	—
36	皂苷 42	-8.4	K16, N71, S68
37	皂苷 1	-8.3	—
38	皂苷 8	-8.3	K20, S25, K16, R64, E28
39	皂苷 37	-8.3	S29, S40, S25, K16
40	皂苷 16	-8.2	S25
41	皂苷 6	-8.2	—
42	皂苷 24	-8.2	S29, S40, E24, R68
43	皂苷 30	-8.2	S25
44	皂苷 41	-8.2	S68
45	皂苷 3	-8.0	E24, S72
46	皂苷 15	-8.0	N71, R68, P31, S40
47	皂苷 35	-8.0	E24
48	皂苷 39	-8.0	E24, E28, K16
49	皂苷 23	-7.8	N71, K16
50	皂苷 32	-7.7	—
51	皂苷 17	-7.6	S29, E28
52	皂苷 19	-7.6	S72
53	皂苷 18	-7.5	S44, E28
54	皂苷 27	-7.5	R68, P31, C4
55	皂苷 26	-7.3	K16, K60
56	皂苷 25	-7.1	S68, R64, K16

CXCL12

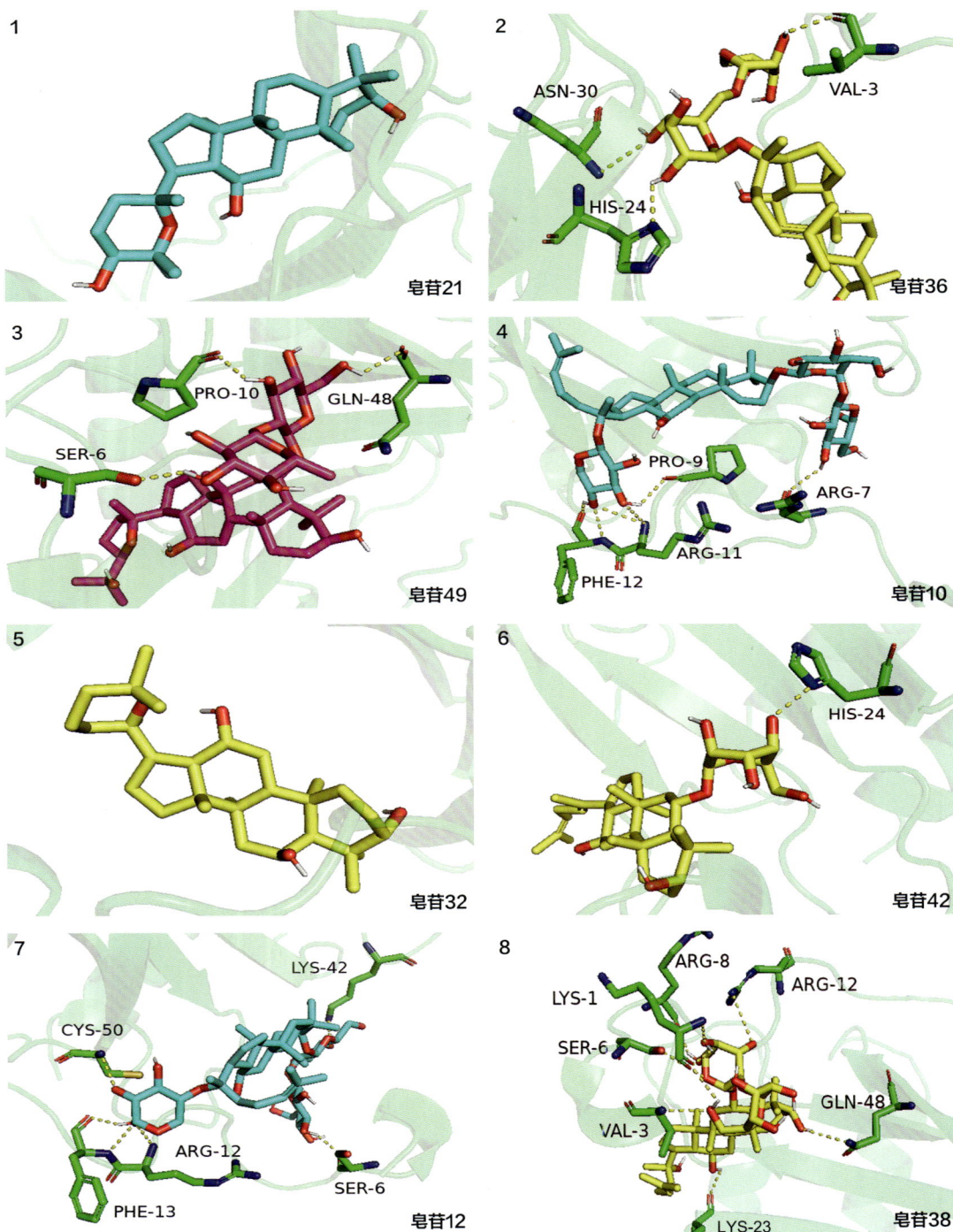

图 4-41　与 CXCL12 蛋白靶点作用最强的 8 个人参皂苷分子对接图

表 4-41 CXCL12 与人参皂苷的结合能及氨基酸残基

序号	人参皂苷	结合能/(kcal/mol)	氨基酸残基
1	皂苷21	−8.0	—
2	皂苷36	−8.0	N30, H24, V3
3	皂苷49	−7.8	S6, P10, Q48
4	皂苷10	−7.8	R7, P9, R11, F12
5	皂苷32	−7.8	—
6	皂苷42	7.8	H24
7	皂苷12	−7.7	K42, C50, R12, F13, S6
8	皂苷38	−7.7	R8, R12, K1, S6, V3, K23, Q48
9	皂苷46	−7.6	R12
10	皂苷56	−7.6	—
11	皂苷22	−7.6	S6
12	皂苷20	−7.6	—
13	皂苷17	−7.6	—
14	皂苷31	−7.6	K27, Q48, C50, F13
15	皂苷33	−7.6	K27, R8
16	皂苷39	−7.6	N30
17	皂苷40	−7.6	K1, S6, R8, N30, Q48
18	皂苷54	−7.5	R12, F13, C50
19	皂苷55	−7.5	C50, F13, R12
20	皂苷18	−7.5	R12, F13
21	皂苷34	−7.5	K23, N30
22	皂苷48	−7.4	C49, Q47, H25, K24
23	皂苷45	−7.4	N30
24	皂苷50	−7.4	R12, C50, N30
25	皂苷44	−7.4	F13, C50
26	皂苷47	−7.4	K23, N30, P10
27	皂苷52	−7.4	C50, K27, R40, N45
28	皂苷14	−7.4	Q48, R12
29	皂苷9	−7.4	Q48, R12, K1, S6
30	皂苷43	−7.3	Q48, N30
31	皂苷11	−7.3	Q48, R12, R8
32	皂苷51	−7.2	Q48, K27
33	皂苷53	−7.2	K27, V3
34	皂苷3	−7.2	R12, P10
35	皂苷16	−7.2	N30
36	皂苷5	−7.2	F13, R12, C50, P10, N30
37	皂苷28	−7.2	C49, R11, P9
38	皂苷30	−7.2	K23
39	皂苷2	−7.1	S6, P10, N30, K42
40	皂苷4	−7.1	H24, K27, C50
41	皂苷25	−7.1	K42, P10, R12, F13, Q48
42	皂苷27	−7.1	F13, C50, Q48, N30, K42, P10, R12
43	皂苷29	−7.1	Q48
44	皂苷35	−7.1	P10, C50
45	皂苷1	−7.0	K1, P10, R12, N30
46	皂苷23	−7.0	K23
47	皂苷6	−7.0	K27
48	皂苷13	−7.0	R12
49	皂苷24	−6.8	Q47, F12, R11, R7
50	皂苷41	−6.8	K23, K27, Q48, K1, S6
51	皂苷37	−6.7	N45, R8, R12
52	皂苷15	−6.6	K1, S6, N33, R12, K27, Q48
53	皂苷19	−6.5	Q48
54	皂苷7	−6.2	R11, F12, C49
55	皂苷8	−6.1	C49, P9, R11, F12
56	皂苷26	−6.0	R8, R12, V3, N30

CYP11B2

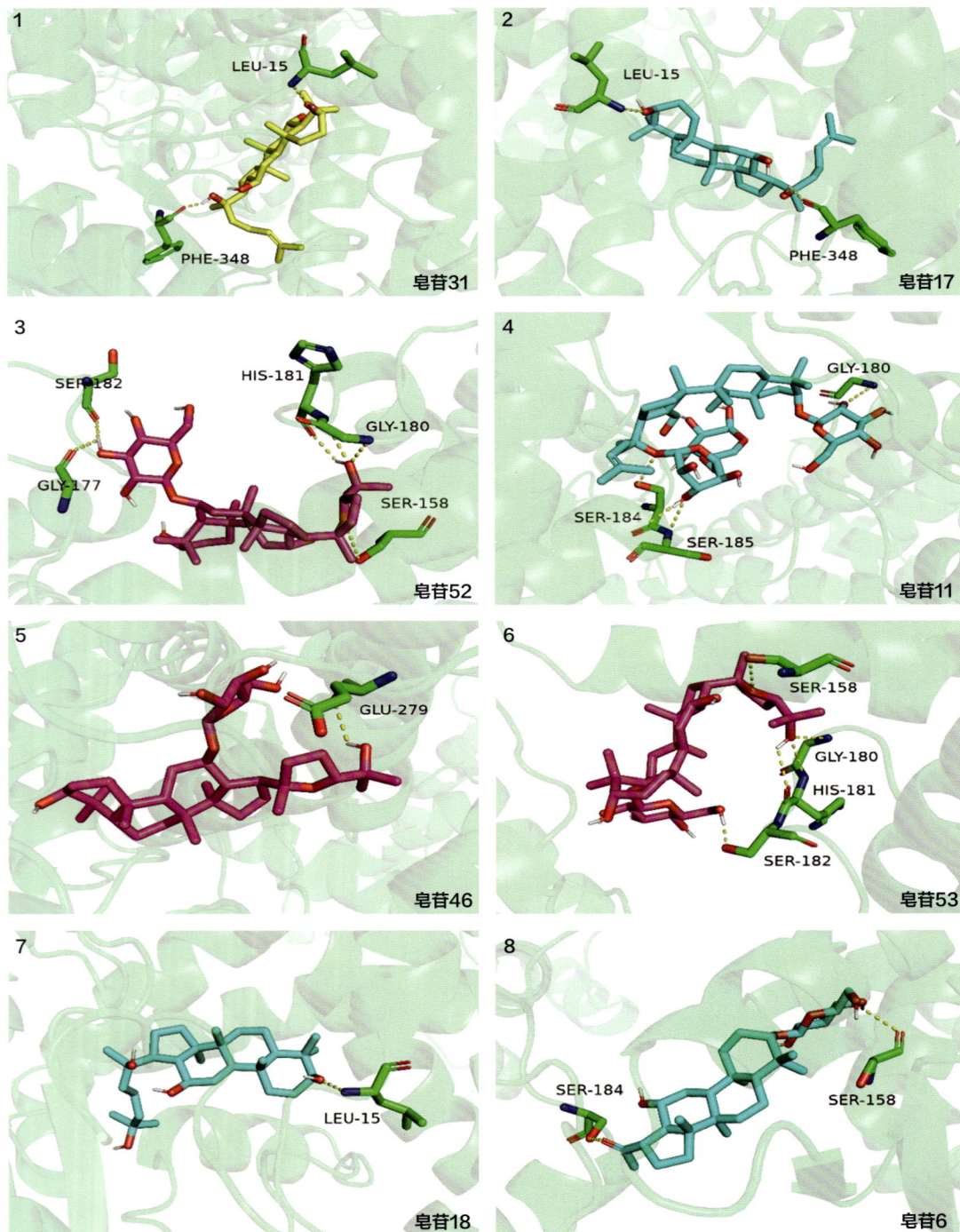

图 4-42　与 CYP11B2 蛋白靶点作用最强的 8 个人参皂苷分子对接图

表 4-42　CYP11B2 与人参皂苷的结合能及氨基酸残基

序号	人参皂苷	结合能/(kcal/mol)	氨基酸残基	序号	人参皂苷	结合能/(kcal/mol)	氨基酸残基	序号	人参皂苷	结合能/(kcal/mol)	氨基酸残基
1	皂苷31	-9.9	L15, F348	20	皂苷33	-8.6	L176, S160	39	皂苷51	-7.9	A138, G180, H181
2	皂苷17	-9.8	L15, F348	21	皂苷3	-8.6	G180	40	皂苷19	-7.9	L178, G180, H181
3	皂苷52	-9.6	S182, G177, H181, G180, S158	22	皂苷10	-8.6	G180, H161, N238	41	皂苷5	-7.9	L176, L180
4	皂苷11	-9.4	S184, S185, G180	23	皂苷27	-8.5	N236, Q232, D154, S158, G180, H181	42	皂苷28	-7.9	G182, L176
5	皂苷46	-9.3	E279	24	皂苷8	-8.5	F135, G180, D237, Q234	43	皂苷12	7.8	H181, L178, N238, K242
6	皂苷53	-9.2	S158, G180, H181, S182	25	皂苷44	-8.4	H181, G180, S158	44	皂苷23	-7.8	H181, G180
7	皂苷18	-9.2	L15	26	皂苷54	-8.4	A138, G180, H181, S182	45	皂苷7	-7.8	N236, K240, G177, K142, G180
8	皂苷6	-9.2	S184, S158	27	皂苷1	-8.4	L176, L178, S158	46	皂苷15	-7.7	K142, L178, S184, S187, P185
9	皂苷30	-9.1	F348, L15, G16	28	皂苷56	-8.3	S182	47	皂苷29	-7.7	H181, L178, S158, D154
10	皂苷16	-9.1	F348, G16, L15	29	皂苷45	-8.3	H181, G180, S158	48	皂苷13	-7.7	S184
11	皂苷48	-9.0	P183, S182, H181, G180, S158	30	皂苷20	-8.3	L14	49	皂苷9	-7.7	L178, G180, S185, A186
12	皂苷49	-8.9	N238, S182, H181, G180, L178	31	皂苷50	-8.2	Q232, N236, S185, S158, H181, G180, L178	50	皂苷35	-7.6	F137, S160, L180, G182
13	皂苷22	-8.9	R77	32	皂苷43	-8.2	H181, G180, S158	51	皂苷25	-7.6	H181, S182, S187, Q234
14	皂苷14	-8.9	K142, S182, S184, G180	33	皂苷37	-8.2	G180, D154, N238, Q234, S187	52	皂苷26	-7.6	H181, G180, S158
15	皂苷41	-8.8	L178, K142, G180, H181	34	皂苷12	-8.2	S184, N236, H183	53	皂苷36	-7.5	S182, S184, H181, L176
16	皂苷21	-8.8	E350, R77	35	皂苷38	-8.1	H183, D156, S184, K240	54	皂苷34	-7.4	G180, S182, S184, S187
17	皂苷47	-8.7	G180, H181, S158, N238	36	皂苷55	-8.0	G180, Q232	55	皂苷2	-7.4	Q232, N236, K240, K144
18	皂苷40	-8.7	D154, N238	37	皂苷32	-8.0	S160	56	皂苷24	-6.7	S182
19	皂苷4	-8.7	F137, G182, S160, N236	38	皂苷39	-8.0	G182, S160				

125

CYP17A1

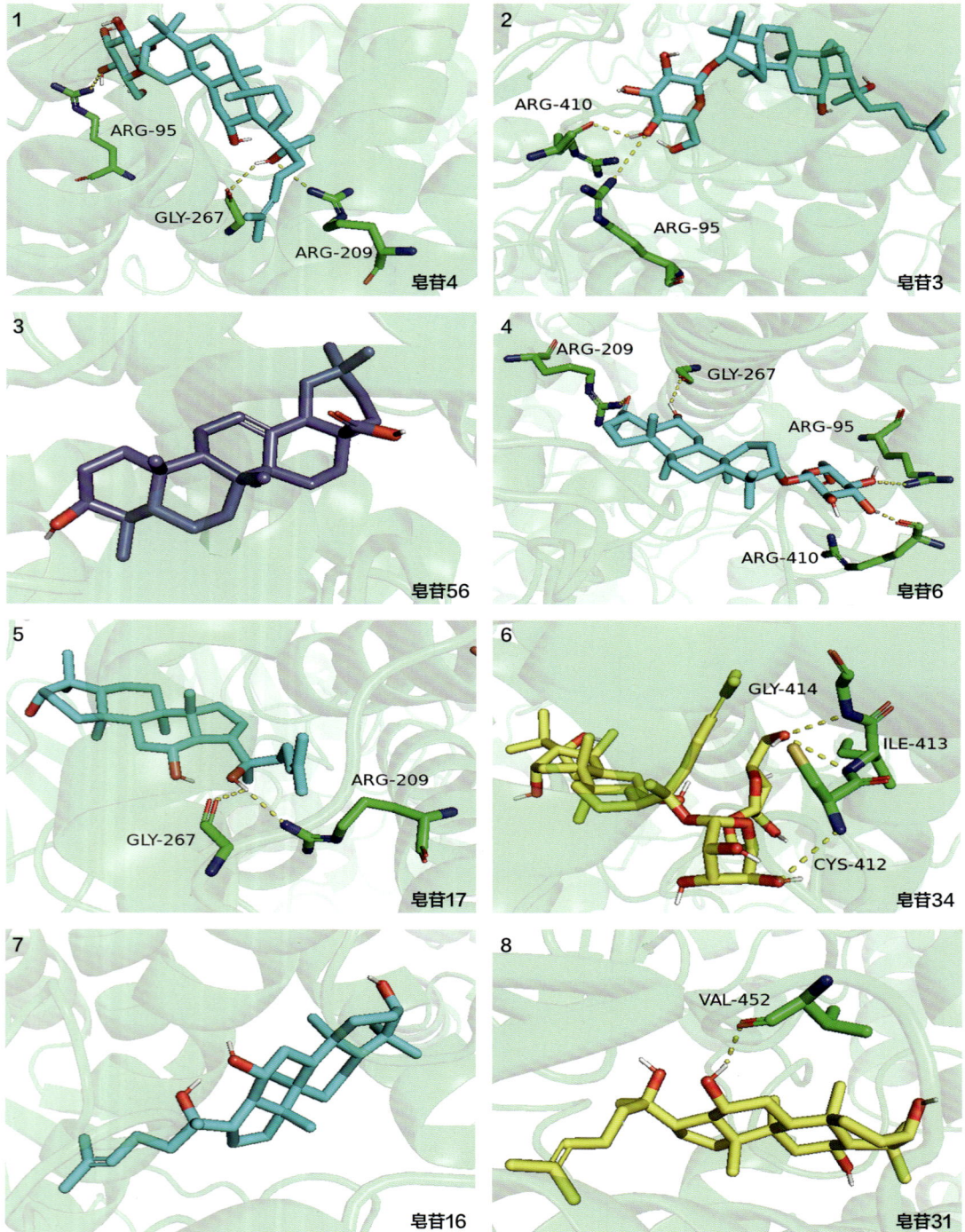

图 4-43　与 CYP17A1 蛋白靶点作用最强的 8 个人参皂苷分子对接图

表4-43 CYP17A1与人参皂苷的结合能及氨基酸残基

序号	人参皂苷	结合能/(kcal/mol)	氨基酸残基
1	皂苷4	-12.4	R95, G267, R209
2	皂苷3	-11.7	R410, R95
3	皂苷56	-11.2	—
4	皂苷6	-11.2	R209, G267, R95, R410
5	皂苷17	-11.1	G267, R209
6	皂苷34	-11.1	G414, I413, C412
7	皂苷16	-10.6	—
8	皂苷31	-10.5	V452
9	皂苷48	-10.4	N166, G161
10	皂苷45	-10.4	—
11	皂苷18	-10.4	F405, C412
12	皂苷9	-10.4	N21, R82, F130
13	皂苷32	-10.4	I413
14	皂苷21	-10.3	A272
15	皂苷20	-10.3	R209
16	皂苷43	-10.2	—
17	皂苷52	-10.2	N166, D136
18	皂苷44	-10.1	C412
19	皂苷53	-9.9	N166
20	皂苷23	-9.9	R66, R158, R95, S159
21	皂苷33	-9.9	S138, E23, Q169, E173
22	皂苷50	-9.8	N170, K207, D211, H18, D128, Q129, F130, N39
23	皂苷54	-9.8	T40, H261, R79, S87, D86, K344
24	皂苷47	-9.8	ARB 209, D268, C412, I141, P404
25	皂苷22	-9.8	Q169, D136
26	皂苷49	-9.7	N21, D211, K207, H38
27	皂苷51	-9.7	Q169, N166, Q41, F130, S193, E195
28	皂苷30	-9.7	D16
29	皂苷55	-9.6	N166, Q169, Q41, N39, F130
30	皂苷1	-9.6	K215, E164, F130
31	皂苷2	-9.6	F130, D128
32	皂苷41	-9.6	N166, D136,
33	皂苷46	-9.5	N166, D136,
34	皂苷24	-9.3	H38, N39, N170, Q129, D211, K215, F130, E195, G17, N21
35	皂苷25	-9.2	F130
36	皂苷27	-9.2	N39, F130, R82, E195, H18, N21, K25
37	皂苷10	-9.2	H38, R82, D211, K215
38	皂苷11	-9.2	E23, S206, S138
39	皂苷12	-9.2	D211, E195, L194, F130, Q129
40	皂苷35	-9.2	R82, F130
41	皂苷15	-9.1	F130, D128, E164, D211
42	皂苷14	-9.1	K207, S193
43	皂苷26	-9.1	I138, Q129, D128, D211, E218, K25
44	皂苷40	-9.1	K207, D128
45	皂苷42	-9.1	—
46	皂苷28	-8.8	E164
47	皂苷5	-8.7	D128, F130
48	皂苷7	-8.7	E23, Q169, K30, D136
49	皂苷13	-8.6	H16, E195, L194, D128
50	皂苷39	-8.5	H38, F130, Q129, E195
51	皂苷36	-8.4	K208, N166, K208
52	皂苷8	-8.3	L194, S193
53	皂苷38	-8.3	E195, H18, G17, K25
54	皂苷37	-8.1	N39, R82, S193, E195
55	皂苷19	-8.0	D128, Q129, F130
56	皂苷29	-7.7	E173, D177, S206, S138, K208, D136

CYP19A1

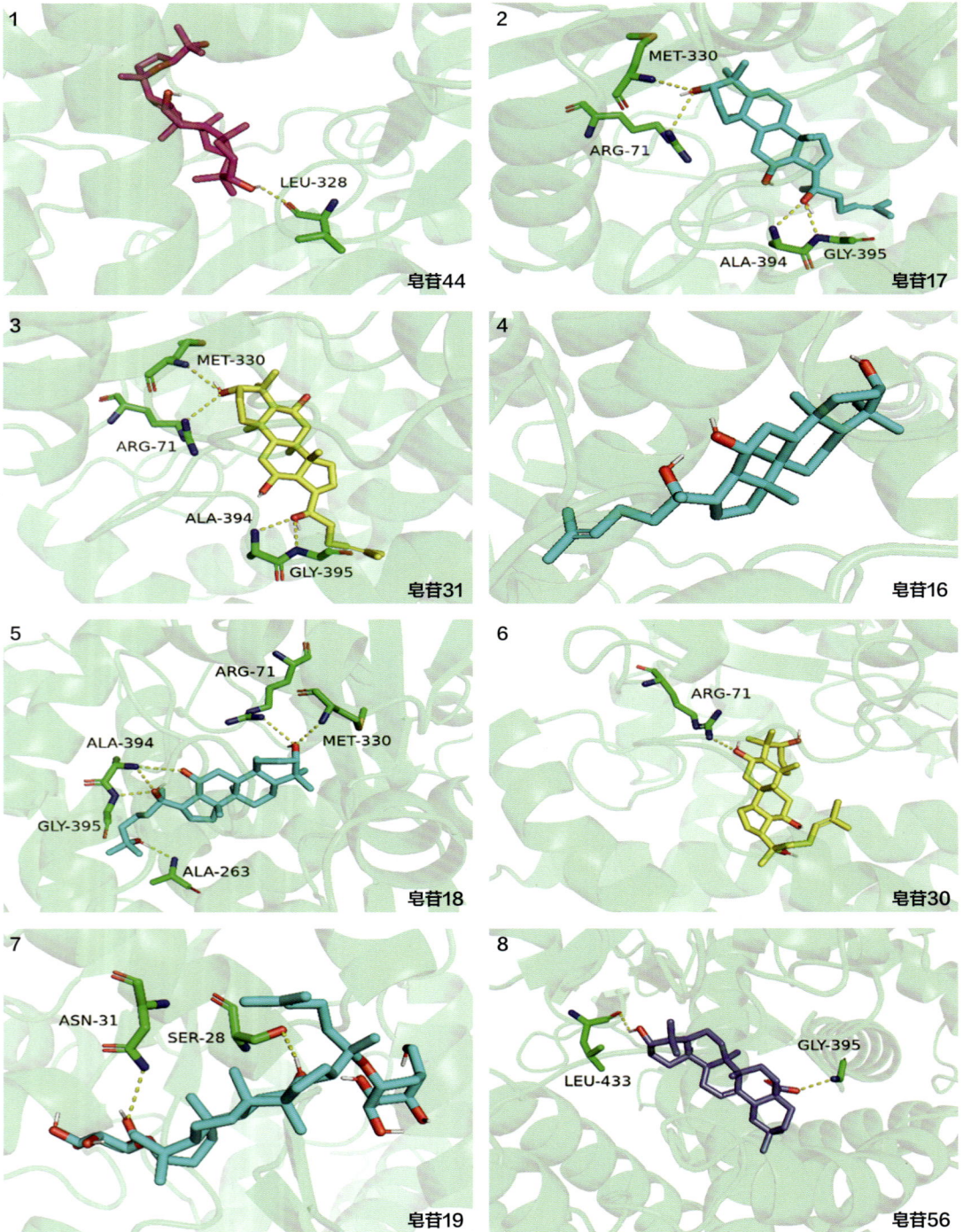

图 4-44　与 CYP19A1 蛋白靶点作用最强的 8 个人参皂苷分子对接图

表 4-44 CYP19A1 与人参皂苷的结合能及氨基酸残基

序号	人参皂苷	结合能/（kcal/mol）	氨基酸残基
1	皂苷44	-9.8	L328
2	皂苷17	-9.7	R71, M330, A394, G395
3	皂苷31	-9.5	R71, M330, A394, G395
4	皂苷16	-9.4	
5	皂苷18	-9.3	A263, G395, A394, R71, M330
6	皂苷30	-9.1	R71
7	皂苷19	-9.1	N31, S28
8	皂苷56	-9.0	L433, G395
9	皂苷9	-9.0	H431, M24, K199, S203
10	皂苷11	-8.9	D327, H431, Q181
11	皂苷40	-8.8	T266, G395, A394
12	皂苷41	-8.8	T266, A394, R71
13	皂苷21	-8.7	L433
14	皂苷45	-8.6	L328
15	皂苷43	-8.5	T266
16	皂苷14	-8.5	Y322, N31, S28, W23, D438
17	皂苷51	-8.4	W23, L22, F21, D178
18	皂苷24	-8.3	Y200, L22, D432, N31, R359
19	皂苷26	-8.3	Y322, Q323, R359, G355, R35, N31, H431, S28, D432
20	皂苷50	-8.2	D178, D432, M24, W23
21	皂苷47	-8.2	A182, L22
22	皂苷46	-8.1	F21, L22, K186, Q181
23	皂苷53	-8.1	D178, E439, T440, D142
24	皂苷33	-8.1	H431, M24, K429, D178
25	皂苷15	-8.1	Y322, N31, S20, W23, D438
26	皂苷25	-8.1	R359, N31, Q323, D432
27	皂苷27	-8.1	R359, D438
28	皂苷10	-8.1	K186, S28, K429, Q181
29	皂苷55	-8.0	V171, E439
30	皂苷37	-8.0	D178, E439, D438, H431, W23
31	皂苷48	-7.9	D432, M24, H431, K429, D178, D438
32	皂苷49	-7.8	W23
33	皂苷38	-7.8	K429, Q323, Y322, R359
34	皂苷42	-7.8	K396, Q384, Y317
35	皂苷54	-7.7	H431, R359
36	皂苷52	-7.7	W23, M24, H436, D178
37	皂苷36	-7.7	K429, H431, D178
38	皂苷23	-7.7	D178, Y200, Q174, D142, E445, E439, T440
39	皂苷22	-7.7	L433
40	皂苷6	-7.7	K429, H431, D178
41	皂苷13	-7.7	K429, H431, H436
42	皂苷34	-7.6	K429, H431, M24, D432, D178
43	皂苷2	-7.6	R35, R359, N31, Y322, M24
44	皂苷4	-7.6	S203
45	皂苷29	-7.6	R359, N31, K429, D438
46	皂苷35	-7.5	Y200
47	皂苷1	-7.5	K429
48	皂苷28	-7.5	Y200, D178, Q174, D142, E445, E439, T440
49	皂苷32	-7.4	H84, E85, T248
50	皂苷5	-7.4	T266
51	皂苷12	-7.4	D178, R148, E439
52	皂苷20	-7.3	H431, D432
53	皂苷3	-7.3	K429, H431, Q181
54	皂苷7	-7.3	S28, H431, D432
55	皂苷39	-7.1	M24, W23, H431, D178
56	皂苷8	-6.1	H431, K429, Y322
	皂苷22	-7.7	L433

CYP2C19

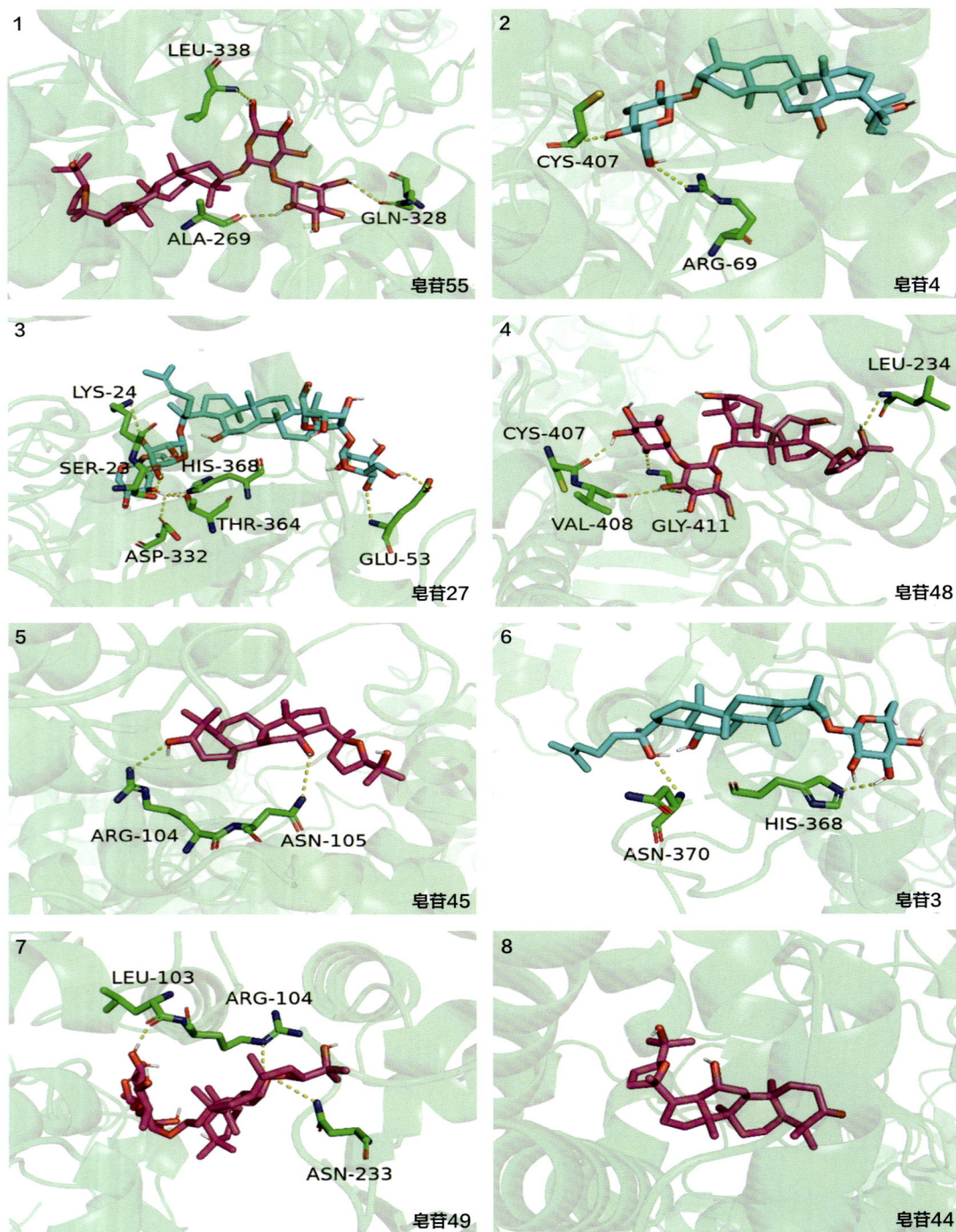

图 4-45　与 CYP2C19 蛋白靶点作用最强的 8 个人参皂苷分子对接图

表4-45　CYP2C19与人参皂苷的结合能及氨基酸残基

序号	人参皂苷	结合能/(kcal/mol)	氨基酸残基
1	皂苷55	-12.0	L338, A269, Q328
2	皂苷4	-10.3	C407, R69
3	皂苷27	-10.2	K24, S23, D332, T364, H368, E53
4	皂苷48	-10.1	C407, V408, G411, L234
5	皂苷45	-9.7	R104, N105
6	皂苷3	-9.6	N370, H368
7	皂苷49	-9.5	L103, R104, N233
8	皂苷44	-9.5	—
9	皂苷56	-9.5	—
10	皂苷6	-9.5	C407, R405, D265, S337
11	皂苷29	-9.4	E377, T27
12	皂苷7	-9.4	V408, C407, E410, N105
13	皂苷37	-9.4	S236, P98, N233, R104, L100, L103, G411
14	皂苷2	-9.3	N105, G411, E410, C407, V408
15	皂苷10	-9.3	E53, Y52, D369, T364
16	皂苷46	-9.2	N105, S112
17	皂苷54	-9.2	G411, L412, L103, N105, K241
18	皂苷53	-9.2	L234, L103, V408
19	皂苷1	-9.2	E410, G411, L103, N105
20	皂苷19	-9.2	P93, N105
21	皂苷34	-9.2	S236, N233, N105
22	皂苷23	-9.1	D265
23	皂苷11	-9.1	R104, N105, F106, Q312, S236
24	皂苷5	-9.0	T364, T27, Y52, E53
25	皂苷50	-8.9	N105, L103, L412, G411, E410
26	皂苷20	-8.9	N105, R104
27	皂苷14	-8.9	C407, E410, G411, N105
28	皂苷12	-8.9	E410, G411, F106
29	皂苷38	-8.9	G411, L103, N105, S236
30	皂苷17	-8.8	—
31	皂苷28	-8.8	S236, L234, N105, Q312, G411, E410, V408
32	皂苷9	-8.8	Q312, F106, R104, Q100, S236, L237
33	皂苷31	-8.8	—
34	皂苷43	-8.7	S236, L234
35	皂苷26	-8.7	G411, L412, N233, S236
36	皂苷33	-8.7	F106, P93, S236
37	皂苷40	-8.7	S236
38	皂苷51	-8.6	L103, N233, G411
39	皂苷36	-8.6	N233, S236, F106, N105, R104, G411, V408
40	皂苷16	-8.5	—
41	皂苷24	-8.5	K235, S236, N105, G411, E410, R314, Q312
42	皂苷8	-8.5	N105, G411, E410, C407, V408
43	皂苷30	-8.5	V412, L103, V408, F106, L234, N233
44	皂苷39	-8.5	N105, G411, V408
45	皂苷47	-8.4	N233, L234, P93, F106
46	皂苷52	-8.4	M170, S275
47	皂苷22	-8.4	Q312, R104, L237, S236, P93, N233
48	皂苷13	-8.4	N79
49	皂苷18	-8.3	S236, N105, L103
50	皂苷15	-8.2	R104
51	皂苷32	-8.2	R104
52	皂苷41	-8.2	N105, Q312
53	皂苷21	-8.1	N233
54	皂苷42	-8.0	Q164
55	皂苷35	-7.9	E410, L100, N105
56	皂苷25	-7.6	

131

DLL4

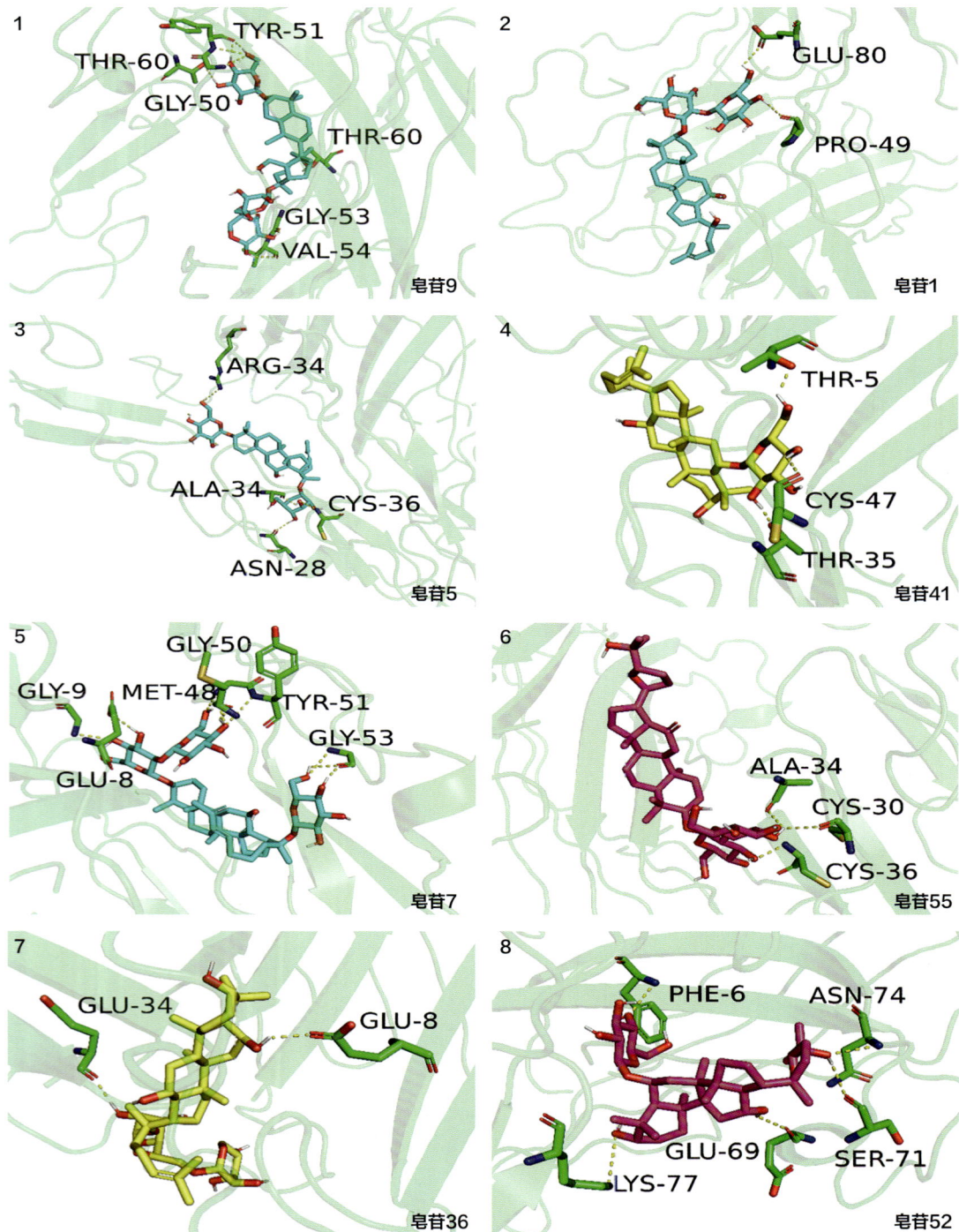

图 4-46　与 DLL4 蛋白靶点作用最强的 8 个人参皂苷分子对接图

表 4-46 DLL4 与人参皂苷的结合能及氨基酸残基

序号	人参皂苷	结合能/(kcal/mol)	氨基酸残基	序号	人参皂苷	结合能/(kcal/mol)	氨基酸残基	序号	人参皂苷	结合能/(kcal/mol)	氨基酸残基
1	皂苷9	-9.4	Y51, T60, G50, T60, G53, V54	20	皂苷33	-8.2	C47, G50, C45	39	皂苷48	-7.9	A4, T35
2	皂苷1	-9.1	E80, P49	21	皂苷34	-8.2	A34, T35	40	皂苷8	-7.8	G9, C47, G9, G9
3	皂苷5	-9.0	R34, A34, C36, N28	22	皂苷35	-8.2	C47, E8, N79, G50	41	皂苷13	-7.8	N79, E8, A4, Y2
4	皂苷41	-9.0	T5, C47, T35	23	皂苷46	-8.2	E34, C11, K77, I78	42	皂苷30	-7.7	I78, N74
5	皂苷7	-8.9	F8, G9, M48, G50, Y51, G53	24	皂苷49	-8.2	E34, A4, A34	43	皂苷53	-7.7	T5, A4, H1, T35, I46
6	皂苷55	-8.9	A34, C30, C36	25	皂苷51	-8.2	G50, C45, E42, Q95	44	皂苷54	-7.6	G50, E8, C47
7	皂苷36	-8.8	E34, E8	26	皂苷3	-8.1	C36, N28	45	皂苷16	-7.5	I78, N74
8	皂苷52	-8.8	K77, E69, F6, N74, S71	27	皂苷14	-8.1	C47, G53, E8, S65, E62	46	皂苷27	-7.5	R34, C36, P49
9	皂苷40	-8.6	E80, I78	28	皂苷24	-8.1	Y51, G50, C47, G53	47	皂苷10	-7.4	L1, A4, Y2, T35
10	皂苷42	-8.6	L21, T35	29	皂苷38	-8.1	E34, F6	48	皂苷21	-7.4	C36
11	皂苷44	-8.6	W22	30	皂苷4	-8.0	G50, C47, C45	49	皂苷23	-7.2	A34
12	皂苷50	-8.5	R37, S35, S17, D65, P43, Q41	31	皂苷11	-8.0	D33, A34, C36	50	皂苷47	-7.2	L21, D38, N23
13	皂苷56	-8.5	C11	32	皂苷12	-8.0	I78, A34	51	皂苷25	-7.0	C36, N74, S75
14	皂苷26	-8.4	T12, E8, N79	33	皂苷28	-8.0	H1, G50, N79, Q3, C47	52	皂苷22	-6.8	C36
15	皂苷37	-8.4	Y51, G50, C47, Q44	34	皂苷29	-8.0	C45, G53, C47, M48, G50, Y51, T60	53	皂苷6	0.0	—
16	皂苷2	-8.2	E34, R34, I78, P49	35	皂苷39	-8.0	Y51, G50	54	皂苷17	0.0	—
17	皂苷18	-8.2	H1, C47	36	皂苷15	-7.9	T35, D38, T47	55	皂苷19	0.0	—
18	皂苷20	-8.2	A34	37	皂苷43	-7.9	C11, E8	56	皂苷31	0.0	—
19	皂苷32	-8.2	I78	38	皂苷45	-7.9	E34, C11				

DNM1L

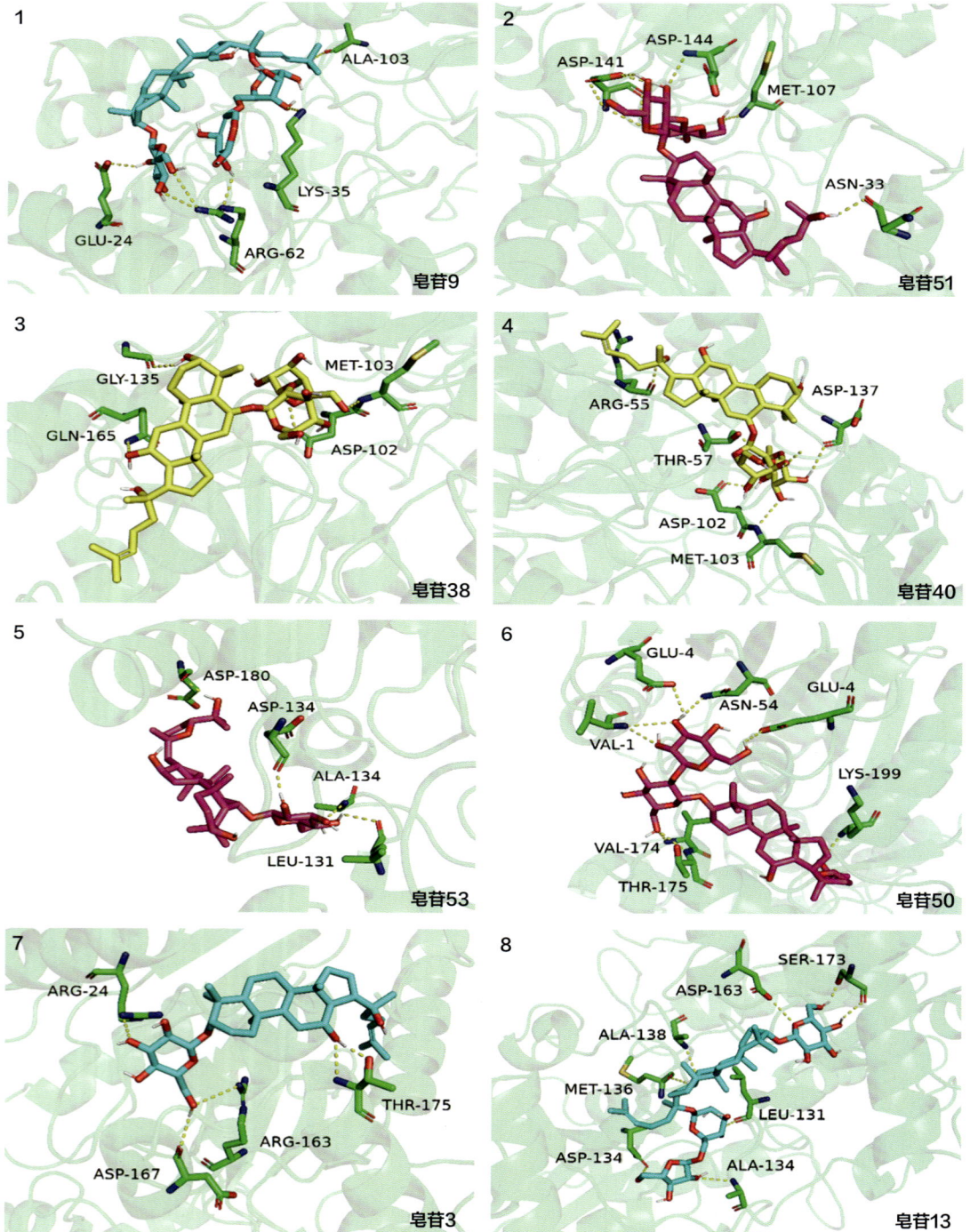

图 4-47   与 DNM1L 蛋白靶点作用最强的 8 个人参皂苷分子对接图

表4-47 DNM1L与人参皂苷的结合能及氨基酸残基

序号	人参皂苷	结合能/(kcal/mol)	氨基酸残基
1	皂苷9	-8.9	E24, R62, K35, A103
2	皂苷51	-8.7	D141, D144, M107, N33
3	皂苷38	-8.7	Q165, G135, M103, D102
4	皂苷40	-8.7	R55, D137, T57, D102, M103
5	皂苷53	-8.6	D180, D134, A134, L131
6	皂苷50	-8.4	V1, E4, N54, K199, V174, T175
7	皂苷3	-8.4	R24, D167, R163, T175
8	皂苷13	-8.4	L131, A134, D134, M136, A138, D163, S173
9	皂苷56	-8.2	P93
10	皂苷48	-8.2	T57, K35
11	皂苷55	-8.2	R62, D137, M139, D140
12	皂苷22	-8.2	N54, E5, D51
13	皂苷14	-8.2	I59, R62
14	皂苷11	-8.2	D17, R20, E24, N25, E28
15	皂苷36	-8.1	R62, D140, M103, A99, T57
16	皂苷2	-8.1	K150, I153
17	皂苷15	-8.1	R24, K172, R163, Q165, G135, D137
18	皂苷49	-8.0	N38, D137, A104, M103
19	皂苷46	-8.0	D21, D19, F20, D51
20	皂苷54	-8.0	R24, Q165, G135, D137, K39
21	皂苷39	-8.0	T175, G1, D51, R50, D21, E2, V1
22	皂苷8	-8.0	R149, D144, T57, R55, R20, R62
23	皂苷10	-8.0	R210, I27, I153, V149
24	皂苷45	-7.9	F?
25	皂苷43	-7.9	H209
26	皂苷52	-7.9	M107, D141, T57, I59
27	皂苷41	-7.9	A138
28	皂苷24	-7.9	M107, Q161, R55, R20, E24
29	皂苷4	-7.8	T175, K172, R24, D21
30	皂苷12	-7.8	G135, T57, K39, N38, G72, D137, M103
31	皂苷23	-7.8	E2, V1, D19, F20, D21, R50, D51
32	皂苷35	-7.7	T175, R50, F20, D21
33	皂苷20	-7.7	P93
34	皂苷5	-7.7	E118, S95, N94, H212
35	皂苷6	-7.7	H211, R125, P93
36	皂苷32	-7.6	V174, D51
37	皂苷19	-7.6	R124
38	皂苷31	-7.5	R50, T175
39	皂苷33	-7.5	A134, L131, D130
40	皂苷34	-7.5	T57, D144, K35
41	皂苷37	-7.5	M107, D106, T57, T105, D144, D141, G139
42	皂苷42	-7.5	V60, R62, E28
43	皂苷21	-7.5	R114, K111
44	皂苷1	-7.5	D211, H208, Q26, N90
45	皂苷28	-7.5	K35
46	皂苷44	-7.4	R117
47	皂苷47	-7.4	D134, M136, A138, D163, N158
48	皂苷30	-7.4	T175, D21
49	皂苷26	-7.4	E28, R55, Q165, D102, D137, M103, D140
50	皂苷29	-7.4	Q165, D137, D140, M103, T57, R55
51	皂苷27	-7.3	E28, R55, Q165, T101
52	皂苷7	-7.3	R203, I153, P117
53	皂苷17	-7.1	D215
54	皂苷16	-7.1	N94
55	皂苷18	-6.9	L208, R124
56	皂苷25	-6.8	T57, E24, R62

DPP4

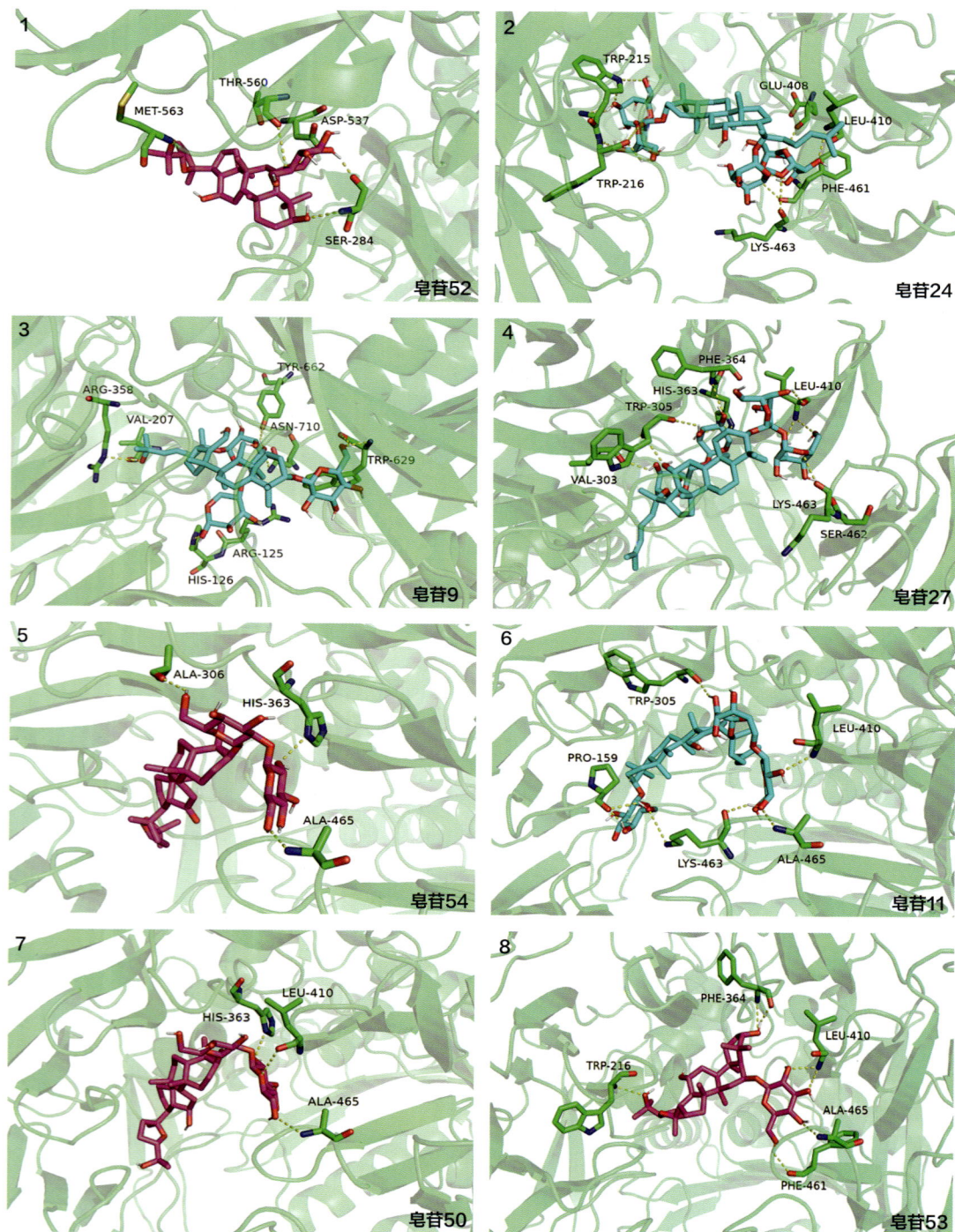

图 4-48　与 DPP4 蛋白靶点作用最强的 8 个人参皂苷分子对接图

表 4-48 DPP4与人参皂苷的结合能及氨基酸残基

序号	人参皂苷	结合能/(kcal/mol)	氨基酸残基	序号	人参皂苷	结合能/(kcal/mol)	氨基酸残基	序号	人参皂苷	结合能/(kcal/mol)	氨基酸残基
1	皂苷52	-10	M563, T560, D537, S284	20	皂苷47	-8.9	W216, W215, L214, A306, F364, H363	39	皂苷35	-8.6	N710, Q553
2	皂苷24	-9.9	W215, W216, E408, L410, F461, K463	21	皂苷25	-8.9	W216, L214, S212, K463, A465, L410	40	皂苷12	-8.6	Q308, W216, W215
3	皂苷9	-9.9	R358, V207, H126, R125, Y662, N710, W629	22	皂苷26	-8.9	L410, W216, W215, L214, S212	41	皂苷44	-8.5	M563, A282, S284
4	皂苷27	-9.7	V303, W305, H363, F364, L410, K463, S462	23	皂苷37	-8.9	F208, W715, W305, P362, F364, H363, L410	42	皂苷23	-8.5	S284
5	皂苷51	-9.5	A306, H363, A465	24	皂苷22	-8.8	S284	43	皂苷15	-8.5	A306, R358, L410, L214, D302
6	皂苷11	-9.5	W305, P159, K463, A465, L410	25	皂苷51	-8.8	F364, H363, L410	44	皂苷6	-8.5	Y499, S284, T283
7	皂苷50	-9.3	L410, H363, A465	26	皂苷1	-8.8	L214, V303, W305, A306	45	皂苷32	-8.4	—
8	皂苷53	-9.3	W216, F461, A465, L410, F364	27	皂苷42	-8.8	N710, S630, H740, Y547	46	皂苷30	-8.4	L495, Q227
9	皂苷13	-9.3	R358, V303, W215, S462, F461, A465, L410	28	皂苷29	-8.8	E206, E205, H740, F357, R358, R356	47	皂苷20	-8.4	T188, S284, Y225
10	皂苷40	-9.2	R669, Y547, E206, V207, S209	29	皂苷46	-8.7	R358, V207, Y662, N710, Y547	48	皂苷16	-8.4	T283, A282, W187
11	皂苷14	-9.2	W62, R61, R358, V303, W305, W215, S216	30	皂苷2	-8.7	W215	49	皂苷17	-8.4	E536, Q227
12	皂苷36	-9.1	N720, E205, S209, Y547, Q553	31	皂苷37	-8.7	W305, W216, T365, L410, E408, A465, F461, K463	50	皂苷31	-8.3	E536, T188
13	皂苷55	-9.1	F364, P362, H363, L410	32	皂苷41	-8.7	Y662, N710, E206, Q553	51	皂苷19	-8.3	W1124
14	皂苷10	-9.1	Y547, Y631, S630, H740, N710, R125, E205, S630, R356, Y662, Y666, R382	33	皂苷38	-8.7	W353, T350, S349, M348, I346, T351, D588, S376	52	皂苷8	-8.3	Q308, W215, A465, A306
15	皂苷49	-9	T365, F364, P362, H363	34	皂苷43	-8.7	D537	53	皂苷18	-8.2	K496, E536, I185
16	皂苷48	-9	T365, H363, A465, K463, P218	35	皂苷56	-8.7	I185	54	皂苷5	-8.2	W215, L410
17	皂苷21	-8.9	I185	36	皂苷45	-8.6	T560, D537	55	皂苷39	-8.2	A306, W305, W216, K463, A465, L410
18	皂苷3	-8.9	Y48, L561, L55	37	皂苷4	-8.6	R358, Y662, N710, H740	56	皂苷7	-8.1	E536, N229, Q227, A282, A562
19	皂苷34	-8.9	Y662, Q553, Y547, N710, S209	38	皂苷33	-8.6	C551, Y662, N710, S209, R125				

137

DRD4

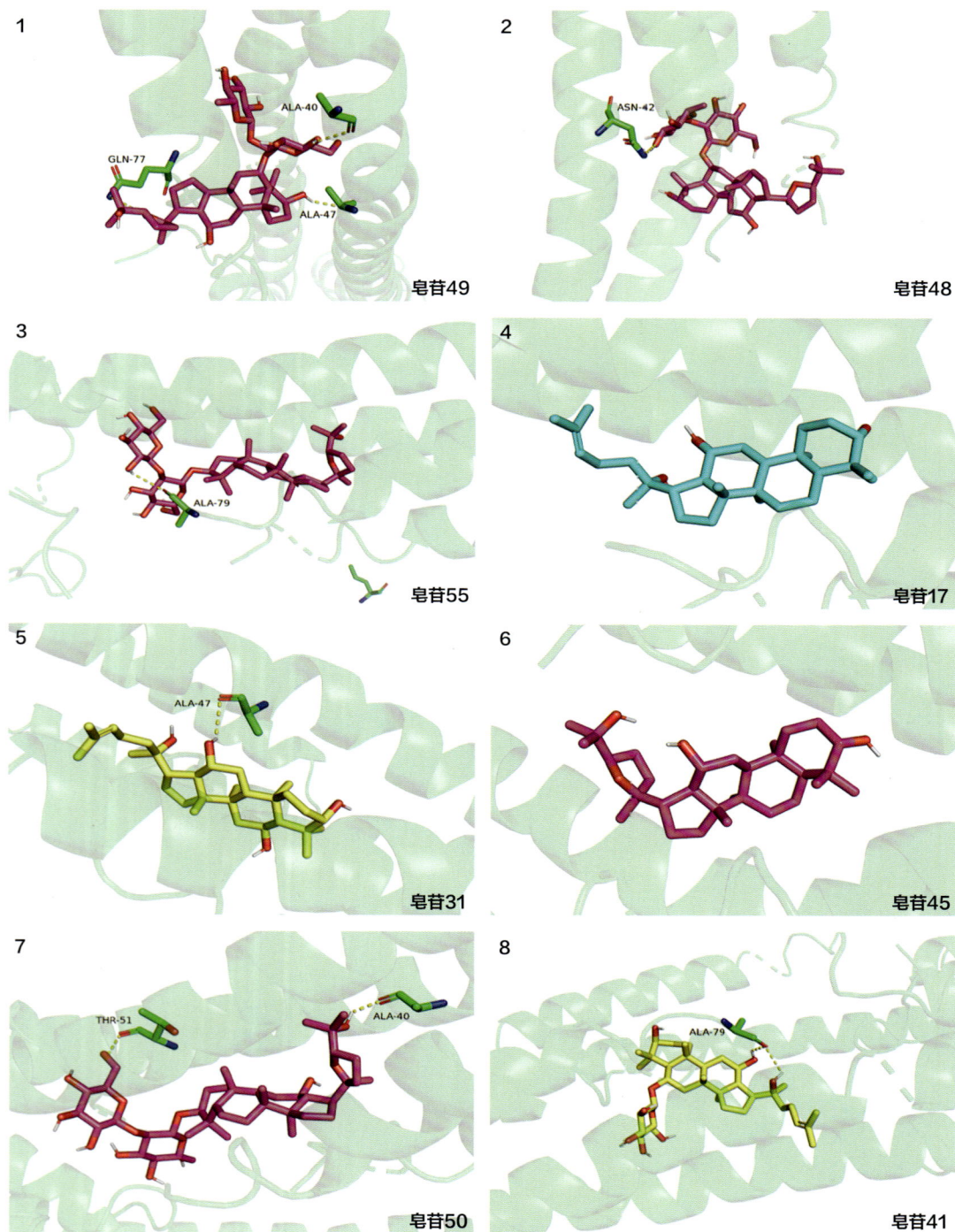

图 4-49　与 DRD4 蛋白靶点作用最强的 8 个人参皂苷分子对接图

表4-49 DRD4与人参皂苷的结合能及氨基酸残基

序号	人参皂苷	结合能/(kcal/mol)	氨基酸残基	序号	人参皂苷	结合能/(kcal/mol)	氨基酸残基	序号	人参皂苷	结合能/(kcal/mol)	氨基酸残基
1	皂苷49	-9.8	Q77, A40, A47	20	皂苷16	-8.5	—	39	皂苷22	-7.8	L7, T11
2	皂苷48	-9.6	N42	21	皂苷23	-8.4	A76	40	皂苷20	-7.8	—
3	皂苷55	-9.5	A79	22	皂苷33	-8.4	R100, D99	41	皂苷3	-7.7	E29
4	皂苷17	-9.5	—	23	皂苷42	-8.4	A103	42	皂苷2	-7.7	E122
5	皂苷31	9.4	A47	24	皂苷53	-8.3	R100	43	皂苷27	-7.7	C23, V104
6	皂苷45	-9.3	—	25	皂苷19	-8.3	—	44	皂苷38	-7.7	R100, E122
7	皂苷50	-9.3	T51, A40	26	皂苷51	-8.2	K82, W39, A3	45	皂苷8	-7.6	A79, D8
8	皂苷41	-9.3	A79	27	皂苷1	-8.2	E122	46	皂苷35	-7.6	Q77
9	皂苷46	-9.2	—	28	皂苷18	-8.2	M69	47	皂苷26	-7.5	V104
10	皂苷44	-9.0	—	29	皂苷7	-8.2	A121, R100, K82, A80	48	皂苷29	-7.5	R100
11	皂苷11	-9.0	F101	30	皂苷9	-8.2	Y38	49	皂苷12	-7.5	V104, C23
12	皂苷36	-9.0	—	31	皂苷24	-8.1	S42, T105	50	皂苷37	-7.5	A1, A79
13	皂苷21	-8.9	—	32	皂苷32	-8.1	—	51	皂苷43	-7.4	—
14	皂苷34	-8.9	K82	33	皂苷4	-8.0	D8, Q77	52	皂苷52	-7.4	—
15	皂苷10	-8.7	S28, T105, G35	34	皂苷6	-8.0	Q77	53	皂苷5	-7.4	T105
16	皂苷30	-8.7	—	35	皂苷28	-8.0	—	54	皂苷13	-7.2	F19
17	皂苷54	-8.6	—	36	皂苷40	-8.0	R100	55	皂苷39	-7.1	W91
18	皂苷56	-8.6	—	37	皂苷15	-7.9	L24, V104	56	皂苷25	-6.9	E29, T105
19	皂苷47	-8.5	E54	38	皂苷14	-7.9	Q33				

EDN1

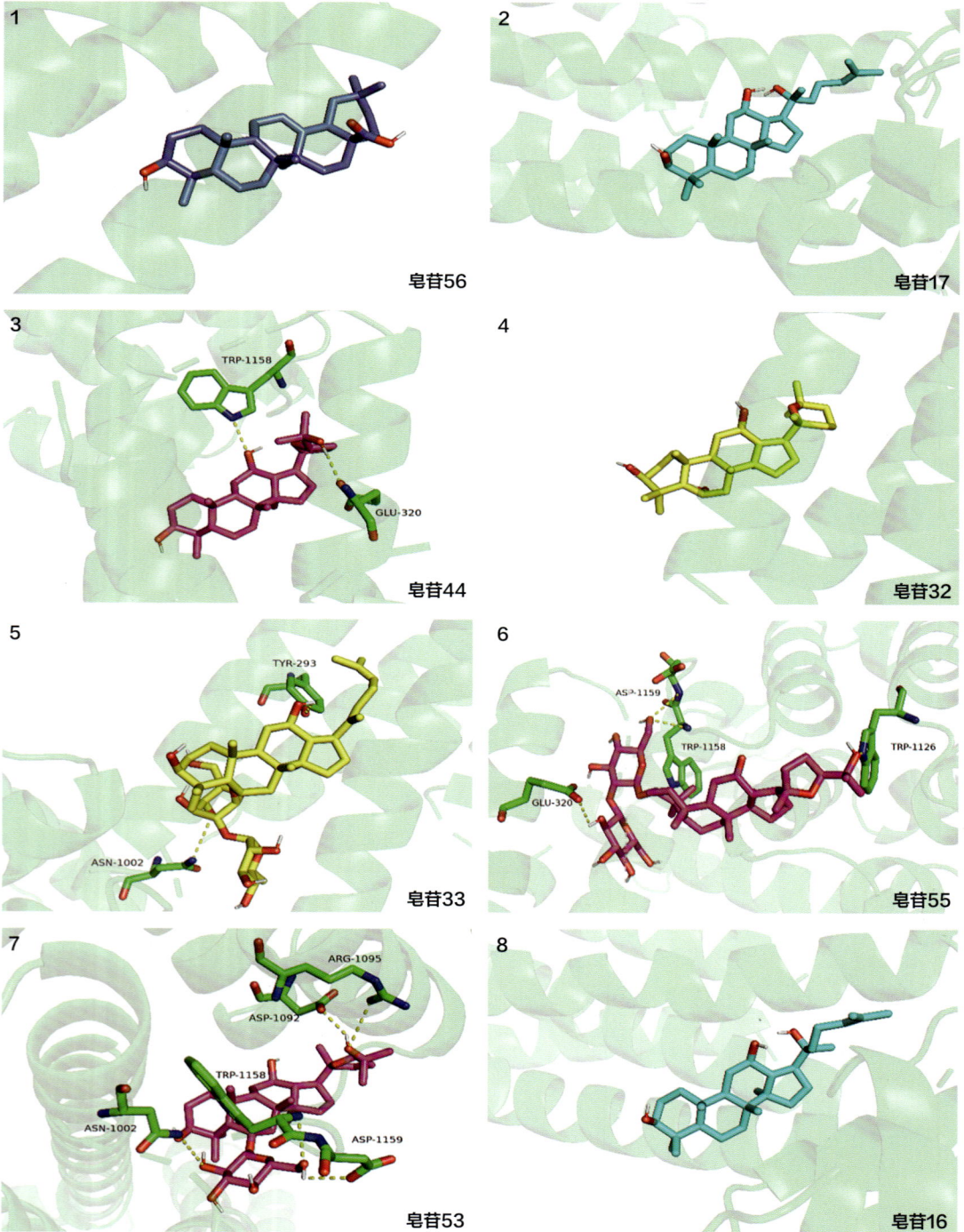

图 4-50　与 EDN1 蛋白靶点作用最强的 8 个人参皂苷分子对接图

表4-50　EDN1与人参皂苷的结合能及氨基酸残基

序号	人参皂苷	结合能/(kcal/mol)	氨基酸残基
1	皂苷56	-8.2	—
2	皂苷17	-8.2	—
3	皂苷44	-8.0	W1158, E320
4	皂苷32	-8.0	—
5	皂苷33	-8.0	N1002, Y293
6	皂苷55	-7.9	E320, W1158, D1159, W1126
7	皂苷53	-7.9	N1002, W1158, D1092, R1095, D1195
8	皂苷16	-7.9	—
9	皂苷30	-7.9	—
10	皂苷41	-7.9	—
11	皂苷46	-7.7	L301, E320
12	皂苷2	-7.7	I126
13	皂苷4	-7.7	Y127
14	皂苷7	-7.7	W1126, R1095, D1092, Y293
15	皂苷48	-7.6	G1156, A1099
16	皂苷45	-7.6	L330, F326, T294
17	皂苷47	-7.6	R1096, W1156, K316, T297
18	皂苷52	-7.6	R319, N1002, W1158, D1092
19	皂苷56	-8.2	—
20	皂苷20	-7.6	—
21	皂苷5	-7.6	W1126, D1092, Y293
22	皂苷21	-7.5	W1158
23	皂苷23	-7.5	—
24	皂苷6	-7.5	Y127
25	皂苷43	-7.4	V1094, A1093, E320
26	皂苷3	-7.4	Y127
27	皂苷11	-7.4	E320, G1156, R1096, Y1088
28	皂苷36	-7.4	A290, Y293, R319, N1002, W1158
29	皂苷42	-7.4	—
30	皂苷49	-7.3	E320, N1002, W1158, R1095, T1155
31	皂苷51	-7.3	R319, E320, T297, N1002, L301, T1155, R1095
32	皂苷50	-7.3	R1095, D1092, G1156, K316, E320
33	皂苷54	-7.3	E320, N1002, D1159, W1126
34	皂苷19	-7.3	—
35	皂苷9	-7.3	C298, R1096, Y1088
36	皂苷22	-7.2	N356, E359
37	皂苷14	-7.2	W1158, E320, T324, K323
38	皂苷31	-7.2	—
39	皂苷12	-7.0	R392, L388, V389, R318, H314
40	皂苷35	-7.0	T297, E320, N1002, W1158
41	皂苷27	-6.9	N1002, W1158, R319, E320, T297, F326
42	皂苷29	-6.9	W1126, D1092
43	皂苷8	-6.9	T297, L301, W1158, E320
44	皂苷34	-6.9	F320, D1159, W1158
45	皂苷1	-6.8	D1159, K316
46	皂苷18	-6.8	E320
47	皂苷37	-6.8	N1002, G1156, R1095, T1155
48	皂苷15	-6.7	W1126, R1095, D1159, W1158, E320
49	皂苷13	-6.7	W1158, N1002, T297
50	皂苷10	-6.7	W1126, D1092, W1158, L301, T297
51	皂苷38	-6.7	T297, E320, L301, N1002, W1158
52	皂苷24	-6.6	L301, A1093, D1089, G1156
53	皂苷39	-6.6	Y293
54	皂苷28	-6.5	K1124, D1092, N1002, E320
55	皂苷25	-6.4	K1124, R1096, D1092, N1002, E320
56	皂苷26	-6.4	K1124, D1092, Y293

EGF

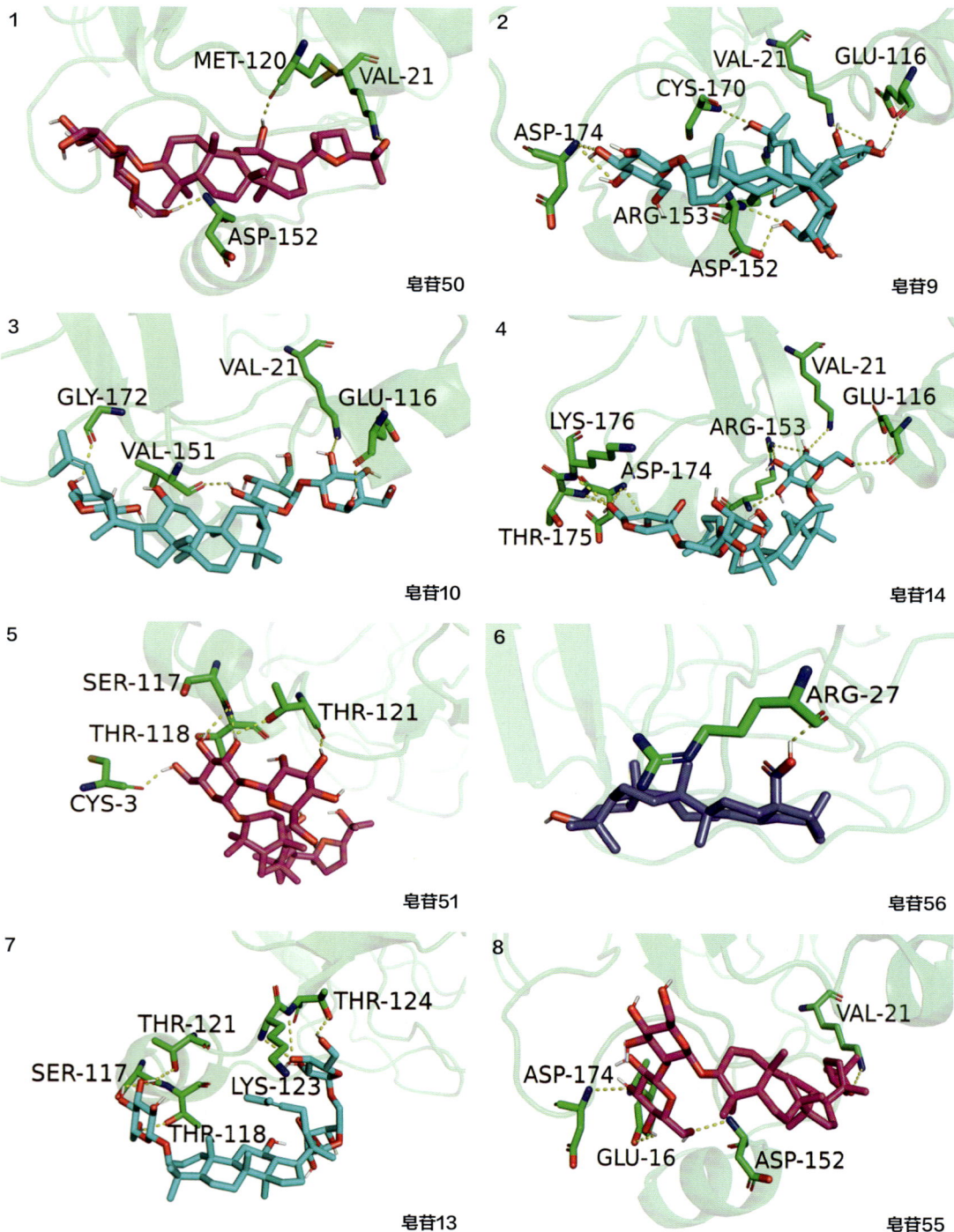

图 4-51　与 EGF 蛋白靶点作用最强的 8 个人参皂苷分子对接图

表 4-51 EGF 与人参皂苷的结合能及氨基酸残基

序号	人参皂苷	结合能/（kcal/mol）	氨基酸残基
1	皂苷50	-8.9	M120, V21, D152
2	皂苷9	-8.6	D174, R153, D152, C170, V21, E116
3	皂苷10	-8.6	G172, V151, V21, E116
4	皂苷14	-8.6	T175, K176, D174, R153, V21, E116
5	皂苷51	-8.6	C3, T118, S117, T121
6	皂苷56	-8.3	R2/
7	皂苷13	-8.2	S117, T121, T118, K123, T124
8	皂苷55	-8.2	D174, E16, D152, V21
9	皂苷11	-8.1	T175, D174, V151, R153, V21
10	皂苷33	-8.1	Y150, R153, M20
11	皂苷49	-8.1	E16, D113, E111, T30
12	皂苷3	-8.0	R153, C170, Y150, K123
13	皂苷4	-8.0	P43, G42, C46
14	皂苷46	-8.0	L109, C46
15	皂苷47	-8.0	D152, R153
16	皂苷48	-8.0	N154, D152, K123
17	皂苷40	-7.9	T124, K123, AD6, N7
18	皂苷7	-7.8	N154, R153, C170, V151, Y150
19	皂苷21	-7.8	—
20	皂苷38	-7.8	S155, D152, Y150
21	皂苷52	-7.8	D33, R153, R27, C46, Y44, P43, E116
22	皂苷54	-7.8	D174, E16, R153, D152, V21
23	皂苷1	-7.7	T175, D174, D152, Y150
24	皂苷2	-7.7	N154, R153, C17
25	皂苷12	-7.7	R153, D152, E16, D174
26	皂苷6	-7.6	G42, P43, C46
27	皂苷8	-7.6	V151, M120, E126, S117, T118, C3, E16
28	皂苷17	-7.6	A32, P43
29	皂苷43	-7.6	D33, R27, N34, D33, C46
30	皂苷44	-7.6	C46
31	皂苷45	-7.6	N34, A32
32	皂苷20	-7.5	Y150, R153
33	皂苷22	-7.5	—
34	皂苷27	-7.5	T124
35	皂苷31	-7.5	R153
36	皂苷32	-7.5	—
37	皂苷37	-7.5	T118, Q122, T124
38	皂苷16	-7.4	
39	皂苷24	-7.4	K123, T121, C3, N7
40	皂苷28	-7.4	S155, D152, E16, R153, M120
41	皂苷42	-7.4	R27, C46
42	皂苷53	-7.4	—
43	皂苷25	-7.3	R153, C170, Y150, Q122, T121, C3, N7, D6
44	皂苷26	-7.2	S117, T121, Q122, E147
45	皂苷5	-7.1	R153, D152, M120, E116, S117, E16
46	皂苷15	-7.1	C170, V151, S155, D152, Y150
47	皂苷30	-7.1	R27
48	皂苷39	-7.1	Y150, R153, E116
49	皂苷18	-7.0	R27
50	皂苷29	-7.0	S155, D152, V151
51	皂苷36	-7.0	C46, A107, R27, R93
52	皂苷23	-6.9	K123
53	皂苷35	-6.8	Y44, R93
54	皂苷34	-6.7	C170, V151, Y150, M120
55	皂苷19	-6.5	T121, M120, R153
56	皂苷41	-6.4	T30

EGFR

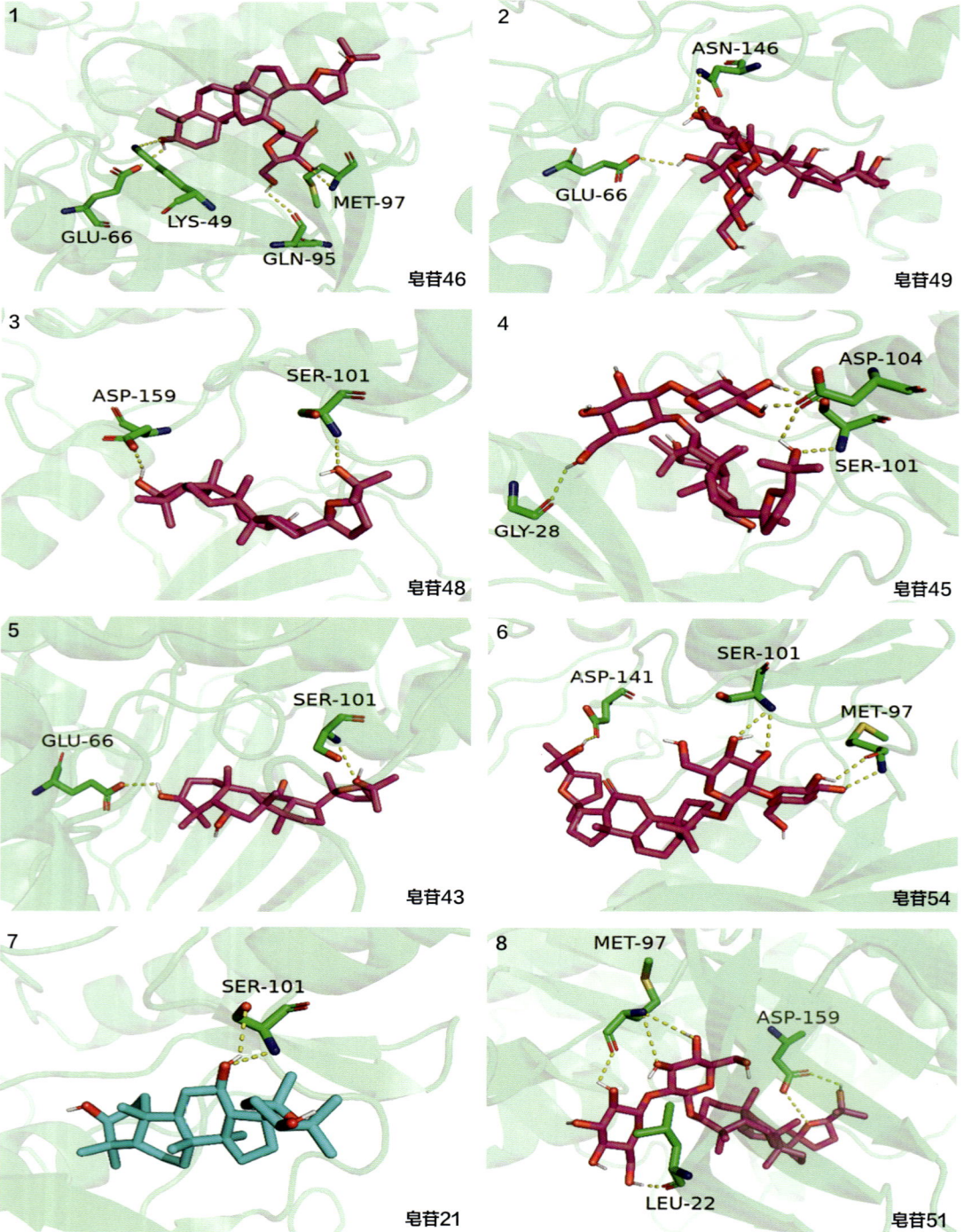

图 4-52　与 EGFR 蛋白靶点作用最强的 8 个人参皂苷分子对接图

表4-52　EGFR与人参皂苷的结合能及氨基酸残基

序号	人参皂苷	结合能/(kcal/mol)	氨基酸残基	序号	人参皂苷	结合能/(kcal/mol)	氨基酸残基	序号	人参皂苷	结合能/(kcal/mol)	氨基酸残基
1	皂苷46	-8.7	E66, K49, Q95, M97	20	皂苷44	-7.6	F99	39	皂苷52	-7.3	G28
2	皂苷49	-8.6	N146, E66	21	皂苷47	-7.6	D159, M97	40	皂苷3	-7.3	—
3	皂苷48	-8.6	D104, P98, M97	22	皂苷53	-7.6	G28, S101	41	皂苷29	-7.3	D159, V180, R145
4	皂苷45	-8.5	D159, S101	23	皂苷19	-7.6	D159	42	皂苷36	-7.3	S101, D104
5	皂苷43	-8.4	E66, S101	24	皂苷31	-7.6	D104	43	皂苷4	-7.2	R145, E108
6	皂苷54	-8.4	D141, S101, M97	25	皂苷34	-7.6	D159, N146, R145, S101	44	皂苷39	-7.2	D159, F99
7	皂苷21	-8.3	S101	26	皂苷20	-7.5		45	皂苷5	-7.1	
8	皂苷51	-8.2	M97, D159, L22	27	皂苷16	-7.5	G100, M97	46	皂苷24	-7.1	S101, D104, R107, R145, I182
9	皂苷56	-8.2	D159, S101, D104	28	皂苷15	-7.5	V180, D104, S101	47	皂苷26	-7.1	T158, D159, E66, K49
10	皂苷33	-8.2	E66, D159	29	皂苷14	-7.5	D159, R145, S101	48	皂苷13	-7.1	D159, S101, D104, E108
11	皂苷55	-8.1	D104, S101, M97	30	皂苷6	-7.5	S101, M97	49	皂苷2	-7.0	D159, R145, D104
12	皂苷22	-8.0	S101, D159	31	皂苷28	-7.5	D159, F99	50	皂苷37	-7.0	G161, D141, D159, A27, A26, G25
13	皂苷10	-8.0	D104, S101, L22, E66	32	皂苷11	-7.5	D104, R145, N146, D159, L22	51	皂苷41	-6.9	G28, D159, T158, S101
14	皂苷40	-8.0	R145, G100	33	皂苷32	-7.5	D74	52	皂苷27	-6.8	M97, F99
15	皂苷17	-7.9	D159, S101, D104	34	皂苷35	-7.5	D104, T158, K49	53	皂苷23	-6.6	D159
16	皂苷9	-7.8	D159, S101	35	皂苷38	-7.5	D159, G100, M97	54	皂苷7	-6.6	M97, K49, T158, D159
17	皂苷50	-7.7	D104, P98, M97	36	皂苷1	-7.4	M97, P98	55	皂苷8	-6.6	G28, D159, T158, K49, M97
18	皂苷12	-7.7	N146, M97, P98	37	皂苷18	-7.4	A71, R80	56	皂苷25	-6.4	D104, D159, K49
19	皂苷42	-7.7	G28	38	皂苷30	-7.4	G100, M97				

145

EMD

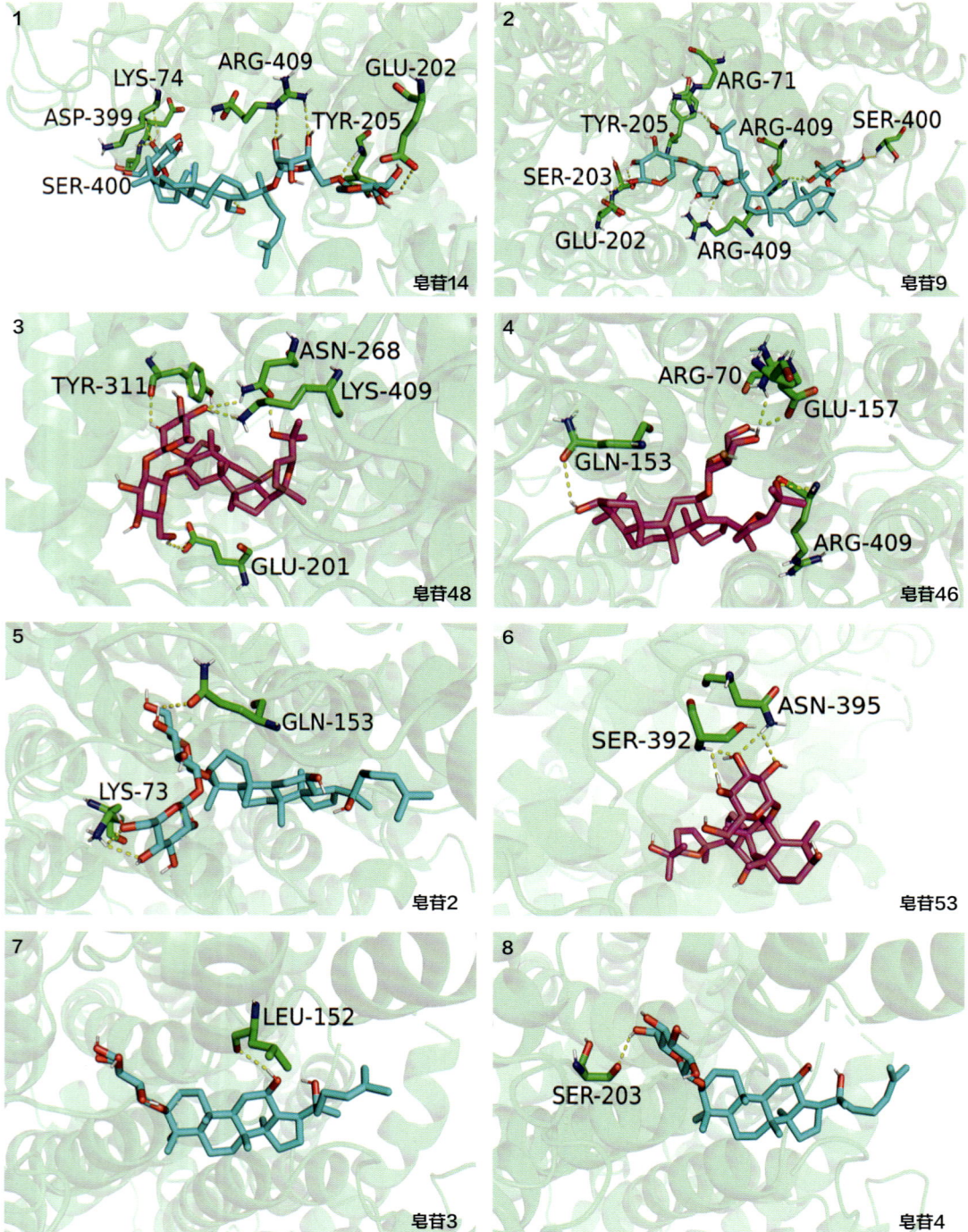

图 4-53　与 EMD 蛋白靶点作用最强的 8 个人参皂苷分子对接图

表4-53　EMD与人参皂苷的结合能及氨基酸残基

序号	人参皂苷	结合能/(kcal/mol)	氨基酸残基	序号	人参皂苷	结合能/(kcal/mol)	氨基酸残基	序号	人参皂苷	结合能/(kcal/mol)	氨基酸残基
1	皂苷14	-10.4	S400, D399, K74, R409, Y205, E202	20	皂苷34	-9.2	R70, R71, Y206, L152	39	皂苷25	-8.7	M1, R263, D393, Q390, R191, K384
2	皂苷9	-10.2	R409, E202, S203, Y205, R71, S400	21	皂苷54	-9.2	Q153, R71, S20, E202, R409	40	皂苷36	-8.7	R409, R70, L152, R71, Y206
3	皂苷48	-9.9	E201, Y311, N268, K409	22	皂苷56	-9.2	—	41	皂苷32	-8.6	
4	皂苷46	-9.8	Q153, R70, E157, R409	23	皂苷10	-9.1	E202, S203, D208, Q153, E157	42	皂苷19	-8.5	E202
5	皂苷2	-9.6	K73, Q153	24	皂苷40	-9.1	E201, H198, Y311, K312, N268, K409	43	皂苷24	-8.5	R409, Y206, E202, S203, R71, R70, T408, E157
6	皂苷53	-9.6	S392, N395	25	皂苷21	-9.1	Q151	44	皂苷16	-8.4	E156, S166
7	皂苷3	-9.5	L152	26	皂苷35	-9.1	R701, R71, L152	45	皂苷30	-8.4	S166, E156
8	皂苷4	-9.5	S203	27	皂苷20	-9.1	T173	46	皂苷26	-8.3	E199, S203, T327
9	皂苷11	-9.5	R71, R409, K74	28	皂苷43	-9.1	R409	47	皂苷38	-8.3	E202, Q153, R71, L152, R409
10	皂苷33	-9.5	K409, E201, T327, Y311	29	皂苷22	-9.0	—	48	皂苷5	-8.2	Y205, E202
11	皂苷49	-9.5	N268, K409, S203, D143, E201, H198	30	皂苷50	-9.0	S203, R71, L152	49	皂苷23	-8.2	R409, R71, R70, E157
12	皂苷1	-9.4	E202, K73	31	皂苷55	-9.0	S203, R71, Q153, L152	50	皂苷28	-8.2	E199, H198, E202, D143, Y205, H412, Q153, E157
13	皂苷17	-9.4	Q153, L152	32	皂苷37	-8.9	Y205, K407, R409	51	皂苷7	-8.1	A149, K407
14	皂苷31	-9.4	Q153	33	皂苷44	-8.9	R409	52	皂苷8	-8.1	L152, R409
15	皂苷42	-9.4	K312, K409, S203	34	皂苷51	-8.9	S203, R71, Q153	53	皂苷29	-8.1	K73, E202, H412, L152
16	皂苷45	-9.4	—	35	皂苷52	-8.9	E202, A149, Y205	54	皂苷18	-8.0	K164
17	皂苷6	-9.3	Q153, L152, E157	36	皂苷41	-8.8	S166, D167, N117	55	皂苷39	-8.0	H198, D143, K409, N268, S203
18	皂苷12	-9.2	Q153, K73	37	皂苷47	-8.8	E202, Y205	56	皂苷27	-7.9	Q153, A149
19	皂苷13	-9.2	G144, T146, R71, L152	38	皂苷15	8.7	T146, E157, K70				

ERBB2

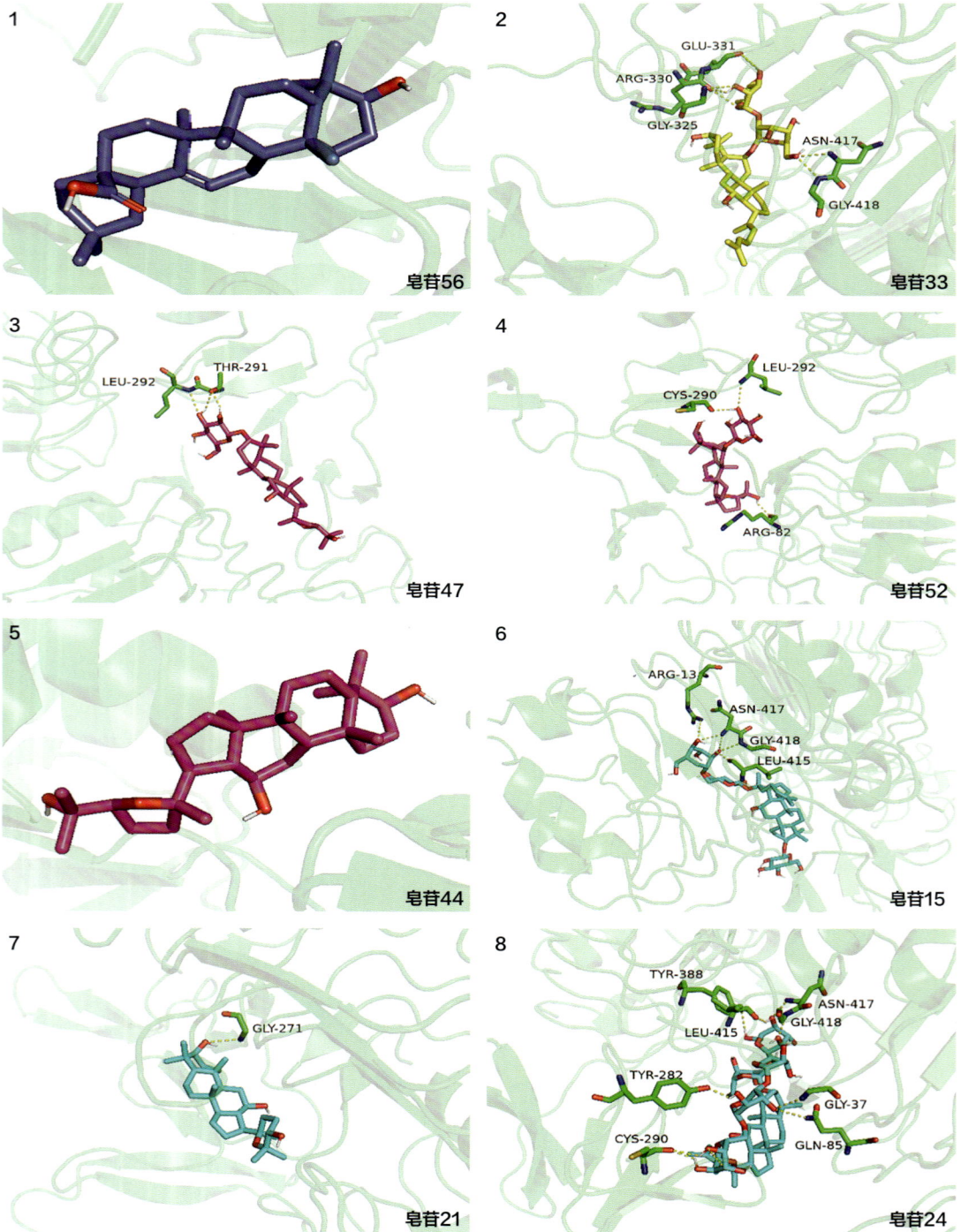

图 4-54　与 ERBB2 蛋白靶点作用最强的 8 个人参皂苷分子对接图

表 4-54 ERBB2 与人参皂苷的结合能及氨基酸残基

序号	人参皂苷	结合能/(kcal/mol)	氨基酸残基
1	皂苷56	-8.8	—
2	皂苷33	-8.3	G325, R330, E331, N417, G418
3	皂苷47	-8.1	L292, T291
4	皂苷52	-8.0	C290, L292, R82
5	皂苷44	-7.9	—
6	皂苷15	-7.8	R13, N417, G418, L415
7	皂苷21	-7.7	G271
8	皂苷24	-7.7	C290, Y282, L415, Y388, G37, G418, N417, Q85
9	皂苷42	-7.7	T291, L415, T8, N38, Q85
10	皂苷48	-7.6	L324, H416, D9
11	皂苷34	-7.6	Y388, R413, G412, N281, Y282, Q85
12	皂苷49	-7.5	V332, Y388, N417, G418, L415
13	皂苷46	-7.5	G412
14	皂苷55	-7.5	C290
15	皂苷36	-7.5	T6, G418, N281, G271, T291
16	皂苷45	-7.4	G412, R413
17	皂苷22	-7.4	G271, Q60
18	皂苷9	-7.4	R413, L415, G37, Q85, Q60, T84
19	皂苷51	-7.3	L128, Q60, C290
20	皂苷50	-7.3	T291, S289
21	皂苷20	-7.3	—
22	皂苷4	-7.3	L415, G418, D9
23	皂苷6	-7.3	L415, G418, D9
24	皂苷10	-7.3	S289, T269, C290, V293, L415, D9
25	皂苷41	-7.3	L415, G7, T8, N38, Q85, C290
26	皂苷2	-7.2	L292, Q85, L415, G418, N417
27	皂苷32	-7.2	Q60
28	皂苷43	-7.1	R413
29	皂苷18	-7.1	C290, T269, Q60
30	皂苷54	-7.0	S289, T269
31	皂苷19	-7.0	Y282, T6
32	皂苷14	-7.0	G418, G37
33	皂苷11	-7.0	Y282, G418, M10, T8, G7, G37, Q60, T84, R82
34	皂苷53	-6.9	C290
35	皂苷1	-6.9	R413, L415, Y388, H416, N417, R13
36	皂苷3	-6.9	G271, F270, Y282, R413, G412, L415
37	皂苷25	-6.9	R330, L415, N417, D9, G37, Q85
38	皂苷13	-6.9	Y388, L415, N417, G418, D9, G37, Q85
39	皂苷31	-6.8	H236
40	皂苷17	-6.7	—
41	皂苷27	-6.7	R330, E331, Y388, L415, H416, R13, G418, N417, D9, G7, Q85
42	皂苷12	-6.7	R413, L415, Y388, H416, N417, R13, D9, G37
43	皂苷28	-6.6	Q85, G37, T6, Y282, L415, Y388, G325, L329
44	皂苷23	-6.5	L415, D9
45	阜苷5	-6.5	G418, I 415
46	皂苷39	-6.5	L415, G418, D9, N38
47	皂苷16	-6.4	Q60, Q36, C290
48	皂苷30	-6.4	—
49	皂苷38	-6.4	S1, Q3, Q33, Q57, E58, N238, A272, S273
50	皂苷26	-6.1	N38, T8, G418, D9, N417, L415, R330
51	皂苷29	-6.1	R13, N417, H416, Q85, G37, Q60, L292
52	皂苷37	-6.1	Y388, L415, N417, D9, G418, G37, Q60, G271, L292, V293
53	皂苷35	-6.0	L415, G7, Q85
54	皂苷7	-5.9	L415, H416, N417, G418, R13, G37, Q60
55	皂苷40	-5.9	Q3, S1, A272, S273, N238
56	皂苷8	-5.8	L415, Y388, H416, R13, N417, D9, G418, G37

ESR1

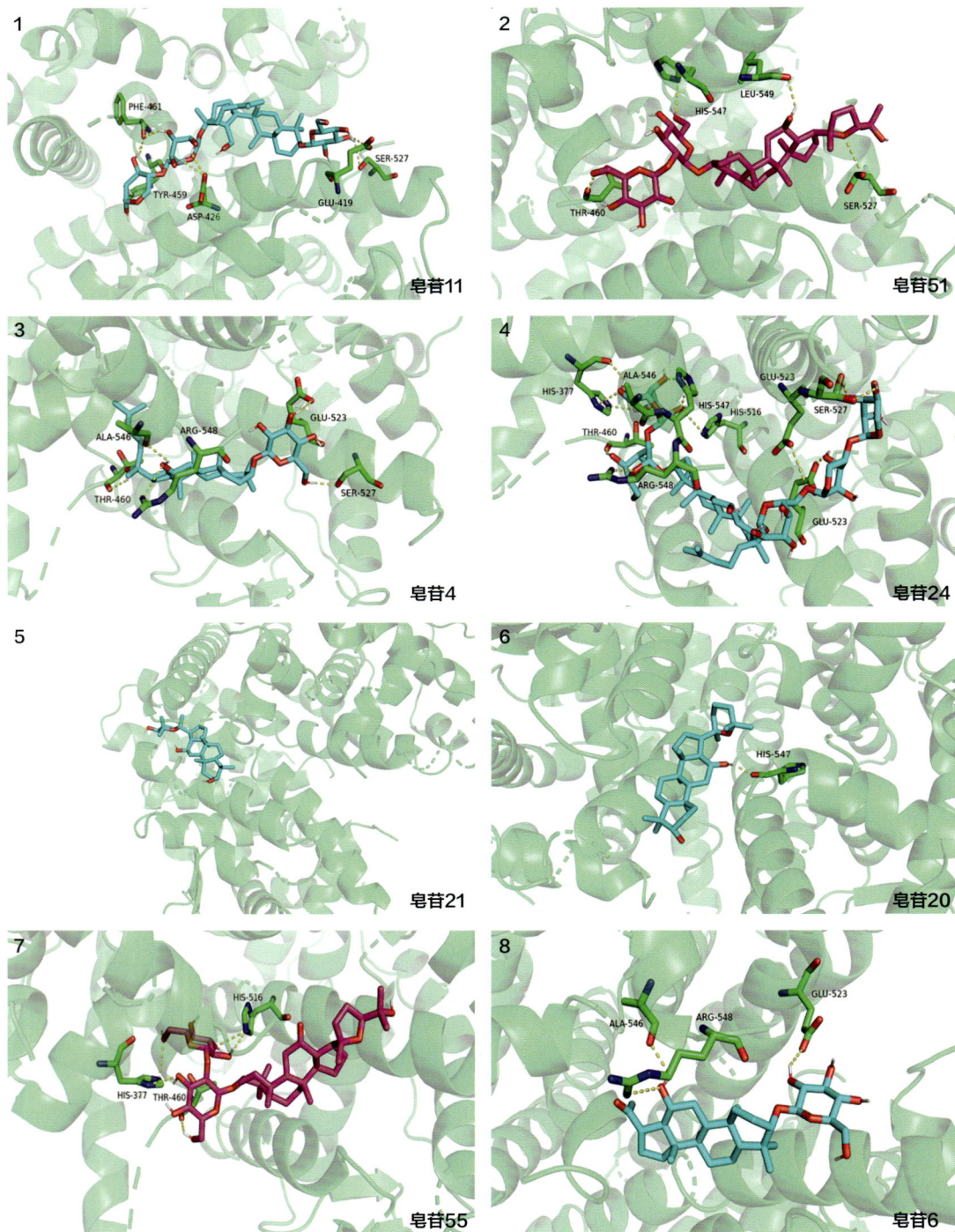

图 4-55　与 ESR1 蛋白靶点作用最强的 8 个人参皂苷分子对接图

表 4-55 ESR1 与人参皂苷的结合能及氨基酸残基

序号	人参皂苷	结合能/(kcal/mol)	氨基酸残基
1	皂苷11	-10.0	F461, Y459, D426, E419, S527
2	皂苷51	-9.6	H547, L549, S527, T460
3	皂苷4	-9.6	A546, T460, R548, E523, S527
4	皂苷24	-9.6	H377, T460, A546, H547, H516, R548, E523, S527
5	皂苷21	-9.5	—
6	皂苷20	-9.5	H547
7	皂苷55	-9.5	H516, H377, T460
8	皂苷6	-9.5	A546, R548, E523
9	皂苷12	-9.5	A382, S456, T460, R548, H547, R515, F553
10	皂苷50	-9.4	H547, A546, H516, E423
11	皂苷22	-9.3	—
12	皂苷14	-9.3	R548, H516, E523
13	皂苷10	-9.3	H377, A382, E523, R548, R515, H516, L549
14	皂苷32	-9.2	H547
15	皂苷44	-9.2	E423
16	皂苷54	-9.2	T460, A546, H547, L549
17	皂苷36	-9.1	E423, H516, K520, H547, H377
18	皂苷34	-9.1	K520, H516, T460
19	皂苷56	-9.1	H516, H547
20	皂苷47	-9.1	E523
21	皂苷45	-9.0	S527
22	皂苷7	-9.1	A382, R515, E523, H547, R548
23	皂苷29	-9.1	H377, A382, H516, A546, H547, L549, E523
24	皂苷31	-9.0	E523
25	皂苷28	-9.0	T460, H377, A546, R548, L549, S527, E523, H516
26	皂苷9	-9.0	F461, H377, H547, S433
27	皂苷17	-8.9	A430
28	皂苷30	-8.8	—
29	皂苷3	-8.8	H524, H516, S456, H547
30	皂苷19	-8.8	A546
31	皂苷52	-8.8	H377, T460, R548
32	皂苷13	-8.8	F461, Y459, T460, R515, H547, A546, S456, H377
33	皂苷26	-8.8	Y526, R548, H547, E380, H377, H516, E523
34	皂苷46	-8.7	Y459
35	皂苷17	-8.7	—
36	皂苷15	-8.7	H516, H547, R515, E380, H377, T460
37	皂苷27	-8.7	H377, A546, H547, R548, T460, H516, E523
38	皂苷49	-8.6	S468, R434, G400, R412, F461
39	皂苷1	-8.6	E523, K520, S527
40	皂苷5	-8.5	E523, H377
41	皂苷43	-8.5	R548
42	皂苷53	-8.5	E523, H516
43	皂苷2	-8.4	E523, K520
44	皂苷33	-8.4	H377, H373, E380
45	皂苷41	-8.2	H516, H547, A546
46	皂苷18	-8.2	—
47	皂苷25	-8.2	Y526, L549, R548, H547, A546, H377, T460
48	皂苷48	-8.1	D426, K520, H516, H547, A546
49	皂苷35	-8.1	T460, H516, H547, H377
50	皂苷42	-8.1	D473, H476, T460, F461
51	皂苷8	-7.8	R548, R515, S456, T460, F461, D426, E423, E419
52	皂苷23	-7.8	E523
53	皂苷37	-7.7	H547, R515, R548, H516, T460, E423, H524
54	皂苷39	-7.7	A546, R515, T460, H516, K520, H547, H524
55	皂苷38	-7.5	H377, A546, H547, H516
56	皂苷40	-7.1	E423, R548

ESR2

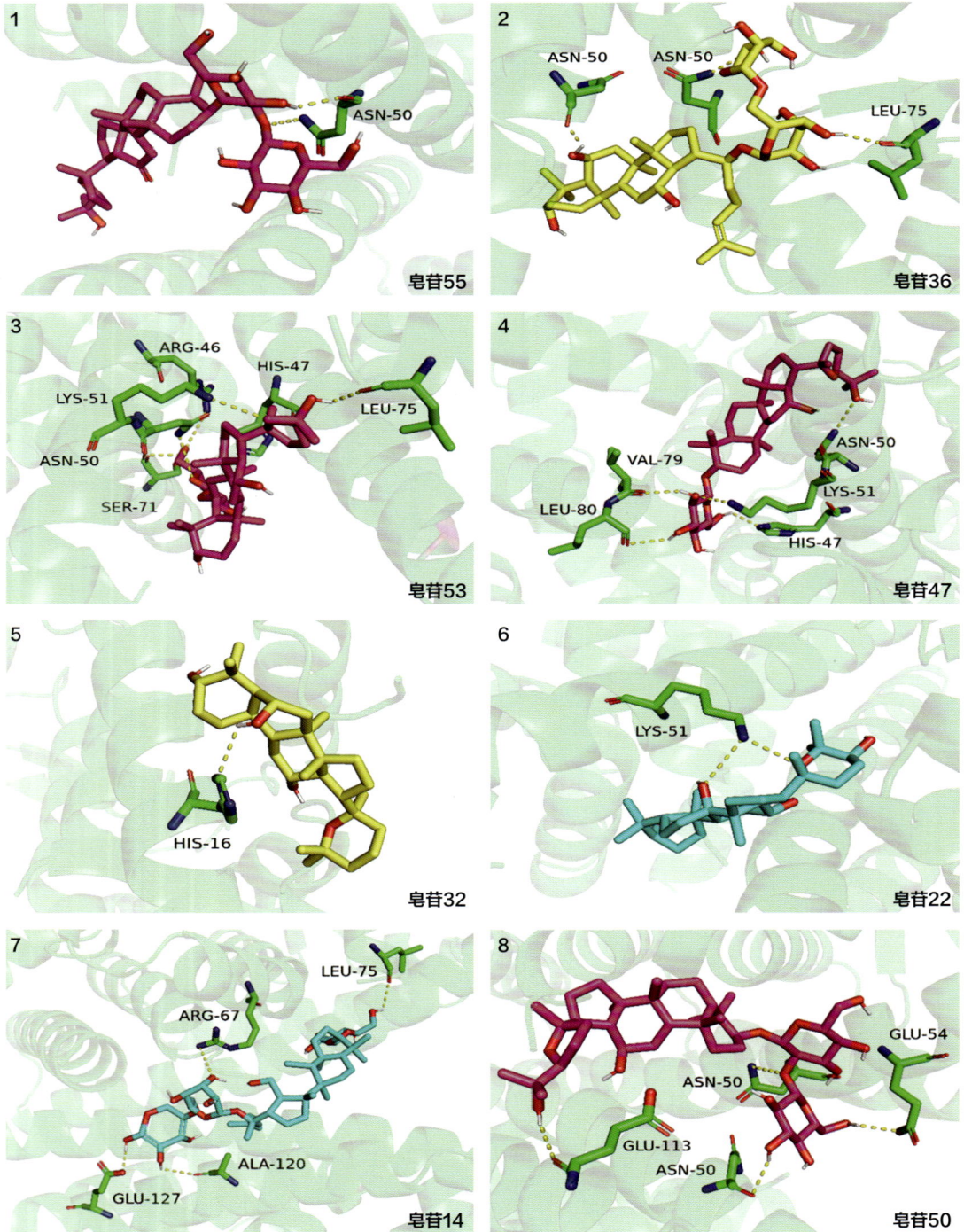

图 4-56　与 ESR2 蛋白靶点作用最强的 8 个人参皂苷分子对接图

表4-56 ESR2与人参皂苷的结合能及氨基酸残基

序号	人参皂苷	结合能/(kcal/mol)	氨基酸残基
1	皂苷55	-9.2	N50
2	皂苷36	-9.0	N50, L75
3	皂苷53	-9.0	S71, N50, K51, R46, H47, L75
4	皂苷47	-9.0	L80, V79, N50, K51, H47
5	皂苷32	-9.0	H16
6	皂苷22	-9.0	K51
7	皂苷14	8.9	E127, A120, R67, L75
8	皂苷50	-8.9	E113, N50, N50, E54
9	皂苷51	-8.9	E113, N50, E54
10	皂苷21	-8.9	E54, L75
11	皂苷20	-8.7	E41
12	皂苷9	-8.5	E70, S71, R67, M148, S3
13	皂苷10	-8.4	E70
14	皂苷44	-8.4	E70
15	皂苷45	-8.4	S42
16	皂苷49	-8.4	L75, N50, E113
17	皂苷12	-8.3	E54, L75, M74, E70
18	皂苷52	-8.3	R73, N49, E41
19	皂苷43	-8.3	N50
20	皂苷16	-8.3	E54, H78
21	皂苷48	-8.3	S123, H44
22	皂苷11	-8.2	N50, E113, M117
23	皂苷24	-8.2	E70, E54, K51, E113, E109
24	皂苷56	-8.2	E70
25	皂苷19	-8.2	R38
26	皂苷46	-8.2	R38, M119, S42, H46
27	皂苷13	-8.1	E127, S3, N76
28	皂苷42	-8.1	A77, E113
29	皂苷27	-8.1	K51, H47, R67, S3
30	皂苷54	-8.1	A77
31	皂苷33	-8.1	N50, E70
32	皂苷4	-8.1	S117, S48, E46
33	皂苷30	-8.1	N50
34	皂苷5	-8.0	R67, K51
35	皂苷17	-8.0	S31
36	皂苷31	-8.0	N50
37	皂苷6	-7.9	N50, E54
38	皂苷3	-7.9	K51, N50
39	皂苷38	-7.8	S71
40	皂苷29	-7.8	R67
41	皂苷35	-7.8	E70, N50, H47
42	皂苷18	-7.8	S42, S48
43	皂苷2	-7.8	L75, E54, K51
44	皂苷41	-7.7	E127
45	皂苷1	-7.7	S118, M119, E41
46	皂苷7	-7.6	M148
47	皂苷40	-7.6	E127, M148, R67
48	皂苷34	-7.6	N50, E113
49	皂苷28	-7.6	R67
50	皂苷8	-7.5	S71, K51, L75, E54, N76
51	皂苷15	-7.5	E127, R67, S71
52	皂苷23	-7.3	E54, K51, H47
53	皂苷26	-7.2	H46, S42, E41, L6, N10
54	皂苷39	-7.0	H47, E54, K51, E109
55	皂苷37	-6.9	A147, S3, S123, H44
56	皂苷25	-6.7	E113, N50, K51, E54

F2

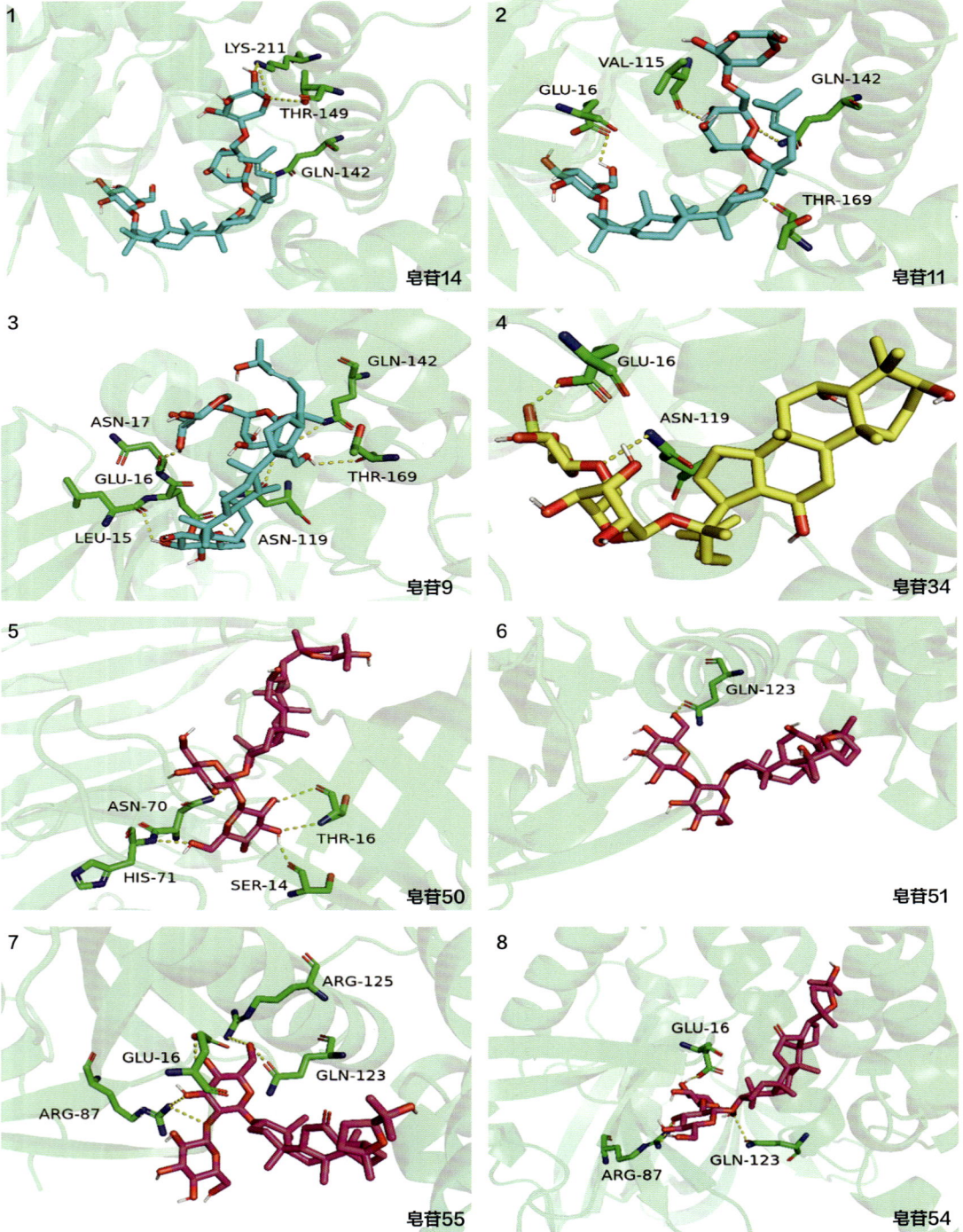

图 4-57　与 F2 蛋白靶点作用最强的 8 个人参皂苷分子对接图

表4-57　F2与人参皂苷的结合能及氨基酸残基

序号	人参皂苷	结合能/(kcal/mol)	氨基酸残基
1	皂苷14	-9.9	K211, T149, Q142
2	皂苷11	-9.6	E16, V115, Q142, T169
3	皂苷9	-9.0	L15, N119, E16, N17, T169, Q142
4	皂苷34	-8.9	E16, N119
5	皂苷50	-8.8	N70, H71, T16, S14
6	皂苷51	-8.7	Q123
7	皂苷55	-8.7	R87, E16, Q123, R125
8	皂苷54	-8.6	R87, E16, Q123
9	皂苷36	-8.6	N17, G18, R87
10	皂苷56	-8.5	K211
11	皂苷45	-8.5	T16
12	皂苷44	-8.5	K115
13	皂苷37	-8.5	Q123, G18, T169, N119, E111, I145
14	皂苷47	-8.5	E16
15	皂苷39	-8.5	Q123
16	皂苷42	-8.5	T58
17	皂苷24	-8.5	R87, E55, L15, R91, Q123, E16, E111
18	皂苷13	-8.5	E111, Q142, L171, Q123, S173
19	皂苷43	-8.4	E129, S18
20	皂苷1	-8.4	T63, R125, E124
21	皂苷23	-8.4	D117, K115
22	皂苷12	-8.4	E16, Q123, R87
23	皂苷33	-8.3	E124, T63, T58, R227
24	皂苷40	-8.3	T63
25	皂苷21	-8.3	N62
26	皂苷20	-8.3	W47
27	皂苷3	-8.3	Y114, Q142
28	皂苷2	-8.3	A61, R125, E129
29	皂苷4	-8.3	E16, E111, Q142
30	皂苷49	-8.2	Q123, N119, T169
31	皂苷15	-8.2	R87, E16
32	皂苷48	-8.1	R87, G18, Q123
33	皂苷16	-8.1	E111
34	皂苷18	-8.1	G226, G225
35	皂苷52	-8.0	L65, T63, R125
36	皂苷32	-8.0	N119
37	皂苷30	-8.0	K115
38	皂苷22	-8.0	K118
39	皂苷26	-8.0	T149, Q142, T169
40	皂苷7	-8.0	R87, N17, Q123, E111
41	皂苷8	-8.0	E111, E16, R87, Q123
42	皂苷10	-8.0	G18, L15, R87, Q123, N119
43	皂苷31	-7.9	L65
44	皂苷38	-7.9	E129, T63
45	皂苷46	-7.8	R125, V228
46	皂苷53	-7.8	R125, T63
47	皂苷27	-7.8	E111, Q142
48	皂苷29	-7.8	E55, R87, R91, L15, E16, E111
49	皂苷17	-7.7	T149
50	皂苷25	-7.7	K211, Q142, T169
51	皂苷28	-7.7	Q142, R125, T149, E111, E16, G18, R87
52	皂苷6	-7.6	E16, Q142
53	皂苷35	-7.3	N17, T149
54	皂苷19	-7.3	K115
55	皂苷5	-7.3	Y114, Q142, V122, S173
56	皂苷25	-6.7	E113, N50, K51, E54

F3

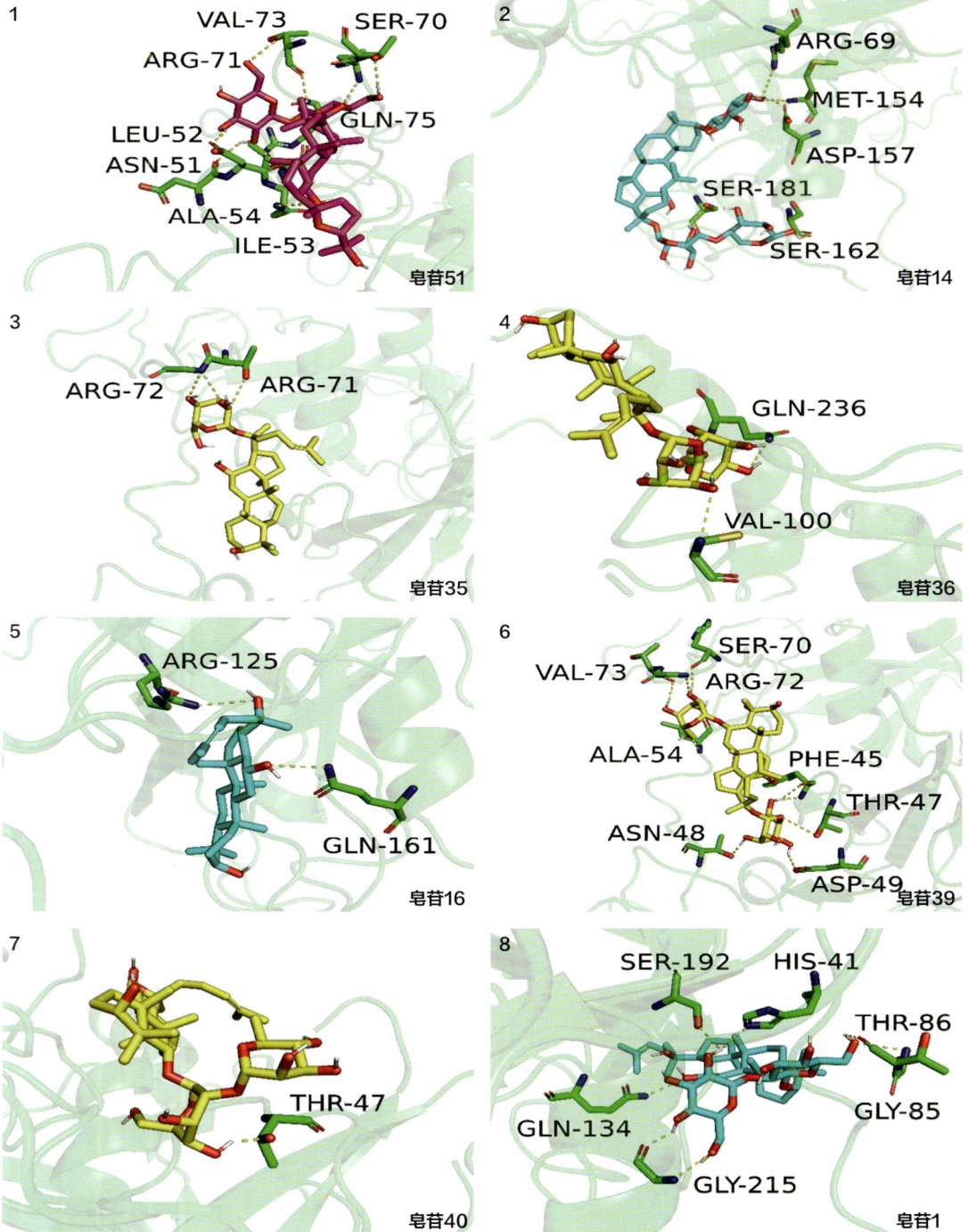

图 4-58　与 F3 蛋白靶点作用最强的 8 个人参皂苷分子对接图

表4-58 F3与人参皂苷的结合能及氨基酸残基

序号	人参皂苷	结合能/(kcal/mol)	氨基酸残基
1	皂苷51	−9.3	S70, Q75, V73, R71, L52, N51, A54, I53
2	皂苷14	−9.1	R69, M154, D157, S181, S162
3	皂苷35	−8.6	R72, R71
4	皂苷36	−8.6	Q236, V100
5	皂苷16	−8.5	R125, Q161
6	皂苷39	−8.5	S70, R72, V73, A54, N48, F45, T47, D49
7	皂苷40	−8.5	T47
8	皂苷1	−8.4	Q134, G215, S192, H41, G85, T86
9	皂苷5	−8.4	Q75, S70, A54, I53, F45
10	皂苷7	−8.4	V73, E118, G1
11	皂苷9	−8.4	R69, M154, S181
12	皂苷26	−8.4	V73, A74, R72, A54, L52, F45, N48, K47
13	皂苷55	−8.4	R72, F45, N48, D49, T48
14	皂苷19	−8.3	Q161
15	皂苷32	−8.3	G213
16	皂苷33	−8.3	D49
17	皂苷46	−8.3	E10, N7
18	皂苷53	−8.3	L25, G213
19	皂苷4	−8.2	G213, Q134, Q24
20	皂苷10	−8.2	Q69, R119, Y46, T48
21	皂苷11	−8.2	S211, W212, Q134, T141
22	皂苷12	−8.2	G202, F126, T35
23	皂苷29	−8.2	R125, K36, E6, Q161, S181
24	皂苷34	−8.2	Q134, G215, S192
25	皂苷37	−8.2	S70, V73, R72, T47, D49, F45
26	皂苷48	−8.2	G213, G85
27	皂苷2	−8.1	D182, Q161, G220
28	皂苷3	−8.1	Q134, G213
29	皂苷17	−8.1	Q161
30	皂苷38	−8.1	N48, D49, T47, Y46
31	皂苷8	−8.0	W49, T47
32	皂苷23	−8.0	F45
33	皂苷27	−8.0	N48, I53, Q69, R119
34	皂苷28	−8.0	E2, F222, H221, S162, V165
35	皂苷43	−8.0	K36, S181
36	皂苷50	−8.0	G215, S192, S168, N170
37	皂苷6	−7.9	T86, G85, D44
38	皂苷15	−7.9	N51, V73, R72, S70
39	皂苷20	−7.9	P99
40	皂苷18	−7.8	Q161
41	皂苷41	−7.8	G85, G213
42	皂苷52	−7.8	Q75, S70, A54
43	皂苷56	−7.8	R125
44	皂苷13	−7.7	R72, A54, L52, K47
45	皂苷44	−7.7	Q161
46	皂苷24	−7.6	R72, V73, L52, I53, F45
47	皂苷31	−7.6	Q161
48	皂苷45	−7.6	P169
49	皂苷54	−7.5	V73, S70, Q69, Q75, A54, I53, T47
50	皂苷47	−7.3	S8, N7, G179
51	皂苷21	−7.2	—
52	皂苷22	−7.2	W35, T33, Q98
53	皂苷49	−7.1	G213
54	皂苷25	−6.9	E118, Y73, Y46, T48, I53
55	皂苷30	0.0	—
56	皂苷42	0.0	—

F9

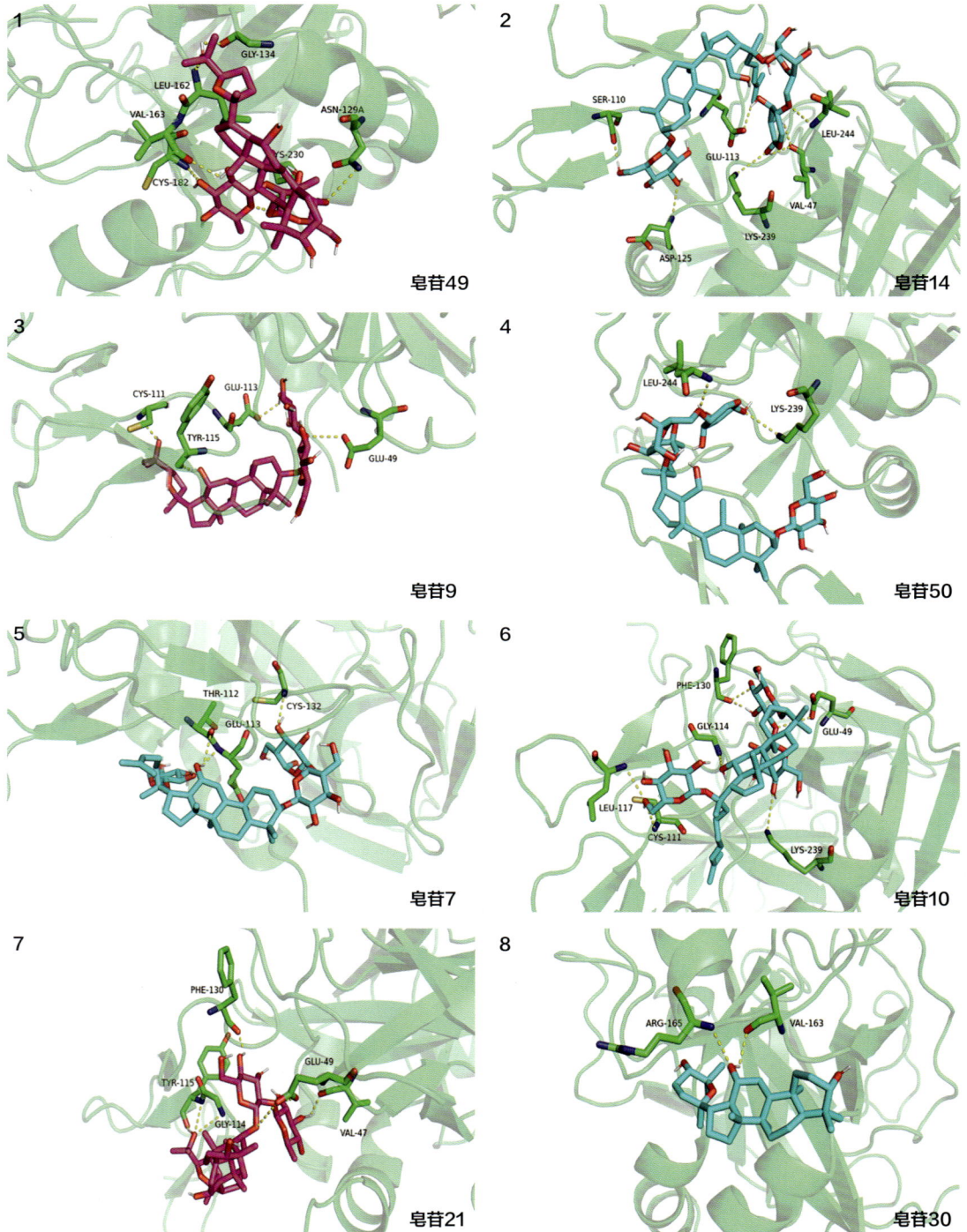

图 4-59　与 F9 蛋白靶点作用最强的 8 个人参皂苷分子对接图

表4-59　F9与人参皂苷的结合能及氨基酸残基

序号	人参皂苷	结合能/(kcal/mol)	氨基酸残基
1	皂苷49	-8.3	G134, L162, V163, C182, C230, A129
2	皂苷14	-8.2	S110, E113, D125, K239, V47, L244
3	皂苷9	-8.1	L244, K239
4	皂苷50	-7.9	C111, Y115, E113, E49
5	皂苷7	-7.9	F130, G114, L117, C111, K239, E49
6	皂苷10	-7.9	T112, E113, C132
7	皂苷21	-7.8	V163, R165
8	皂苷30	-7.8	F130, Y115, G114, E49, V47
9	皂苷51	-7.8	H185, S135, F133
10	皂苷45	-7.8	E113, I121
11	皂苷1	-7.7	F130, E113, G114, Y115, K239
12	皂苷43	-7.7	E114, I121
13	皂苷24	-7.7	C132, E113, T112, A124, K126, N236, K243, L244, E49
14	皂苷12	-7.7	S135, L162, K230, V163, C182
15	皂苷54	-7.6	K230, V163, M180, H185, D164
16	皂苷55	-7.6	S135, V163, H185, R165, A129, F133
17	皂苷13	-7.6	C132, E113, T112, D125, S110
18	皂苷3	-7.5	H185, G184, L162
19	皂苷4	-7.5	H185, G184, L162
20	皂苷8	-7.5	L117, E113, V47, N48, E49, L244
21	皂苷22	-7.4	R165
22	皂苷37	-7.4	Y115, E113, T112, D125, K243
23	皂苷53	-7.4	G114, Y115, V47, E49
24	皂苷15	-7.4	F130, C111, T112, I123, D125, E49
25	皂苷33	-7.3	L244, V47, E113, C132
26	皂苷56	-7.3	—
27	皂苷27	-7.3	E113, K243, L244, D125, K126, N236
28	皂苷20	-7.2	K230, D164
29	皂苷2	-7.2	V47, E113, C132
30	皂苷17	-7.2	E49, L244
31	皂苷34	-7.2	L162, C182, R165, A129
32	皂苷52	-7.2	L162, V163, C182, K230, R165
33	皂苷44	-7.1	D125, C111
34	皂苷46	-7.1	K230, M180, C182
35	皂苷39	-7.1	G114, E113, T112, D125
36	皂苷40	-7.1	C132, V47, E113, Y115, K243
37	皂苷32	-6.9	—
38	皂苷31	-6.9	V163
39	皂苷5	-6.9	L117, D125
40	皂苷41	-6.9	E49, G114, Y115
41	皂苷6	-6.9	GL-113, K239, N48
42	皂苷36	-6.8	E113, A124
43	皂苷11	-6.9	F130, G114, L117, C111, E113, N48, E49
44	皂苷25	-6.8	V47, E113, D125, K126, N236
45	皂苷16	-6.7	K132
46	皂苷38	-6.7	N48, C132, Y115, E113, L244
47	皂苷47	-6.7	G114, I123, D125
48	皂苷28	-6.7	E113, D125, N236, V47
49	皂苷18	-6.6	G134, L162
50	皂苷35	-6.6	E113, D125
51	皂苷42	-6.6	Y115, C111
52	皂苷30	-6.5	—
53	皂苷29	-6.5	E113, E127, C111
54	皂苷19	-6.2	F130, V47
55	皂苷23	-6.1	K230, D164
56	皂苷26	-5.9	H185, L162, V163, K230, R165

3

FGA

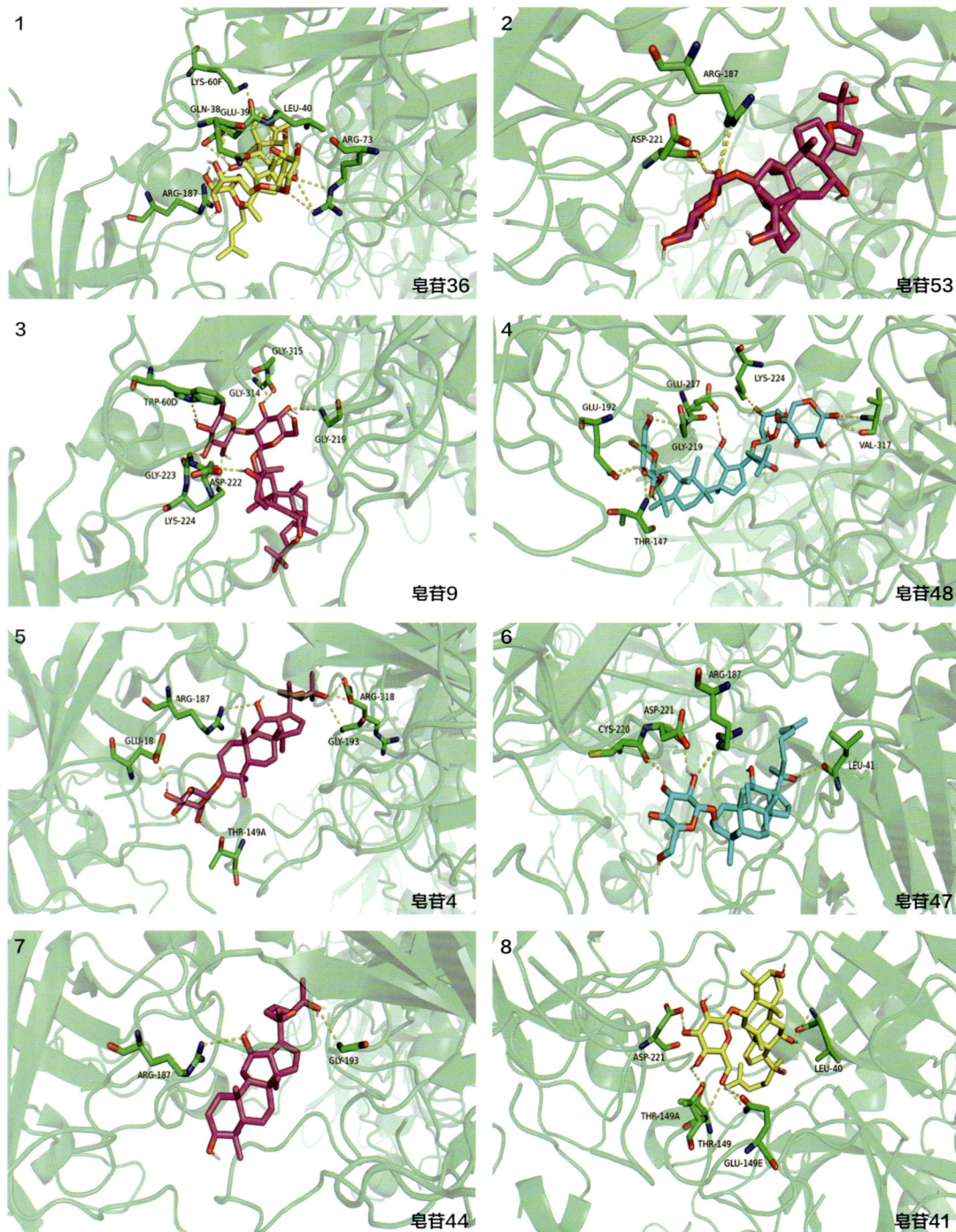

图 4-60　与 FGA 蛋白靶点作用最强的 8 个人参皂苷分子对接图

表4-60　FGA与人参皂苷的结合能及氨基酸残基

序号	人参皂苷	结合能/(kcal/mol)	氨基酸残基
1	皂苷36	-10.0	K60F, Q38, E39, R187, L40, R73
2	皂苷53	-9.9	R187, D221
3	皂苷9	-9.8	E192, E217, K224, G219, T147, V317
4	皂苷48	-9.6	G315, G314, G219, G223, D222, K224
5	皂苷4	-9.6	R187, D221, C220, L41
6	皂苷47	-9.6	R187, E18, T149A, G193, R318
7	皂苷44	-9.5	R187, G193
8	皂苷41	-9.5	D221, T149A, T149, E149E, L40
9	皂苷49	-9.4	R187, C220, Q151, L40
10	皂苷30	-9.3	R187, R318, G193
11	皂苷51	-9.3	W141, G193, R318, N143, D222
12	皂苷17	-9.3	G193, L41
13	皂苷6	-9.3	P186, L40, D222, T149
14	皂苷12	-9.2	R187, C220, E39, R35, P186
15	皂苷22	-9.1	K60F, E39, R187
16	皂苷39	-9.1	D221, R187, E39, L40
17	皂苷42	-9.1	Q38, L40, W141, Q151
18	皂苷14	-9.1	G216, G316, V317, R318, G219
19	皂苷24	-9.1	G219, R221A, E146, T147, E146, G219, D222, G223
20	皂苷10	-9.1	G216, V317, G316, G219, E192
21	皂苷50	-9.0	S171, G219
22	皂苷2	-9.0	W148, T147, E146, E192
23	皂苷34	-9.0	R187, T149, E146, Q151, G193
24	皂苷56	-9.0	A170, E192
25	皂苷55	-9.0	R145, R73, G193
26	皂苷15	-9.0	E192, G219, V317
27	皂苷27	-9.0	K224, G219, E146, T147, L311
28	皂苷11	-9.0	Q151, G193, R73, R318, G219
29	皂苷1	-8.9	R187, E18, C220, T149
30	皂苷52	-8.9	Q38, E39, G193, Q151, R187
31	Rb1	-8.9	L311, G219, E146, T147
32	皂苷46	-8.8	S171, K224, R173
33	皂苷26	-8.8	S171, L311, G192, T147, E146, G219, K224
34	皂苷28	-8.8	G219, T147, E146, E192
35	皂苷20	-8.7	E39
36	皂苷3	-8.7	T149, G193
37	皂苷16	-8.7	Q151, G193
38	皂苷38	-8.7	E39, R73, Q151, T149, T149A, D221, R187
39	皂苷54	-8.7	R221A, G314, S149A, G219, E192, G316
40	皂苷21	-8.6	D222
41	皂苷35	-8.6	D222, E39, R187
42	皂苷43	-8.6	G223, R221A
43	皂苷33	-8.5	A170, S171, K224, E146, R221A, G314
44	皂苷40	8.5	I311, T147, G316
45	皂苷7	-8.5	W60D, A170, R221A, G219, S149B
46	皂苷45	-8.4	G223, R221A
47	皂苷8	-8.4	R318, N143, Q151, T147, E192
48	皂苷31	-8.3	E39, Q151
49	皂苷5	-8.3	R73, Q151, N143, G219, G315
50	皂苷13	-8.3	G223, G314, R173, G315
51	皂苷32	-8.2	Q151
52	皂苷37	-8.2	G219, E146, A312, T147, E146, G219, E192, G314
53	皂苷29	-8.2	R173, G219, E146, V317
54	皂苷23	-8.1	G193
55	皂苷19	-7.8	—
56	皂苷18	-7.8	L40

FOS

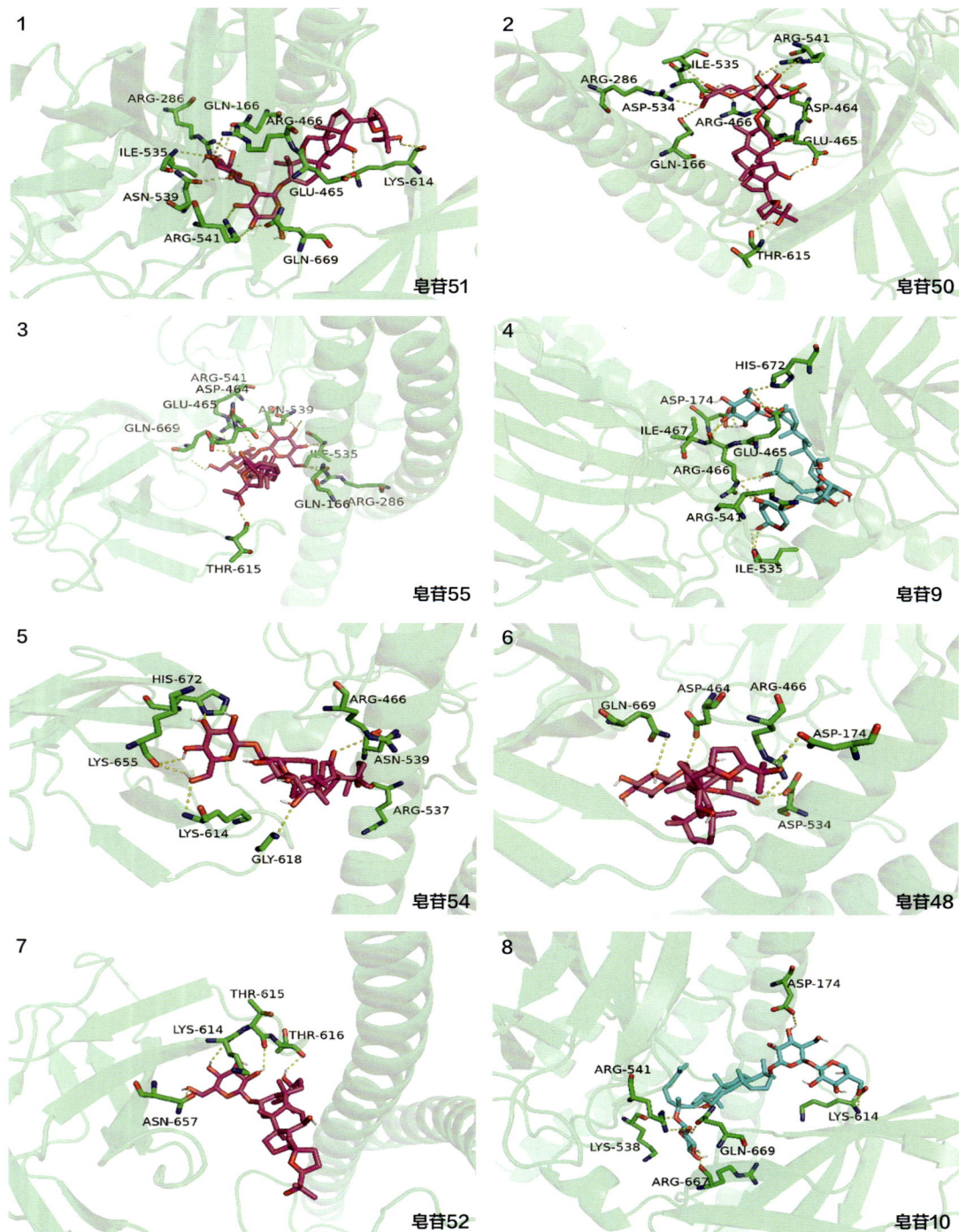

图 4-61　与 FOS 蛋白靶点作用最强的 8 个人参皂苷分子对接图

表 4-61　卜OS 与人参皂苷的结合能及氨基酸残基

序号	人参皂苷	结合能/(kcal/mol)	氨基酸残基
1	皂苷51	-10.5	R286, I535, N539, R541, Q166, R466, Q669, E465, K614
2	皂苷50	-10.4	R286, D534, I535, R466, Q166, R541, D464, E465, T615
3	皂苷55	-10.4	Q669, E465, D464, R541, N539, I535, Q166, R286, T615
4	皂苷9	-10.0	H672, D174, I467, E465, R466, R541, I535
5	皂苷54	-9.7	K655, H677, K614, G618, R466, N539, R537
6	皂苷48	-9.6	Q669, D464, R466, D174, D534
7	皂苷52	-9.6	N657, K614, T615, T616
8	皂苷10	-9.6	D174, K614, R541, K538, R667, Q669
9	皂苷12	-9.6	R667, I535, D534, R466, E465
10	皂苷2	-9.5	D170, R466, E465, I535, K538
11	皂苷24	-9.5	I535, D534, R466, Q166, Q669, N657, K614, K655
12	皂苷37	-9.5	R665, R667, R541, D464, E465, Q171, A167
13	皂苷5	-9.4	D534, R466, N657
14	皂苷15	-9.4	R537, N539, E465, N657, K614
15	皂苷39	-9.4	D170, R466, D464, D534, R286
16	皂苷14	-9.3	Y659, R667, D464
17	皂苷27	-9.3	R541, N539, I535, Q166, Q669, D170, N657
18	皂苷26	-9.3	R667, Q669, R541, E465, D174, N657, K614
19	皂苷29	-9.3	N539, D534, R466, E465, N657, K614
20	皂苷7	-9.3	K538, I535, D534, R541, R466, E465, H672
21	皂苷33	-9.3	R541, Q669, R667
22	皂苷34	-9.3	D464, Q171, A167, K614
23	皂苷46	-9.2	S668, N539
24	皂苷47	-9.2	R466, D170, D174, Q171, T616, G618
25	皂苷11	-9.2	D163, E160, T164, Q619, G618, K614
26	皂苷40	-9.2	Q669, D464, R466, I535
27	皂苷21	-9.1	—
28	皂苷38	-9.1	Q669, R541, N539, I535, R286
29	皂苷53	-9.0	R541, Q669, R667
30	皂苷49	-9.0	Q669, R667, K538, R541, D170, Q171
31	皂苷1	-9.0	R466, D534, I535, K538
32	皂苷28	-9.0	N657, Q669, S668, R541, R667, K538
33	皂苷36	-9.0	Q171, E465, N657
34	皂苷22	-8.9	T612
35	皂苷23	-8.9	N539, E465, D174, Q171
36	皂苷25	-8.9	R541, Q669, R667, E465, D174, N657, K614
37	皂苷8	-8.8	D534, I535, N539, D464, R466, Q669, E465, H672
38	皂苷56	-8.8	D464
39	皂苷3	-8.7	Q171, A167, D534, R286, N539
40	皂苷20	-8.7	D170
41	皂苷6	-8.5	D464, N539, D534, R286, Q171, T616
42	皂苷11	-8.5	D464, E465
43	皂苷4	-8.5	T615, T616, D170
44	皂苷13	-8.5	N657, K655, T615, T164, D163
45	皂苷32	-8.5	D464
46	皂苷35	-8.5	Q669, E465, R466, D174
47	皂苷42	-8.5	N539, R466, D163
48	皂苷43	-8.4	Q166
49	皂苷45	-8.3	R466, D170, D174, Q171, T616, G618
50	皂苷30	-8.1	Q166
51	皂苷41	-8.0	R286, N539
52	皂苷18	-7.9	D464, T6
53	皂苷31	-7.8	Q669
54	皂苷17	-7.6	—
55	皂苷19	-7.5	D534, R466, D170
56	皂苷16	-7.4	T616, D170

GAPDH

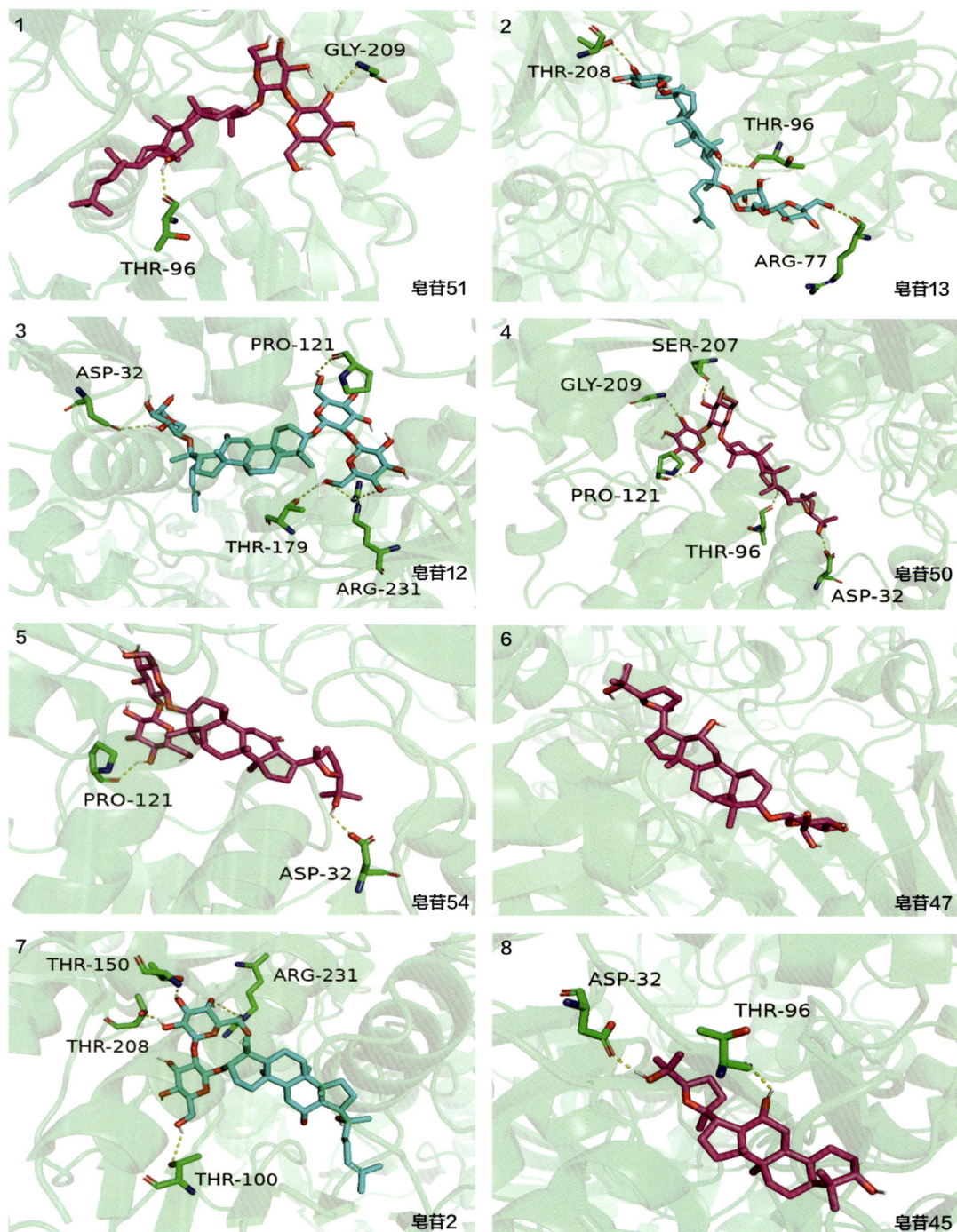

图 4-62　与 GAPDH 蛋白靶点作用最强的 8 个人参皂苷分子对接图

表4-62 GAPDH与人参皂苷的结合能及氨基酸残基

序号	人参皂苷	结合能/(kcal/mol)	氨基酸残基	序号	人参皂苷	结合能/(kcal/mol)	氨基酸残基	序号	人参皂苷	结合能/(kcal/mol)	氨基酸残基
1	皂苷51	-10.4	T96, G209	20	皂苷9	-9.4	C149, I11, R231, S189, K183, R10	39	皂苷52	-8.7	C149, S95
2	皂苷13	-10.3	T208, T96, R77	21	皂苷10	-9.4	T150	40	皂苷23	-8.7	—
3	皂苷12	-10.3	D32, P121, T179, R231	22	皂苷36	-9.3	C149, S119, T96	41	皂苷31	-8.7	T96
4	皂苷50	-10.2	G209, S27, P121, T96, D32	23	皂苷34	-9.3	S95, R10, D186	42	皂苷38	-8.7	R10, I11, S119, P11
5	皂苷54	-9.9	P121, D32	24	皂苷44	-9.2	—	43	皂苷39	-8.7	N313, C49, D32
6	皂苷47	-9.9	—	25	皂苷53	-9.2	T179, R231, T96	44	皂苷40	8.7	R10, I11, S119, P121, R231
7	皂苷2	-9.9	T208, T150, R231, T100	26	皂苷3	-9.2	T96, R231	45	皂苷19	-8.6	T96
8	皂苷45	-9.8	D32, T96	27	皂苷56	-9.1	S95, H176	46	皂苷17	-8.5	—
9	皂苷43	-9.8	D32, T96	28	皂苷46	-9.1	I11, G97, P121	47	皂苷15	-8.5	R231, S95, T100
10	皂苷55	-9.8	R231, T150, S207, D32, T100	29	皂苷22	-9.1	T96	48	皂苷25	-8.5	D32, R231, T150
11	皂苷1	-9.7	T179, R231, T208, T150, T100	30	皂苷27	-9.1	T96	49	皂苷41	-8.5	A180, D32
12	皂苷11	-9.7	N284, S48, N54, G51, N284	31	皂苷26	-9.1	T208, D32	50	皂苷16	-8.4	—
13	皂苷21	-9.6	T96	32	皂苷48	-9.0	H176, R10, G9, T96	51	皂苷5	-8.4	—
14	皂苷7	-9.6	T179, R23, T150	33	皂苷29	-9.0	D32	52	皂苷24	-8.4	D32, T96, R10, T208
15	皂苷8	-9.5	T179, R231, T208, T150	34	皂苷32	-9.0	—	53	皂苷30	-8.4	—
16	皂苷49	-9.4	N313	35	皂苷6	-8.9	—	54	皂苷37	-8.2	A180, K183, T184, K183
17	皂苷20	-9.4	—	36	皂苷42	-8.9	T181, N313, R10	55	皂苷35	-8.1	—
18	皂苷4	-9.4	T96	37	皂苷14	-8.8	G97	56	皂苷18	-7.9	T96
19	皂苷28	-9.4	T96, T159	38	皂苷33	-8.8	N284, S48, T49				

GJA1

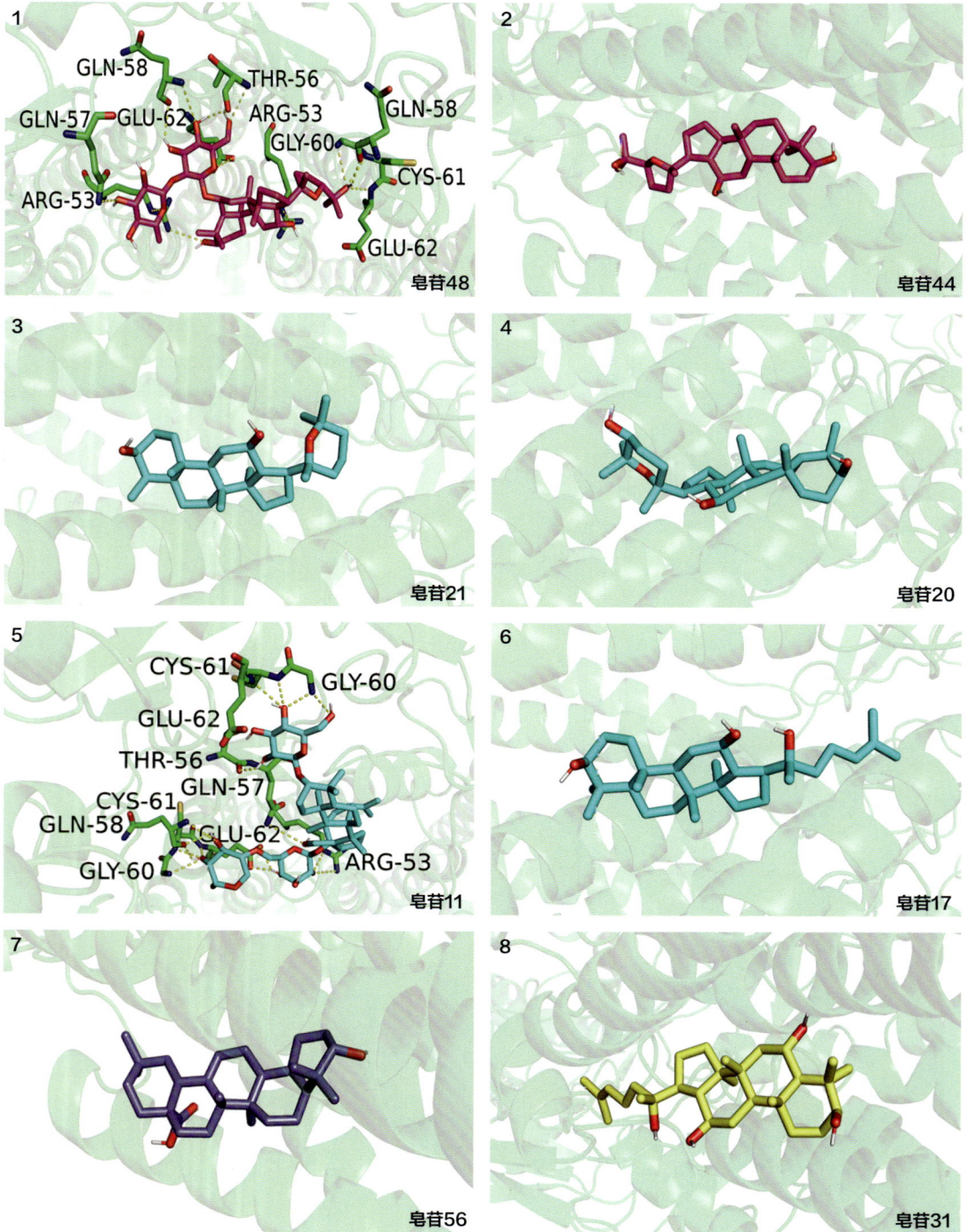

图 4-63　与 GJA1 蛋白靶点作用最强的 8 个人参皂苷分子对接图

表 4-63　GJA1 与人参皂苷的结合能及氨基酸残基

序号	人参皂苷	结合能/(kcal/mol)	氨基酸残基	序号	人参皂苷	结合能/(kcal/mol)	氨基酸残基	序号	人参皂苷	结合能/(kcal/mol)	氨基酸残基
1	皂苷48	−9.9	R53, Q57, Q58, E62, T56, G60, C61	20	皂苷43	−8.2	—	39	皂苷3	−7.7	Q58, G60, C61, E62
2	皂苷44	−9.7	—	21	皂苷47	−8.2	E62, G60, Q58, T56, Q57, T56	40	皂苷9	−7.7	G60, E62, Q57, Q58, C61, R53
3	皂苷21	−9.2	—	22	皂苷51	−8.2	G60, Q58, Q57	41	皂苷33	−7.7	Q57, R53, Q58, G60, C61, E62
4	皂苷20	−9.1	—	23	皂苷1	−8.1	N63, R53, C54, Q57, C61, E62, Q57	42	皂苷4	−7.6	C61, G60, Q57
5	皂苷11	−8.9	C61, G60, E62, T56, Q57, Q58, R53	24	皂苷8	−8.1	Q57, Q58, C54, F67, C61, G60	43	皂苷5	7.6	E62, C61, G60, R53, Q58
6	皂苷17	−8.9	—	25	皂苷52	−8.1	V184, A183, Q58, P191, C192, D190	44	皂苷28	−7.6	E62, C61, G60, Q58, R53, Q57
7	皂苷56	−8.9	—	26	皂苷54	−8.1	Q57, E62, C61, N63, R53	45	皂苷23	−7.5	—
8	皂苷31	−8.8	—	27	皂苷7	−8.0	N55, E62, R53, Q57, G60, C61	46	皂苷40	−7.5	V216
9	皂苷14	−8.7	C61, G60, E62, Q57, Q58, R53	28	皂苷10	−8.0	E62, C54, R53, Q58, C61, G60, N63	47	皂苷6	−7.4	Q57, E62, C61, G60, Q58, T56
10	皂苷50	−8.6	Q57, Q58, E62, R53, N63, C61	29	皂苷13	−8.0	C61, E62, G60, Q57, C54, R53	48	皂苷25	−7.4	K188, D190, D197, H194
11	皂苷55	−8.6	R53, N63, C61, E62, T56, Q57	30	皂苷15	−8.0	E62, C61, G60, Q58, Q57	49	皂苷34	−7.4	T56, E62, C61, C192, Q58, Q57
12	皂苷30	−8.5	—	31	皂苷41	−8.0	—	50	皂苷26	−7.3	H194, C192, K188
13	皂苷45	−8.5	—	32	皂苷19	−7.9	—	51	皂苷36	−7.3	Q57, R53, E62
14	皂苷12	−8.4	N63, C61, Q58, G60, E62, Q57, R53	33	皂苷27	−7.9	R53, E62, Q57, Q58, C61, T56	52	皂苷29	−7.2	E62, Q58, Q57, R53, G60, C61, T56
15	皂苷16	−8.4	—	34	皂苷46	−7.9	—	53	皂苷38	−7.2	D190, C192, Q58
16	皂苷18	−8.4	I208	35	皂苷2	−7.8	N63, R53, E62, Q57, C61	54	皂苷39	−7.1	N63, Q58, E62
17	皂苷53	−8.4	C61, E62, R53, G60, Q58	36	皂苷24	7.8	Q57, Q58, C61, E62	55	皂苷37	−7.0	Y175, D67, Y177, K68, G178
18	皂苷22	−8.3	—	37	皂苷32	−7.8	—	56	皂苷35	−6.9	—
19	皂苷49	−8.3	E62, C61, G60, C54, Q57, Q58	38	皂苷42	−7.8	E62, C61, Q58, R53				

GP1BB

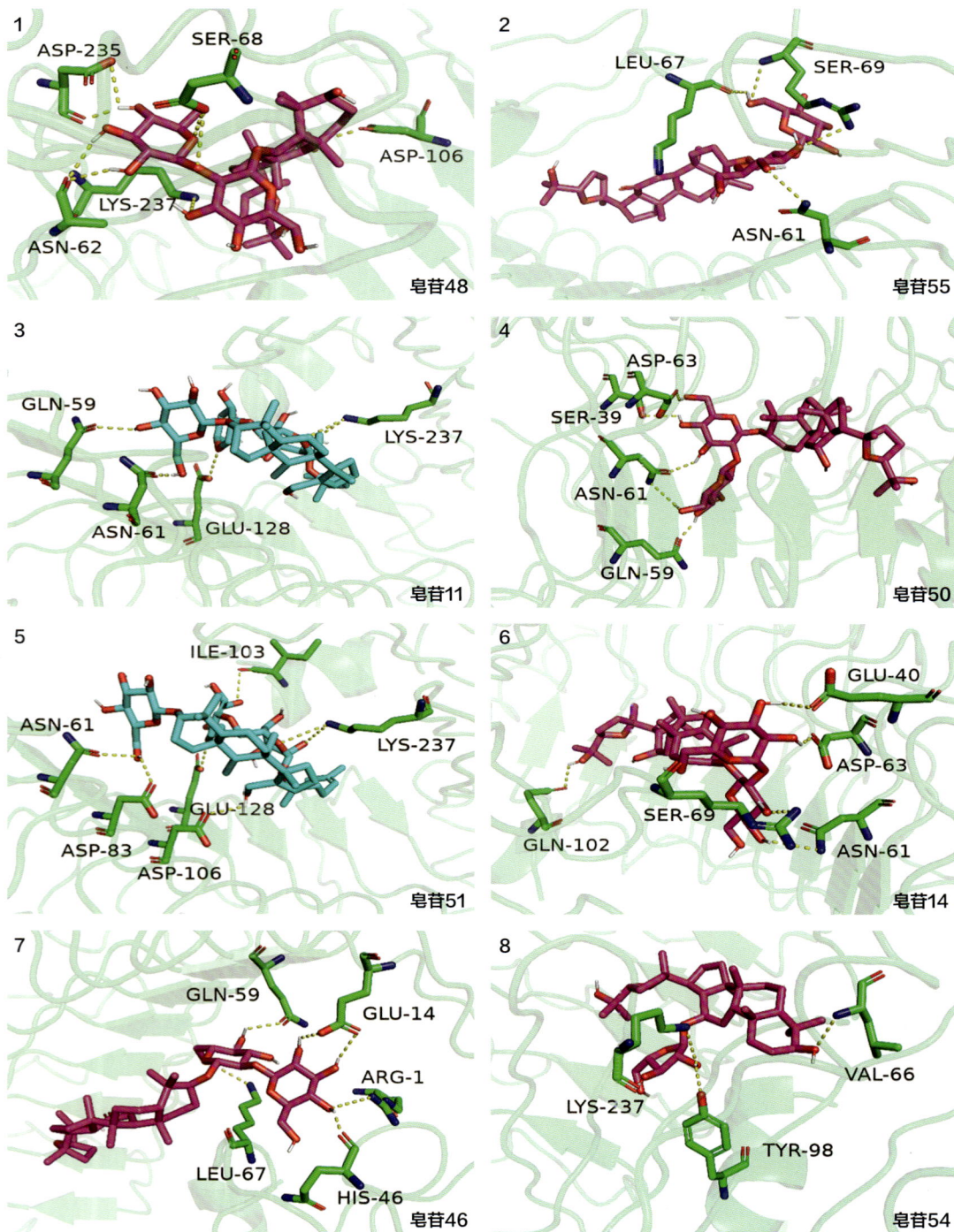

图 4-64　与 GP1BB 蛋白靶点作用最强的 8 个人参皂苷分子对接图

表4-64 GP1BB 与人参皂苷的结合能及氨基酸残基

序号	人参皂苷	结合能/(kcal/mol)	氨基酸残基
1	皂苷48	-10.8	N62, K237, D235, S106
2	皂苷55	-10.5	L67, S69, N61
3	皂苷11	-10.5	Q59, N61, E128, K237
4	皂苷50	-10.3	D63, S39, N61, Q59
5	皂苷51	-10.2	Q102, S69, N61, D63, E40
6	皂苷14	-10.1	N61, D83, D106, E128, I103, K237
7	皂苷46	-9.9	K237, Y98, V66
8	皂苷54	-9.9	L67, H46, R1, E14, Q59
9	皂苷53	-9.9	E128, Q102, I103
10	皂苷22	-9.9	K132
11	皂苷40	-9.7	D106, L67
12	皂苷9	-9.4	E128, Y130, Q232, D235, S68, L67, V66
13	皂苷33	-9.4	R64
14	皂苷52	-9.3	D106, D83, N61
15	皂苷21	-9.3	I103
16	皂苷2	-9.3	Q102Y130, D83
17	皂苷47	-9.2	K237, W230, R64, D63
18	皂苷45	-9.1	D106
19	皂苷56	-9.1	Y130
20	皂苷15	-9.1	D235, K237, Q102, V66, S68, L67
21	皂苷12	-9.1	S69, K237, Q102, Y130
22	皂苷37	-9.1	Y130, R64, L67, S68, V66, K237
23	皂苷49	-9.0	R64, Q102, W230
24	皂苷43	-9.0	Q102
25	皂苷1	-9.0	L67, S69, H37, N61, D63
26	皂苷3	-9.0	S69, S39, D63, D83, R64
27	皂苷44	-8.9	I103, S108
28	皂苷13	-8.9	I103, Y130, D63
29	皂苷38	-8.9	L67, V66, K237, Q102, Y130
30	皂苷4	-8.8	L67, I103, Q102, E128
31	皂苷26	-8.8	Q102, E128, R64, S69, L67
32	皂苷31	-8.8	Q102, D106
33	皂苷34	-8.8	Q232, Y98, E128, V66
34	皂苷24	-8.7	Q232, H86, R64
35	皂苷27	-8.7	S69, I103, Q102, E128, Y130, D106, D83, S39, E40
36	皂苷30	-8.7	Q102, I103, L67
37	皂苷41	-8.7	K132, Q102, E128
38	皂苷6	-8.6	S39, S69, R64, D63, S108, S154, D83
39	皂苷25	-8.6	Y130, E128, D83, R64, S69, L67, S68, I103
40	皂苷28	-8.6	E128, D106, R64, N61, H37, S69
41	皂苷17	-8.5	S4
42	皂苷5	-8.5	V236, D235, Q232, I103, Q102, S68
43	皂苷10	8.5	D235, V70, V66, S69, E40, R64
44	皂苷32	-8.5	I203, K237
45	皂苷39	-8.5	Q232, D235, R64
46	皂苷16	-8.4	E128, Y130
47	皂苷19	-8.3	Y130
48	皂苷20	-8.2	V66
49	皂苷35	-8.2	Y130
50	皂苷36	-8.2	K132
51	皂苷42	-8.2	K237, D83, Q102
52	皂苷7	-8.1	D83, N61, S39, R64
53	皂苷23	-8.0	K237, Q102
54	皂苷29	-8.0	D235, D63, S69
55	皂苷8	-7.7	S108, Q102, V70
56	皂苷18	-7.4	I103

GSK3B

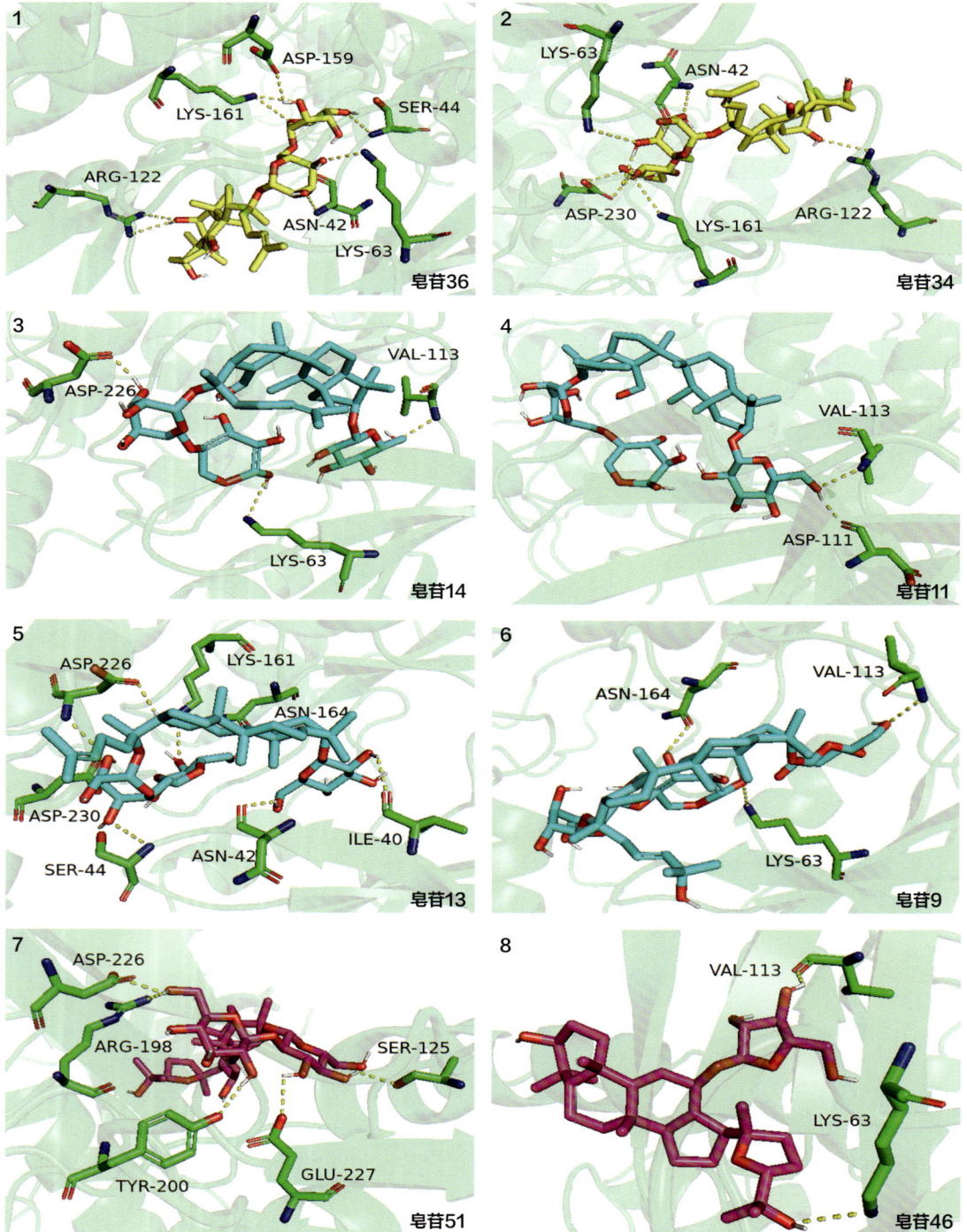

图 4-65　与 GSK3B 蛋白靶点作用最强的 8 个人参皂苷分子对接图

表 4-65 GSK3B 与人参皂苷的结合能及氨基酸残基

序号	人参皂苷	结合能/(kcal/mol)	氨基酸残基	序号	人参皂苷	结合能/(kcal/mol)	氨基酸残基	序号	人参皂苷	结合能/(kcal/mol)	氨基酸残基
1	皂苷36	-9.5	R122, K161, D159, S44, N42, K63	20	皂苷12	-8.3	N42, K63, D178, V113	39	皂苷27	-8.0	K149, D166, K51, N30, D242, E246
2	皂苷34	-9.4	K63, N42, D230, K161, R122	21	皂苷38	-8.3	I40, N42, D230, D178, K161, Q163	40	皂苷42	-8.0	R107
3	皂苷14	-9.1	D226, V113, K63	22	皂苷48	-8.2	Q163	41	皂苷24	-7.9	I28, N30, Q151, D238
4	皂苷11	-9.0	V111, V113	23	皂苷50	-8.2	K149, Q151, F33, D242	42	皂苷2	-7.8	E234, S44, D178, N164, K161
5	皂苷13	-8.9	D226, D230, S44, N42, I40, K161, N164	24	皂苷45	-8.2	—	43	皂苷17	-7.8	K149
6	皂苷9	-8.9	N164, V113, K63	25	皂苷22	-8.2	—	44	皂苷5	-7.8	E234, D26, D230, N42
7	皂苷51	-8.8	D226, R198, Y200, E27, S125	26	皂苷1	-8.2	K63, D178, N42, V113	45	皂苷26	-7.8	R107, K149, D238, P236, D241, S32
8	皂苷46	-8.8	V113, K63	27	皂苷3	-8.2	V101	46	皂苷28	-7.8	P221, Y187, D226, D178, N42
9	皂苷40	-8.8	Q163, K161, D178, K63	28	皂苷7	-8.2	S44, R119, V113	47	皂苷47	-7.7	R306, L307, T304, R187
10	皂苷49	-8.7	R107, Q151, S32, Q232	29	皂苷8	-8.2	S44, K63, R119, V113	48	皂苷25	-7.7	D166, N30, S32K149, D238
11	皂苷44	-8.7	N152, V101	30	皂苷30	-8.2	N30, K149	49	皂苷33	-7.7	K69, R62, Q172, E177
12	皂苷4	-8.7	—	31	皂苷43	-8.1	—	50	皂苷32	-7.6	G196, T210, Y266
13	皂苷31	-8.7	—	32	皂苷54	-8.1	R107, Q151, F33, S32, D242, E246	51	皂苷37	-7.6	R107, D238, D242, N30
14	皂苷21	-8.6	—	33	皂苷52	-8.1	Q273, F271, K270	52	皂苷19	-7.5	D166
15	皂苷18	-8.4	D166, N30	34	皂苷20	-8.1	Y112	53	皂苷53	-7.4	Q163
16	皂苷10	-8.4	D166, S32	35	皂苷23	-8.1	N164, N42	54	皂苷55	-7.2	E234
17	皂苷41	-8.4	K63, I40	36	皂苷6	-8.1	K63	55	皂苷29	-7.2	K51, D166, N30, P236, R107
18	皂苷56	-8.3	—	37	皂苷35	-8.1	L173, R201, R175	56	皂苷39	-7.0	Y187, R186, N42
19	皂苷16	-8.3	N30	38	皂苷15	-8.0	D230, N42, Q163, R199, V113				

HES1

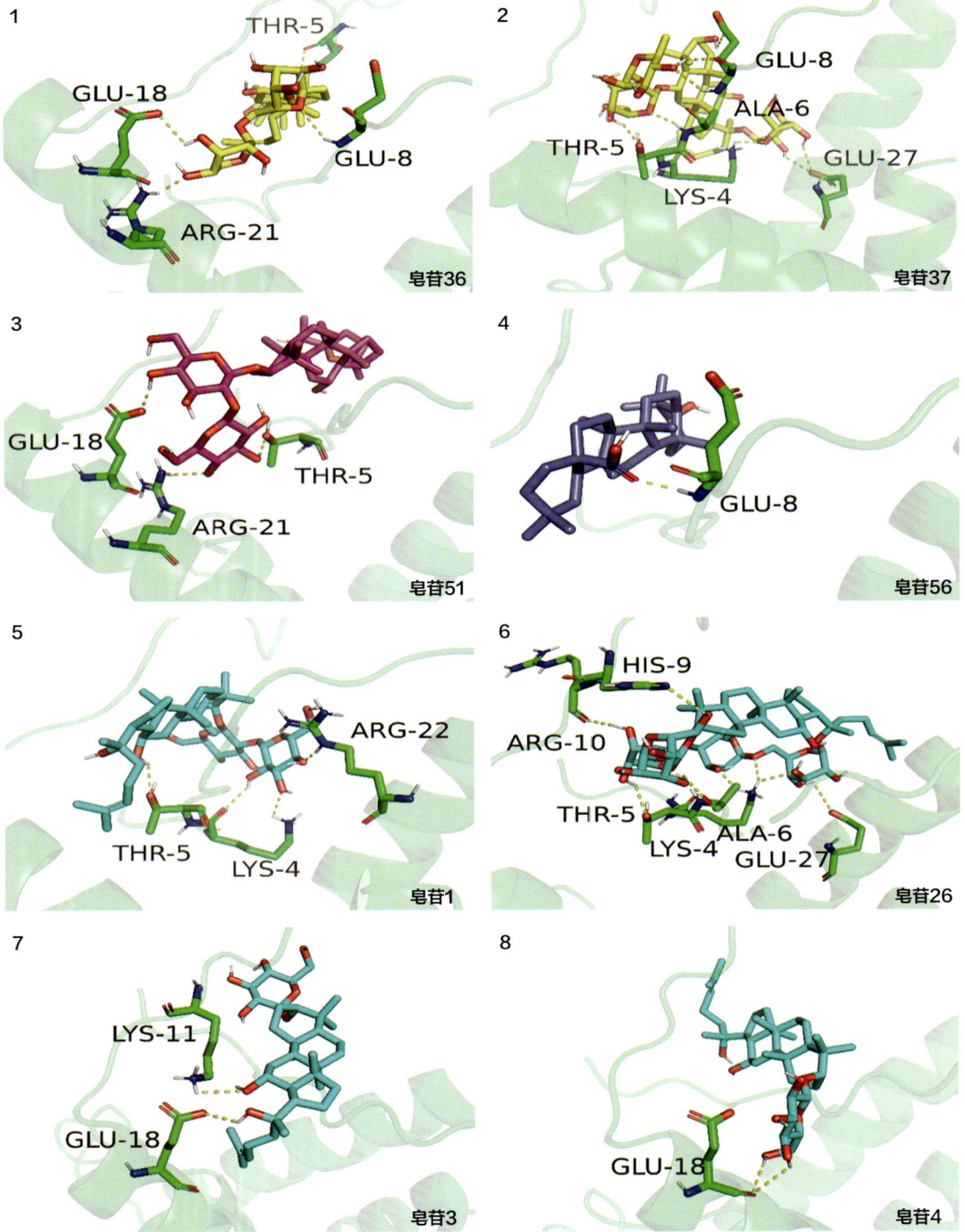

图 4-66　与 HES1 蛋白靶点作用最强的 8 个人参皂苷分子对接图

表 4-66 HES1 与人参皂苷的结合能及氨基酸残基

序号	人参皂苷	结合能/(kcal/mol)	氨基酸残基
1	皂苷36	-8.5	T5, E18, R21, E8
2	皂苷37	-8.5	T5, K4, E27, A6, E8
3	皂苷51	-8.5	E18, T5, R21
4	皂苷56	-8.5	E8
5	皂苷1	-8.3	T5, R22, K4
6	皂苷26	-8.3	—
7	皂苷3	-8.2	E18, K11
8	皂苷4	-8.2	E18
9	皂苷9	-8.2	K49, L50, E51, T5, R22
10	皂苷7	-8.1	R10, T5, K4, N26, E27
11	皂苷46	-8.0	H9, K52, K49
12	皂苷55	-8.0	M1, K4
13	皂苷33	-7.9	H9, K49, L56, L50
14	皂苷40	-7.9	K52, N26, K33, L50, K49
15	皂苷45	-7.9	K52, K33
16	皂苷22	-7.8	E18, R21, A6
17	皂苷35	-7.8	K11, H9, K52
18	皂苷39	-7.8	K52, R22, E8
19	皂苷8	-7.7	R22, N26, K4, A6, T5, E8
20	皂苷13	-7.7	K4, T5, E8, R22, K19
21	皂苷14	-7.7	R21, T5, K4, R22
22	皂苷38	-7.7	K33, L50
23	皂苷10	-7.6	S12, M1, K4, N26, E27
24	皂苷11	-7.6	E18, T5, A6, E8, K4
25	皂苷17	-7.6	—
26	皂苷32	-7.5	E8, A6
27	皂苷34	-7.5	E8
28	皂苷12	-7.4	R22, H9, K52, E51, K49
29	皂苷15	-7.4	K4, T5, N26, E27
30	皂苷19	-7.4	R21, H9, E8
31	皂苷23	-7.4	R22, L50, S48
32	皂苷27	-7.4	K52
33	皂苷41	-7.4	S12, K11, R21, K4, N26
34	皂苷5	-7.3	K33, L50, H47
35	皂苷30	-7.3	H9, A6, R22
36	皂苷43	-7.3	R10
37	皂苷52	-7.3	K52, K33
38	皂苷18	-7.1	A6, E8
39	皂苷48	-7.1	R22, K33, L52, L50, S48
40	皂苷28	-7.0	S12, A6, K33
41	皂苷42	-7.0	K11, K52, N26, K33
42	皂苷47	-7.0	E18, K11, E8
43	皂苷2	-6.9	S12, T5, K4, N26
44	皂苷6	-6.9	S7, I19, K52, R21
45	皂苷50	-6.9	R21, R22, K4
46	皂苷21	-6.8	R10
47	皂苷24	-6.8	R10, K4, T5, A6, E8
48	皂苷31	-6.7	E8
49	皂苷49	-6.7	E18, R21, K52, L50, K33
50	皂苷53	-6.7	S7, R21, K52
51	皂苷25	-6.5	E18, R21, K52, K4, N26
52	皂苷29	-6.5	R10, A6, T5, K4, E27
53	皂苷54	-6.4	S12, P3, E51, K49, K4, N26
54	皂苷16	0.0	—
55	皂苷20	0.0	—
56	皂苷44	0.0	—

HIF1A

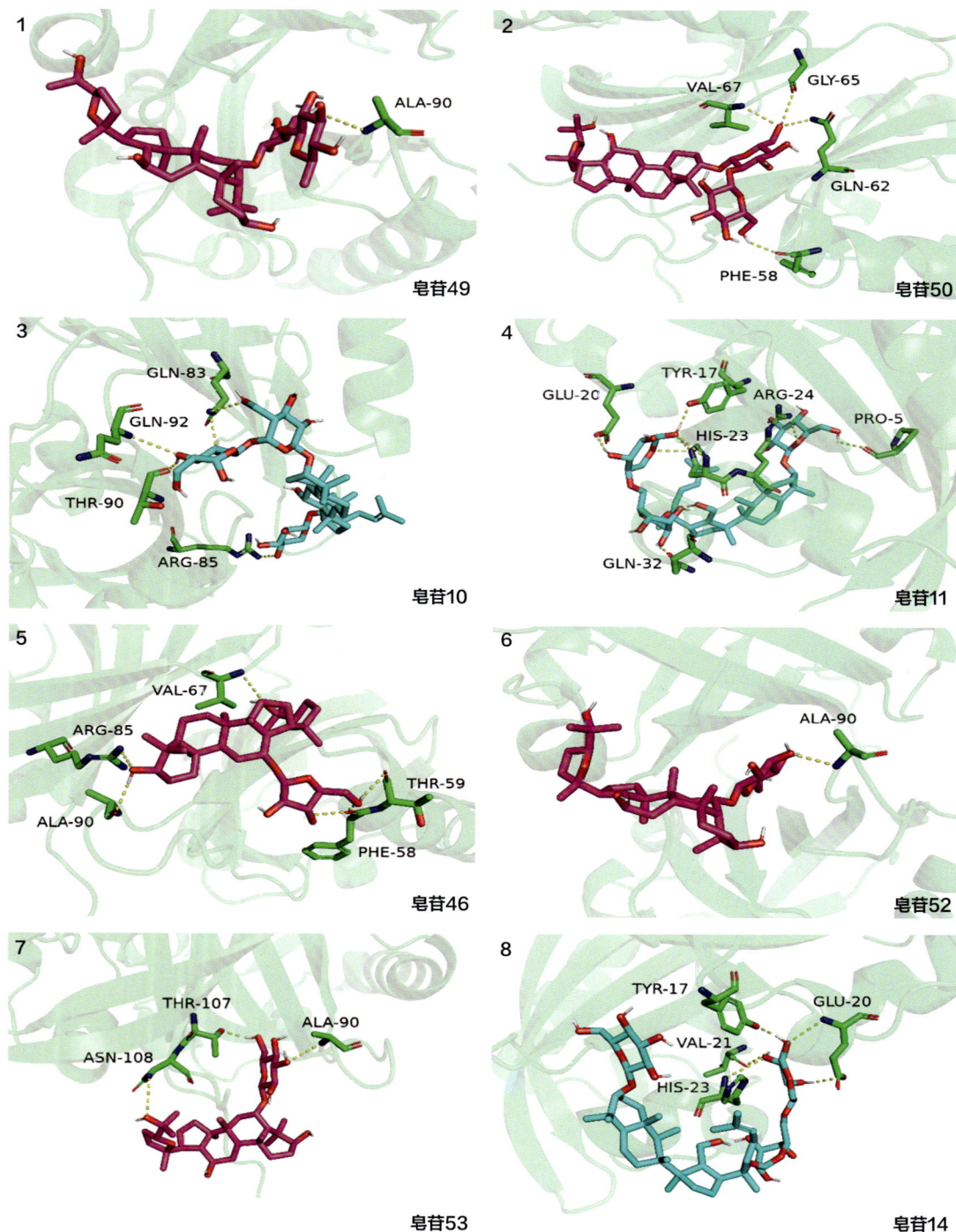

图 4-67　与 HIF1A 蛋白靶点作用最强的 8 个人参皂苷分子对接图

表 4-67 HIF1A 与人参皂苷的结合能及氨基酸残基

序号	人参皂苷	结合能/ (kcal/mol)	氨基酸残基	序号	人参皂苷	结合能/ (kcal/mol)	氨基酸残基	序号	人参皂苷	结合能/ (kcal/mol)	氨基酸残基
1	皂苷49	-7.9	A90	20	皂苷31	-7.1	R85, S69, V69	39	皂苷29	-6.8	V21, R11, I99
2	皂苷50	-7.7	V67, G65, Q62, F58	21	皂苷17	-7.1	R85, V67	40	皂苷12	-6.8	E20, H23, L37
3	皂苷10	-7.7	R85, T90, Q92, Q83	22	皂苷18	-7.1	R85, S69, V67	41	皂苷37	-6.7	R85, S69
4	皂苷11	-7.7	Q32, H23, E20, Y17, R24, P5	23	皂苷19	-7.1	V250, T249, E248	42	皂苷38	-6.7	R11
5	皂苷46	-7.6	A90, R85, V67, T59, F58	24	皂苷5	-7.1	V21, R11	43	皂苷22	-6.7	V67
6	皂苷52	-7.6	A90	25	皂苷6	-7.1	Q4, R7, H23	44	皂苷3	-6.7	Y17, F70, H23
7	皂苷53	-7.6	N108, I10V, A90	26	皂苷48	-7.0	R85, Y88, K60	45	皂苷8	-6.6	Y17, H23, R11, D19, E20
8	皂苷14	-7.6	Y17, V21, H23, E20	27	皂苷44	-7.0	H23, Y17, E20	46	皂苷35	-6.5	G61, V67, Q66
9	皂苷51	-7.5	R85, V67, G65, Q62, F58, Y88	28	皂苷55	-7.0	V67, G65, Q62	47	皂苷34	-6.5	V67, K60, F58
10	皂苷27	-7.5	R85, S69, V67, T90, T64	29	皂苷20	-7.0	D12	48	皂苷39	-6.5	E20, F18, G38
11	皂苷13	-7.5	N89, K110, N108, E80	30	皂苷23	-7.0	V67, Y88	49	皂苷4	-6.5	D19, E20, H23, V21
12	皂苷21	-7.4	V250, T249	31	皂苷9	-7.0	S69, R85, A90	50	皂苷28	-6.5	H23, Y17, E20
13	皂苷24	-7.4	S93, N89, R85, S69, V67, Q62, T90	32	皂苷56	-6.9	S69, Y88	51	皂苷7	-6.5	E20, H23, L37
14	皂苷54	-7.3	A90, T59, Q62	33	皂苷32	-6.9	Q227, P215, E17	52	皂苷41	-6.4	R11, N13, I14
15	皂苷47	-7.3	V86, S69, R85	34	皂苷30	-6.9	R85, V67	53	皂苷15	-6.4	E20, H23, R11, T19, N13
16	皂苷33	-7.3	R85, V67, Y88, T59	35	皂苷40	-6.9	R11	54	皂苷36	-6.3	R85, V67, Y88, F58
17	皂苷2	-7.3	E80, T28, N108	36	皂苷1	-6.9	R85, S69, V67, Y88, F58	55	皂苷25	-6.1	V67, Y88, K60
18	皂苷43	-7.2	V21, E20	37	皂苷16	-6.9	R85, S69, V67	56	皂苷26	-6.0	V67, Y88, K60
19	皂苷45	-7.1	V21, Q34	38	皂苷42	-6.8	R85, S60, V67, K60				

HMGCR

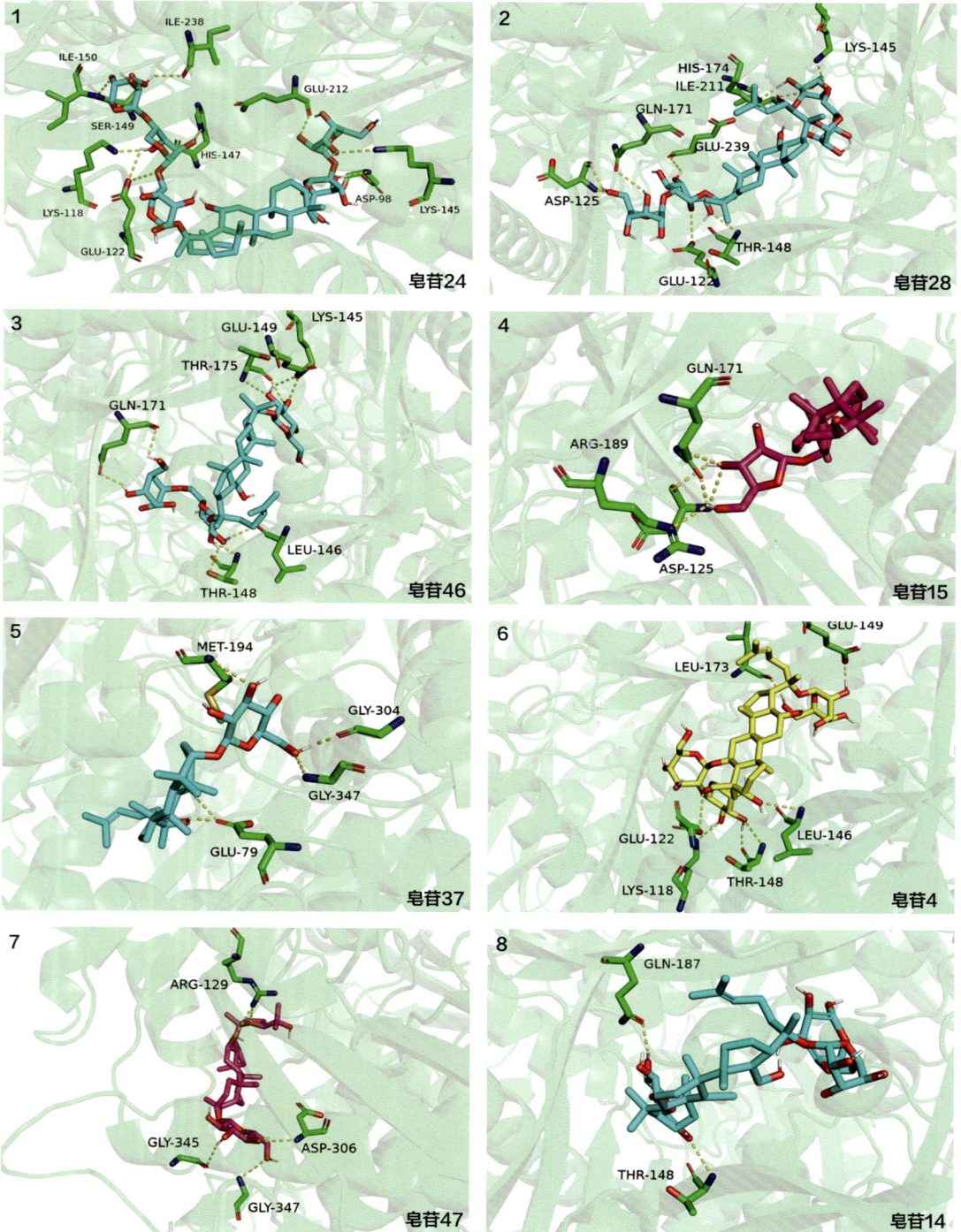

图 4-68　与 HMGCR 蛋白靶点作用最强的 8 个人参皂苷分子对接图

表 4-68　HMGCR 与人参皂苷的结合能及氨基酸残基

序号	人参皂苷	结合能/(kcal/mol)	氨基酸残基
1	皂苷 24	-9.7	I150, S149, K118, E122, H147, E212, D98, K145
2	皂苷 28	-9.6	D125, Q171, E239, T148, E122, I211, H174, K145
3	皂苷 46	-9.4	Q171, R189, D125
4	皂苷 15	-9.4	Q171, T148, L146, T175, E149, K145
5	皂苷 37	-9.3	L173, E149, L146, T148, K118, E122
6	皂苷 4	-9.2	E79, M194, G304, G347
7	皂苷 47	-9.2	R129, G345, D306, G347
8	皂苷 14	-9.2	Q187, T148
9	皂苷 29	-9.2	K118, T148, K145, Q144, K172, H174, K145
10	皂苷 9	-9.2	L148, K172, H174, T175, H147, R162
11	皂苷 26	-9.2	K118, T148, I238, H174, E149, L96, D98, R162
12	皂苷 11	-9.1	K172, H147, E239, T175, K145
13	皂苷 2	-9.1	S200, G195, G345, V344, G347, Q305
14	皂苷 12	-9.1	L173, E239, E149
15	皂苷 27	-9.1	R189, D125, L123, E122, T175, E149
16	皂苷 51	-9.0	E239, Q187, E239, H147, E122
17	皂苷 48	-8.9	Q171, T148, H147
18	皂苷 40	-8.8	H147, L146, T148, K118, E122
19	皂苷 13	-8.8	Q187, K172, E239, T175, K145, Q141
20	皂苷 3	-8.8	R129, V344, G304
21	皂苷 1	-8.8	D125, T148, H147
22	皂苷 17	-8.8	—
23	皂苷 30	-8.8	E124
24	皂苷 25	-8.8	K172, T148, Q160, K145
25	皂苷 36	-8.7	K118, T148, H147, Q171
26	皂苷 53	-8.7	L146, T148, E122, K118, E239, L173
27	皂苷 55	-8.7	E149, T148, L121
28	皂苷 52	-8.7	L146, E122, T148, K118, E239, L173
29	皂苷 3	-8.8	R129, V344, G304
30	皂苷 1	-8.8	D125, T148, H147
31	皂苷 17	-8.8	—
32	皂苷 30	-8.8	E124
33	皂苷 25	-8.8	K172, T148, Q160, K145
34	皂苷 36	-8.7	K118, T148, H147, Q171
35	皂苷 53	-8.7	L146, T148, E122, K118, E239, L173
36	皂苷 55	-8.7	E149, T148, L121
37	皂苷 52	-8.7	L146, E122, T148, K118, E239, L173
38	皂苷 3	-8.8	R129, V344, G301
39	皂苷 54	-8.7	Q168, D106, E220, H149, K147, L145
40	皂苷 7	-8.7	K118, T148, E212, L173, E149, T175, L96
41	皂苷 33	-8.7	T148, K118
42	皂苷 49	-8.6	S151, Q171, K118, T148
43	皂苷 5	-8.6	E239, K118, T148, E122, L116, K145, D98, R162
44	皂苷 20	-8.5	—
45	已计 31	-8.5	—
46	皂苷 16	-8.5	E220, E124
47	皂苷 18	-8.5	E220, E124
48	皂苷 8	-8.5	Q171, E239, L173, E149
49	皂苷 56	-8.4	K147, R170, D106
50	皂苷 50	-8.4	L129, T156, H155, D106
51	皂苷 23	-8.4	G347, D306
52	皂苷 10	-8.4	E149, Q144, Q160, R162, D98, K145
53	皂苷 45	-8.3	E124
54	皂苷 21	-8.3	E124
55	皂苷 6	-8.3	D98, Q144, Q160, R162
56	皂苷 19	-8.3	E124

177

HNF1A

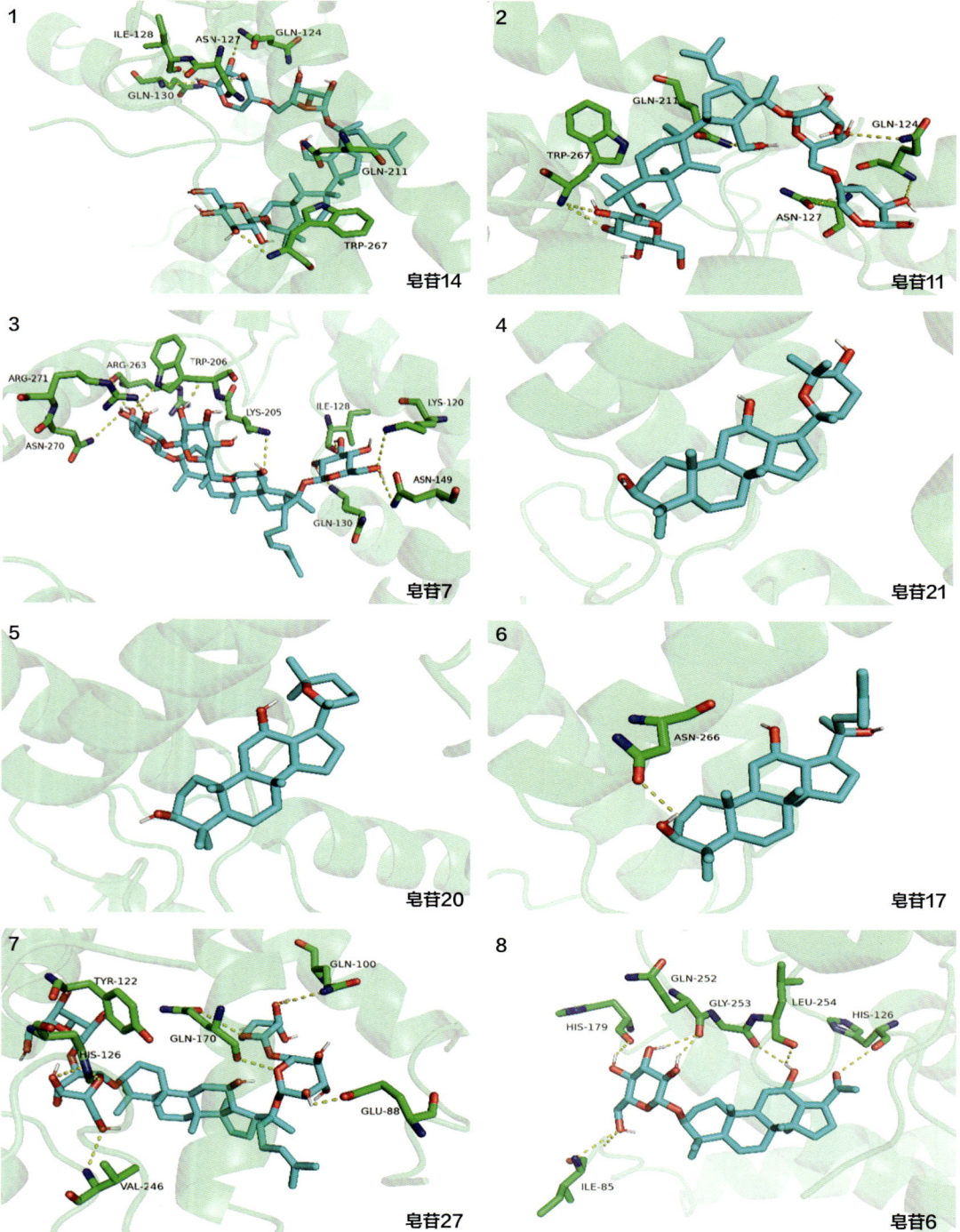

图 4-69　与 HNF1A 蛋白靶点作用最强的 8 个人参皂苷分子对接图

表4-69　HNF1A与人参皂苷的结合能及氨基酸残基

序号	人参皂苷	结合能/(kcal/mol)	氨基酸残基	序号	人参皂苷	结合能/(kcal/mol)	氨基酸残基	序号	人参皂苷	结合能/(kcal/mol)	氨基酸残基
1	皂苷14	-9.2	I128, Q130, N127, Q124, Q211, W267	20	皂苷22	-7.9	R263	39	皂苷30	-7.5	R203
2	皂苷11	-9.0	W267, Q211, Q124, N127	21	皂苷25	-7.9	H126, M118, Q170, Q100, E96, E88	40	皂苷37	-7.5	Q130, Q124, K205, N202, R203
3	皂苷7	-8.9	N270, R271, R263, W206, K205, I128, K120, N149, Q130	22	皂苷13	-7.8	Q100, E88, R171, E172, G245, R244, H126, Y122	41	皂苷40	-7.5	G253, L254, N257, H126, K169
4	皂苷21	-8.2	—	23	皂苷16	-7.8	N266	42	皂苷56	-7.4	R263
5	皂苷20	-8.2	—	24	皂苷53	-7.7	Q175, L254, S256	43	皂苷5	-7.3	I128, N127, N270
6	皂苷17	-8.2	N266	25	皂苷12	-7.7	N270, R271, W267, W206, Q211, K205, L123, Q130	44	皂苷4	-7.2	G253, I1126, N702
7	皂苷27	-8.2	V246, H126, Y122, Q170, Q100, E88	26	皂苷33	-7.7	Y205, W206, R263, W267, N270, K150	45	皂苷36	-7.2	L254, S256, H126, N202
8	皂苷6	-8.1	I85, H179, Q252, G253, L254, H216	27	皂苷42	-7.7	R201, N202, S256, Q175, G253, L254	46	皂苷34	-7.2	N257, S256, G253, Q175, K169
9	皂苷31	-8.1	R203	28	皂苷49	-7.6	H179, Q175, R201, S256, N257	47	皂苷28	-7.1	R203, N202, F204, W206, N266
10	皂苷32	-8.1	N266, E274	29	皂苷44	-7.6	E274	48	皂苷29	-7.1	K120, Q130, K205, W206
11	皂苷35	-8.1	W267, R271, E274	30	皂苷47	-7.6	R263, W267, W206, Q211	49	皂苷2	-7.1	E90, N91, Q100, Q170
12	皂苷45	-8.0	E132, H126, S256, N202	31	皂苷1	-7.6	N91, E88, Q170, V167	50	皂苷41	-7.1	Q170
13	皂苷50	-8.0	Q130, F204, K205, W206, R263, V262, W267, N270, R271	32	皂苷3	-7.6	N237, E234	51	皂苷8	-7.1	Q120, K120, K205, Q211, W206, N270
14	皂苷46	-8.0	—	33	皂苷23	-7.6	F204	52	皂苷9	-7.0	W267, Q212, Q124, AN127, Q130
15	皂苷19	-8.0	N270	34	皂苷18	-7.6	E274	53	皂苷24	-6.8	R203, F204, W206, W267, N270
16	皂苷26	-8.0	V246, H126, Y166, Q170, Q100, E96, E88	35	皂苷48	-7.5	Q211, Q214, N127, Q130, I128	54	皂苷10	-6.8	K120, I128, K205, W206, R263
17	皂苷51	-7.9	W267, W206, K205, F204, Q130	36	皂苷54	-7.5	Q141, Q130, R131, I128, R203, V262	55	皂苷38	-6.8	Q175, L254, S256, N202, E132
18	皂苷43	-7.9	N202, S236, H126	37	皂苷52	-7.5	N202, H126, Q175, H179	56	皂苷39	-6.7	Q175, K169, S256, E132, R131, R201
19	皂苷55	-7.9	K273, E274, F204	38	皂苷15	-7.5	Q130, L123, I12, W206				

179

HSP90AA1

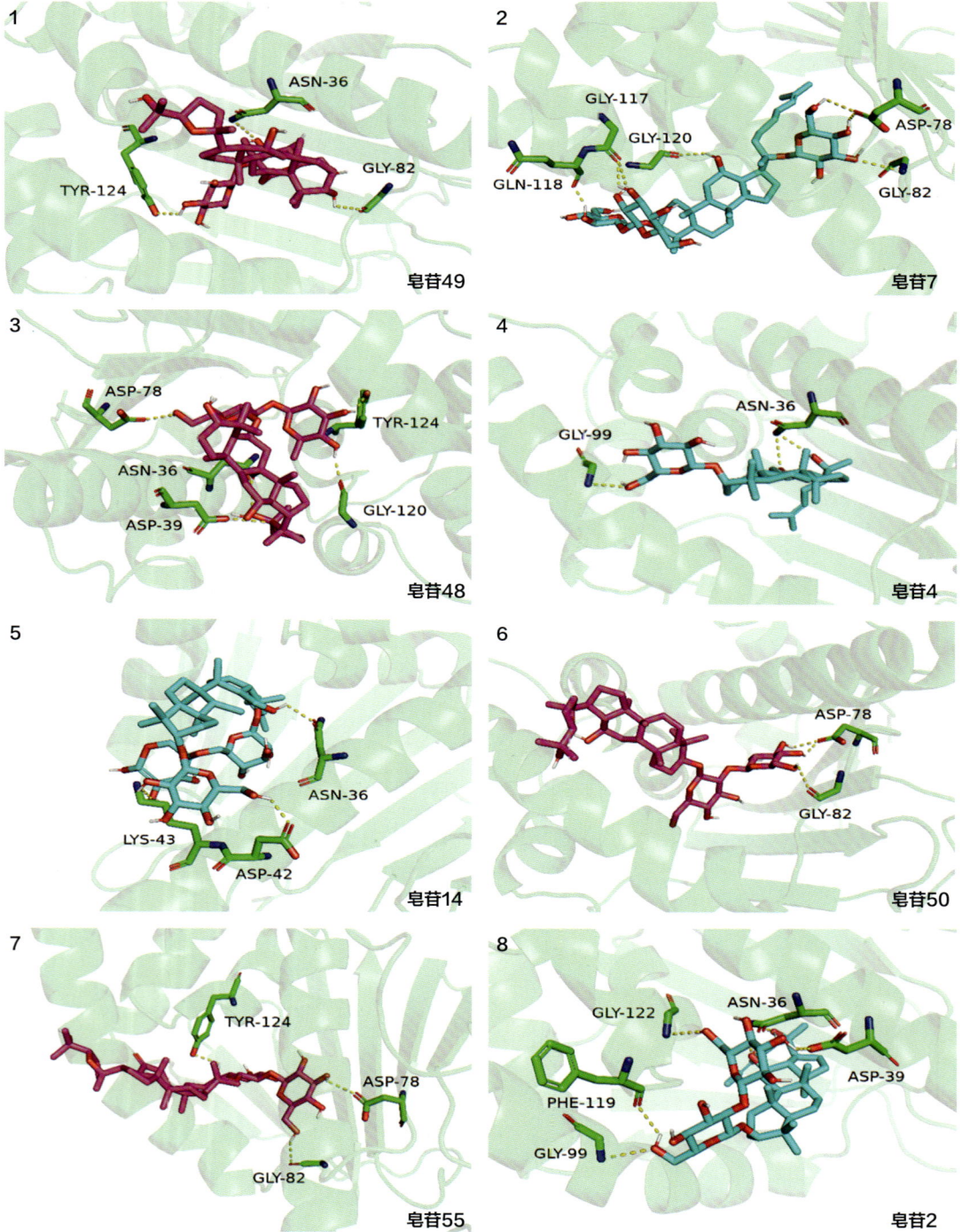

图 4-70　与 HSP90AA1 蛋白靶点作用最强的 8 个人参皂苷分子对接图

表4-70　HSP90AA1与人参皂苷的结合能及氨基酸残基

序号	人参皂苷	结合能/（kcal/mol）	氨基酸残基	序号	人参皂苷	结合能/（kcal/mol）	氨基酸残基
1	皂苷49	-9.6	Y124, N36, G82	20	皂苷54	-8.5	G122, F123, Y124
2	皂苷7	-9.6	Q118, G117, G120, D78, G82	21	皂苷30	-8.5	N36
3	皂苷48	-9.5	D78, N36, D39, Y124, G120	22	皂苷36	-8.4	G120, D87, K43
4	皂苷4	-9.5	G99, N36	23	皂苷42	-8.4	F119
5	皂苷14	-9.5	K43, D42, N36	24	皂苷1	-8.4	G120, G122, D78, L92
6	皂苷50	-9.4	D78, G82	25	皂苷34	-8.3	Y124, G120, N36, L88
7	皂苷55	-9.3	Y124, D78, G82	26	皂苷21	-8.3	G120
8	皂苷2	-9.3	G99, F119, G122, N36, D3	27	皂苷51	-8.2	D39, G122, G120, N36, Y124, T169
9	皂苷11	-9.3	K43, N36	28	皂苷33	-8.2	G99, F119, D39
10	皂苷9	-9.2	S35, S37, D78, T169	29	皂苷16	-8.2	N36
11	皂苷3	-9.0	S98, G99, F119, N36	30	皂苷19	-8.2	N36
12	皂苷17	-9.0	N36	31	皂苷40	-8.1	F119, G99, S98, I95
13	皂苷10	-9.0	G82, D39	32	皂苷22	-8.1	L87
14	皂苷31	-8.9	N36	33	皂苷6	-8.1	G99, F119, N36
15	皂苷41	-8.9	G120, N36, D39	34	皂苷46	-8.0	F123, N36
16	皂苷53	-8.8	G120, G122, E32, S35	35	皂苷52	-8.0	F198, D42, D39
17	皂苷8	-8.7	G82, D78	36	皂苷37	-8.0	G99, F119, D39, D78, T169
18	皂苷13	-8.6	D87, N36, D39, K43	37	皂苷18	-8.0	N36
19	皂苷17	-8.6	Y124, D78, T169, G82	38	皂苷5	-8.0	D39, D42
				39	皂苷27	-8.0	N36, D39, K43
				40	皂苷26	-8.0	D87, G82, K43, D42
				41	皂苷23	-7.9	G82, K43
				42	皂苷47	-7.8	D39
				43	皂苷35	-7.8	G120, T169
				44	皂苷15	-7.8	Q118, F123
				45	皂苷45	-7.7	N36
				46	皂苷25	-7.7	D87, K43
				47	皂苷44	-7.6	K43
				48	皂苷43	-7.5	K43
				49	皂苷38	-7.5	G120, N36, D42
				50	皂苷24	-7.5	D39, K43
				51	皂苷28	-7.5	S98, N36, G82
				52	皂苷39	-7.4	F119, K43
				53	皂苷56	-7.2	N36
				54	皂苷29	-7.2	H195, R31, S45, N36, Q118
				55	皂苷32	-7.1	N36
				56	皂苷20	-6.7	G120

HSPA5

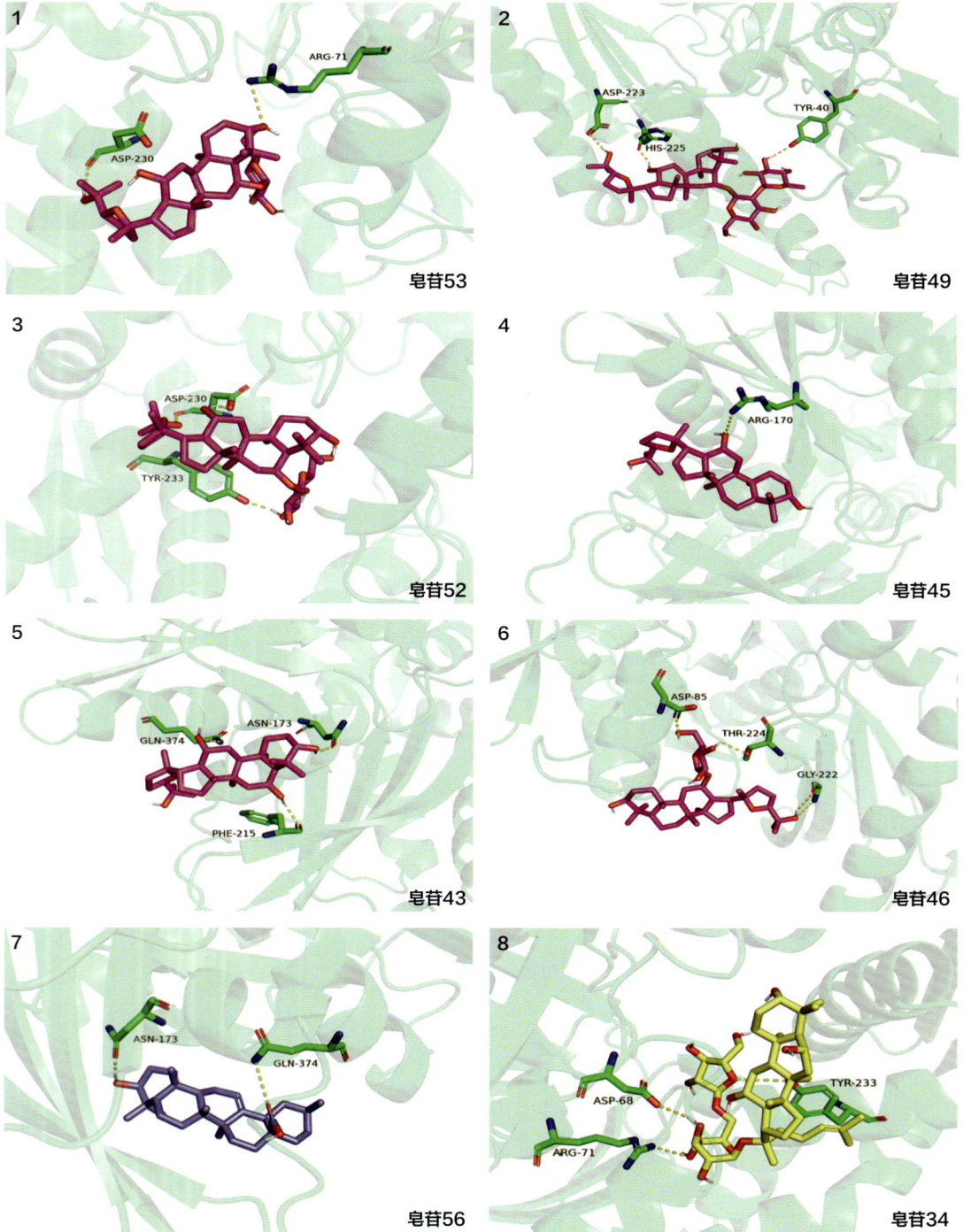

图 4-71　与 HSPA5 蛋白靶点作用最强的 8 个人参皂苷分子对接图

表4-71 HSPPA5与人参皂苷的结合能及氨基酸残基

序号	人参皂苷	结合能/(kcal/mol)	氨基酸残基
1	皂苷53	-8.8	D230, R71
2	皂苷49	-8.7	D223, Y40, H225
3	皂苷52	-8.6	Y233, D230
4	皂苷45	-8.3	R170
5	皂苷43	-8.3	Q374, N173, F215
6	皂苷46	-8.1	D85, T224, G222
7	皂苷56	-8.0	N173, Q374
8	皂苷34	-8.0	R71, D68, Y233
9	皂苷41	-8.0	R71, D68, D230, R237
10	皂苷51	-7.9	R170, I171, R154, A147
11	皂苷54	-7.8	I171, A147
12	皂苷22	-7.8	R71
13	皂苷50	-7.7	N311, S358, R35, K186
14	皂苷55	-7.7	Q374, I171, R154
15	皂苷44	-7.6	R71
16	皂苷3	-7.6	T224
17	皂苷6	-7.6	F215, N173
18	皂苷32	-7.6	D68
19	皂苷48	-7.5	S221, T220, S81, R80, K84
20	皂苷20	-7.5	D68
21	皂苷19	-7.5	H225
22	皂苷5	-7.5	D68, E229, R71, H225
23	皂苷13	-7.5	H225, R71, D68
24	皂苷10	-7.5	—
25	皂苷35	-7.5	N173, T176, F215, G213, K166
26	皂苷47	-7.4	V217, N173, G213
27	皂苷1	-7.4	D230, H275, R71, D68
28	皂苷4	-7.4	N173, F215
29	皂苷21	-7.3	D185, K186
30	皂苷14	-7.3	D79, R80, T224, D223
31	皂苷9	-7.3	V217, T220, A147, F149, Y148, T224, H225, R71
32	皂苷31	-7.3	
33	皂苷33	-7.3	R71, D68
34	皂苷36	-7.3	N150, Y148, Q153, R71, D223
35	皂苷12	-7.2	S81, T224
36	皂苷23	-7.1	N173, T176, Q374, K186
37	皂苷24	-7.1	Q153, T224, D204, S221, T220
38	皂苷7	-7.1	Y148, N150, S81
39	皂苷11	-7.1	V217, T220, T224, H225, R71
40	皂苷30	-7.1	N173
41	皂苷37	-7.1	G222, T224, N150
42	皂苷40	-7.1	T224, G222, D223
43	皂苷17	-7.0	G213, N173
44	皂苷2	-7.0	D230, H225, R71, D68
45	皂苷15	-7.0	D321, T220, Q153, R71, I224, S81, H225
46	皂苷16	-6.8	N173
47	皂苷25	-6.8	R71, S81, H225
48	皂苷27	-6.8	Q218, T220, F215, Q374, R154
49	皂苷38	-6.8	R71, H88, H225, D230
50	皂苷42	-6.8	K262
51	皂苷28	-6.7	K158, D151
52	皂苷29	-6.7	R154, I171, G213
53	皂苷39	-6.6	S221
54	皂苷18	-6.5	D185
55	皂苷26	-6.4	Q153, S81
56	皂苷8	-6.1	R80, S81, H225, D223

183

ICAM1

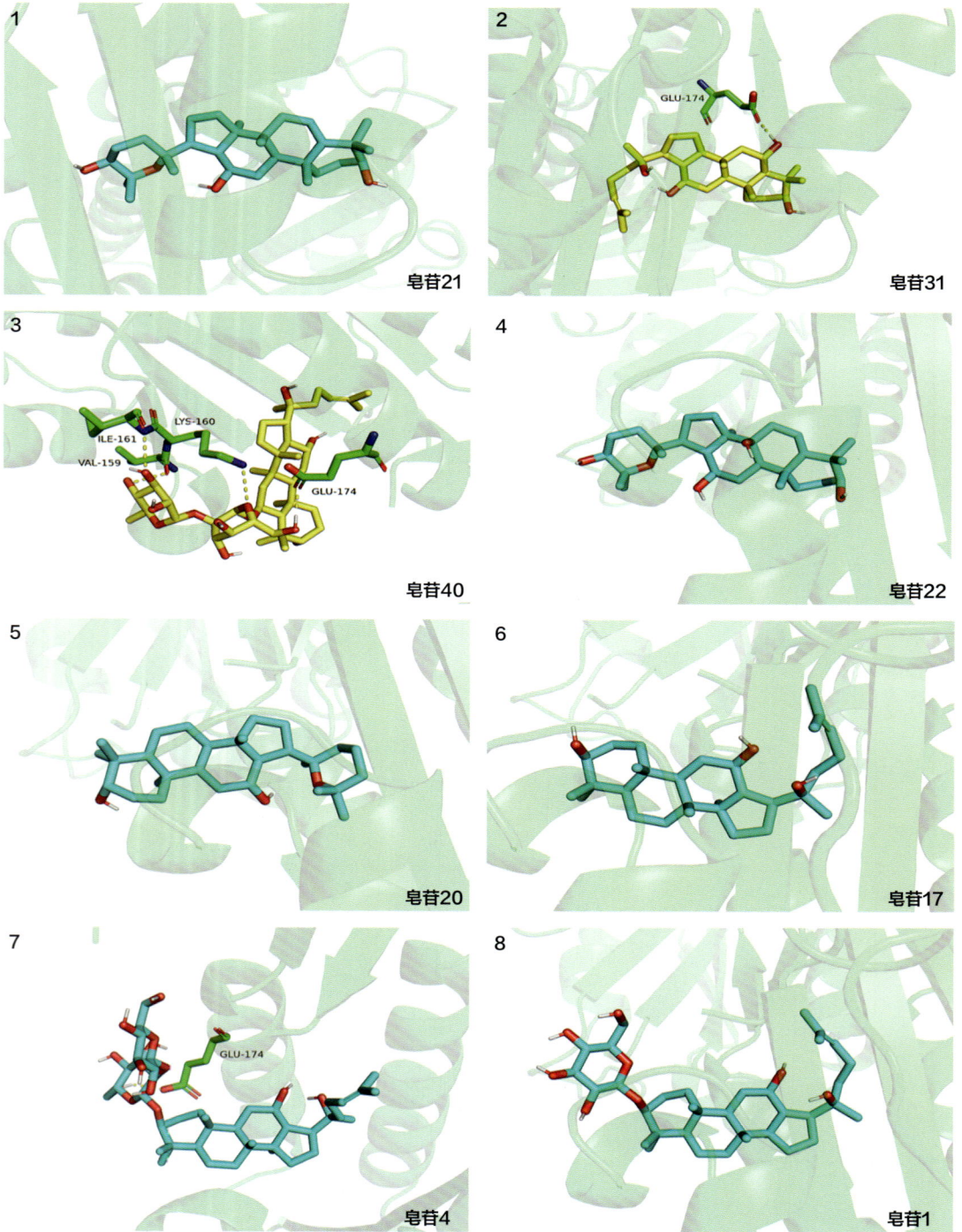

图 4-72　与 ICAM1 蛋白靶点作用最强的 8 个人参皂苷分子对接图

表 4-72　ICAM1 与人参皂苷的结合能及氨基酸残基

序号	人参皂苷	结合能/（kcal/mol）	氨基酸残基
1	皂苷21	−9.2	—
2	皂苷31	−8.8	E174
3	皂苷40	−8.8	V159, I161, K160, E174
4	皂苷22	−8.7	—
5	皂苷20	−8.7	—
6	皂苷17	−8.7	—
7	皂苷4	−8.7	—
8	皂苷1	−8.4	E174
9	皂苷42	−8.4	S156, K160
10	皂苷16	−8.3	—
11	皂苷30	−8.2	—
12	皂苷49	−8.0	S35, K22
13	皂苷45	−8.0	E157
14	皂苷46	−8.0	—
15	皂苷3	−8.0	E157
16	皂苷2	−8.0	S156
17	皂苷6	−8.0	V159
18	皂苷38	−8.0	V181, Y39, K105, T104, D126
19	皂苷41	−8.0	E157
20	皂苷44	−7.9	S156
21	皂苷53	−7.9	S35, K63
22	皂苷19	−7.9	—
23	皂苷10	−7.9	S35, Q176, T173
24	皂苷43	−7.8	—
25	皂苷47	−7.8	—
26	皂苷56	−7.8	K178
27	皂苷18	−7.8	E174
28	皂苷24	−7.8	Y130, Y39, I182, G1, T104
29	皂苷36	−7.8	V139, I161, K160
30	皂苷48	−7.7	Q176, K169, K22
31	皂苷11	−7.7	V181, R129, K153
32	皂苷9	−7.6	Y39, G1, T104, K105
33	皂苷12	−7.5	Y39, I182, T104
34	皂苷33	−7.5	E157, I182
35	皂苷55	−7.4	S38
36	皂苷5	−7.4	N2, T104, A125, K153
37	皂苷15	−7.4	V159
38	皂苷51	−7.3	K63, N36, S35, T173, K169, K33
39	皂苷50	−7.3	K63, N36, K33, T173, K169, D29
40	皂苷52	−7.3	K63
41	皂苷14	−7.2	I127, R129, K153
42	皂苷27	−7.1	Y39, I182, V181, Y39
43	皂苷32	−7.1	D29
44	皂苷54	−7.0	S35, N36
45	皂苷13	−7.0	W62, K32, N36, K33, K32
46	皂苷8	−7.0	K63, S35, N36
47	皂苷7	−6.8	I182, Y39, T104
48	皂苷37	−6.8	D29, T173
49	皂苷39	−6.8	K169
50	皂苷25	−6.7	Y39, G1T104
51	皂苷28	−6.7	K125, D126, I127, I182
52	皂苷29	−6.7	T104, V181, Y39, Y130
53	皂苷23	−6.6	K33, S35
54	皂苷26	−6.4	T104
55	皂苷34	−6.4	Q176, N36, K63
56	皂苷35	−6.3	A67, E53

IFNG

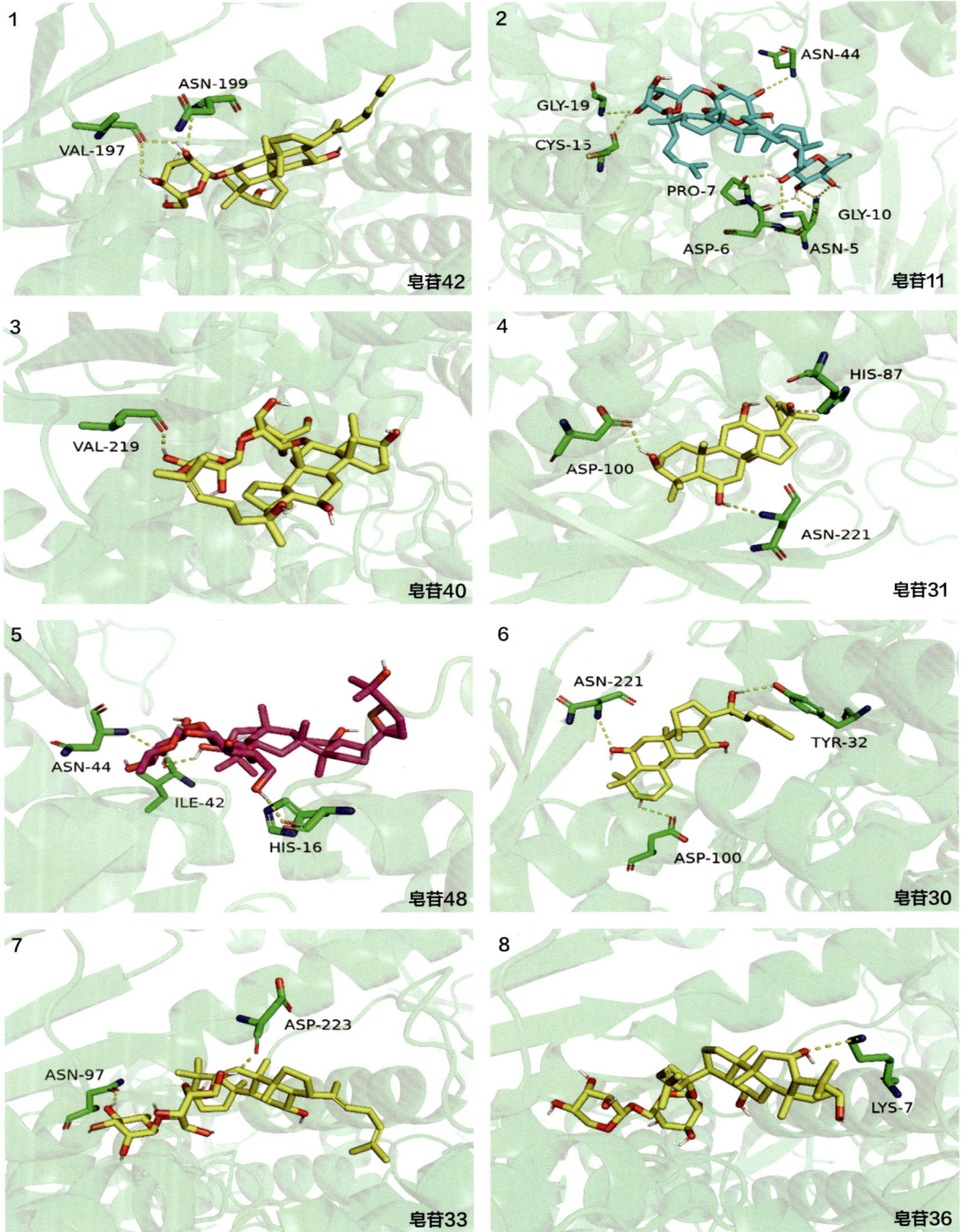

图 4-73　与 IFNG 蛋白靶点作用最强的 8 个人参皂苷分子对接图

表 4-73　IFNG 与人参皂苷的结合能及氨基酸残基

序号	人参皂苷	结合能/(kcal/mol)	氨基酸残基	序号	人参皂苷	结合能/(kcal/mol)	氨基酸残基	序号	人参皂苷	结合能/(kcal/mol)	氨基酸残基
1	皂苷42	−9.9	V197, N199	20	皂苷6	−8.9	D6, K7	39	皂苷18	−8.4	N75
2	皂苷11	−9.9	G9, C15, P7, D6, N5, G10, N44	21	皂苷56	−8.8	R125, K109, D105, K10	40	皂苷44	−8.3	D112
3	皂苷40	−9.8	V219	22	皂苷51	−8.8	N44, Q43, I8	41	皂苷37	−8.3	N44, A34, D25
4	皂苷31	−9.7	D100, N221, H87	23	皂苷45	−8.8	Y26, A12, P7	42	皂苷21	−8.2	R50, F46
5	皂苷48	−9.6	N44, I42, H16	24	皂苷55	−8.8	N44, I42, A34	43	皂苷16	−8.2	N97
6	皂苷30	−9.6	N221, Y32, D100	25	皂苷41	−8.8	N44, C37, H38, P7, H16, N22	44	皂苷19	−8.2	H101, R50
7	皂苷33	−9.5	N97, D223	26	皂苷17	−8.8	N75	45	皂苷15	−8.2	N22, P7, K49
8	皂苷36	−9.4	K7	27	皂苷24	−8.8	F46, N44, I8, IL-20, C15, F24	46	皂苷25	−8.2	N44, A34, H38, H16, I8
9	皂苷47	−9.3	D78, N75	28	皂苷12	−8.8	I8, H38, H16, N44, Y26	47	皂苷26	−8.2	I42, A34, N44, F46, D47, K49
10	皂苷14	−9.2	D6, N5, G41, C37, N44	29	皂苷46	−8.7	H16, I20	48	皂苷3	−8.1	I8, P7, A12
11	皂苷7	−9.2	K27, F24, N23, G19, N44	30	皂苷38	−8.7	N44, I42, H16, G19, N22	49	皂苷29	−8.1	N44, P7, A12, N22
12	皂苷49	−9.1	I42, H38, D25	31	皂苷2	−8.7	N44, I42, H38, H16, I8	50	皂苷32	−8.0	E63
13	皂苷53	−9.1	N44, I8, H16	32	皂苷4	−8.7	P7	51	皂苷35	−8.0	Y32
14	皂苷34	−9.0	M222, N221, N97	33	皂苷27	−8.7	N22, I20, P7, I8, K49	52	皂苷9	−7.9	H87, D223, K184
15	皂苷20	−9.0	Y10	34	皂苷28	−8.7	F46, N44, I20, N22	53	皂苷5	−7.8	K49, N45, N22
16	皂苷8	−9.0	K27, N22, P7, I8, N44	35	皂苷43	−8.6	A12, Y26, F24	54	皂苷23	−7.7	Y10, K7, D201
17	皂苷50	−8.9	H101, R50, S18	36	皂苷54	−8.6	I42, N44, A34, I8	55	皂苷10	−7.7	Y91, N97, R187, E188
18	皂苷22	−8.9	K29, Y32, N97	37	皂苷13	−8.5	I8, I42	56	皂苷39	−7.3	I20
19	皂苷1	−8.9	H16, N22, I20	38	皂苷52	−8.4	H38, I116, C15, F24		皂苷18	−8.4	N75

IGF1R

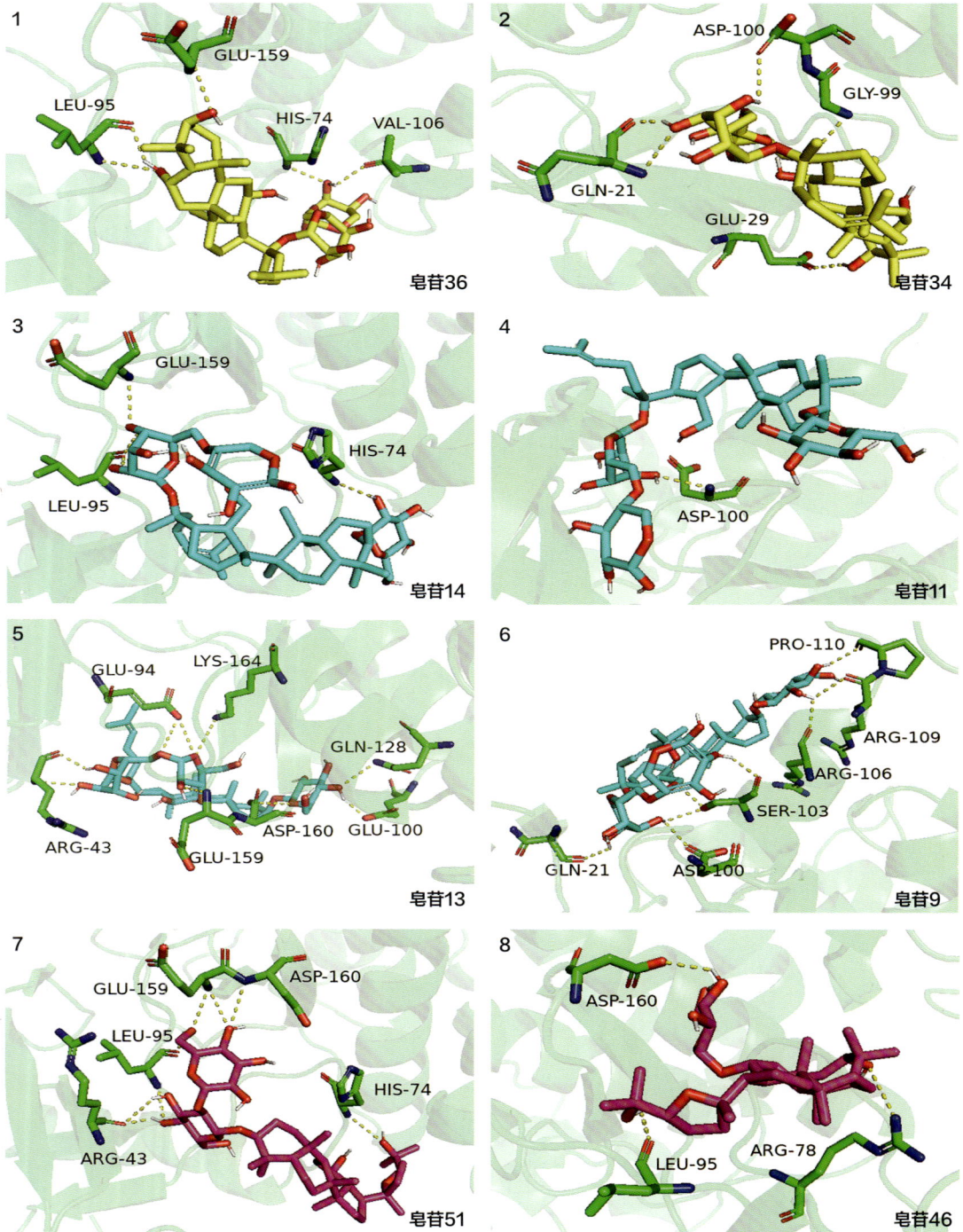

图 4-74　与 IGF1R 蛋白靶点作用最强的 8 个人参皂苷分子对接图

表 4-74 IGF1R 与人参皂苷的结合能及氨基酸残基

序号	人参皂苷	结合能/(kcal/mol)	氨基酸残基	序号	人参皂苷	结合能/(kcal/mol)	氨基酸残基	序号	人参皂苷	结合能/(kcal/mol)	氨基酸残基
1	皂苷36	−9.0	L95, E159, H74, V106	20	皂苷12	−7.8	T177, S103, D100, Q21	39	皂苷27	−7.5	D100, E111
2	皂苷34	−8.9	Q21, E29, D100, G99	21	皂苷38	−7.8	T97, D100	40	皂苷42	−7.5	N72
3	皂苷14	−8.6	L95, E159, H74	22	皂苷48	−7.7	E39, D160, R43, L95, E94, H74, V106	41	皂苷24	−7.4	E29, T97, L19, D100, S103
4	皂苷11	−8.5	D100	23	皂苷50	−7.7	R43, L95, E159, D160, S107	42	皂苷2	−7.3	D160, E159R43, L95, E94, K164
5	皂苷13	−8.4	R43, E94, K164, E159, D160, Q128, E100	24	皂苷45	−7.7	—	43	皂苷17	−7.3	R43, R78
6	皂苷9	−8.4	P110, R109, R106, S103, D100, Q21	25	皂苷22	−7.7	S103	44	皂苷5	−7.3	D100, T97
7	皂苷51	−8.3	R43, L95, E159, D160, H74	26	皂苷1	−7.7	D100, R98	45	皂苷26	−7.3	Q21, D100, R106
8	皂苷46	−8.3	D160, L95, R78	27	皂苷3	−7.7	M96	46	皂苷28	−7.3	Q21, R106, E111
9	皂苷40	−8.3	Q21, T97	28	皂苷7	−7.7	E111, D100	47	皂苷47	−7.2	V106, H74, R78, R43
10	皂苷49	−8.2	R43, E94, D160	29	皂苷8	−7.7	T97, D100, E111	48	皂苷25	−7.2	E111, D100, Q21
11	皂苷44	−8.2	E159	30	皂苷30	−7.7	R43, R78	49	皂苷33	−7.2	D100, S103, R106
12	皂苷4	−8.2	H74, V106, S111	31	皂苷43	−7.6	E94	50	皂苷32	−7.1	
13	皂苷31	−8.2	R43, R78	32	皂苷54	−7.6	E94, M96, S103	51	皂苷37	−7.1	N72, S107, H74, R78
14	皂苷21	−8.1	R78	33	皂苷52	−7.6	L95, E159, D160, H74	52	皂苷19	−7.0	D160
15	皂苷18	−7.9	R43, R78	34	皂苷20	−7.6	—	53	皂苷53	−6.9	L95, E159, D160
16	皂苷10	−7.9	E111	35	皂苷23	−7.6	D100, Q21	54	皂苷55	−6.7	R43, L95, E159, D160, E113
17	皂苷41	−7.9	R43, R78	36	皂苷6	−7.6	M96	55	皂苷29	−6.7	R106, D100, Q21, E176, T177
18	皂苷56	−7.8	R78, R43	37	皂苷35	−7.6	—	56	皂苷39	−6.5	E159, D160
19	皂苷16	−7.8	R43, R78	38	皂苷15	−7.5	E18, E29, E94, M96				

IRS1

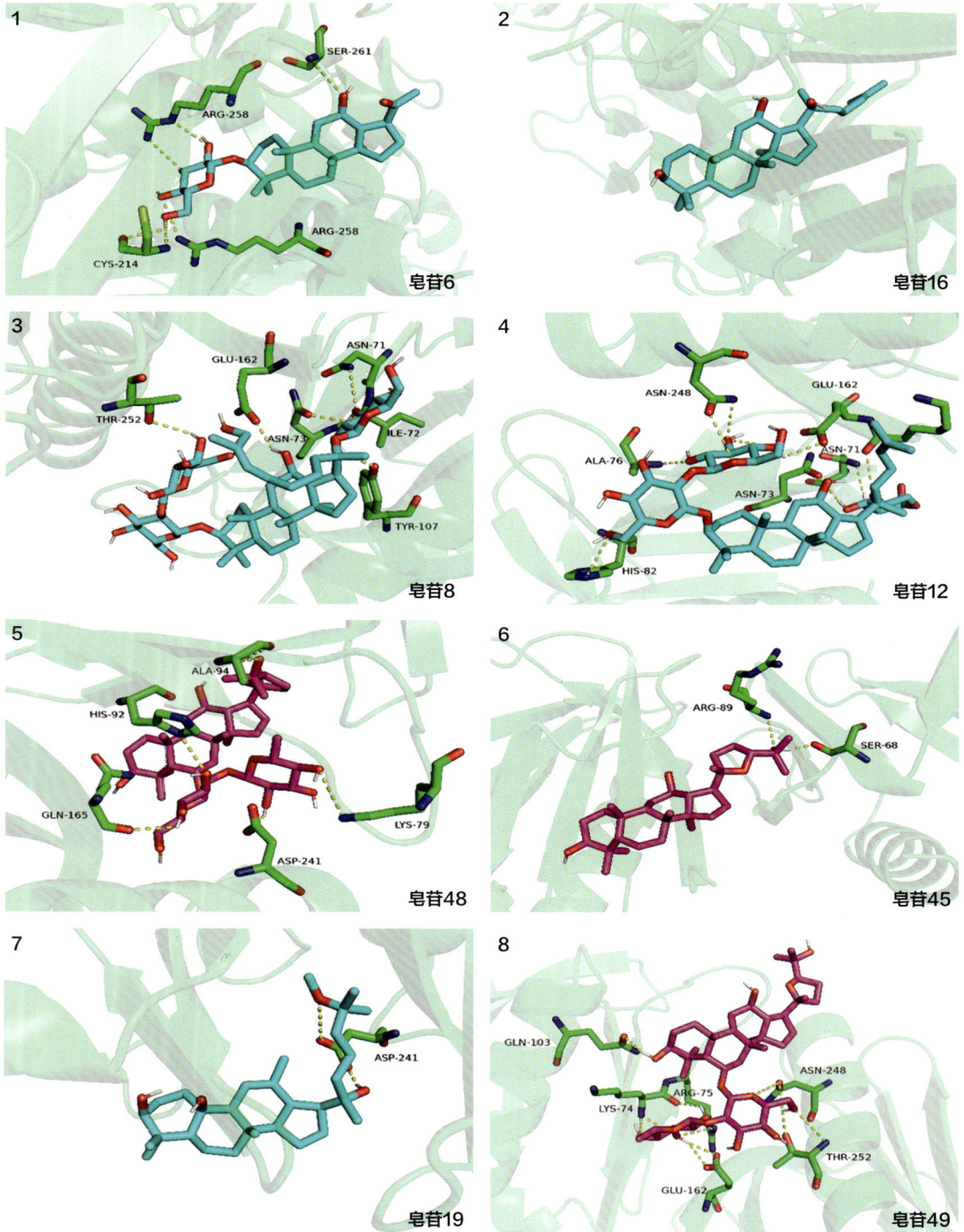

图 4-75　与 IRS1 蛋白靶点作用最强的 8 个人参皂苷分子对接图

表 4-75　IRS1 与人参皂苷的结合能及氨基酸残基

序号	人参皂苷	结合能/(kcal/mol)	氨基酸残基
1	皂苷6	-9.3	R258, S261, C214, R258
2	皂苷16	-8.5	—
3	皂苷8	-8.3	T252, E162, N71, N73, I72, Y107
4	皂苷12	-8.2	N248, A76, H82, E162, N71, N73
5	皂苷48	-8.1	H92, Q165, A94, D241, K79
6	皂苷45	-8.0	R89, S68
7	皂苷19	-7.9	D241
8	皂苷49	-7.8	Q103, K74, R75, E162, N248, T252
9	皂苷46	-7.8	K161, K74, Q103
10	皂苷43	-7.8	R89, S68
11	皂苷55	-7.7	Y107, K74, N248
12	皂苷51	-7.6	E251, N248, T252, K74
13	皂苷33	-7.6	N73, K74
14	皂苷52	-7.5	K79, D90
15	皂苷15	-7.5	A256, A259, K161, E162, R75, K74
16	皂苷50	-7.4	K74, N248, E251, T252, E162, R227
17	皂苷2	-7.4	Q103, K74, R75, E163, T252, N248
18	皂苷53	-7.3	Q165, D241, R62
19	皂苷21	-7.3	E162
20	皂苷1	-7.3	H82, A76, R75, N248, E161, K163
21	皂苷17	-7.3	E200
22	皂苷42	-7.3	E200, R89
23	皂苷54	-7.2	N248, R75, T252, E162, E255, A259
24	皂苷47	-7.2	A159, N71, I72, Y107, Q103
25	皂苷22	-7.2	E162, K74
26	皂苷30	-7.2	F70
27	皂苷31	-7.2	—
28	皂苷5	-7.1	N248
29	皂苷27	-7.1	I72, A159, Q103
30	皂苷13	-7.1	Y107, I72, A159, K74, E162, N248, T252
31	皂苷37	-7.1	A256, K74, Q103, E100
32	皂苷18	-7.0	R258, M257, M260, M209
33	皂苷14	-7.0	Q247, E251, N248, E162
34	皂苷11	-7.0	Q247, E251, N248, E162
35	皂苷38	-7.0	Q103, R75, E162, N248, A76, K81
36	皂苷39	-7.0	H82, Q103, E162
37	皂苷56	-6.9	H92, F93
38	皂苷3	-6.9	A76, N73
39	皂苷4	-6.9	E162, K74
40	皂苷25	-6.9	Y107, I72, N71, N73, E162, K161, T252
41	皂苷29	-6.9	R75, K74, I72, N71, E162, A159, F160, T252, K161
42	皂苷7	-6.9	N248, E251, E255, E224, R212, D262
43	皂苷32	-6.9	—
44	皂苷36	-6.9	Q247, N248, T252
45	皂苷20	-6.8	Q247, N248, T252
46	皂苷23	-6.8	Q103, R75
47	皂苷24	-6.8	Y107, I72, N71, K74, N73, E162
48	皂苷28	-6.8	Q247, E251, T252
49	皂苷40	-6.8	R75, N248, T252, E251
50	皂苷44	-6.6	Q247, N248
51	皂苷34	-6.5	K79, D77, H92
52	皂苷41	-6.5	H92, Q165, D241
53	皂苷10	-6.4	A202, E200, A89, N71, I72, E67
54	皂苷26	-6.3	F160, I72, E162, T252
55	皂苷35	-6.3	Q247, N248, R75, K74
56	皂苷9	-6.0	I77, N71, E162, Q103, R75, T232

191

JAK2

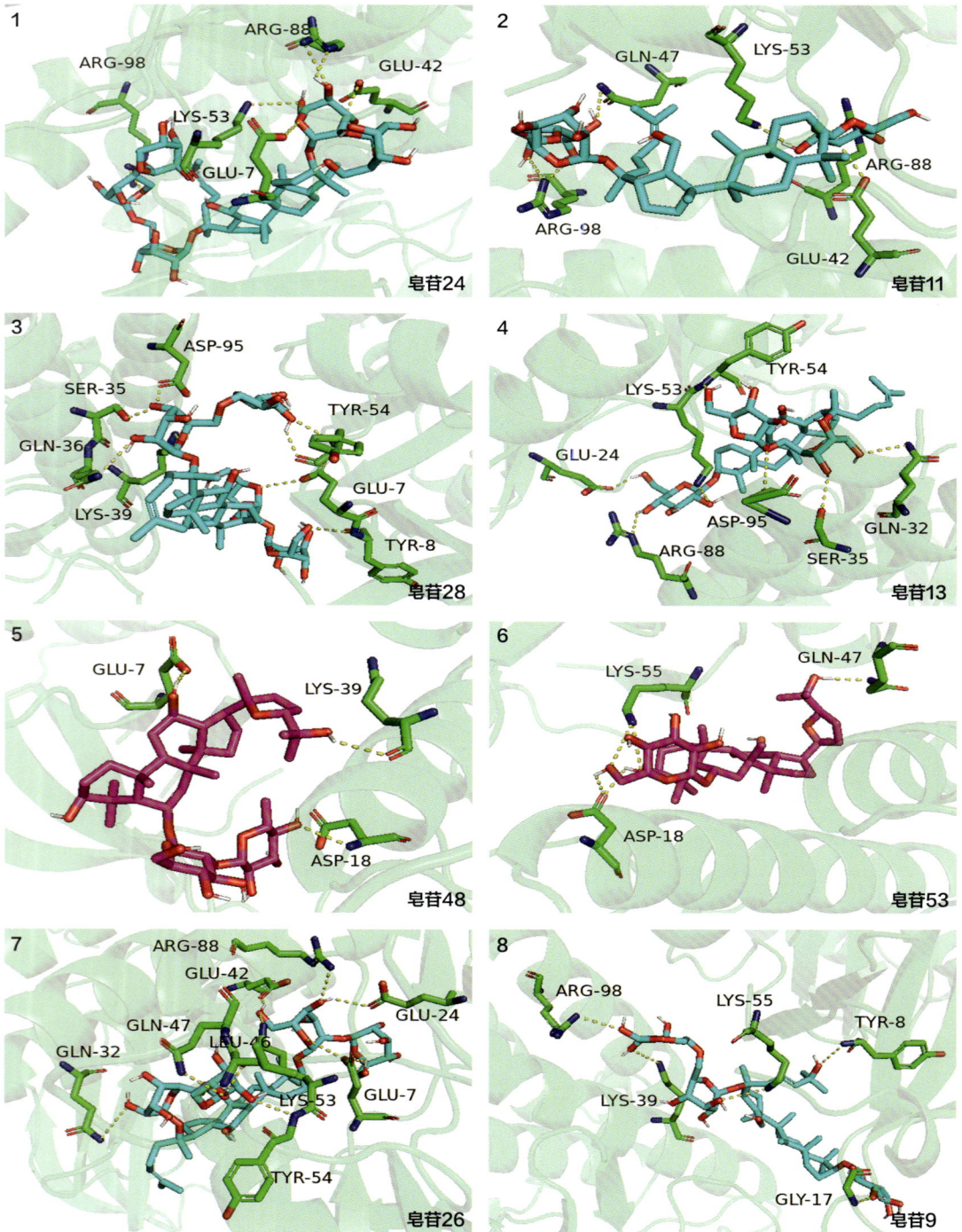

图 4-76　与 JAK2 蛋白靶点作用最强的 8 个人参皂苷分子对接图

表4-76　JAK2与人参皂苷的结合能及氨基酸残基

序号	人参皂苷	结合能/(kcal/mol)	氨基酸残基	序号	人参皂苷	结合能/(kcal/mol)	氨基酸残基	序号	人参皂苷	结合能/(kcal/mol)	氨基酸残基
1	皂苷24	-9.9	R98, R88, K53, E7, E42	20	皂苷5	-8.8	E24, R88, K39, K53, R98	39	皂苷46	-8.2	R66, Q36
2	皂苷11	-9.6	R98, Q47, K53, R88, E42	21	皂苷25	-8.8	R88, E7, Y54, R98	40	皂苷44	-8.1	Q47
3	皂苷28	-9.5	S35, Q36, K39, D95, Y54, E7, Y8	22	皂苷12	-8.8	Q47, K44, Y54, E7, E18	41	皂苷2	-8.1	R98, D95, Q47, K44, Y54
4	皂苷13	-9.5	E24, K53, Y54, R88, D95, S35, Q32	23	皂苷49	-8.7	K53, T46	42	皂苷23	-8.1	N19, E18, V19, Y8
5	皂苷48	-9.2	E7, K39, D18	24	皂苷27	-8.7	Y8, Q47, R98	43	皂苷7	-8.1	N19, D18, G17, E18, K55
6	皂苷53	-9.2	D18, K55, Q47	25	皂苷4	-8.6	R88, E42, K53, Y54	44	皂苷8	-8.1	E7, E18, G17, D18, N19
7	皂苷26	-9.2	Q32, Q47, E42, R88, L46, K53, Y54, E7, L24	26	皂苷32	-8.5	K55, Q1	45	皂苷31	-8.0	K55, Q1
8	皂苷9	-9.2	R98, K55, K39, Y8, G17	27	皂苷45	-8.5	—	46	皂苷35	-8.0	Q47, Y54, K55, N65
9	皂苷10	-9.2	R98, D95, E42, K53, Y8, V19	28	皂苷1	-8.5	Q47, R98, K39, N19	47	皂苷39	-8.0	D95, Y54, N19, Y54, Y8
10	皂苷50	-9.1	K55, E7, Y8, E24	29	皂苷3	-8.5	E42, Y54, E24, R88	48	皂苷30	-7.9	E7
11	皂苷55	-9.1	Y8, E7, E24	30	皂苷21	-8.4	R66	49	皂苷34	-7.9	D18, K55, Y8, E18
12	皂苷52	-9.1	D99, Q47, K55, E18, R66	31	皂苷43	-8.4	K55, Q47, R98	50	皂苷41	-7.8	N19, D18, K55
13	皂苷51	-9.0	K55, V19, E7, E24, E42	32	皂苷15	-8.4	Q1, N65, K55, R66, Q16, Y8	51	皂苷17	-7.7	H1
14	皂苷54	-9.0	E24, Y8, E7, E18, Q1, E42	33	皂苷36	-8.4	K55, K44	52	皂苷38	-7.7	D18, R66, K39, R98, Y54
15	皂苷14	-9.0	R8, G17, D18, K55	34	皂苷20	-8.3	E7	53	皂苷37	-7.6	Y8
16	皂苷29	-9.0	E24, R88, K53, E7, K39, D95, R98	35	皂苷56	-8.3	D95, K39	54	皂苷18	-7.4	E18
17	皂苷47	-8.9	L46, Y54, Q1, R66	36	皂苷40	-8.3	N19	55	皂苷16	-7.4	—
18	皂苷6	-8.9	D15	37	皂苷42	-8.3	R98, R66	56	皂苷19	-7.2	K55, Y54
19	皂苷33	-8.8	R98, R66, N19, K55	38	皂苷22	-8.2	E7				

193

JUN

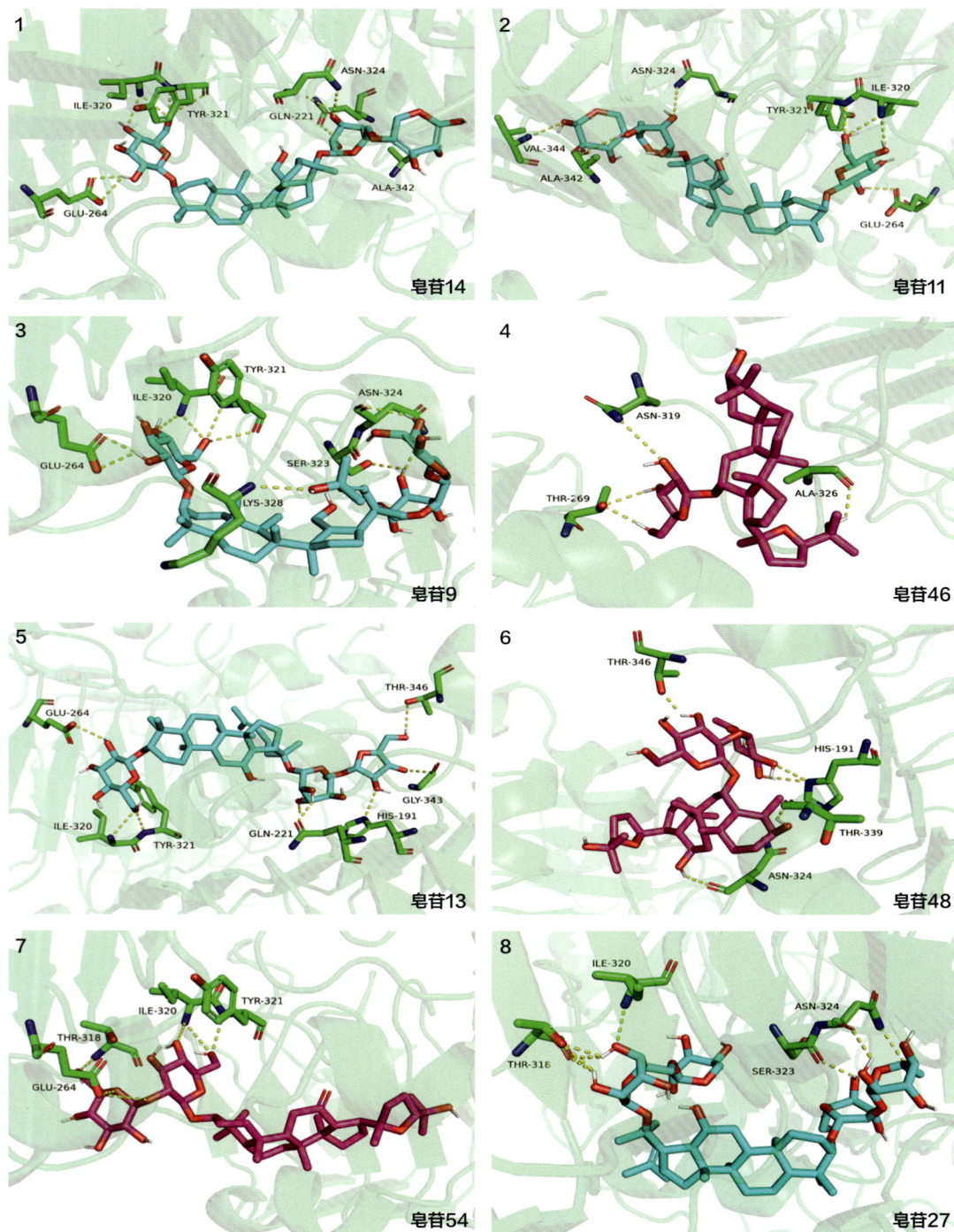

图 4-77　与 JUN 蛋白靶点作用最强的 8 个人参皂苷分子对接图

表 4-77　JUN 与人参皂苷的结合能及氨基酸残基

序号	人参皂苷	结合能/(kcal/mol)	氨基酸残基	序号	人参皂苷	结合能/(kcal/mol)	氨基酸残基	序号	人参皂苷	结合能/(kcal/mol)	氨基酸残基
1	皂苷14	-11.1	I320, E264, Y321, Q221, N324, A342	20	皂苷12	-8.9	H239, E264, A326, F327, P3	39	皂苷39	-8.3	N244, Y321, K328
2	皂苷11	-11.0	V344, A342, N324, Y321, I320, E264	21	皂苷33	-8.9	N319, I320, T318, R300	40	皂苷22	-8.2	I320, F327
3	皂苷9	-10.8	E264, I320, Y321, N324, S323, K328	22	皂苷37	-8.9	N324	41	皂苷36	-8.2	E264, V329, K328, I320, Y321, F327, S323
4	皂苷46	-10.1	T269, N319, A326	23	皂苷40	-8.9	N244, Y321	42	皂苷6	-8.1	S267, N319, T299, E264
5	皂苷13	-10.0	E264, I320, Y321, Q221, H191, G343, T346	24	皂苷42	-8.9	T269, Y321, N244	43	皂苷35	-8.1	I320, Y321, F327
6	皂苷48	-9.6	T346, N324, T339, H191	25	皂苷47	-8.8	T331, I320, Y371	44	皂苷21	-8.0	—
7	皂苷54	-9.5	E264, T318, I320, Y321	26	皂苷28	-8.8	V344, T346, T339, Y321, T318, E264	45	皂苷20	-8.0	T269
8	皂苷27	-9.3	T318, I320, S323, N324	27	皂苷7	-8.8	T318, I320, Y321, N324, Q221	46	皂苷4	-8.0	Q221, S221
9	皂苷26	-9.3	T318, E264, I320, N324, S323, T339, A342	28	皂苷45	-8.7	E264	47	皂苷19	-7.9	I320, Y321
10	皂苷49	-9.2	H191, K340	29	皂苷43	-8.7	T318	48	皂苷17	-7.7	—
11	皂苷24	-9.2	R300, T318, I320, G102, P3, N324, A342, H191	30	皂苷53	-8.7	P3, A326, T346, V344	49	皂苷23	-7.7	F327
12	皂苷25	-9.2	R300, E264, V329, N319, I320, Y321, K328, A342, A25, N324, H191	31	皂苷3	-8.6	T318, I320, Y321, S323	50	皂苷18	-7.7	H100, H191, A342
13	皂苷50	-9.1	T269, N319, I320, Y321, E264, P3	32	皂苷5	-8.6	I320, E264, Y321, F327, D23, S6	51	皂苷31	-7.7	—
14	皂苷55	-9.1	T339, S323, T318	33	皂苷52	-8.5	V344, A342, H191, T339	52	皂苷34	-7.7	T339, A342, S323, N324
15	皂苷15	-9.1	T318, I320, Y321, A326, N324, D23, K340	34	皂苷1	-8.5	S323, Y321, I320, R300	53	皂苷41	-7.6	V344, H191, A25, P3
16	皂苷10	-9.1	I320, Y321, A326, S6	35	皂苷2	-8.5	N244, N319	54	皂苷16	-7.3	K328
17	皂苷51	-9.0	F327, N324, T339, A342	36	皂苷44	-8.3	—	55	皂苷32	-7.6	N244
18	皂苷29	-9.0	K340, T318	37	皂苷56	-8.3	K211, T260, E317	56	皂苷30	-7.3	K328, F327, N319
19	皂苷8	-9.0	Y245, N244, T318, F327, A25, P3	38	皂苷38	-8.3	K340, S323, H191				

KCNH2

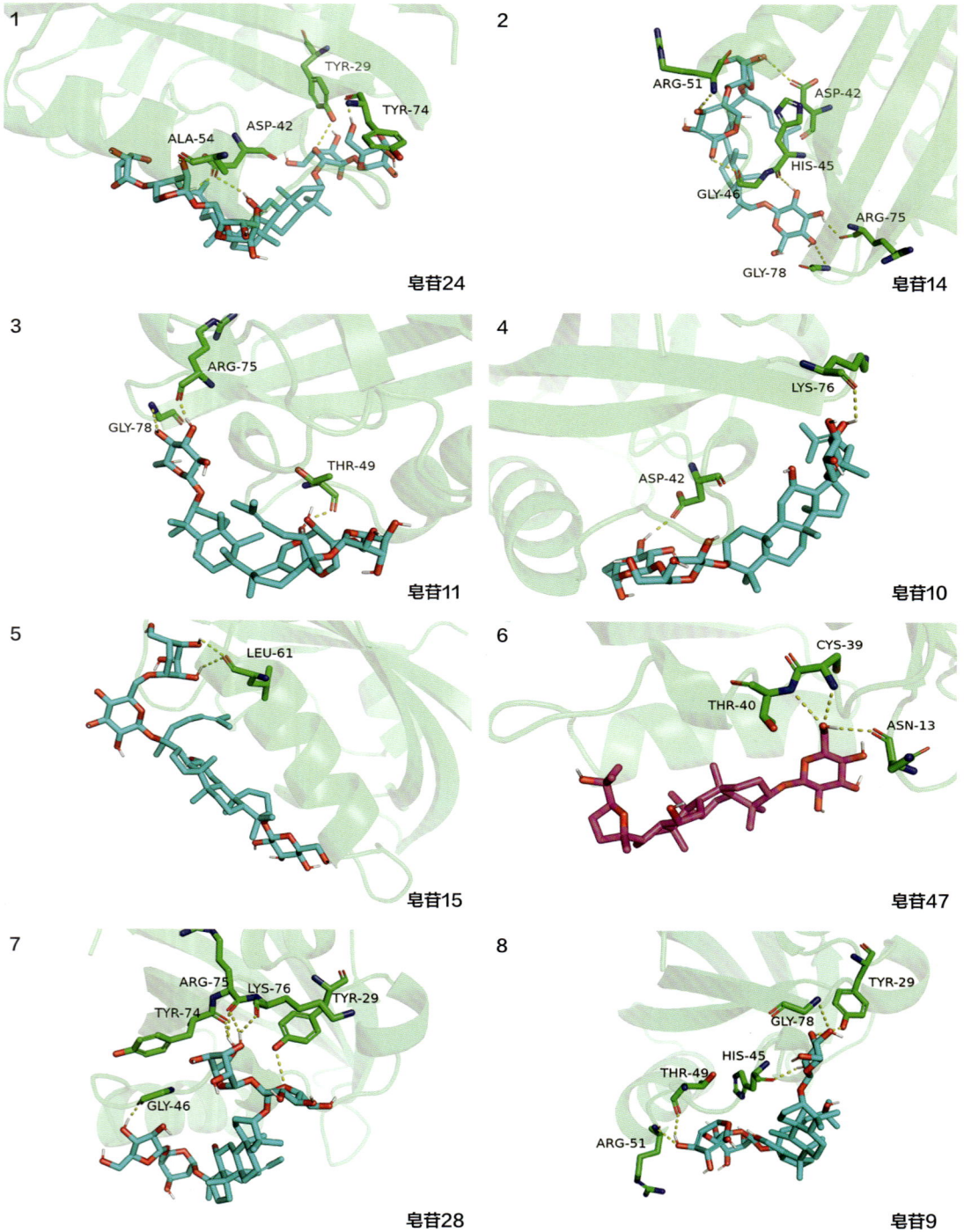

图 4-78　与 KCNH2 蛋白靶点作用最强的 8 个人参皂苷分子对接图

表4-78 KCNH2与人参皂苷的结合能及氨基酸残基

序号	人参皂苷	结合能/(kcal/mol)	氨基酸残基	序号	人参皂苷	结合能/(kcal/mol)	氨基酸残基	序号	人参皂苷	结合能/(kcal/mol)	氨基酸残基
1	皂苷24	-7.4	A54, D42, Y29, Y74	20	皂苷29	-6.6	R51, H45, Y74, R75, K76, Y29	39	皂苷35	-6.3	H45, F43, E33
2	皂苷14	-7.3	R51, G46, D42, H45, G78, R75	21	皂苷27	-6.6	R51, G46, Y29, K76	40	皂苷12	-6.2	D42, E12, A58
3	皂苷11	-7.2	G78, R75, T49	22	皂苷3	-6.6	R51, G46	41	皂苷53	-6.2	H45, D42
4	皂苷10	-7.2	D42, K76	23	皂苷30	-6.6	T40	42	皂苷52	-6.2	H45
5	皂苷15	-7.1	L61	24	皂苷25	-6.6	T49, Y74, R75, Y29	43	皂苷7	-6.2	T49, H45, D42, F43, R75
6	皂苷47	-7.1	T40, C39, N13	25	皂苷36	-6.6	T49, H45, G78	44	皂苷8	-6.2	A54, T49, H45, F43, Y29
7	皂苷28	-7.0	G46, Y74, R75, K76, Y29	26	皂苷23	-6.6	Y47, R75, E33	45	皂苷46	-6.1	R75, Y29, F43
8	皂苷9	-7.0	R51, T49, H45, G78, Y29	27	皂苷33	-6.5	—	46	皂苷1	-6.1	H45, E12
9	皂苷26	-7.0	H45, Y29	28	皂苷5	-6.5	R51, D42	47	皂苷43	-6.1	E12
10	皂苷22	-7.0	T40	29	皂苷31	-6.5	D42, T40, E12	48	皂苷42	-6.1	D42
11	皂苷51	-6.9	—	30	皂苷16	-6.5	E12	49	皂苷2	-6.0	E12, D42
12	皂苷17	-6.9	Y29	31	皂苷45	-6.4	V11, R10, A9, V97	50	皂苷49	-5.9	D42, R51, G46, P47
13	皂苷55	-6.9	P47	32	皂苷6	-6.4	G78, H45, Y29, E33	51	皂苷41	-5.9	R51, T49, D42
14	皂苷48	-6.8	T49	33	皂苷44	-6.4	—	52	皂苷13	-5.8	T40, N13, E12, A9, R10, V97
15	皂苷54	-6.8	D42, T40, A58	34	皂苷56	-6.3	—	53	皂苷38	-5.8	D42, N13
16	皂苷50	-6.8	G46, H45, R75	35	皂苷40	-6.3	G46, D42	54	皂苷39	-5.7	Y29
17	皂苷34	-6.8	Y74, K76, F43, H45	36	皂苷20	-6.3	—	55	皂苷37	-5.5	R75, Y29, F43, R37
18	皂苷32	-6.7	F43	37	皂苷18	-6.3	—	56	皂苷19	-5.5	D42
19	皂苷4	-6.6	T49, R51	38	皂苷21	-6.3	R51				

KCNQ1

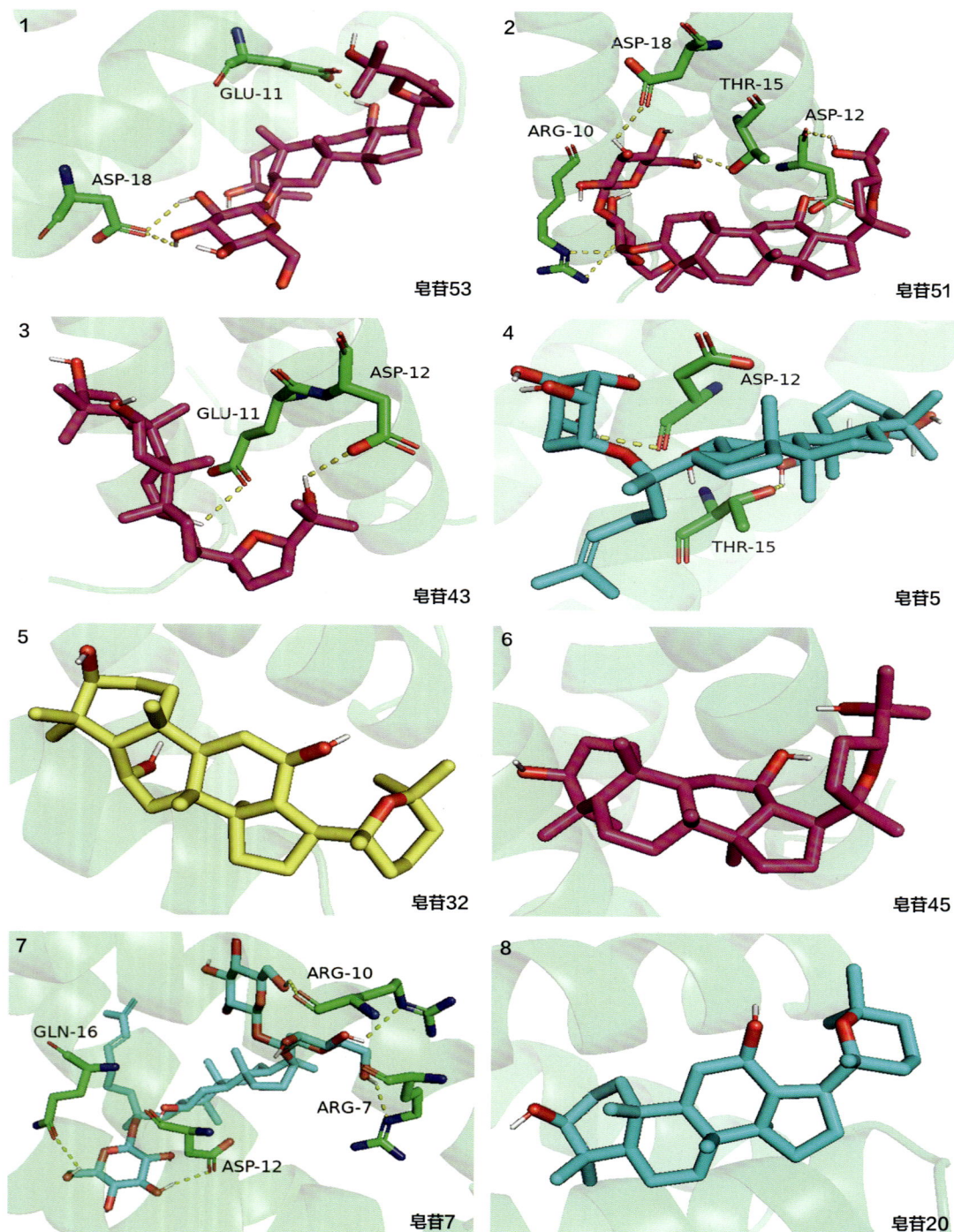

图 4-79　与 KCNQ1 蛋白靶点作用最强的 8 个人参皂苷分子对接图

表4-79 KCNQ1与人参皂苷的结合能及氨基酸残基

序号	人参皂苷	结合能/(kcal/mol)	氨基酸残基
1	皂苷53	-6.8	D18, E11
2	皂苷51	-6.7	R10, D18, T15, D12
3	皂苷43	-6.7	E11, D12
4	皂苷5	-6.7	D12, T15
5	皂苷32	-6.7	—
6	皂苷45	-6.6	—
7	皂苷7	-6.6	Q16, D12, R10, R7
8	皂苷20	-6.5	—
9	皂苷2	-6.5	R10, D18
10	皂苷8	-6.5	Q16, D12
11	皂苷9	-6.5	D12, T15
12	皂苷46	-6.4	N2
13	皂苷22	-6.4	—
14	皂苷3	-6.4	D12, E11
15	皂苷10	-6.4	Q19, Q16, D18, R10
16	皂苷37	-6.4	T15, D12
17	皂苷52	-6.3	R10
18	皂苷56	-6.3	—
19	皂苷16	-6.3	—
20	皂苷14	-6.3	R10, E11, D12, Q16
21	皂苷44	-6.2	R7, E11
22	皂苷21	-6.2	R10
23	皂苷28	-6.2	R7, E11, D12, T15
24	皂苷48	-6.1	D12, R7
25	皂苷55	-6.1	T15, D12
26	皂苷47	-6.1	R7, D12
27	皂苷4	-6.1	T15, D12, N8
28	皂苷27	-6.1	R10, E11, Q16
29	皂苷13	-6.1	R7, E11, T15, Q16
30	皂苷30	-6.1	E11, R7
31	皂苷17	-6.0	—
32	皂苷23	-6.0	R10, D12
33	皂苷6	-6.0	R10, T15, D12
34	皂苷25	-6.0	E11, T15
35	皂苷26	-6.0	Q16, T15, E11
36	皂苷11	-6.0	D18, T15, D12, R7
37	皂苷31	-6.0	T15
38	皂苷38	-6.0	E11, R10, R7, N2
39	皂苷50	-5.9	R20, Q16, R9, T15, E11
40	皂苷54	-5.9	Q19, R20, R9
41	皂苷42	-5.9	D18
42	皂苷15	-5.8	D12, K14
43	皂苷41	-5.8	D18, E11, R7
44	皂苷49	-5.7	R7, T15
45	皂苷18	-5.7	—
46	皂苷24	5.7	E11, N8, D12
47	皂苷40	-5.7	D12
48	皂苷36	-5.6	T15, D12, R7
49	皂苷19	-5.5	T15
50	皂苷34	-5.5	R7, E11
51	皂苷12	-5.3	N1, R9, D12, T15
52	皂苷1	-5.2	T15, K13, D12, R9
53	皂苷29	-5.2	R9, E11, D12, T15, R10
54	皂苷35	-5.2	E11, K13
55	皂苷39	-5.1	T15, K13, Q16, R20
56	皂苷33	-5.0	Q16

KDR

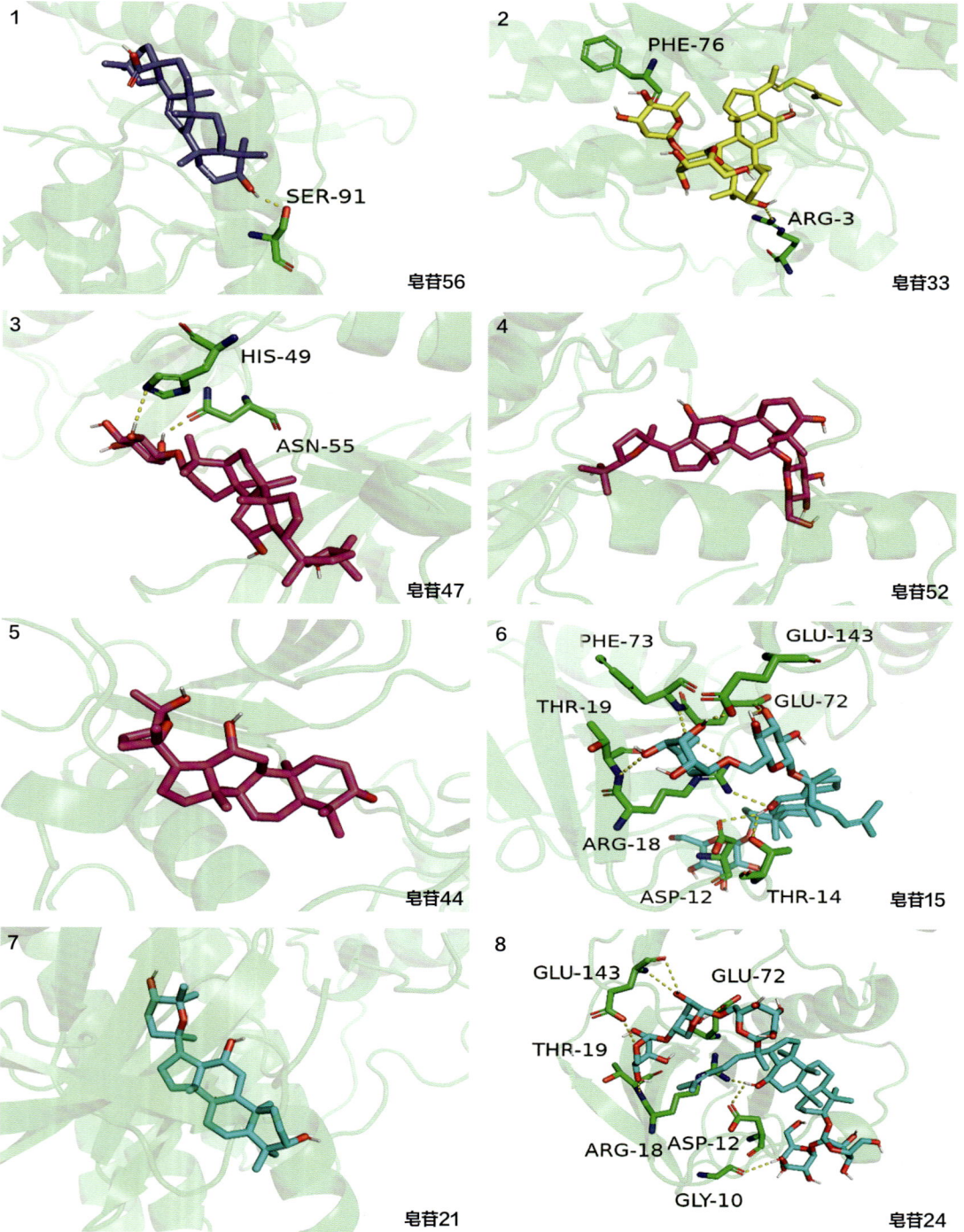

图 4-80　与 KDR 蛋白靶点作用最强的 8 个人参皂苷分子对接图

表 4-80 KDR 与人参皂苷的结合能及氨基酸残基

序号	人参皂苷	结合能/(kcal/mol)	氨基酸残基
1	皂苷56	-12.6	S91
2	皂苷33	-10.5	F76, R3
3	皂苷47	-9.7	H49, N55
4	皂苷52	-9.3	—
5	皂苷44	-8.9	—
6	皂苷15	-8.4	T19, F73, E72, E143, R18, D12, T14
7	皂苷21	-8.0	—
8	皂苷24	-8.0	E143, T19, R18, D12, G10, E72
9	皂苷42	-8.0	K12
10	皂苷48	-7.6	D151, E1
11	皂苷34	-7.6	I130, H131, D151, I149
12	皂苷49	-7.2	L154, S39, I130
13	皂苷46	-7.2	A36, K23
14	皂苷55	-7.2	E143, T19, R18, T14, L57
15	皂苷36	-7.2	D151
16	皂苷45	-6.8	I21, S91
17	皂苷22	-6.8	—
18	皂苷9	-6.8	K148, L57, I11, R18, T19, F73, E143
19	皂苷51	-6.3	A36, L154, E40, D151, H131
20	皂苷50	-6.3	G153, D151, R132, E40, I130
21	皂苷20	-6.3	—
22	皂苷4	-6.3	D151, E40, K23
23	皂苷6	-6.3	D151
24	皂苷10	-6.3	E14, R18, T19
25	皂苷11	6.3	H131, I130
26	皂苷2	-5.9	I130
27	皂苷32	-5.9	—
28	皂苷43	-5.5	I11, K12
29	皂苷18	-5.5	I130, D151
30	皂苷54	-5.1	E143, T19, K12
31	皂苷19	-5.1	—
32	皂苷14	-5.1	K75, E143, T19, L57, K13
33	皂苷11	-5.1	K13, K12, T19, F73, K75, E143
34	皂苷53	-4.7	H49, N55
35	皂苷1	-4.7	E143, F73, R18
36	皂苷3	-4.7	D151, K23, G1
37	皂苷25	-4.7	F73, T19, E72, E143, R18, K13
38	皂苷13	-4.7	R18, T19, F73, E143
39	皂苷31	-4.2	D151, E40, K23
40	皂苷17	-3.8	—
41	皂苷27	-3.8	F73, T19, R18, I11, K148, K13
42	皂苷12	-3.8	S142, F73, E72, R18, N55, L56, I11
43	皂苷28	-3.4	D151, D1, I14
44	皂苷23	-3.0	D151, H131
45	皂苷5	-3.0	H131, K23
46	皂苷39	-3.0	H131, R132
47	皂苷16	-2.6	I130, H131
48	皂苷30	-2.6	I130, H131
49	皂苷38	-2.6	G1, E40, S39, E4, A3, H2
50	皂苷26	-1.3	E143
51	皂苷31	-4.2	D151, E40, K23
52	皂苷17	-3.8	—
53	皂苷27	-3.8	F73, T19, R18, I11, K148, K13
54	皂苷12	-3.8	S142, F73, E72, R18, N55, L56, I11
55	皂苷28	-3.4	D151, D1, I14
56	皂苷23	-3.0	D151, H131

LDLR

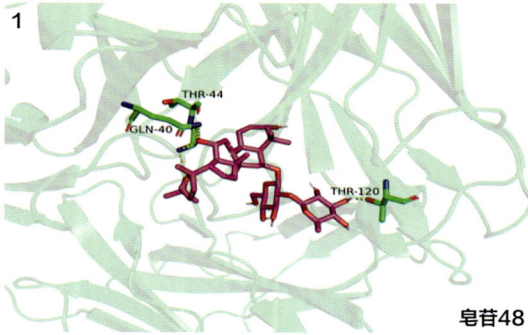

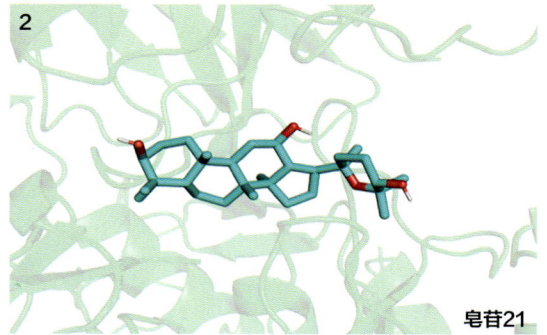

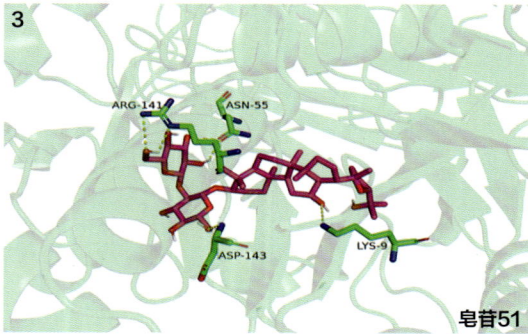

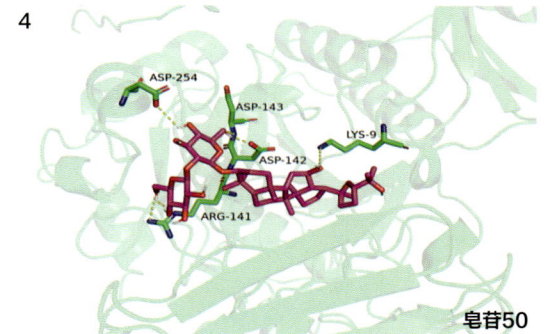

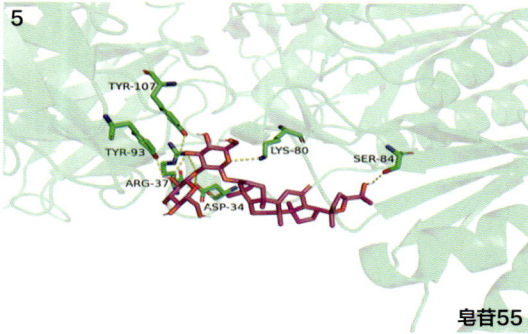

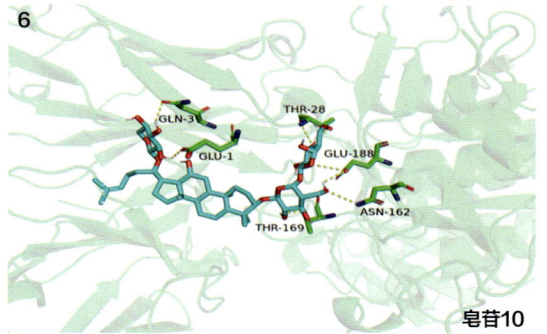

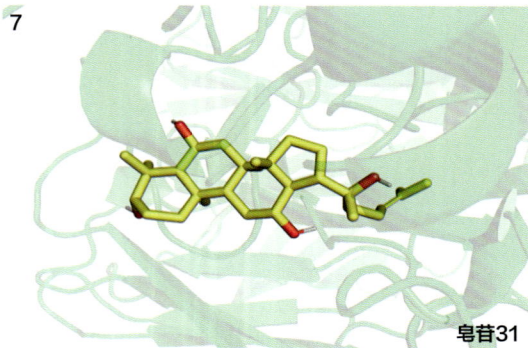

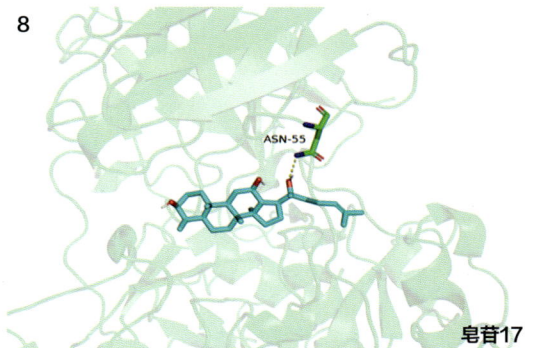

图 4-81　与 LDLR 蛋白靶点作用最强的 8 个人参皂苷分子对接图

表4-81 LDLR与人参皂苷的结合能及氨基酸残基

序号	人参皂苷	结合能/(kcal/mol)	氨基酸残基	序号	人参皂苷	结合能/(kcal/mol)	氨基酸残基	序号	人参皂苷	结合能/(kcal/mol)	氨基酸残基
1	皂苷48	-9.2	Q40, T44, T120	20	皂苷2	-8.5	G70, N53, S54	39	皂苷23	-8.2	G32, D34, N55
2	皂苷21	-9.2	—	21	皂苷19	-8.5	K9	40	皂苷35	-8.2	D34, N55
3	皂苷51	-9.0	R141, N55, D143, K9	22	皂苷15	-8.5	Q39, Q40, G43, T33, S173	41	皂苷42	-8.2	P46
4	皂苷50	-9.0	D254, R141, D143, D142, K9	23	皂苷28	-8.5	S173, H32, T33, K171, Q115, G42, Q39	42	皂苷1	-8.1	T169, N162
5	皂苷55	-9.0	Y107, Y93, R37, D34, K80, S84	24	皂苷33	-8.5	R141, R56	43	皂苷24	-8.1	T168, G42, L38
6	皂苷10	-9.0	Q3, E1, T169, T28, E188, N162	25	皂苷45	-8.4	—	44	皂苷8	-8.1	W113, L4, R98, V2, E1, T169
7	皂苷31	-9.0	—	26	皂苷43	-8.4	D62	45	皂苷12	-8.1	Q40, Q39, T168, L38
8	皂苷17	-8.9	N55	27	皂苷54	-8.4	T169, G26, G171, D111, A45, Q115	46	皂苷53	-8.0	S58, T28, S205
9	皂苷4	-8.9	R141	28	皂苷52	-8.4	A105, R141, T172	47	皂苷34	-8.0	D10, N55
10	皂苷22	-8.8	K171, G43, G42	29	皂苷3	-8.4	P8, G105, L45, F102	48	皂苷37	-8.0	T44, T168, L38
11	皂苷9	-8.8	R141, S51, W113, Q115	30	皂苷11	-8.4	P169, D87, G42, Q39	49	皂苷46	-7.9	G32, D34, N53
12	皂苷49	-8.7	A105, W12	31	皂苷56	-8.3	F102, W47, D62	50	皂苷7	-7.9	Q115, T44, Q40, T168, T166
13	皂苷16	-8.6	G32, D34	32	皂苷5	-8.3	L4, D111, T169	51	皂苷18	-7.8	N55
14	皂苷13	-8.6	W113, L48, D111, L4, G26, T28	33	皂苷14	-8.3	T168, A36	52	皂苷38	-7.7	K43, D87, G43
15	皂苷30	-8.6	R141	34	皂苷6	-8.3	Y32, G26	53	皂苷27	-7.5	Y89, G105, G42, Q40, G43
16	皂苷36	-8.6	C24, R179, L22	35	皂苷32	-8.3	N55	54	皂苷29	-7.5	T33, V20, A36, T168
17	皂苷44	-8.5	N55	36	皂苷39	-8.3	G32, D34	55	皂苷25	-7.3	K68, G52, N55, D142
18	皂苷47	-8.5	G32	37	皂苷40	-8.3	G32, D34, A105, F140, R141	56	皂苷26	-7.3	Q115, T44, Q40, G43, A36, T168
19	皂苷20	-8.5	N55	38	皂苷41	-8.3	E46				

LMNA

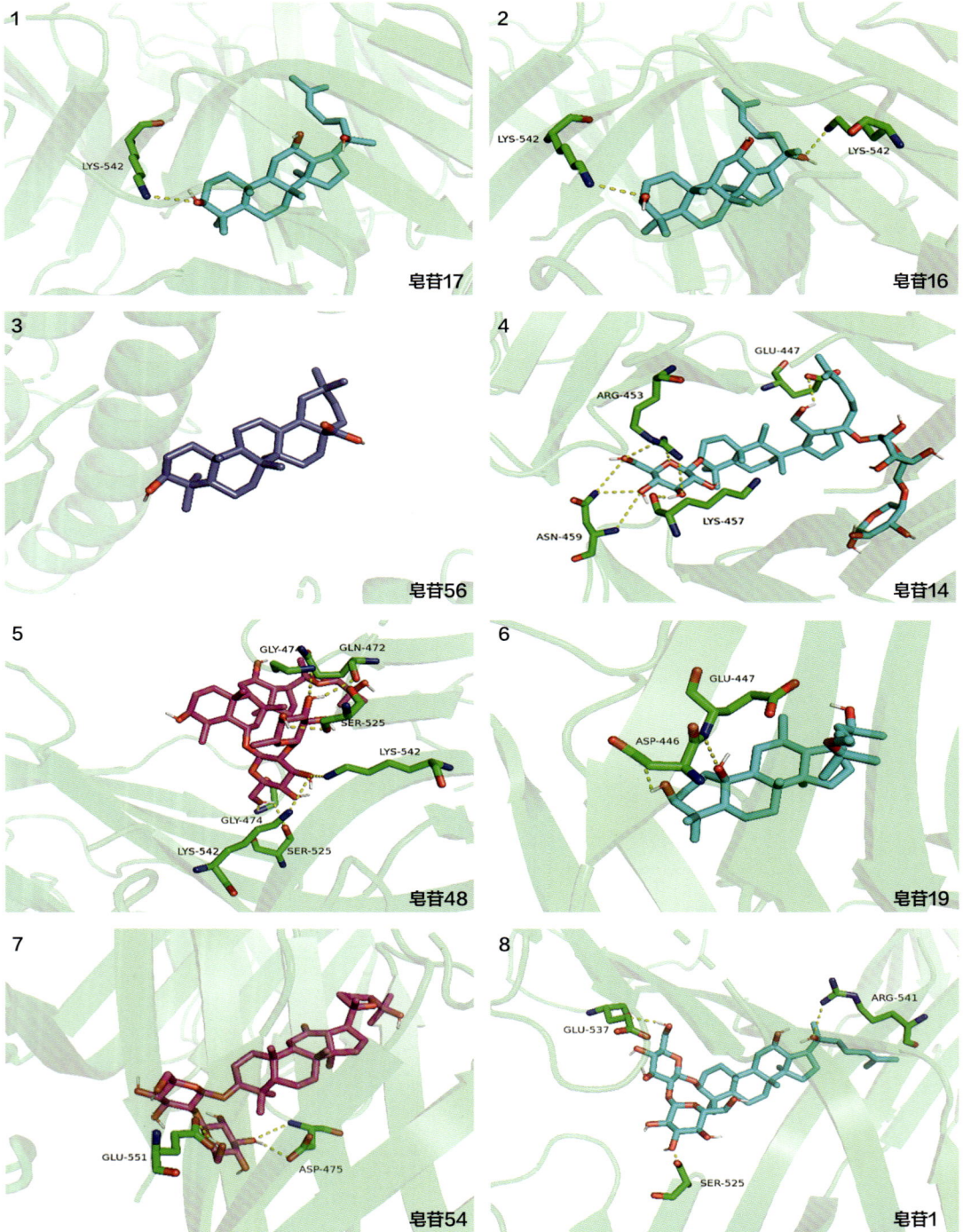

图 4-82　与 LMNA 蛋白靶点作用最强的 8 个人参皂苷分子对接图

表4-82 LMNA与人参皂苷的结合能及氨基酸残基

序号	人参皂苷	结合能/（kcal/mol）	氨基酸残基
1	皂苷17	−9.4	K542
2	皂苷16	−9.4	K542
3	皂苷56	−9.2	K542
4	皂苷14	−9.0	N459, K457, R453, E447
5	皂苷48	−8.8	K542, G474, S525, G47, Q472
6	皂苷19	8.8	D446, E447
7	皂苷54	−8.6	E551, D475
8	皂苷1	−8.5	E537, S525, R541
9	皂苷9	−8.5	V445, E444, E551, V538, D475
10	皂苷55	−8.4	D475, S525, S546, V445
11	皂苷36	−8.3	G438, S458, G492, R455, V494, T510, T496
12	皂苷11	−8.3	V445, E551, D475
13	皂苷3	−8.2	E551, D552
14	皂苷4	−8.2	V445, T548
15	皂苷10	−8.2	E551, T548, E460, N459
16	皂苷50	−8.1	E537, R527
17	皂苷52	−8.1	G474, D475, E537, Q472, K470
18	皂苷7	−8.1	D475, E537, D552, E447
19	皂苷51	−8.0	D552, E447, V445, R453
20	皂苷53	−8.0	V445, E447, S437
21	皂苷22	−8.0	K515
22	皂苷30	−8.0	K542
23	皂苷33	−8.0	K542, Q472, L478, D476
24	皂苷41	−8.0	N524, D552
25	皂苷47	−7.9	V445, E444, S546, R545
26	皂苷38	−7.9	R545, T548, D552, E444, V445, F447
27	皂苷6	−7.8	V445, T548, D552, E551
28	皂苷40	−7.8	R527, G474, D475, R527
29	皂苷2	−7.7	R541, V445, E447
30	皂苷29	−7.7	T548, S546, R541, D552, V445, E460, N459
31	皂苷8	−7.7	E537, D552, V445, E447
32	皂苷49	−7.6	R527, E551, R545, E447
33	皂苷15	−7.6	R542, V445, E537, E536
34	皂苷28	−7.6	S546, T548, V445, R453, N459
35	皂苷42	−7.6	K542, R545
36	皂苷46	−7.5	G474
37	皂苷21	−7.5	D552, E551
38	皂苷23	−7.5	D552, E444, V445, E447
39	皂苷5	−7.5	V445, T436, E536
40	皂苷34	−7.5	S437, D552, T548, L543
41	皂苷37	−7.5	R545, E447, T548, E444, E551, E536
42	皂苷44	−7.4	E551, K542
43	皂苷12	−7.4	T548, E447
44	皂苷31	−7.4	K542
45	皂苷45	−7.3	E444
46	皂苷43	−7.3	E447
47	皂苷25	−7.3	V445, E447, D552, E551, D475
48	皂苷35	−7.3	W482, V513, K515
49	皂苷20	−7.2	W482
50	皂苷27	−7.2	P88, H42, R358, D361, R388, E568
51	皂苷26	−7.2	R388, E568, Q555, R358, H42, E123, P88, A84
52	皂苷32	−7.1	T548
53	皂苷18	−7.0	K542, E551
54	皂苷13	−7.0	V445, E551, E537, E536, D475
55	皂苷24	−6.9	K542, G474, D475, E551
56	皂苷39	−6.9	T436, E551, T548, V445, E447

LPA

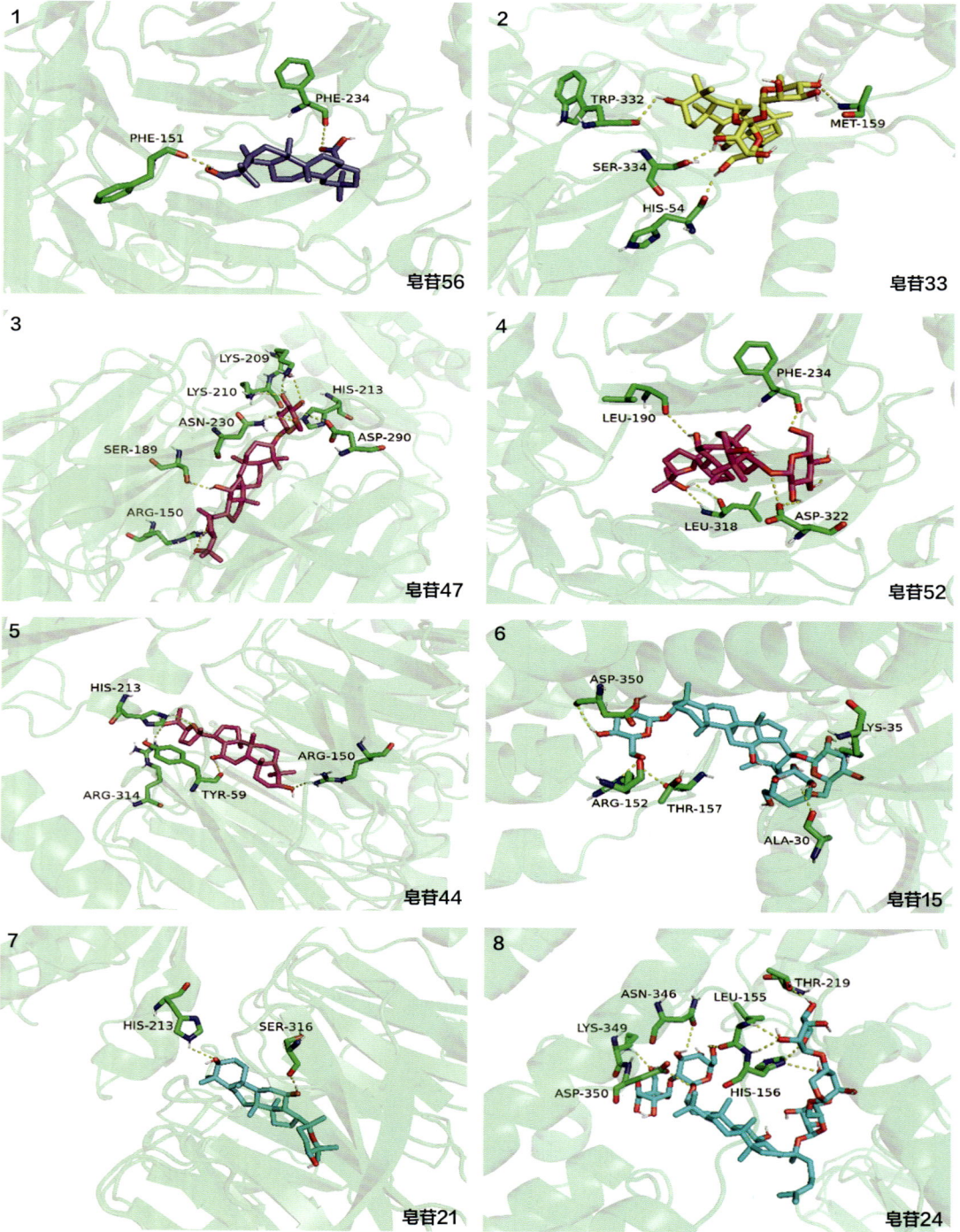

图 4-83　与 LPA 蛋白靶点作用最强的 8 个人参皂苷分子对接图

表4-83　LPA与人参皂苷的结合能及氨基酸残基

序号	人参皂苷	结合能/(kcal/mol)	氨基酸残基	序号	人参皂苷	结合能/(kcal/mol)	氨基酸残基	序号	人参皂苷	结合能/(kcal/mol)	氨基酸残基
1	皂苷56	-16.6	F151	20	皂苷10	-10.3	K35, E216, D261, T260, K257	39	皂苷31	-8.2	S189
2	皂苷33	-14.5	W332, S334, H54, M159	21	皂苷20	-10.3	L318	40	皂苷17	-7.8	—
3	皂苷47	-13.7	R150, S189, N320, K210, K209, H213, D290	22	皂苷4	-10.3	H213, K209, K210, D290, T274, S189	41	皂苷27	-7.8	A30, K35, E216, H156, W332, N313
4	皂苷52	-13.3	L190, F234, L318, D322	23	皂苷6	-10.3	K210, I232, L318, S191	42	皂苷12	-7.8	R163, R162, S160, R152, T157, R158, H156, A31
5	皂苷44	-12.9	R314, H213, Y59, R150	24	皂苷50	-10.3	R150, L190, H62, W63, V276, V320, D322	43	皂苷28	-7.4	K35, A30, A31, K57, L155, H156, D350, K349
6	皂苷15	-12.4	D350, R152, T157, A30, K35	25	皂苷41	-10.3	L318, V276	44	皂苷23	-7.0	L92, V320
7	皂苷21	-12.0	H213, S316	26	皂苷2	-9.9	S189, S277, D322, F278	45	皂苷5	-7.0	S189, R150, M61, D322, P194
8	皂苷21	12.0	D350, K349, N346, L155, H156, T219	27	皂苷32	-9.9	S316, V276, S189	46	皂苷39	-7.0	M159, L55, H156, K35
9	皂苷42	-12.0	R150, A193, V320, D322, K280	28	皂苷43	-9.5	R150, H213	47	皂苷16	-6.6	M188
10	皂苷48	-11.6	D333, G217, H156, K35	29	皂苷18	-9.5	R150, Y59, R314	48	皂苷30	-6.6	S147, I232
11	皂苷34	-11.6	D322, A193, A320, S277, L318, S277, V276, S275	30	皂苷54	-9.1	A30, H156, L155	49	皂苷38	-6.6	D322, T321, W63, H62, L192, R150, F151
12	皂苷49	-11.2	E216, K57	31	皂苷19	-9.1	K210, H213, R314, S316, S275	50	皂苷26	-5.3	S147, M188, C103, R150, A13, S277
13	皂苷46	-11.2	V276	32	皂苷14	-9.1	N313, H156, E216, K35	51	皂苷29	-5.3	L192, S191, C103, S316
14	皂苷55	-11.2	Y59, M101, S277	33	皂苷11	-9.1	C214, E216, N313, K57, H156, A31	52	皂苷37	-5.3	R163, S160, R152
15	皂苷36	-11.2	L190, M101, F234, V320	34	皂苷53	-8.7	L190, R150, D322	53	皂苷35	-4.9	L55, A30, K35
16	皂苷45	-10.8	H213, R150, L190	35	皂苷1	-8.7	D261, N346, D350, K349	54	皂苷7	-4.5	K35, E216, L55, H156
17	皂苷22	-10.8	I232, S275	36	皂苷3	-8.7	K210	55	皂苷40	-4.5	S160, R152
18	皂苷9	-10.8	S334, M159, L55, D76, Q75	37	皂苷25	-8.7	D350, D261, H156, K35, K57, L55	56	皂苷8	-4.1	E216, K35, A30, H156, I84, E145
19	皂苷51	-10.3	Y59, S189, V370, F278, S277	38	皂苷13	-8.7	W332, N313, K57, K35, L155, H156				

LPL

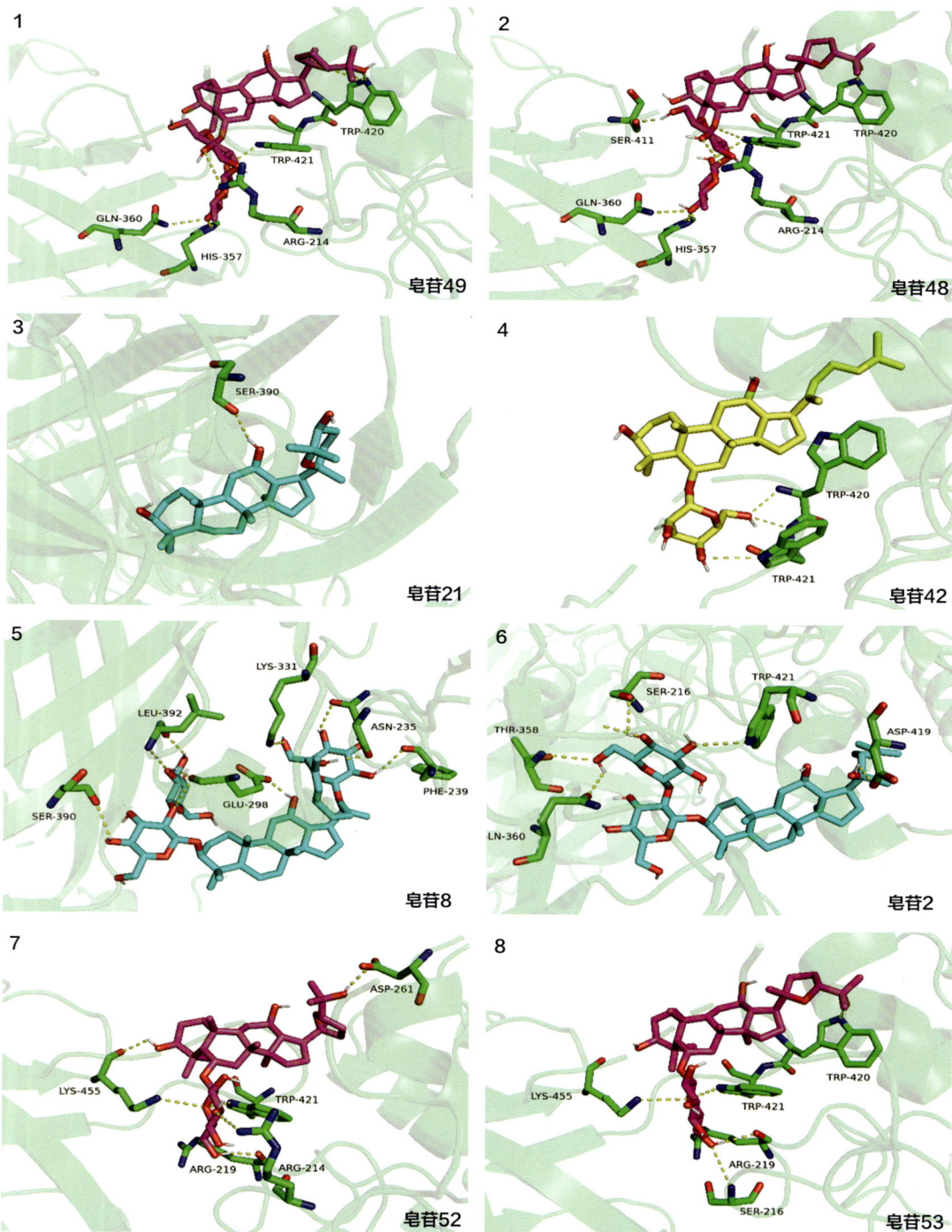

图 4-84　与 LPL 蛋白靶点作用最强的 8 个人参皂苷分子对接图

表 4-84 LPL 与人参皂苷的结合能及氨基酸残基

序号	人参皂苷	结合能/(kcal/mol)	氨基酸残基
1	皂苷49	-9.7	Q360, H357, R214, W421, W420
2	皂苷48	-9.7	Q360, H357, S411, R214, W421, W420
3	皂苷21	-9.3	S390
4	皂苷42	-9.0	W421, W420
5	皂苷8	-8.9	S390, L392, K331, N235, F239, E298
6	皂苷2	-8.8	Q360, T358, S216, W421, D419
7	皂苷52	-8.6	K455, R219, R214, W421, D261
8	皂苷53	-8.6	K455, S216, W421, R219, W420
9	皂苷55	-8.5	Q360, N359, H357, S216, R214, R219, W421, T358, K455
10	皂苷22	-8.5	T379
11	皂苷41	-8.5	R214
12	皂苷46	-8.4	W421, S423, K455
13	皂苷27	-8.4	N244, F239, T379, S390
14	皂苷7	-8.4	T379, L392, E298, K331, T238
15	皂苷40	-8.4	P217, R219, W420, N188
16	皂苷50	-8.3	R219, S216, H357, T358, N359, N235, R214
17	皂苷17	-8.3	W420
18	皂苷31	-8.3	P1419, P1590, G1500
19	皂苷33	-8.3	N1501
20	皂苷1	-8.2	H357, T358, W421
21	皂苷3	-8.2	T388, S390
22	皂苷25	-8.2	N244, F239, T238, P377, T379, S390
23	皂苷45	-8.1	E298, P377
24	皂苷56	-8.1	—
25	皂苷9	-8.1	N235, L392, S390
26	皂苷51	-8.0	E382, S390, T379
27	皂苷4	-8.0	S390, L392
28	皂苷16	-8.0	—
29	皂苷23	-8.0	D261
30	皂苷20	-7.9	K455
31	皂苷5	-7.9	S422, R219
32	皂苷26	-7.9	N244, F239, T238, L392, T379, S390
33	皂苷19	-7.8	—
34	皂苷30	-7.8	—
35	皂苷38	-7.8	P217, R219, S422, N188
36	皂苷43	-7.7	T379
37	皂苷10	-7.7	T358, Q360, S216, G215
38	皂苷12	-7.7	A361, H357, K455, R214, W421, S216
39	皂苷32	-7.7	K457, W421
40	皂苷35	-7.7	P1494, C1497, G1500
41	皂苷36	-7.7	N235, E298, L392
42	皂苷44	-7.6	—
43	皂苷47	-7.6	S451, I1452, N97, V461, K406
44	皂苷14	-7.6	T358, H357, S216, G215, K455, W421, S411, G456
45	皂苷6	-7.6	S390
46	皂苷11	-7.6	A125, N188, R219, S422
47	皂苷54	-7.5	L392, S390
48	皂苷28	-7.5	F239, T238, N235, E298, L392
49	皂苷13	-7.5	T238, E298, L392
50	皂苷37	-7.5	N244, G242, Y394, T379
51	皂苷34	-7.4	K455, W421
52	皂苷39	-7.4	E298, T379
53	皂苷15	-7.3	R290, K327, E295, Q224
54	皂苷29	-7.2	S196, S422, R219
55	皂苷24	-7.1	S196, N18, G218, R219, S422
56	皂苷18	-7.0	P377

MAPK1

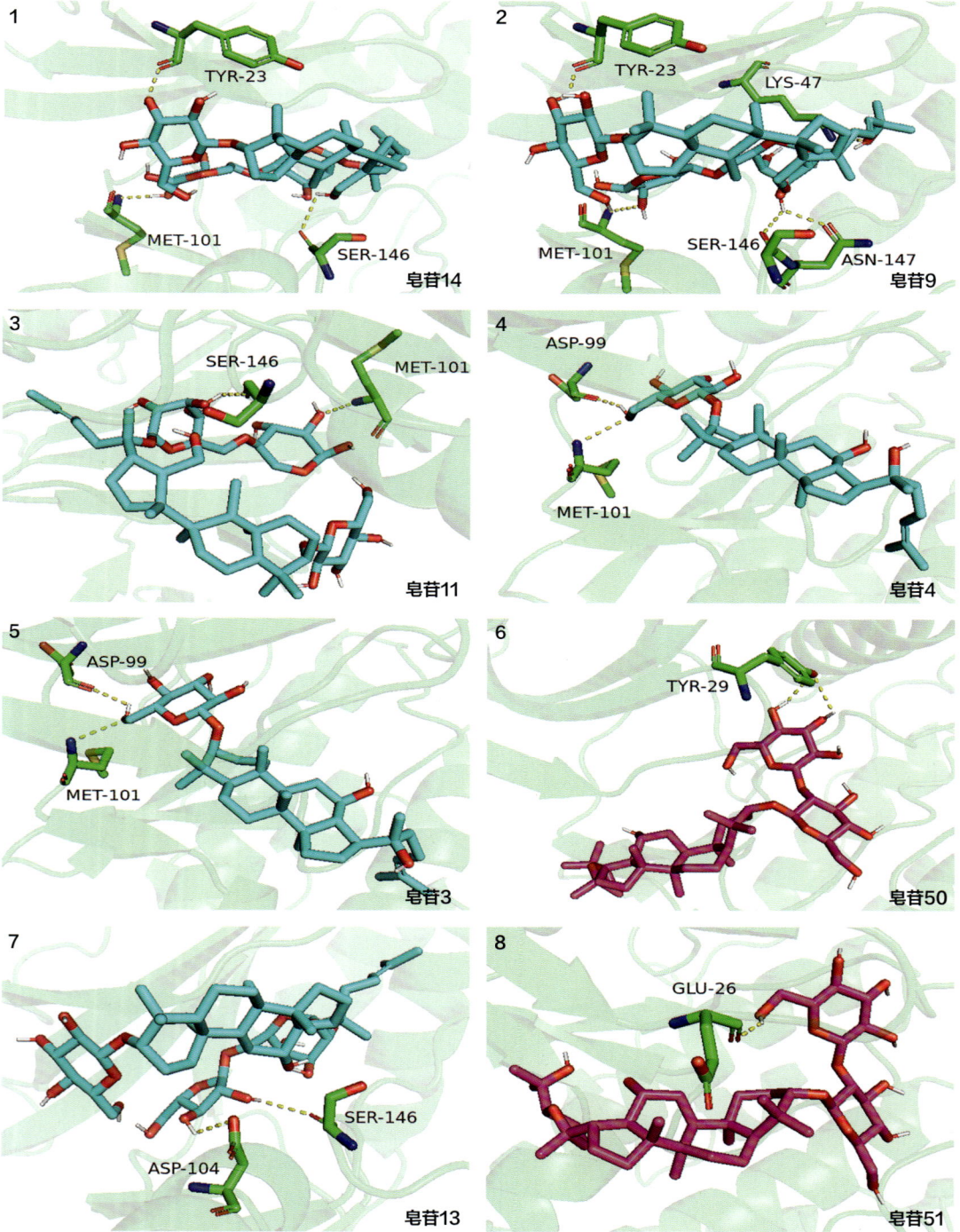

图 4-85　与 MAPK1 蛋白靶点作用最强的 8 个人参皂苷分子对接图

表4-85 MAPK1与人参皂苷的结合能及氨基酸残基

序号	人参皂苷	结合能/(kcal/mol)	氨基酸残基
1	皂苷14	-9.8	Y23, M101, S146
2	皂苷9	-9.8	M101, Y23, K47, N147, S146
3	皂苷11	-9.8	S146, M101
4	皂苷4	-9.0	M101, D99
5	皂苷3	-8.9	M101, D99
6	皂苷50	-8.8	Y29
7	皂苷13	-8.8	D104, S146
8	皂苷51	-8.7	E26
9	皂苷15	-8.6	I24, D104, S146, Y106
10	皂苷2	-8.5	D104, N147, K144
11	皂苷1	-8.4	D104, I24, Q98
12	皂苷6	-8.4	K110, M101, D99
13	皂苷27	-8.4	D104, E26, K144, R60, V1, D142
14	皂苷48	-8.3	D104, I24, N147, D160
15	皂苷55	-8.3	I24, R60
16	皂苷10	-8.3	T103, D104, S146, K144, T3
17	皂苷12	-8.3	Y106, S146, D104, I24, Q98
18	皂苷54	-8.2	K47, Y29, R60, T3
19	皂苷26	-8.2	D104, E26, N147, D160, D142, R60
20	皂苷5	-8.1	Q98, D99, K144
21	皂苷46	-8.0	K47, D160, Y29, A28, E26
22	皂苷40	-8.0	I24
23	皂苷47	-7.9	G30, E26, D160
24	皂苷17	-7.9	—
25	皂苷33	-7.9	Y106, D160, A28, R60
26	皂苷35	-7.9	D104, E26, K47
27	皂苷49	-7.8	K110, N147, A28
28	皂苷25	-7.8	R60, T3, D142, N147, S146, E26, D160, A28
29	皂苷7	-7.8	T103, D104, S146, D160, K144, D142, T3
30	皂苷8	-7.8	D104, N147, S146, K144
31	皂苷31	-7.8	K47
32	皂苷34	-7.8	E26, A28
33	皂苷38	-7.8	I24, E26, D104, S146, K144, D142
34	皂苷18	-7.7	K47
35	皂苷36	-7.7	D142, K144
36	皂苷16	-7.6	D104
37	皂苷30	-7.6	I24, D104
38	皂苷42	-7.6	—
39	皂苷53	-7.5	E26, N147, D104
40	皂苷56	-7.5	D160
41	皂苷21	-7.5	E26, K144, R4
42	皂苷20	-7.5	—
43	皂苷28	-7.5	Y57, R60, D160, D142, D104, S146, E26
44	皂苷37	-7.5	A28, Y29, T3, V1
45	皂苷45	-7.3	N147, S146
46	皂苷24	-7.3	K110, M101, D99
47	皂苷41	-7.3	S146
48	皂苷23	-7.2	E26
49	皂苷32	-7.2	—
50	皂苷52	-7.1	I24, E26, S146, Y106
51	皂苷22	-7.1	D104
52	皂苷29	-7.1	D104, E26, R4, R7
53	皂苷44	-6.9	—
54	皂苷43	-6.8	S146
55	皂苷39	-6.8	R60, D160, E26, Y23
56	皂苷19	-6.4	—

MAPK3

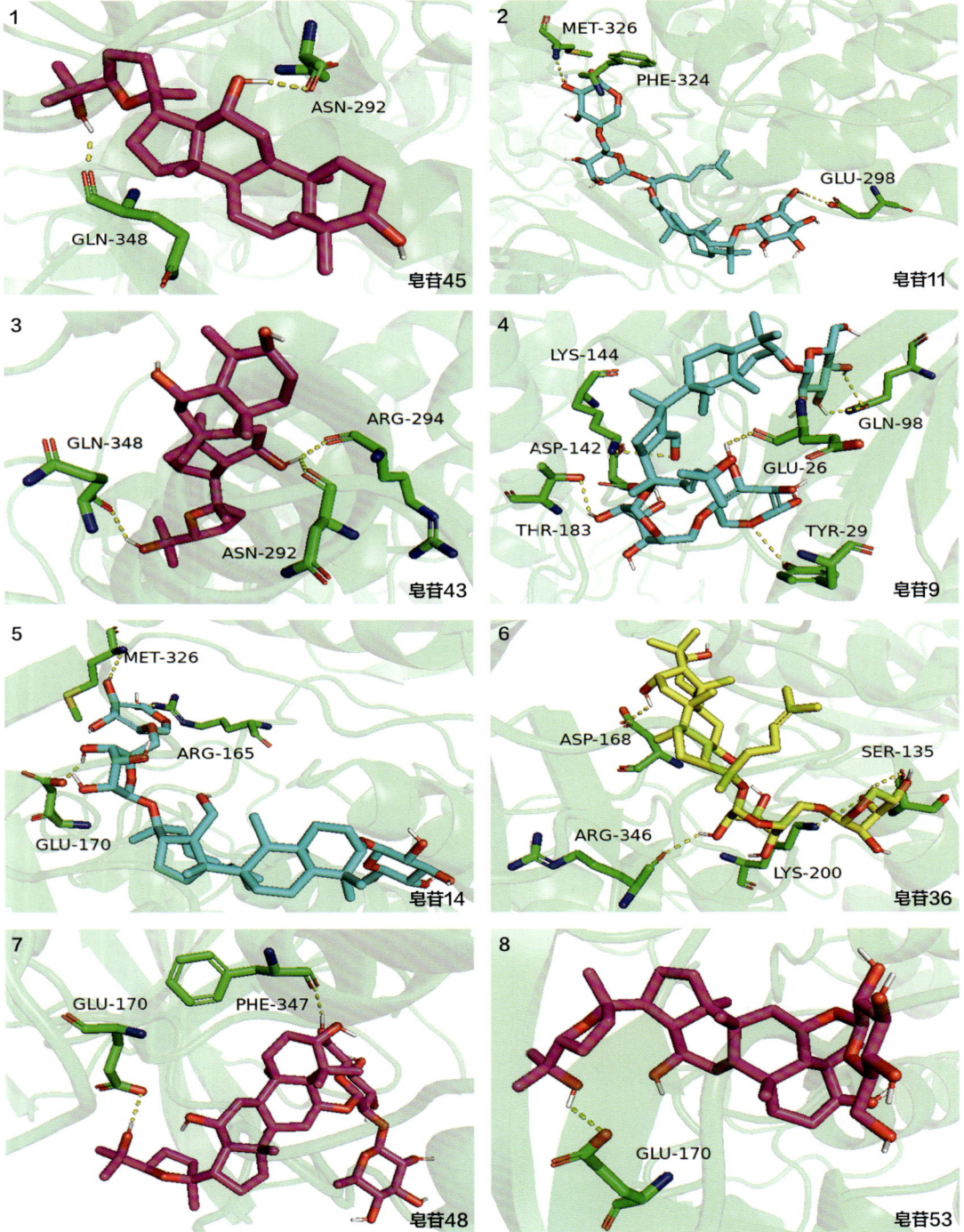

图 4-86　与 MAPK3 蛋白靶点作用最强的 8 个人参皂苷分子对接图

表4-86　MAPK3与人参皂苷的结合能及氨基酸残基

序号	人参皂苷	结合能/(kcal/mol)	氨基酸残基	序号	人参皂苷	结合能/(kcal/mol)	氨基酸残基	序号	人参皂苷	结合能/(kcal/mol)	氨基酸残基
1	皂苷45	-9.9	Q348, N292	20	皂苷40	-9.0	T323, N137, Q348, R17, D81, R80	39	皂苷37	-8.6	H171, F324, A167, R17, Q348
2	皂苷11	-9.8	M326, F324, E298	21	皂苷49	-8.9	H171, D168, N137, S135, G350	40	皂苷39	-8.6	N137, T323, F324, H171, A167, D168
3	皂苷43	-9.7	Q348, N292, R294	22	皂苷51	-8.9	Q348, R294, Q342, E243	41	皂苷1	-8.5	Q98, M101, D104
4	皂苷9	-9.6	K144, D142, T183, Q98, E26, Y29	23	皂苷35	-8.9	Q348, R346, N137	42	皂苷10	-8.5	M326, K200, A167, F324, E298
5	皂苷14	-9.5	E170, M326, R165	24	皂苷54	-8.8	E170, Q348, N137, K200, V207, E298	43	皂苷2	-8.4	D160
6	皂苷36	-9.5	D168, R346, K200, S135	25	皂苷47	-8.8	N137, D168, H171, Q348	44	皂苷8	-8.4	R40, T323, N137, K200, R346
7	皂苷48	-9.3	E170, F347	26	皂苷22	-8.8	S201, R294	45	皂苷16	-8.3	—
8	皂苷53	-9.3	E170	27	皂苷20	-8.8	N137	46	皂苷18	-8.3	E170
9	皂苷21	-9.3	T199, S201	28	皂苷52	-8.8	E327, R72, H171, D168, R17	47	皂苷30	-8.3	—
10	皂苷3	-9.3	F324, M326, H171, D168, Q348	29	皂苷31	-8.8	F324, N137	48	皂苷33	-8.3	R40, T323
11	皂苷56	-9.2	Q348	30	皂苷44	-8.7	E170	49	皂苷6	-8.2	D81, R17
12	皂苷15	-9.2	M326, N137, T199, S201, P291, R294, A345, R80	31	皂苷28	-8.7	K157, V76, H73, F71, I79, R80, R17, N137, F322	50	皂苷29	-8.2	M326, E327, R80, D81, K200, P349, R17
13	皂苷50	-9.1	N292, Q342, Q243	32	皂苷46	-8.6	K47, Y29, D160, S146, K144	51	皂苷41	-8.1	—
14	皂苷55	-9.1	E170, E298, V297	33	皂苷17	-8.6	T323	52	皂苷42	-8.1	Q348
15	皂苷13	-9.1	R17, E170, N137, E319, A318, S135, T323, F324	34	皂苷4	-8.6	M326, N137	53	皂苷27	-8.0	Y132, V317, R72, H173, K196, R141, E179, E319
16	皂苷34	-9.1	S135, T323, K200, R346, E170	35	皂苷23	-8.6	N137	54	皂苷26	-8.0	V317, R72, E319, Y198, E179, R141
17	皂苷5	-9.0	F324, H171, K200	36	皂苷7	-8.6	V39, R40, T323, K200	55	皂苷19	-7.5	
18	皂苷24	-9.0	H73, R72, E327, R80, D81, N137, K200, R17	37	皂苷12	-8.6	K157, D99, R72, E170, R17	56	皂苷25	-7.0	D168, E170, M326, T323, P321
19	皂苷38	-9.0	N137, Q348, R346, R17	38	皂苷32	-8.6	F324, N137				

MAPK8

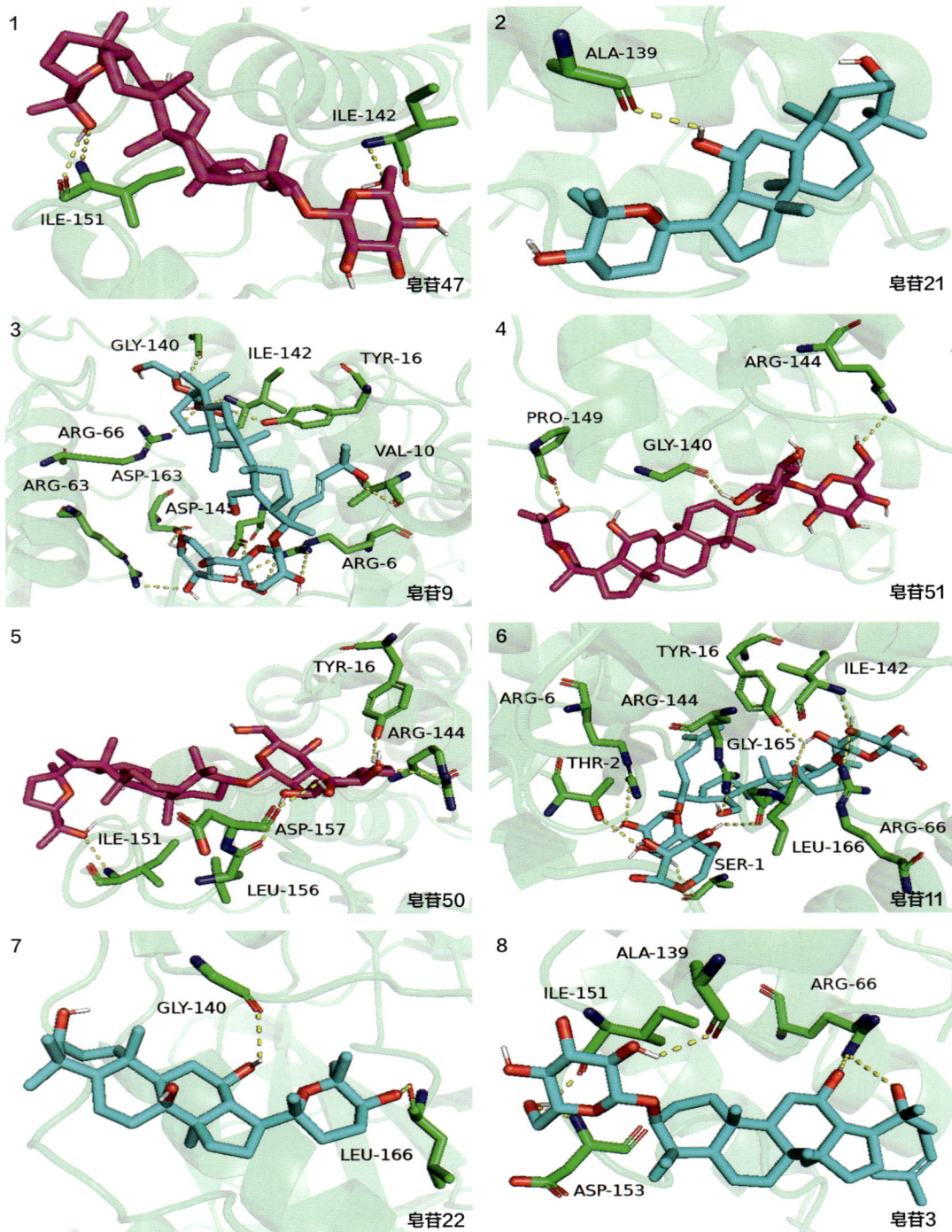

图 4-87　与 MAPK8 蛋白靶点作用最强的 8 个人参皂苷分子对接图

表4-87 MAPK8与人参皂苷的结合能及氨基酸残基

序号	人参皂苷	结合能/(kcal/mol)	氨基酸残基
1	皂苷47	-8.2	I151, I142
2	皂苷21	-8.2	A139
3	皂苷9	-8.1	R66, R63, G140, D163, D145, I142, Y16, V10, R6
4	皂苷51	-8.0	P149, G140, R144
5	皂苷50	-8.0	I151, D157, L156, Y16, R144
6	皂苷11	-8.0	R6, T2, S1, R144, G163, L166, Y16, I142, R66
7	皂苷22	-7.9	G140, I166
8	皂苷3	-7.9	P149, D153, A139, R66
9	皂苷4	-7.9	D153, I151, A139, R66
10	皂苷14	-7.9	I142, R66, L166, R63, R144, R6, Y44
11	皂苷10	-7.9	D153, P149, I142, R66, L166
12	皂苷31	-7.9	N108
13	皂苷52	-7.8	L166, I142, I151, R66, D153
14	皂苷13	-7.8	E18, S138, P149, I142, L166, R66
15	皂苷43	-7.7	L156, L166
16	皂苷54	-7.7	R66, I142
17	皂苷53	-7.7	I142, L166, G140, I151
18	皂苷5	-7.7	G140, Y16
19	皂苷44	-7.6	L166
20	皂苷20	-7.6	A139, L166, R66
21	皂苷45	-7.5	L166
22	皂苷2	-7.5	N108, S149, R63
23	皂苷16	-7.5	—
24	皂苷6	-7.5	D153, R66
25	皂苷56	-7.4	I151
26	皂苷32	-7.4	—
27	皂苷34	-7.4	G140, R66, I142
28	皂苷48	-7.3	E18, I142, I151, P149
29	皂苷46	-7.3	E18, I142, Y16, L166, R66
30	皂苷18	-7.3	G140, L166
31	皂苷25	-7.3	R6, R144, S1, T2, N108, S28, K49
32	皂苷40	-7.3	Y16, I142, R66
33	皂苷42	-7.3	G140, I142, R66
34	皂苷55	-7.2	G140, R66, I142, L166
35	皂苷23	-7.2	G140, I142, L166, R66
36	皂苷24	-7.2	S138, E18, Y16
37	皂苷28	-7.2	I151, D153, S138, I142
38	皂苷35	-7.2	I151, I142, R66
39	皂苷36	-7.2	R66, I142, E18, Y16
40	皂苷49	-7.1	D157, E158, L166, I142
41	皂苷15	-7.1	P148, R66, L166, I142, Y16, G140
42	皂苷38	-7.1	I142, Y16
43	皂苷1	-7.0	R63, N108
44	皂苷27	-7.0	P148, G140, L166
45	皂苷29	7.0	S138, G140
46	皂苷17	-6.9	R66
47	皂苷26	-6.9	P148, L166, G140, Y16
48	皂苷30	-6.9	R66
49	皂苷33	-6.7	V1, T2, R6, R63, M3
50	皂苷37	-6.7	R66, L166, I142, Y16
51	皂苷39	-6.7	D153, I151
52	皂苷19	-6.6	R66, A139
53	皂苷12	-6.5	G140, R66, I142, Y16
54	皂苷7	-6.4	S138, E18, G140, L166, R66, I142
55	皂苷41	-6.3	L166, R66, D157
56	皂苷8	-6.2	R66, I142, Y16

MAPK14

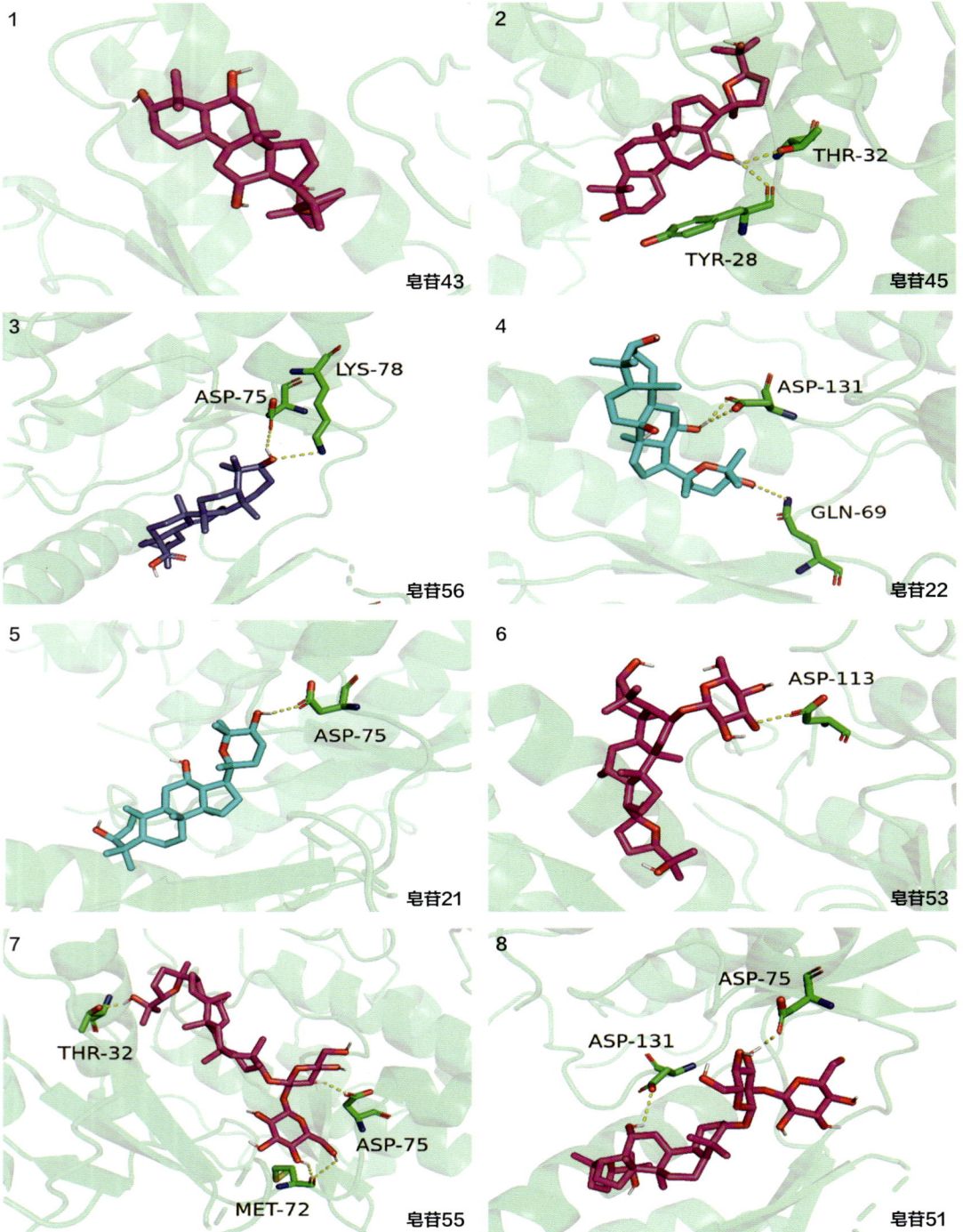

图 4-88　与 MAPK14 蛋白靶点作用最强的 8 个人参皂苷分子对接图

表 4-88 MAPK14 与人参皂苷的结合能及氨基酸残基

序号	人参皂苷	结合能/(kcal/mol)	氨基酸残基
1	皂苷43	−10.2	—
2	皂苷45	−10.1	T32, Y28
3	皂苷56	−10.1	D75, K78
4	皂苷22	−9.2	D131, Q69
5	皂苷21	−9.2	D75
6	皂苷53	−9.0	D113
7	皂苷55	−8.9	T32, M72, D75
8	皂苷51	−8.8	D131, D73
9	皂苷50	−8.8	S21, G1, S5, K78
10	皂苷14	−8.8	M72, D131, S5, Q69, G1
11	皂苷44	−8.7	E35, D131
12	皂苷34	−8.6	R31, D131, N118, S117
13	皂苷46	−8.5	T32, D131
14	皂苷54	−8.5	G1, K18, D75, M72
15	皂苷18	−8.5	—
16	皂苷36	−8.5	T32
17	皂苷52	−8.4	T32, Y28, D131, M72, K78
18	皂苷6	−8.4	K115, E35
19	皂苷11	−8.4	M72, S5, G1, E35, S21, T32, R31
20	皂苷48	−8.2	T74, K18, T32
21	皂苷12	−8.2	—
22	皂苷41	−8.2	M72, D70, D131
23	皂苷20	−8.1	—
24	皂苷8	−8.1	T32, K18, Q69, M72
25	皂苷9	−8.1	R14, S5, M72, S21, G1, E35
26	皂苷1	−8.0	N118, D131, E35
27	皂苷19	−8.0	—
28	皂苷32	−8.0	K18
29	皂苷49	−7.9	—
30	皂苷16	−7.9	T32, K78, T74
31	皂苷7	−7.9	E35, D131
32	皂苷30	−7.9	K18
33	皂苷31	−7.9	T32
34	皂苷35	−7.9	T32
35	皂苷47	−7.8	T32, D75, M72, K78
36	皂苷4	−7.8	—
37	皂苷27	−7.8	V3
38	皂苷13	−7.8	Y28, T32, K78, M72
39	皂苷37	−7.8	R14, K18, M72, D131
40	皂苷42	−7.8	R31
41	皂苷17	−7.7	—
42	皂苷2	−7.7	T32, K18, Q69
43	皂苷5	−7.7	S117, D75
44	皂苷15	−7.7	E73, S5, Y28
45	皂苷10	−7.7	M72, V3, G1
46	皂苷26	−7.6	D131, V3, R14
47	皂苷33	−7.6	M72, K18
48	皂苷23	−7.5	T32, G1
49	皂苷24	−7.5	M72, E35, D131, V3, K18
50	皂苷29	−7.5	T32, K78
51	皂苷38	−7.5	K18, D131
52	皂苷3	−7.4	D113, D131, K115
53	皂苷28	−7.3	E35, T32, R14, M72, D131
54	皂苷39	−7.3	K18, G1
55	皂苷40	−7.2	—
56	皂苷25	−6.2	D131, R31, T32, V3, R14

MAPT

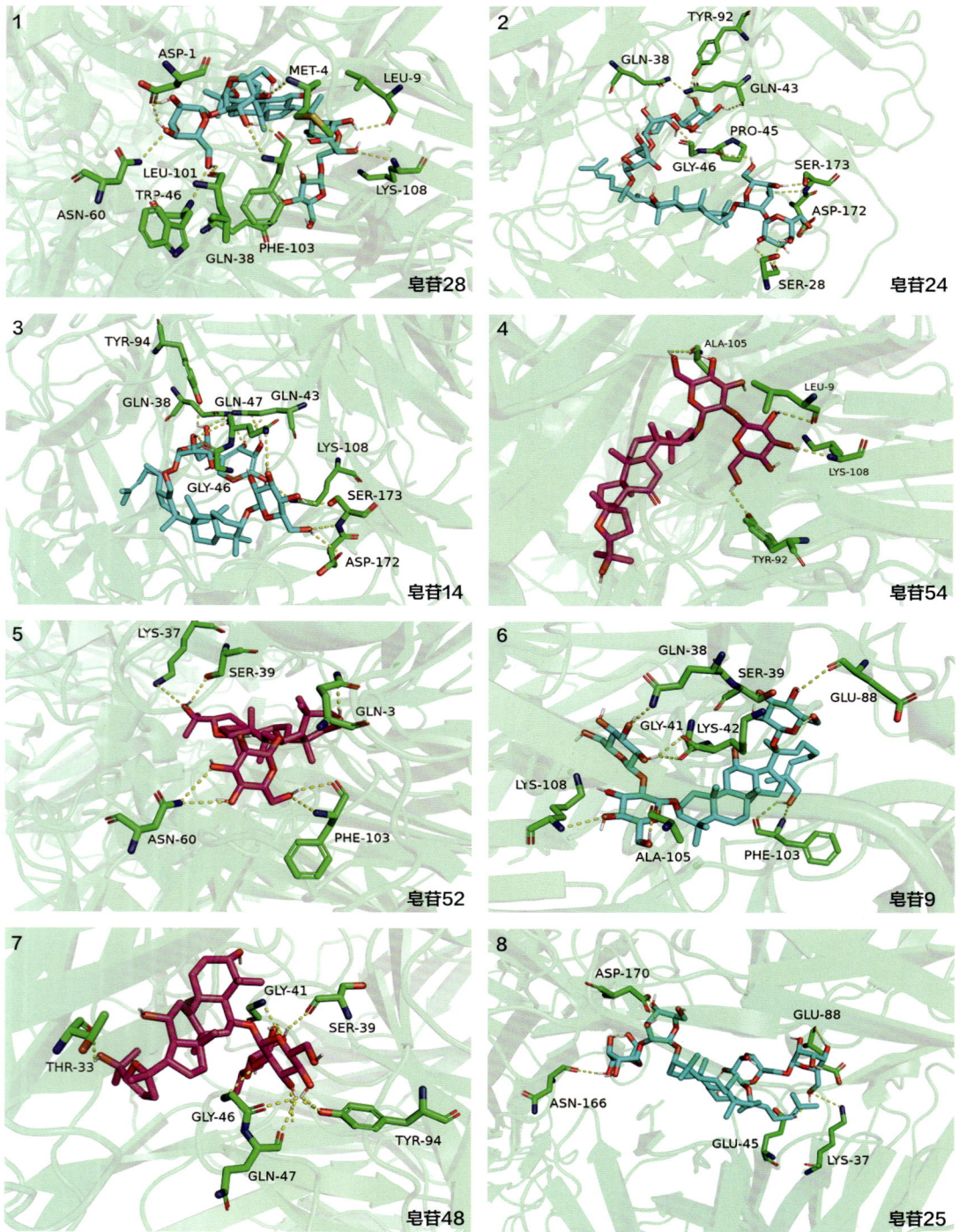

图 4-89　与 MAPT 蛋白靶点作用最强的 8 个人参皂苷分子对接图

表4-89　MAPT与人参皂苷的结合能及氨基酸残基

序号	人参皂苷	结合能/(kcal/mol)	氨基酸残基	序号	人参皂苷	结合能/(kcal/mol)	氨基酸残基
1	皂苷28	-10.7	N60, W46, L101, D1, Q38, F103, M4, L9, K108	20	皂苷47	-9.4	F103, A105
2	皂苷24	-10.4	Q38, Y92, Q43, P45, G46, S173, D172, S28	21	皂苷2	-9.4	F103, L44, Y43, H40
3	皂苷14	-10.4	Y94, Q38, G46, Q47, Q43, K108, S173, D172	22	皂苷1	-9.4	F103, A105
4	皂苷54	-10.4	A105, L9, K108, Y92	23	皂苷51	-9.3	E16, Y94
5	皂苷52	-10.3	K37, S39, N60, F103, Q3	24	皂苷33	-9.3	K62, K42, H40
6	皂苷9	-10.2	Q108, S48, G46, L111, S173, D170, Q171	25	皂苷5	-9.3	G41, K108, L9, G106, W46, L101, D1
7	皂苷48	-10.1	T33, G46, Q47, G41, S39, Y94	26	皂苷43	-9.3	H40
8	皂苷25	-10.1	D170, N166, E45, K37, E88	27	皂苷41	-9.3	S39, G41
9	皂苷49	-10.1	E88, W46, L44, F103	28	皂苷46	-9.2	K62, S90, S39, H40, Q3
10	皂苷53	-10	N60, K37, L101, F103, D1	29	皂苷45	-9.2	—
11	皂苷55	-10	S43, G106, L9, A105	30	2皂苷21	-9.2	E88, F103
12	皂苷13	-9.8	K42, G41, Q47, G46, P45, R44, S173	31	皂苷6	-9.2	F103, Q3, D1
13	皂苷50	-9.8	F103, A105, K108	32	皂苷42	-9.2	F103, L44, E45, Q3, S39
14	皂苷40	-9.7	K62, Y43	33	皂苷29	-9.1	G46, D172, S173
15	皂苷10	-9.7	Q3, F103, K108	34	皂苷11	-9.1	V18, E16, G46, G41, Q43, R44
16	皂苷26	-9.6	K62, D1, L101, W46, F103, L44, Y92, K108, Q38	35	皂苷7	-9.1	V2, M4, G106, K108, L9
17	皂苷36	-9.6	W46, F103, M4	36	皂苷56	-9.1	—
18	皂苷8	-9.6	K108, G41, A105, F103, K42, S39, Q38, E88	37	皂苷44	-9.1	F103
19	皂苷15	-9.4	Q108, Q43, S173	38	皂苷37	-9	Q43, Q47, G46, A36, T33

序号	人参皂苷	结合能/(kcal/mol)	氨基酸残基
39	皂苷12	-9	E45, H40, Q3, S167
40	皂苷38	-9	S90, L38, D1, F103
41	皂苷27	-8.9	A36, G41, G46, K108, Q43, Y92
42	皂苷3	-8.9	S39
43	皂苷31	-8.9	K37, E88, S39, S43
44	皂苷4	-8.8	V18, G46, Q47, Q43, K42, Y92
45	皂苷30	-8.8	E88
46	皂苷20	-8.8	S43, G104
47	皂苷17	-8.7	S115
48	皂苷32	-8.7	E45
49	皂苷18	-8.5	H40
50	皂苷22	-8.5	K42, F103
51	皂苷34	-8.5	V18, G41, D170, T33
52	皂苷23	-8.4	L101, D1, F103, L44, E45
53	皂苷39	-8.3	K62
54	皂苷35	-8.3	K37, E45
55	皂苷17	-8	S115, F87
56	皂苷19	-7.7	—

MEF2A

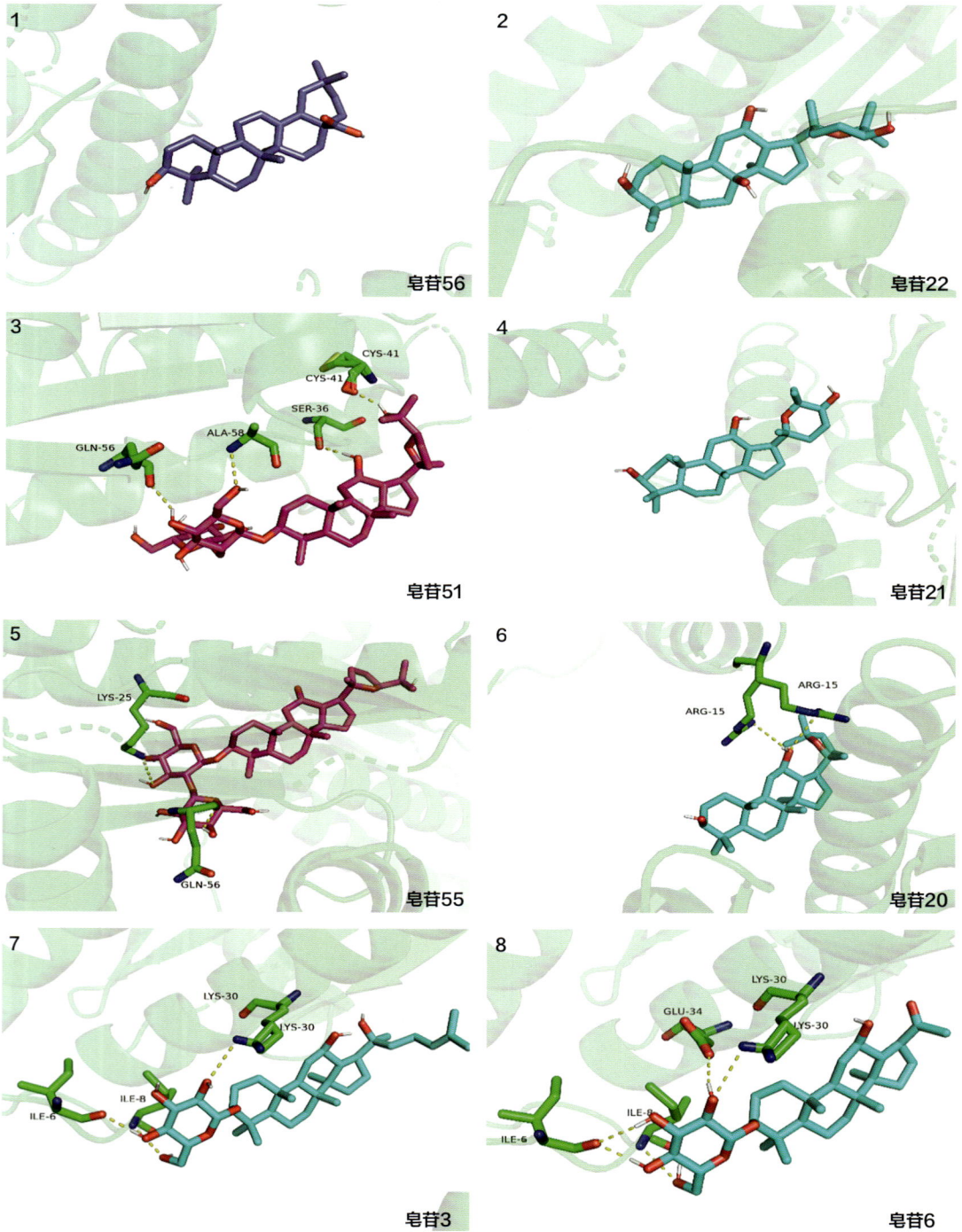

图 4-90　与 MEF2A 蛋白靶点作用最强的 8 个人参皂苷分子对接图

表 4-90 MEF2A 与人参皂苷的结合能及氨基酸残基

序号	人参皂苷	结合能/(kcal/mol)	氨基酸残基
1	皂苷 56	-9.6	—
2	皂苷 22	-9.1	—
3	皂苷 51	-9.0	—
4	皂苷 21	-9.0	—
5	皂苷 55	-8.8	K25, Q56
6	皂苷 20	-8.8	R15
7	皂苷 3	-8.8	I6, I8, K30
8	皂苷 6	-8.8	I6, I8, E34, K30
9	皂苷 12	-8.8	A58, I8
10	皂苷 24	-8.7	K542, G474, E551, D475
11	皂苷 48	-8.6	R15, E34, I8
12	皂苷 45	-8.6	—
13	皂苷 43	-8.6	R15
14	皂苷 17	-8.6	—
15	皂苷 7	-8.6	C41, A58
16	皂苷 31	-8.6	—
17	皂苷 49	-8.4	R15, I8
18	皂苷 47	-8.4	I6, Q7, I8
19	皂苷 19	-8.4	—
20	皂苷 32	-8.4	R15
21	皂苷 30	-8.4	—
22	皂苷 44	-8.3	Y33
23	皂苷 16	-8.3	K542
24	皂苷 14	-8.3	N49, S50, E42, D40, S36, S59
25	皂苷 11	-8.3	D40, S36, V37, A58, Q56
26	皂苷 50	-8.2	A58, R15
27	皂苷 53	-8.2	R15
28	皂苷 18	-8.2	E34
29	皂苷 27	-8.2	R10, C41, T60, S59, A58, S36
30	皂苷 9	-8.2	I8, Y33, A58
31	皂苷 10	-8.2	A58, E42, C41
32	皂苷 40	-8.2	K68, E42, S36, R10
33	皂苷 52	-8.1	R15
34	皂苷 33	-8.1	M62, A58
35	皂苷 41	-8.1	Q56
36	皂苷 46	-8.0	R15
37	皂苷 54	-8.0	A58
38	皂苷 4	-8.0	K5, E34
39	皂苷 15	-8.0	Q18, A58
40	皂苷 5	-7.8	A58, S59, S36, D40
41	皂苷 36	-7.8	I8, I6, Q7
42	皂苷 38	-7.8	Q7, I8
43	皂苷 42	-7.8	D13, R15, T22
44	皂苷 1	-7.7	E34, R15
45	皂苷 29	-7.6	D40, C41, Y33, R15
46	皂苷 13	-7.6	C41, T60, D61, A58
47	皂苷 37	-7.6	R15, I8, Y33
48	皂苷 2	-7.5	L54, E56, A58, M29
49	皂苷 23	-7.5	D552, E444, V445, E447
50	皂苷 34	-7.5	E34, Y33, K30, I8
51	皂苷 26	-7.4	C41, S36, Y33
52	皂苷 8	-7.4	R10, T9, D40, S59, A58
53	皂苷 25	-7.3	V445, E447, D552, E551, D475
54	皂苷 28	-7.3	Q7, I8, K30, A58
55	皂苷 39	-7.2	D13
56	皂苷 35	-7.0	E34, K5

MIF

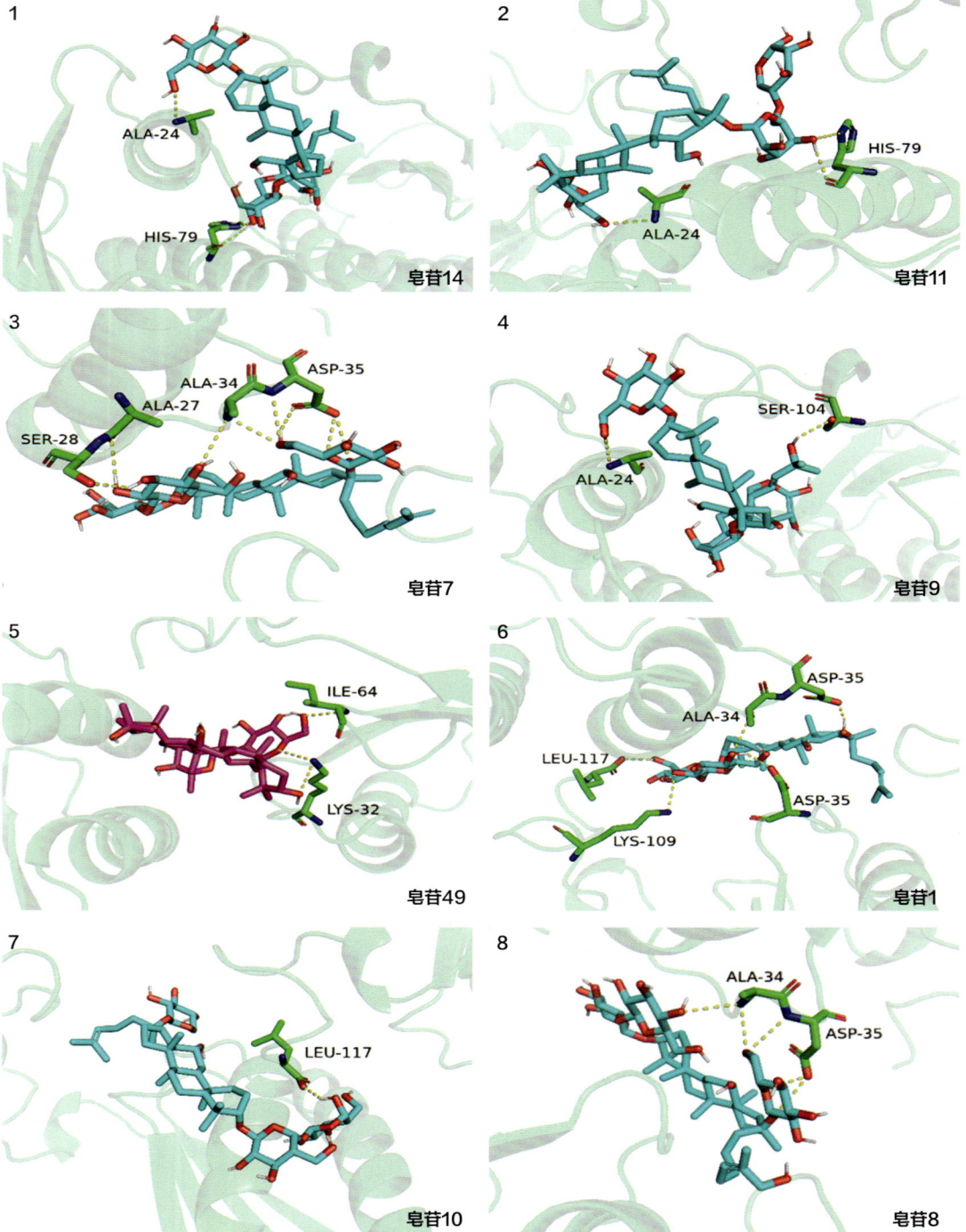

图 4-91　与 MIF 蛋白靶点作用最强的 8 个人参皂苷分子对接图

表4-91 MIF与人参皂苷的结合能及氨基酸残基

序号	人参皂苷	结合能/(kcal/mol)	氨基酸残基	序号	人参皂苷	结合能/(kcal/mol)	氨基酸残基	序号	人参皂苷	结合能/(kcal/mol)	氨基酸残基
1	皂苷14	-9.1	A24, H79	20	皂苷22	-7.8	L117	39	皂苷12	-7.5	L117, D35
2	皂苷11	-9.1	H79, A24	21	皂苷33	-7.8	H79, A25, K86	40	皂苷31	-7.5	N6
3	皂苷7	-9.0	S28, A27, A34, D35	22	皂苷47	-7.7	H79, S104	41	皂苷42	-7.5	A34, D35
4	皂苷9	-8.5	A24, S104	23	皂苷16	-7.7	F116, I110	42	皂苷45	-7.4	Y99
5	皂苷49	-8.4	I64, K32	24	皂苷15	-7.7	T85, S28, R36	43	皂苷3	-7.4	K109, S28
6	皂苷1	-8.3	L117, K109, A34, D35	25	皂苷29	-7.7	V39, N38, D35, A34	44	皂苷5	-7.4	N38, V37, D35
7	皂苷10	-8.3	L117	26	皂苷51	-7.6	R21, S28, L117, R36, G31	45	皂苷25	-7.4	L117, T115, S104
8	皂苷8	-8.2	A34, D35	27	皂苷50	-7.6	V37	46	皂苷32	-7.4	I67
9	皂苷48	-8.1	S28, I64, K32	28	皂苷54	-7.6	D35, F116, L117	47	皂苷37	-7.4	K32, H79, G31
10	皂苷55	-8.1	L117, H79, I64, K32	29	皂苷52	-7.6	S28, K32	48	皂苷38	-7.4	N102, Y98, D100
11	皂苷18	-8.0	S28	30	皂苷53	-7.6	H79, E82, E87	49	皂苷44	-7.3	H79
12	皂苷27	-8.0	S28, L117, S104, L102, G65	31	皂苷20	-7.6	M114	50	皂苷43	-7.3	K32
13	皂苷46	-7.9	L117, T115, R36	32	皂苷17	-7.6	L117	51	皂苷19	-7.3	L117
14	皂苷21	-7.9	L117	33	皂苷23	-7.6	H79, R36	52	皂苷28	-7.2	V39, T112, I110
15	皂苷2	-7.9	A34, D35	34	皂苷26	-7.6	K86, S28, L117, S104, E103, G65	53	皂苷4	-7.1	H79, S28, L30, G31
16	皂苷24	-7.9	H79, L117, S104, E103, C65	35	皂苷35	-7.6	K20	54	皂苷6	-7.1	F99
17	皂苷13	-7.9	F116, K109, H79	36	皂苷34	-7.6	V37, D35, F116	55	皂苷39	-6.9	L117, H79, K32
18	皂苷30	-7.9	D35, F116	37	皂苷40	-7.6	D35, A34	56	皂苷41	-6.9	H79, L117, R36, K32, I64
19	皂苷36	-7.9	E87, H79, S28, E82	38	皂苷56	-7.5	A25				

MMP2

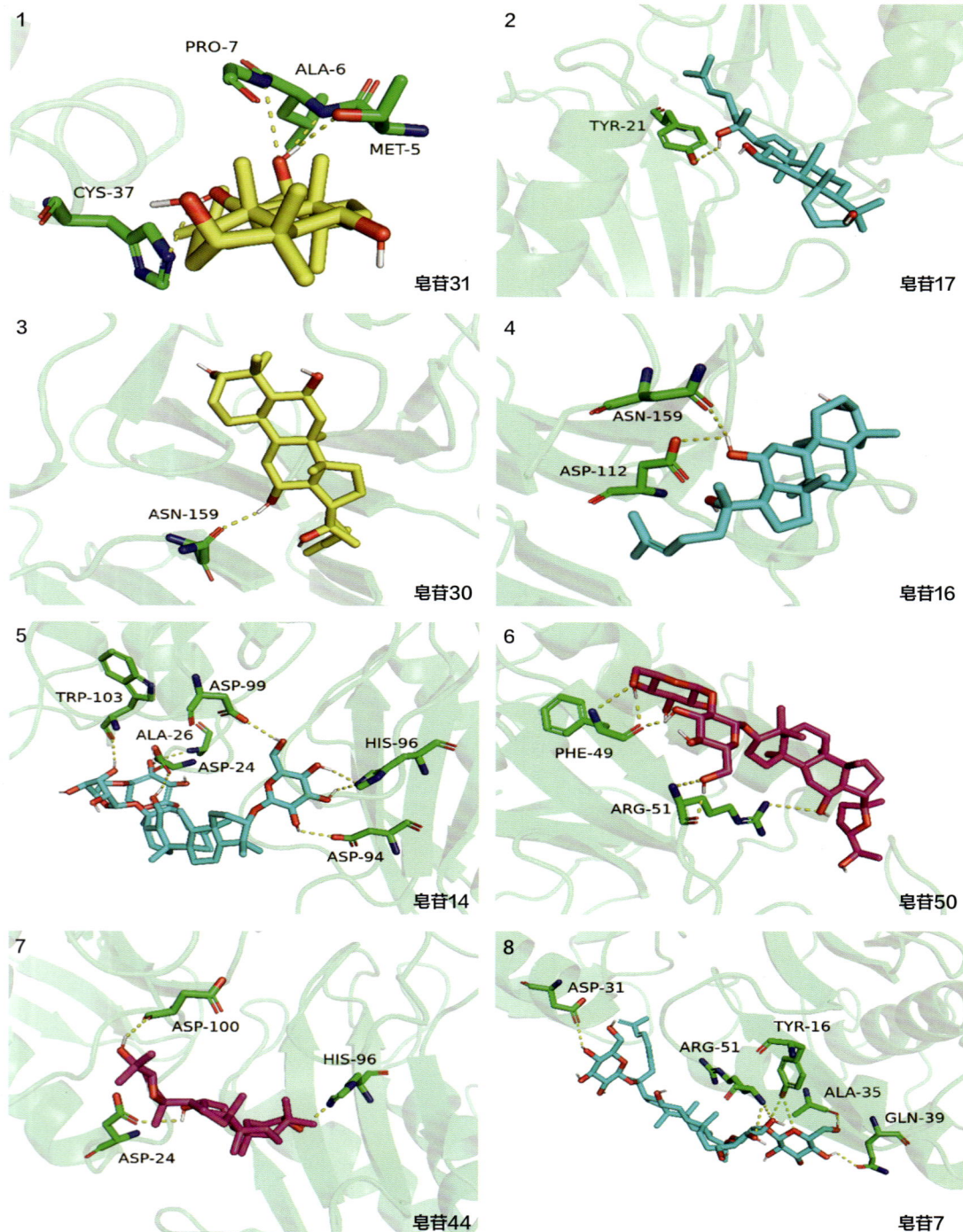

图 4-92　与 MMP2 蛋白靶点作用最强的 8 个人参皂苷分子对接图

表 4-92　MMP2 与人参皂苷的结合能及氨基酸残基

序号	人参皂苷	结合能/(kcal/mol)	氨基酸残基	序号	人参皂苷	结合能/(kcal/mol)	氨基酸残基	序号	人参皂苷	结合能/(kcal/mol)	氨基酸残基
1	皂苷31	-9.0	C37, P7, A6, M5	20	皂苷28	-7.9	Y16, R51, D31, D32, Y53, I81, Y21	39	皂苷42	-7.6	E28
2	皂苷17	-8.9	Y21	21	皂苷43	-7.8	D31	40	皂苷54	-7.5	G90, D94, E56, E101, T104
3	皂苷30	-8.8	N159	22	皂苷52	-7.8	D24	41	皂苷27	-7.5	Y21, R51
4	皂苷16	-8.7	D112, N159	23	皂苷53	-7.8	D99	42	皂苷29	-7.5	R51, Y53, Y21
5	皂苷14	-8.3	W103, A26, D99, D24, H96, D94	24	皂苷22	-7.8	D100, D99, R65	43	皂苷37	-7.5	D161, V17, K62, K32
6	皂苷50	-8.2	F49, K51	25	皂苷3	-7.8	Y21, Y53	44	皂苷19	-7.4	K130, N159
7	皂苷44	-8.2	D24, D100, H96	26	皂苷4	-7.8	Y21	45	皂苷26	-7.4	R51, Y16
8	皂苷7	-8.2	D31, R51, Y16, A35, Q39	27	皂苷23	-7.8	D19, D64	46	皂苷32	-7.3	R65
9	皂苷49	-8.1	D24, E101, D100, R65	28	皂苷10	-7.8	Y21	47	皂苷39	-7.3	R51
10	皂苷56	-8.1	R65	29	皂苷51	-7.7	E101, D99, R65, D94	48	皂苷18	-7.2	I18, R51
11	皂苷12	-8.1	R51, Y53, D54	30	皂苷8	-7.7	A35, R51, Y16, I19, D31, R17	49	皂苷38	-7.2	D100, R65
12	皂苷21	-8.0	D100, R65	31	皂苷34	-7.7	I19, I18, Y53, R51	50	皂苷40	-7.2	R51, D54, Y53
13	皂苷5	-8.0	D31, R51, Y53	32	皂苷47	-7.6	D54, Y53, I18, R51	51	皂苷24	-7.1	D32, F49, R51, Y16, D31, E28
14	皂苷11	-8.0	D54, A26, Y103, H96, D94	33	皂苷20	-7.6	A155	52	皂苷33	-7.1	E28
15	皂苷48	-7.9	D31, R51	34	皂苷1	-7.6	G69, R65	53	皂苷15	-7.0	D99, D24, A26, D94
16	皂苷45	-7.9	D31	35	皂苷13	-7.6	I18, R17, R51, Y53, D54	54	皂苷6	-7.0	R65, H96
17	皂苷46	-7.9	E28, R51	36	皂苷9	-7.6	A26, D54, H96	55	皂苷36	-6.8	D94, R65, E56
18	皂苷55	-7.9	S42, F49, R51, A35, Y53	37	皂苷35	-7.6	E28	56	皂苷25	-6.4	D31, R51
19	皂苷2	-7.9	E56, H96, H68, R65	38	皂苷41	-7.6	Y53				

MMP3

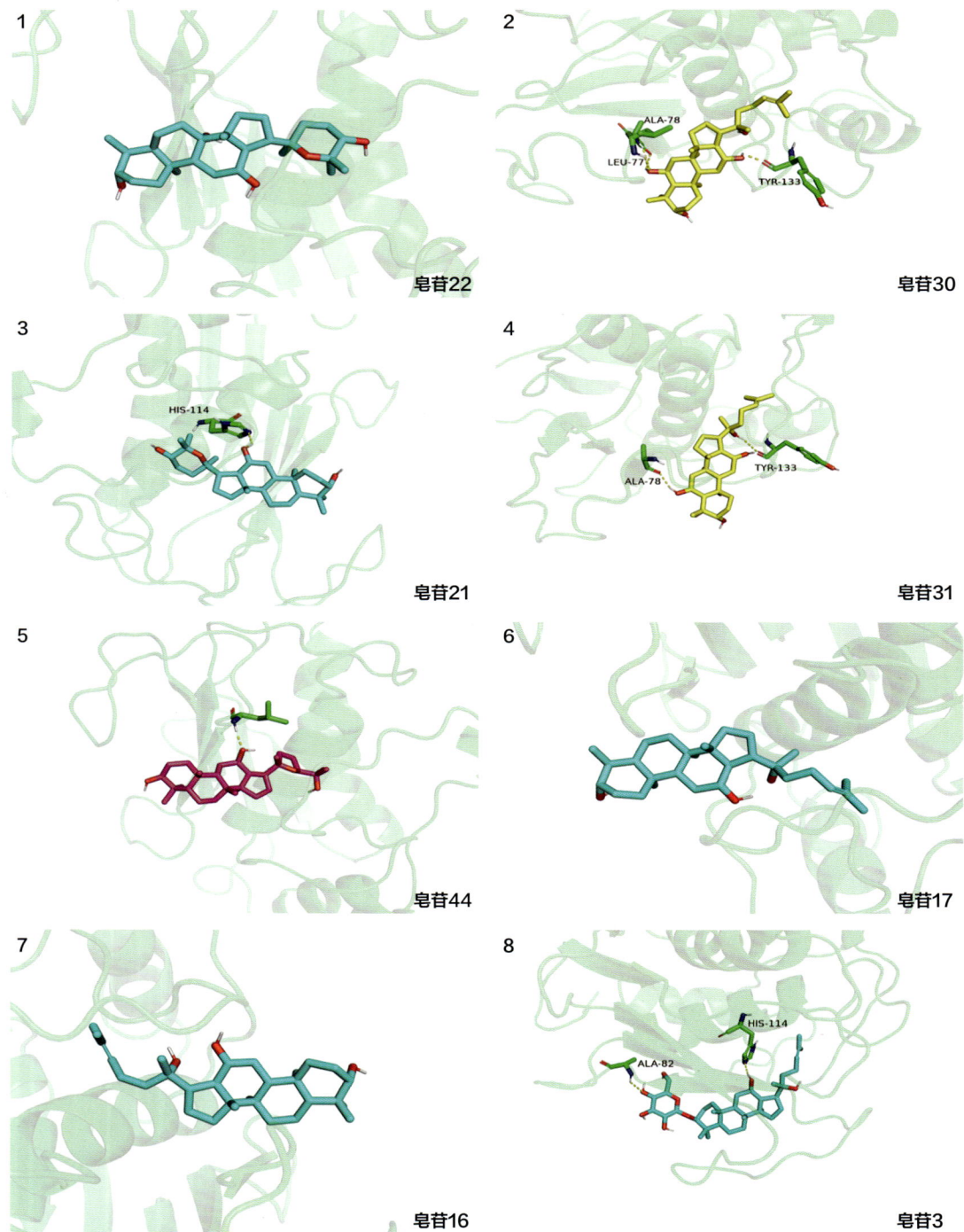

图 4-93　与 MMP3 蛋白靶点作用最强的 8 个人参皂苷分子对接图

表4-93　MMP3与入参皂苷的结合能及氨基酸残基

序号	人参皂苷	结合能/（kcal/mol）	氨基酸残基
1	皂苷22	-10.1	—
2	皂苷30	-10.1	A78, L77, Y133
3	皂苷21	-10.0	H114
4	皂苷31	-10.0	A78, Y133
5	皂苷44	-9.9	—
6	皂苷17	-9.9	—
7	皂苷16	-9.9	—
8	皂苷3	-9.7	A82, H114
9	皂苷19	-9.7	P134
10	皂苷33	-9.7	L77, H124
11	皂苷34	-9.6	L77, N75
12	皂苷20	-9.4	E115
13	皂苷32	-9.3	H114
14	皂苷45	-9.2	A78, L77, L135, H137
15	皂苷55	-9.2	P83, A78, N75
16	皂苷52	-9.2	L131, H114, L77, H124
17	皂苷1	-9.2	A80, H118, Y133
18	皂苷42	-9.2	A80, Y136
19	皂苷43	-9.1	L77, H137
20	皂苷2	-9.1	A80, E115
21	皂苷24	-9.1	H137, L77, N75, L135, Y133, H124
22	皂苷10	-9.1	H137, N75, P134, P83
23	皂苷11	-9.1	A82, V61, H114, Y133, N75
24	皂苷48	-9.0	A80, H124, L110, N75
25	皂苷51	-9.0	H110, A78, Y136, N75
26	皂苷4	-9.0	—
27	皂苷18	-9.0	H114, L131
28	皂苷36	-9.0	N75, H124, A80
29	皂苷41	-9.0	Y136
30	皂苷49	-8.9	A80, H124, N75, L110
31	皂苷50	-8.9	H118, H114, H137
32	皂苷53	-8.9	H137, P134, N75, L77, A78
33	皂苷14	-8.9	A80, E115, A78, Y133, H124
34	皂苷6	-8.9	H137, Y133
35	皂苷13	-8.9	N75, Y133
36	皂苷47	-8.8	Y133, N75
37	皂苷9	-8.8	A80, A78, H124, Y133
38	皂苷40	-8.8	A80, Y136
39	皂苷54	-8.7	A78, L77, Y136, N75
40	皂苷37	-8.5	A80, E115, N75
41	皂苷12	-8.4	A78, N75, Y136
42	皂苷15	-8.3	A80, A78, H114, H137, Y133
43	皂苷56	-8.0	E26
44	皂苷29	-8.0	A78, L77, N75
45	皂苷38	-8.0	L77, H124
46	皂苷5	-7.9	H137, L135, H124, H118
47	皂苷28	-7.9	E115, L77, N75, H124
48	皂苷39	-7.9	A80, A78, L77, Y136
49	皂苷35	-7.8	A78, L77, H114, Y136
50	皂苷46	-7.7	L77, H124, N75
51	皂苷23	-7.7	P134, N75
52	皂苷7	-7.5	A82, A80, A78, H118
53	皂苷27	-7.3	N75, L77, H124
54	皂苷25	-7.2	A82, A80, A78, L77, N75
55	皂苷26	-7.2	H124, P134, N75, A78, L77, N75
56	皂苷8	-6.7	A82, L122, H118, H114, Y136

MMP9

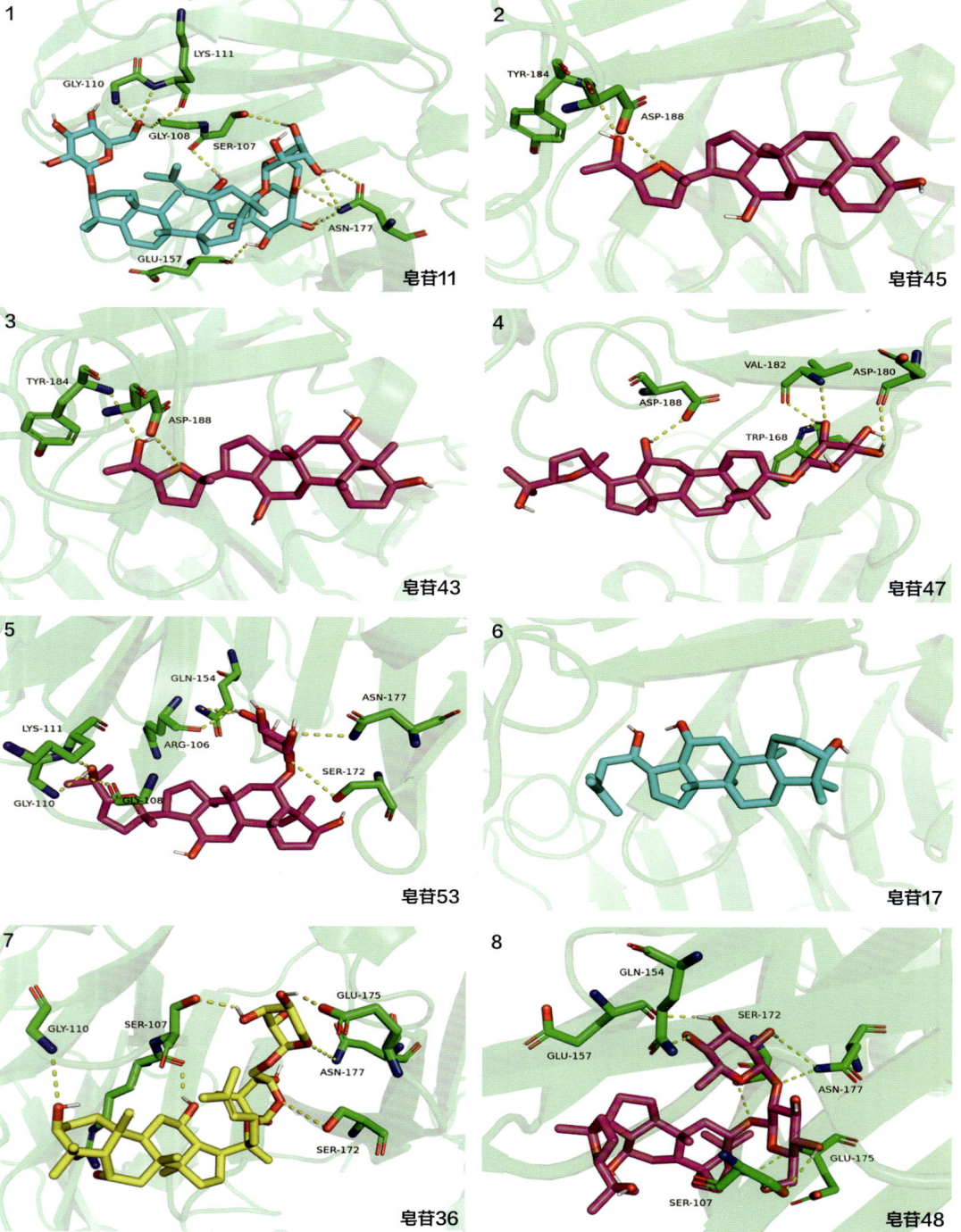

图 4-94　与 MMP9 蛋白靶点作用最强的 8 个人参皂苷分子对接图

表4-94 MMP9与人参皂苷的结合能及氨基酸残基

序号	人参皂苷	结合能/(kcal/mol)	氨基酸残基
1	皂苷11	-9.4	G110, K111, G108, S107, N177, E157
2	皂苷45	-8.8	Y184, D188
3	皂苷43	-8.7	Y184, D188
4	皂苷47	-8.7	D188, V182, W168, D180
5	皂苷53	-8.7	G110, K111, Q154, R106, S172, N177
6	皂苷17	-8.6	—
7	皂苷36	-8.6	G110, S107, N177, E175, S172
8	皂苷48	-8.5	E157, Q154, S172, N177, S107, E175
9	皂苷20	-8.4	L147, D188
10	皂苷14	-8.4	G110, K111, S107, N177, S172
11	皂苷34	-8.4	G110, R106, Q154, E175, S172, A159
12	皂苷49	-8.3	L147, D188, Q163
13	皂苷44	-8.2	Y184, D188, Q163
14	皂苷55	-8.2	N177, V170, S172, R106
15	皂苷22	-8.2	Q181
16	皂苷21	-8.2	—
17	皂苷4	-8.2	E157, V159
18	皂苷40	-8.2	A159, E157
19	皂苷46	-8.1	—
20	皂苷3	-8.1	V179
21	皂苷5	-8.1	R34, E194, V182, G144
22	皂苷6	-8.1	V182, D180
23	皂苷31	-8.1	Q181
24	皂苷51	-8.0	G110, S107, A159, N177, E175, S172
25	皂苷50	-8.0	S107, S172, N177, V170
26	皂苷52	-8.0	G110, S172
27	皂苷1	-8.0	E194, C192, D188, V187, Q181
28	皂苷16	-8.0	—
29	皂苷10	-8.0	K65, A159
30	皂苷30	-8.0	D180
31	皂苷13	-7.9	K111, G110, R106, S107, G108, N177
32	皂苷41	-7.9	E32, Y160, R169, Q163
33	皂苷54	-7.8	G110, R106, Q154, N177, S172, E175
34	皂苷56	-7.8	R34, D188
35	皂苷38	-7.8	S172, V170, Q154
36	皂苷23	-7.7	G110, R106, V170, S172
37	皂苷2	-7.6	C192, E194, D188, V182, Q181, D180
38	皂苷18	-7.6	L147, Q163, Y184
39	皂苷33	-7.6	D188
40	皂苷42	-7.6	Q163, R169, D160
41	皂苷19	-7.5	C192, D188
42	皂苷7	-7.5	R156, D188, E194, Y187, R165
43	皂苷35	-7.5	G110, R106, A159, S172
44	皂苷26	-7.4	P62, R106, Q154, A159, V170, N177, S172
45	皂苷37	-7.4	R169, Q163
46	皂苷15	7.3	Q181, D188, D164, E194
47	皂苷8	-7.3	N5, D195, R165, E194, D188, R156
48	皂苷12	-7.3	E194, D195, T186
49	皂苷32	-7.2	—
50	皂苷24	-7.0	D195, Y187, N5
51	皂苷29	-7.0	V170, A159, Q154, R106, E14, K65
52	皂苷9	-7.0	Y187, E194, R37, G35
53	皂苷28	-6.9	K65, E60, P62, R106, E157, Q154, A159, S172
54	皂苷39	-6.9	G110, R106, V170, S172
55	皂苷27	-6.8	R34, R37, E194, Y187, D188, R165
56	皂苷25	-6.7	Y184, Y187, R165, C4

MPO

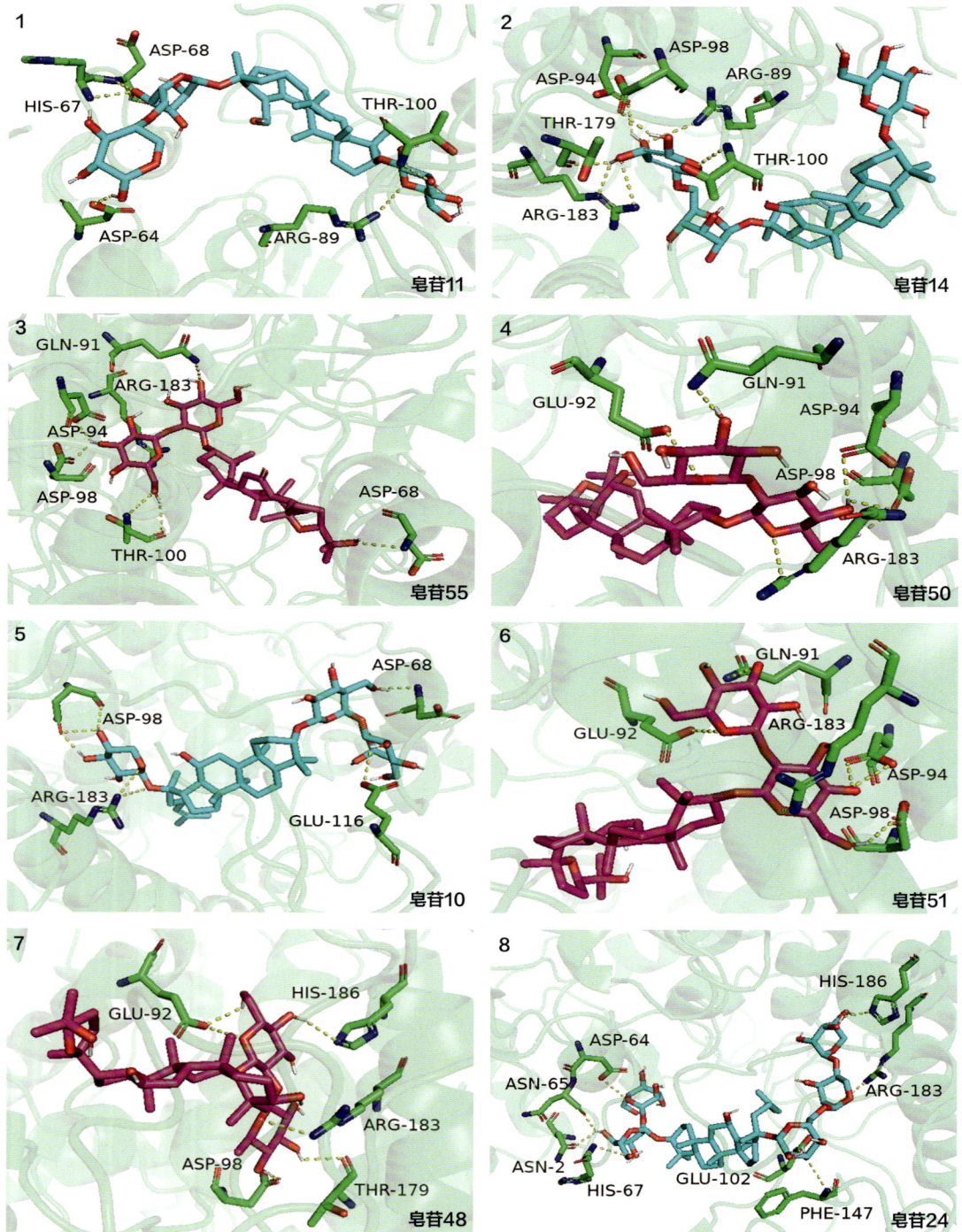

图 4-95　与 MPO 蛋白靶点作用最强的 8 个人参皂苷分子对接图

表4-95 MPO与人参皂苷的结合能及氨基酸残基

序号	人参皂苷	结合能/(kcal/mol)	氨基酸残基	序号	人参皂苷	结合能/(kcal/mol)	氨基酸残基	序号	人参皂苷	结合能/(kcal/mol)	氨基酸残基
1	皂苷11	-10.8	H67, D64, D68, R89, T100	20	皂苷46	-9.5	E92, E102, R274, T100	39	皂苷34	-9.0	E102, F147, P145, R274, R183
2	皂苷14	-10.7	D94, T179, R183, R89, T100, D98	21	皂苷4	-9.4	T100, D94	40	皂苷44	-8.9	A105, E102
3	皂苷55	-10.5	Q91, R183, D94, D98, T100, D68	22	皂苷42	-9.4	D68, E116	41	皂苷16	-8.9	T88
4	皂苷50	-10.3	E92, Q91, D94, D98, R183	23	皂苷45	-9.3	E102, A105	42	皂苷38	-8.9	H67, D68, E102, T88
5	皂苷10	-10.3	R183, D98, E116, D68	24	皂苷3	-9.3	T100, T179, D98	43	皂苷56	-8.8	E102, A105
6	皂苷51	-10.2	E92, Q91, R183, D94, D98	25	皂苷5	-9.2	D94, R89, T100, P103	44	皂苷19	-8.8	Q91, E92
7	皂苷48	-10.1	E92, H186, R183, T179, D98	26	皂苷8	-9.2	A105, E116, R183, T179	45	皂苷26	-8.8	H67, E102, E92, Q91, D64
8	皂苷24	-10.1	N65, D64, N2, H67, E102, I118G, R183, F147	27	皂苷9	-9.2	T100, F99, R89, T88	46	皂苷29	-8.8	H67, D68, E92
9	皂苷33	-10.1	E102, A105, R106	28	皂苷36	-9.2	E102, F147, R183	47	皂苷17	-8.7	R89, E92
10	皂苷54	-10.0	D68, T100, R89, E92, H186, D94, R183	29	皂苷37	-9.2	R183, R89, V260, A105	48	皂苷23	-8.7	H186
11	皂苷12	-10.0	T100, R89, D68, V260	30	皂苷43	-9.1	E102	49	皂苷39	-8.7	E116, D68, R183, R89
12	皂苷47	-9.8	T100, D94, R183	31	皂苷21	-9.1	Q91, E92	50	皂苷20	-8.6	—
13	皂苷2	-9.8	T100, D98, Q91, R183, D94	32	皂苷28	-9.1	E102, R89, D94, R183	51	皂苷30	-8.6	—
14	皂苷15	-9.8	D568, A105, T100, D98, R183	33	皂苷13	-9.1	D64, H67, D68, R89, T100	52	皂苷31	-8.5	R89, E92
15	皂苷53	-9.7	E102	34	皂苷40	-9.1	A105, D68, E92	53	皂苷32	-8.5	E116, E102
16	皂苷1	-9.7	E92, T100, Q91, H186, D98, R183, T179	35	皂苷41	-9.1	E92, T88, A105, E102	54	皂苷18	-8.4	R89
17	皂苷7	-9.7	T100, D94	36	皂苷49	-9.0	E116	55	皂苷35	-8.3	R106, A105, E102, R274, D68
18	皂苷52	-9.6	T88, R183	37	皂苷22	-9.0	—	56	皂苷27	-8.0	A1, D64, H67, A105, E116
19	皂苷6	-9.6	T100, D94, R183	38	皂苷25	-9.0	Q91, E92, E102, D64, L66, H67, A1, N2				

MTOR

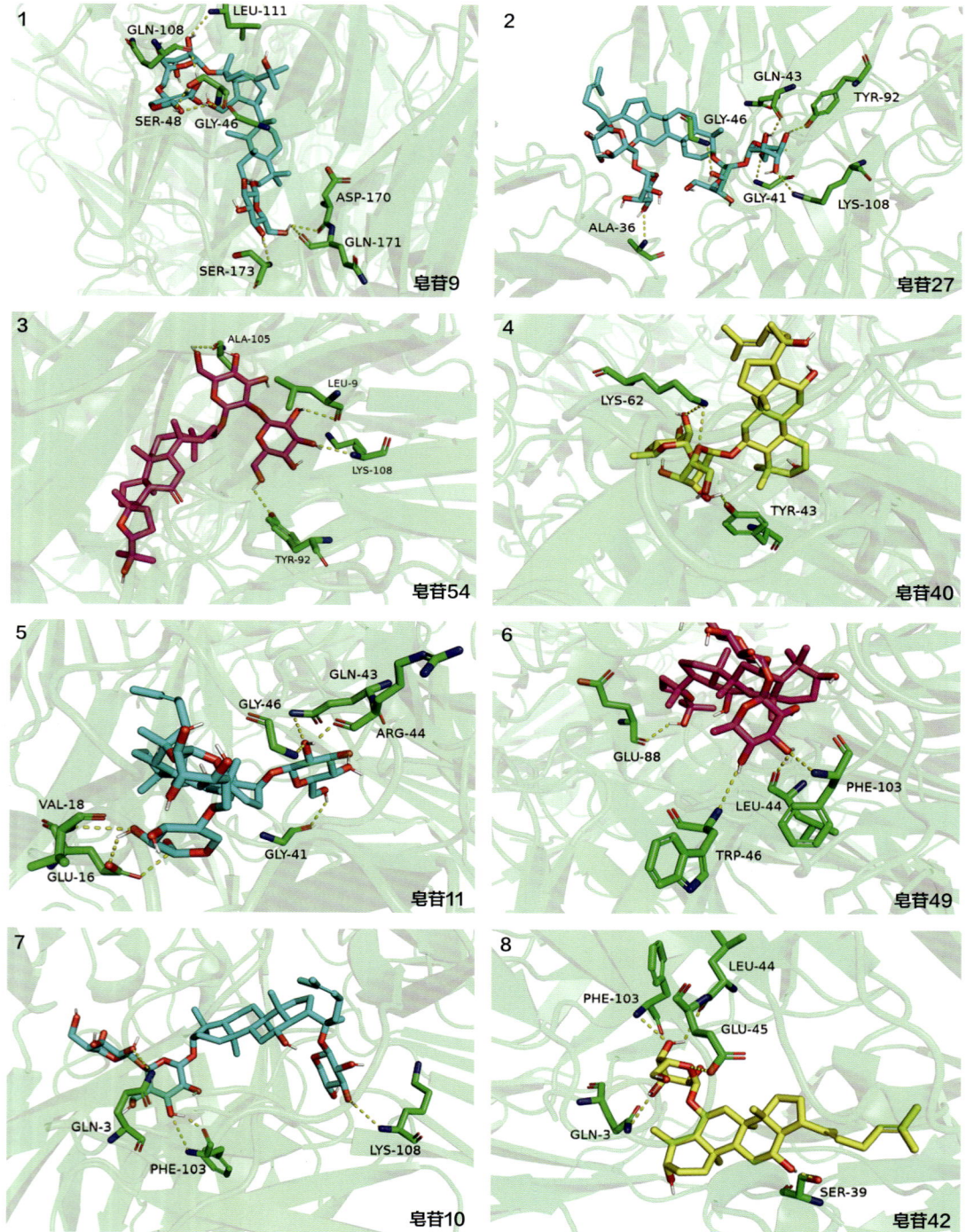

图 4-96　与 MTOR 蛋白靶点作用最强的 8 个人参皂苷分子对接图

表4-96　MTOR与人参皂苷的结合能及氨基酸残基

序号	人参皂苷	结合能/(kcal/mol)	氨基酸残基	序号	人参皂苷	结合能/(kcal/mol)	氨基酸残基	序号	人参皂苷	结合能/(kcal/mol)	氨基酸残基
1	皂苷9	-10.7	S48, G46, Q108, L111, D170, Q171, S173	20	皂苷48	-9.7	L111, D170, Q171, S173	39	皂苷33	-9.2	G46, Y92, K108
2	皂苷27	-10.5	A36, G41, Q43, G46, Y92, K108	21	皂苷36	-9.6	Q3, F103, K108	40	皂苷28	-9.1	E16, V18, G41, Q43, R44,
3	皂苷54	-10.4	L9, Y92, A105, K108	22	皂苷5	-9.6	Q3, F103, K108	41	皂苷38	-9.1	L44, W46, E88, F103
4	皂苷40	-10.3	K62, Y43	23	皂苷56	-9.6	Q3, S39, L44, E45, F103	42	皂苷2	-9.1	Q3, F103, K108
5	皂苷11	-10.3	E16, V18, G41, Q43, R44, G46	24	皂苷3	-9.6	—	43	皂苷37	-9.1	Q3, S39, L44, E45, F103
6	皂苷49	-10.2	L44, W46, E88, F103	25	皂苷30	-9.6	L9, Y92, A105, K108	44	皂苷16	-9.1	—
7	皂苷10	-10.2	Q3, F103, K108	26	皂苷51	-9.5	G46, Y92, K108	45	皂苷23	-9.1	K62, Y43
8	皂苷42	-10.1	Q3, S39, L44, E45, F103	27	皂苷12	-9.5	E16, V18, G41, Q43, R44,	46	皂苷26	-9.0	K62, Y43
9	皂苷13	-10.0	G41, K42, R44, P45, G46, Q47, S173	28	皂苷20	-9.5	L44, W46, E88, F103	47	皂苷1	-9.0	—
10	皂苷22	-10.0	—	29	皂苷34	-9.5	Q3, F103, K108	48	皂苷41	-9	Q3, S39, L44, E45, F103
11	皂苷31	-9.9	K37, S39, S43, E88	30	皂苷17	-9.5	Q3, S39, L44, E45, F103	49	皂苷7	-8.9	V317, W373, E330, Q71, Y278
12	皂苷14	-9.8	Q38, Q43, G46, Q47, Y94, K108, D172, S173	31	皂苷43	-9.4	Q3, S39, L44, E45, F103	50	皂苷35	-8.9	Q3, F103, K108
13	皂苷53	-9.8	Q3, F103, K108	32	皂苷46	-9.4	K62, Y43	51	皂苷18	-8.8	Q3, S39, L44, E45, F103
14	皂苷55	-9.8	Q3, S39, L44, E45, F103	33	皂苷45	-9.4	K62, Y43	52	皂苷29	-8.7	—
15	皂苷15	-9.8	—	34	皂苷44	-9.4	—	53	皂苷8	-8.5	L9, Y92, A105, K108
16	皂苷47	-9.8	L9, Y92, A105, K108	35	皂苷4	-9.3	Q3, S39, L44, E45, F103	54	皂苷19	-8.1	K62, Y43
17	皂苷21	-9.8	K62, Y43	36	皂苷32	-9.3	Q3, F103, K108	55	皂苷25	-8.0	—
18	皂苷6	-9.8	—	37	皂苷39	-9.3	Q3, S39, L44, E45, F103	56	皂苷24	-7.8	Q3, S39, L44, E45, F103
19	皂苷52	-9.7	A36, G41, Q43	38	皂苷50	-9.2	V361, Y359, L70				

MYC

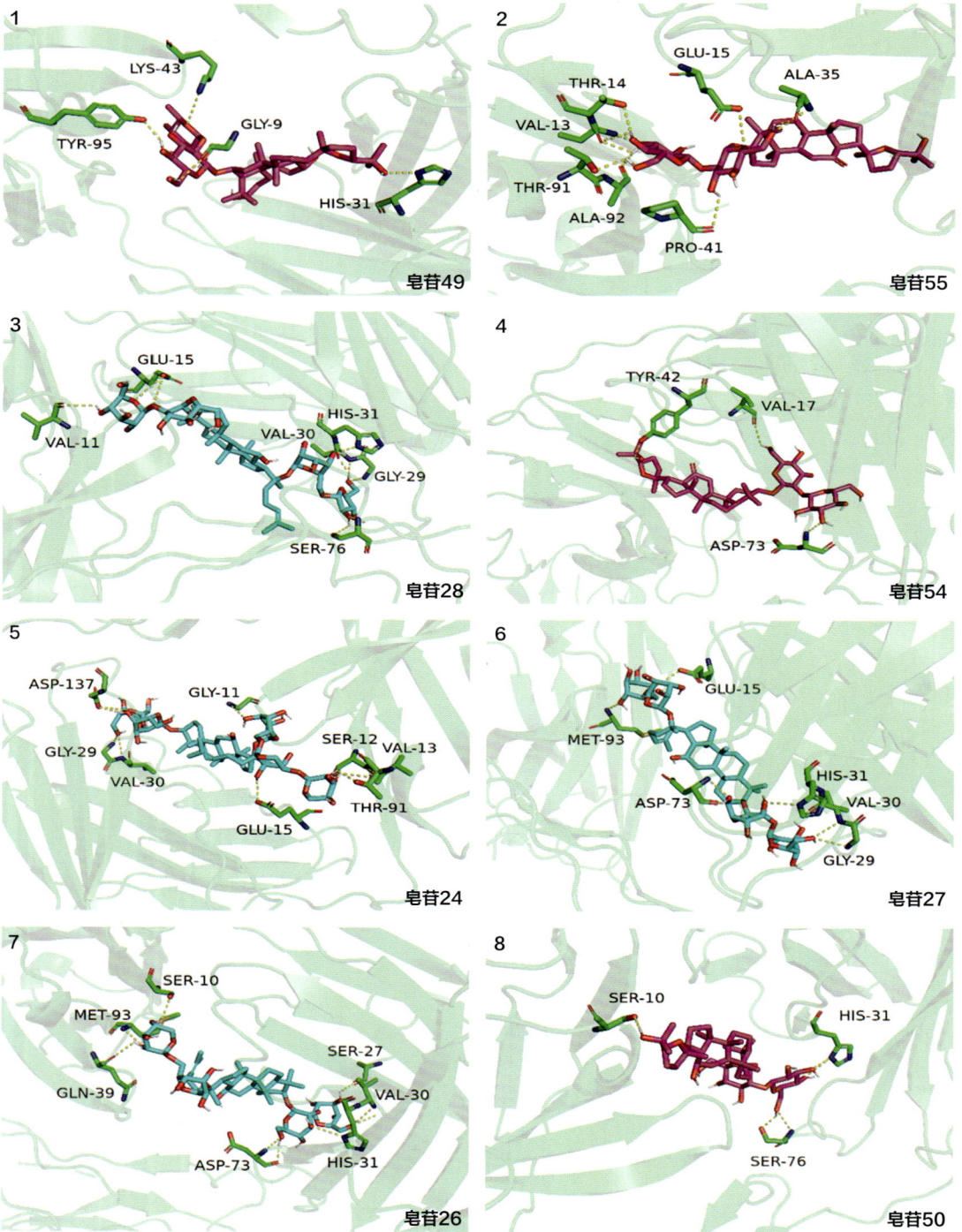

图 4-97　与 MYC 蛋白靶点作用最强的 8 个人参皂苷分子对接图

表 4-97　MYC 与人参皂苷的结合能及氨基酸残基

序号	人参皂苷	结合能/(kcal/mol)	氨基酸残基
1	皂苷 49	−9.5	Y95, K43, G9, H31
2	皂苷 55	−9.5	T14, V13, T91, A92, P41, E15, A35
3	皂苷 28	−9.5	V11, E15, V30, H31, G29, S76
4	皂苷 54	−9.4	Y42, V17, D73
5	皂苷 24	−9.4	D137, G29, V30, G11, E15, S12, V13, T91
6	皂苷 27	−9.4	E15, M93, D73, H31, V30, G29
7	皂苷 26	−9.4	Q39, M93, S10, D73, H31, V30, S27
8	皂苷 50	−9.3	S10, H31, S76
9	皂苷 47	−9.3	S10, V11, T12, T91, D73
10	皂苷 53	−9.3	Y42, E15, Q9
11	皂苷 15	−9.3	S10, Q39, K43, S76, D75
12	皂苷 25	−9.3	T32, D135, Q39, T14, T91
13	皂苷 13	−9.3	G66, K62, R99, T50, H59
14	皂苷 51	−9.1	E15, A35
15	皂苷 56	−9.1	D73
16	皂苷 29	−9.1	S10, P41, E15, T32, H31, D73, Q74
17	皂苷 11	−9.1	G11, Q9, V13
18	皂苷 48	−9.0	Y95, E15, Q6, D73
19	皂苷 52	−9.0	P51, D75, A35
20	皂苷 14	−9.0	G11, Q9, V13, T91
21	皂苷 36	−9.0	T12, S10, K43, D73
22	皂苷 46	−8.9	M93, K43, G9, D73
23	皂苷 21	−8.9	H31
24	皂苷 1	−8.9	Y95, K43, A35, D73
25	皂苷 7	−8.9	V11, E15, Y42, V19, T32, H31
26	皂苷 12	8.9	K11, K43, D73, H31, T32, V30, S27
27	皂苷 33	−8.8	T58, T56
28	皂苷 34	−8.8	T12, V11, M93, G9, D73
29	皂苷 37	−8.8	Y95, Q39, G9, D73, T32, V30, D73
30	皂苷 42	−8.8	T12, V11, T91, E15
31	皂苷 22	−8.7	E8
32	皂苷 10	−8.7	T134, H31, T32, A35, L37
33	皂苷 43	−8.6	W66, T58
34	皂苷 20	−8.6	C259
35	皂苷 2	−8.6	D73, T72, H31, T32
36	皂苷 8	−8.6	Q39, A92, V11, G9, S76
37	皂苷 45	−8.5	H31
38	皂苷 23	−8.5	T12, S10, E15
39	皂苷 9	−8.5	V11, E15, L37, W71
40	皂苷 32	−8.5	W66
41	皂苷 4	−8.4	K43, D73, T32
42	皂苷 40	−8.4	W66, T58
43	皂苷 17	−8.3	W45, S47
44	皂苷 6	−8.3	S10, V11
45	皂苷 41	−8.3	A35, E15, Q9, Y95
46	皂苷 44	−8.2	V64, V2
47	皂苷 3	−8.2	E15, D73
48	皂苷 16	−8.2	T61, T56
49	皂苷 5	−8.1	M93, Q39, K43
50	皂苷 30	−8.1	T56
51	皂苷 38	−8.1	V17, E15, P41, K43, G9, A35
52	皂苷 39	−8.0	T134, T32, A35, D135, E15
53	皂苷 31	−7.9	W45
54	皂苷 35	−7.9	C259
55	皂苷 19	−7.8	T12, G9
56	皂苷 18	−7.6	R99

NFATC1

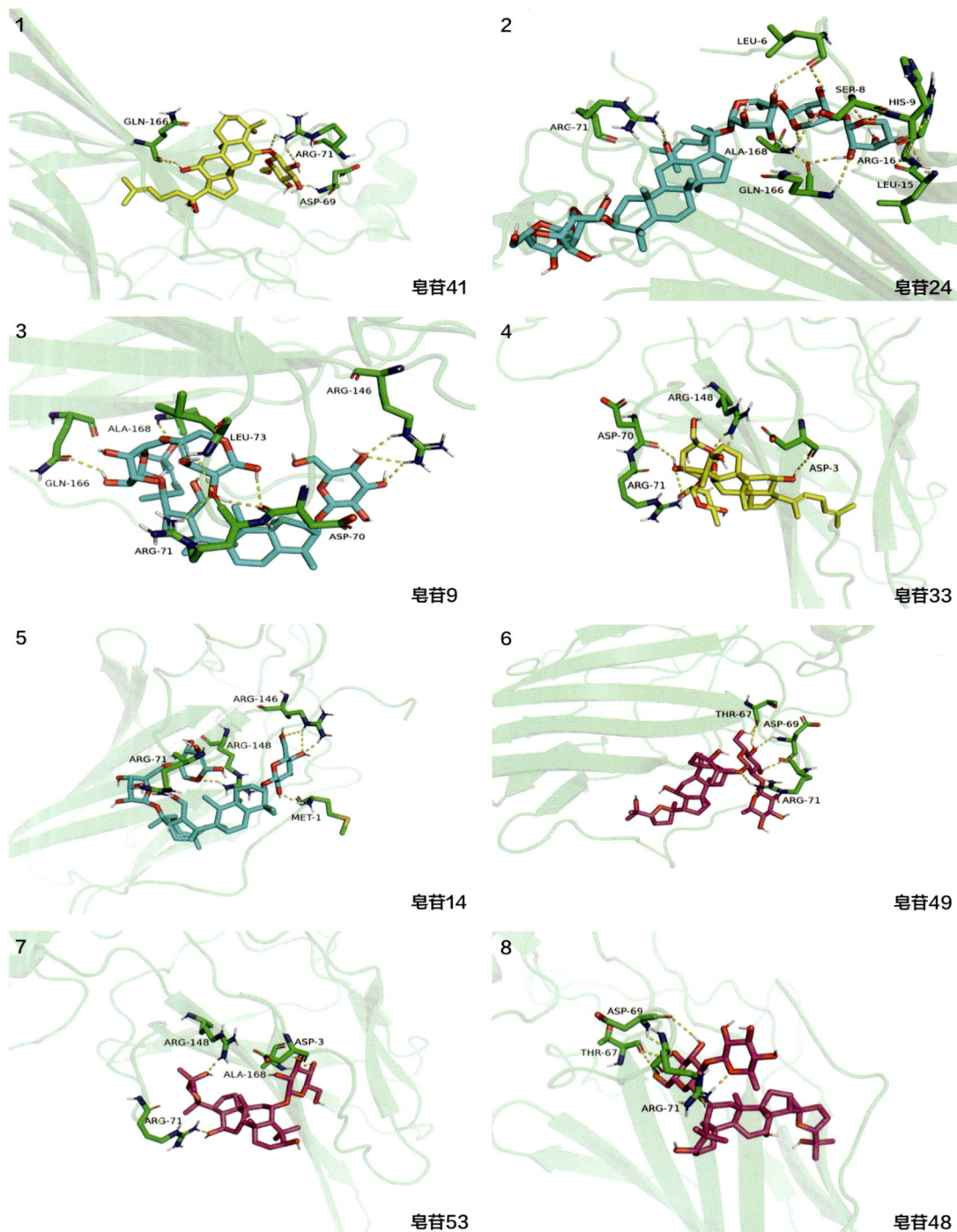

图 4-98　与 NFATC1 蛋白靶点作用最强的 8 个人参皂苷分子对接图

表4-98 NFATC1与人参皂苷的结合能及氨基酸残基

序号	人参皂苷	结合能/（kcal/mol）	氨基酸残基	序号	人参皂苷	结合能/（kcal/mol）	氨基酸残基	序号	人参皂苷	结合能/（kcal/mol）	氨基酸残基
1	皂苷41	-8.8	Q166, D69, R71	20	皂苷46	-7.9	R71	39	皂苷34	-7.3	R148, R71, D69
2	皂苷24	-8.6	R71, L6, A168, Q166, S8, H9, R16, L15	21	皂苷15	-7.9	R146, D70, R148, D3, H9	40	皂苷38	-7.3	Q166, R148, R71
3	皂苷9	-8.6	Q166, A168, L73, R71, D70, R146	22	皂苷6	-7.9	D3, Q166, L6	41	皂苷40	-7.3	T67, D70, R71, R152
4	皂苷33	-8.6	D70, R71, R148, D3	23	皂苷43	-7.8	R71	42	皂苷54	-7.2	R148, D3
5	皂苷14	-8.4	R71, R148, R146, M1	24	皂苷52	-7.8	R71, D70	43	皂苷20	-7.2	—
6	皂苷49	-8.3	T67, R71, D69	25	皂苷28	-7.8	Q166, R71, D70, R148, D69, M1, R146, A68	44	皂苷32	-7.2	R177
7	皂苷53	-8.3	K'1, R148, A168, D3	26	皂苷22	-7.7	—	45	皂苷56	-7.1	R71
8	皂苷48	-8.2	D69, T67, R71	27	皂苷30	-7.7	D70	46	皂苷23	-7.1	R71, D70, D69, R148
9	皂苷26	-8.1	T67, R148, R71, R146, D69, D70, N144, M1	28	皂苷16	-7.6	Q166	47	皂苷1	-7.0	I17, K22
10	皂苷13	-8.1	R148, D69, R146	29	皂苷51	-7.5	A168, R148	48	皂苷5	-7.0	L6, Q166, R152
11	皂苷42	-8.1	T67, D69, R71, R148, Q166	30	皂苷55	-7.5	D3, D70, R148	49	皂苷29	-6.9	R146, M1, R71, A168, L6
12	皂苷3	-8.0	Q166, D3, L6	31	皂苷4	-7.5	R148, H9	50	皂苷8	-6.9	R71, R148, R146, M1
13	皂苷27	-8.0	Q166, R71, R148, D70, R146, N144, M1	32	皂苷19	-7.5	R71	51	皂苷35	-6.9	D69, T67, R148, D70, R71
14	皂苷10	-8.0	D69, R71, Q166, R152, Q62	33	皂苷25	-7.5	Q166, R148, D69, R71, M1	52	皂苷21	-6.8	—
15	皂苷11	-8.0	Q166, R148, R71, R146, M1	34	皂苷31	-7.5	R71, Q166	53	皂苷12	-6.8	Q166, R71, D70, D69, R146
16	皂苷36	-8.0	D70, A168, Q166, L15, H9	35	皂苷17	-7.4	—	54	皂苷2	-6.7	R71, R148, D69, D70
17	皂苷45	-7.9	R71	36	皂苷37	-7.4	R148, D69, R71, R157, Q166	55	皂苷39	-6.7	R148, T67, D69, D70, R71, R152
18	皂苷50	-7.9	G43, P21, N170, E18	37	皂苷47	-7.3	R35, Q80	56	皂苷7	-6.6	R71, A68, R148, R146, M1
19	皂苷44	-7.9	D69, S8	38	皂苷18	-7.3	S8, H9				

NFKB1A

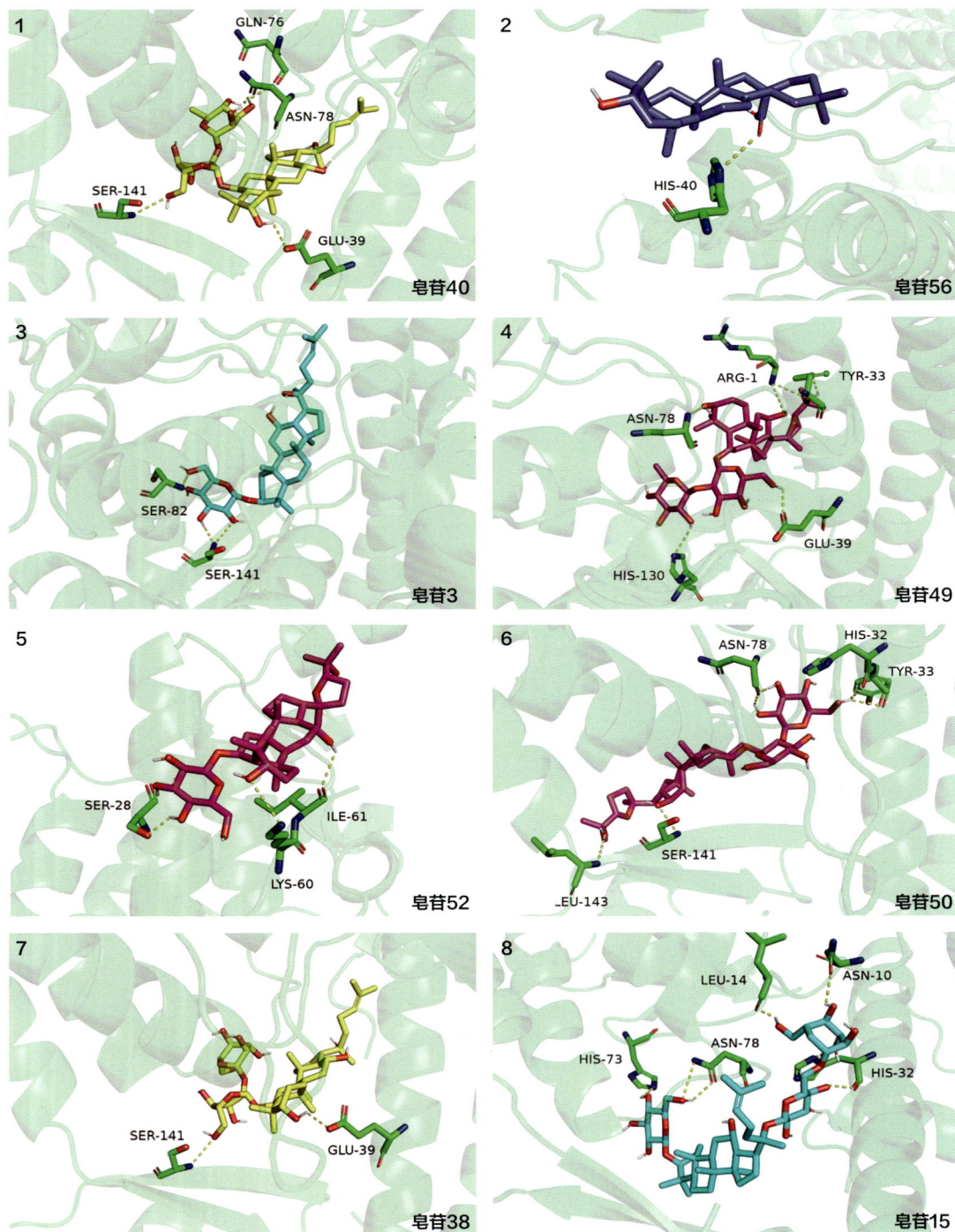

图 4-99　与 NFKBIA 蛋白靶点作用最强的 8 个人参皂苷分子对接图

表 4-99 NFKBIA 与人参皂苷的结合能及氨基酸残基

序号	人参皂苷	结合能/(kcal/mol)	氨基酸残基	序号	人参皂苷	结合能/(kcal/mol)	氨基酸残基	序号	人参皂苷	结合能/(kcal/mol)	氨基酸残基
1	皂苷40	-9.5	S141, N78, Q76, E39	20	皂苷2	-8.6	H32, E39, H130, S141	39	皂苷4	-8.3	I61
2	皂苷56	-9.5	H40	21	皂苷23	-8.6	H40, I61	40	皂苷45	-8.2	Y33
3	皂苷3	-9.1	S82, S141	22	皂苷9	-8.5	L50, L1, L4, K7	41	皂苷8	-8.1	R43, S17, Q71
4	皂苷49	-9.0	N78, R1, Y33, H130, E39	23	皂苷54	-8.5	N10, D29, Q46, R49	42	皂苷22	-8.0	—
5	皂苷52	-9.0	S28, K60, I61	24	皂苷11	-8.5	S141, S79, H32	43	皂苷14	-8.0	L80, S79, I139, E39
6	皂苷50	-9.0	L143, S141, N78, H32, Y33	25	皂苷53	-8.5	E39	44	皂苷35	-8.0	E16, R43
7	皂苷38	-9.0	S141, E39	26	皂苷21	-8.5	N78	45	皂苷12	-7.9	S141, S82, N78, K138, I1
8	皂苷15	-8.9	H73, N78, L14, N10, H32	27	皂苷6	-8.5	N36, M16	46	皂苷27	-7.8	S82, L80, S141
9	皂苷30	-8.9	H59	28	皂苷36	-8.5	H40	47	皂苷41	-7.8	D25, H59, S28, Y32, K17
10	皂苷32	-8.9	—	29	皂苷34	-8.5	N78, R1, I139, L80	48	皂苷5	-7.7	D29, E32, S35, H32, E9
11	皂苷51	-8.8	Q46, S42, E39, S35, D29, E32	30	皂苷44	-8.5	H40	49	皂苷39	-7.7	K138, R1
12	皂苷10	-8.7	D25, I61, D62, K31	31	皂苷33	-8.5	H130, L80, H32	50	皂苷13	-7.6	N78
13	皂苷48	-8.7	S141, S82, N78, H32	32	皂苷7	-8.5	S82, L80, S141, G36	51	皂苷28	-7.5	Q76, E160
14	皂苷20	-8.7	—	33	皂苷26	-8.4	R25, S42, E39, N10, G13, E16	52	皂苷37	-7.5	R1, K138
15	皂苷17	-8.7	—	34	皂苷1	-8.4	A137, R1	53	皂苷25	-7.5	S79, G36, D40, I139, H130
16	皂苷46	-8.7	Q76	35	皂苷18	-8.4	H40	54	皂苷24	-7.5	E16, G36, D40
17	皂苷16	-8.7	—	36	皂苷55	-8.3	H32, E32, Q46, R49	55	皂苷19	-7.4	H59
18	皂苷42	-8.6	S141	37	皂苷47	-8.3	E32, S42	56	皂苷29	-7.2	R1, Y33, Q71, I139, S141
19	皂苷31	-8.6	—	38	皂苷43	-8.3	I139, H32				

NHE1

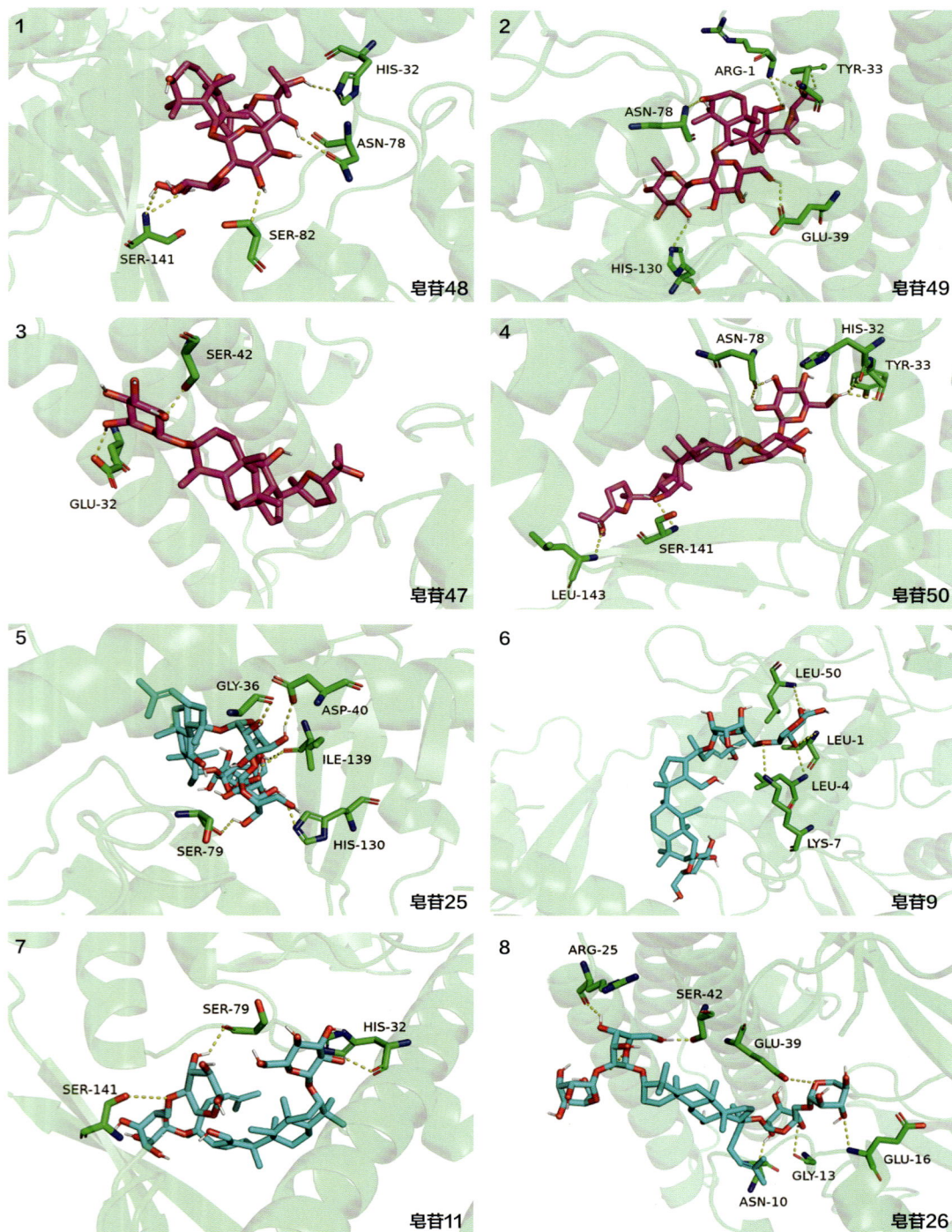

图 4-100　与 NHE1 蛋白靶点作用最强的 8 个人参皂苷分子对接图

表4-100　NHE1与人参皂苷的结合能及氨基酸残基

序号	人参皂苷	结合能/（kcal/mol）	氨基酸残基
1	皂苷48	−8.7	K72, D75, N31, V36
2	皂苷49	−8.5	K72, V36
3	皂苷47	−8.4	K72, T76, E41
4	皂苷50	−8.3	D38, R32
5	皂苷25	−8.3	D38, T34
6	皂苷9	−8.2	E51, K72, L27, Y30
7	皂苷11	−8.2	D38, N31, K72, D75
8	皂苷26	−8.2	E41, D75, T143, R24
9	皂苷55	−8.0	D38, V36, N31, K145
10	皂苷14	−7.9	D38, N31, K72
11	皂苷13	−7.9	A37, D38, N31, R28, E79
12	皂苷40	−7.8	K74, D75, T143, K145
13	皂苷51	−7.8	D38, R32, R24
14	皂苷33	−7.8	K74, N31
15	皂苷43	−7.8	K72, N31
16	皂苷22	−7.8	E79, R28, T143
17	皂苷27	−7.8	E41, T76, T143, R24
18	皂苷54	−7.7	W44, E41
19	皂苷21	−7.7	E79
20	皂苷34	−7.7	T143
21	皂苷7	−7.7	D75, R28
22	皂苷37	−7.7	D75, R28
23	皂苷56	−7.6	—
24	皂苷17	−7.6	K72, T76
25	皂苷45	−7.6	E41, K72, D75
26	皂苷32	−7.5	—
27	皂苷53	−7.5	E41, K72, D75
28	皂苷52	−7.4	—
29	皂苷15	−7.4	D38, V36, T34, N31, R32
30	皂苷30	−7.4	G22
31	皂苷10	−7.4	R32
32	皂苷20	−7.4	G22, F62
33	皂苷45	−7.4	K72
34	皂苷39	−7.4	Y40, R28
35	皂苷24	−7.4	N31, R32, E79, R28
36	皂苷3	−7.3	E136, Y135, G95, D90
37	皂苷38	−7.3	N31, D75, R28
38	皂苷2	−7.3	E51, D75, N31, Y30
39	皂苷6	−7.3	G22
40	皂苷36	−7.3	N31, T34, E41, K72
41	皂苷1	−7.3	D75, T143, R28
42	皂苷18	−7.3	K18, D17, G22
43	皂苷8	−7.3	D38, V36, Y30, N31, D75
44	皂苷12	−7.3	D75, R28, E79
45	皂苷28	−7.3	D38, M68
46	皂苷29	−7.3	E51, R32, T76, R83
47	皂苷42	−7.2	M68
48	皂苷46	−7.1	D75, T143
49	皂苷41	−7.1	K72, T76, R28
50	皂苷23	−7.0	K10
51	皂苷4	−7.0	E136, Y135, D90
52	皂苷35	−7.0	N31, Y30
53	皂苷16	−6.9	D75
54	皂苷31	−6.8	N31
55	皂苷5	−6.8	V36, T34, N31, E79
56	皂苷19	−6.7	E41, R32, R28

NLRP3

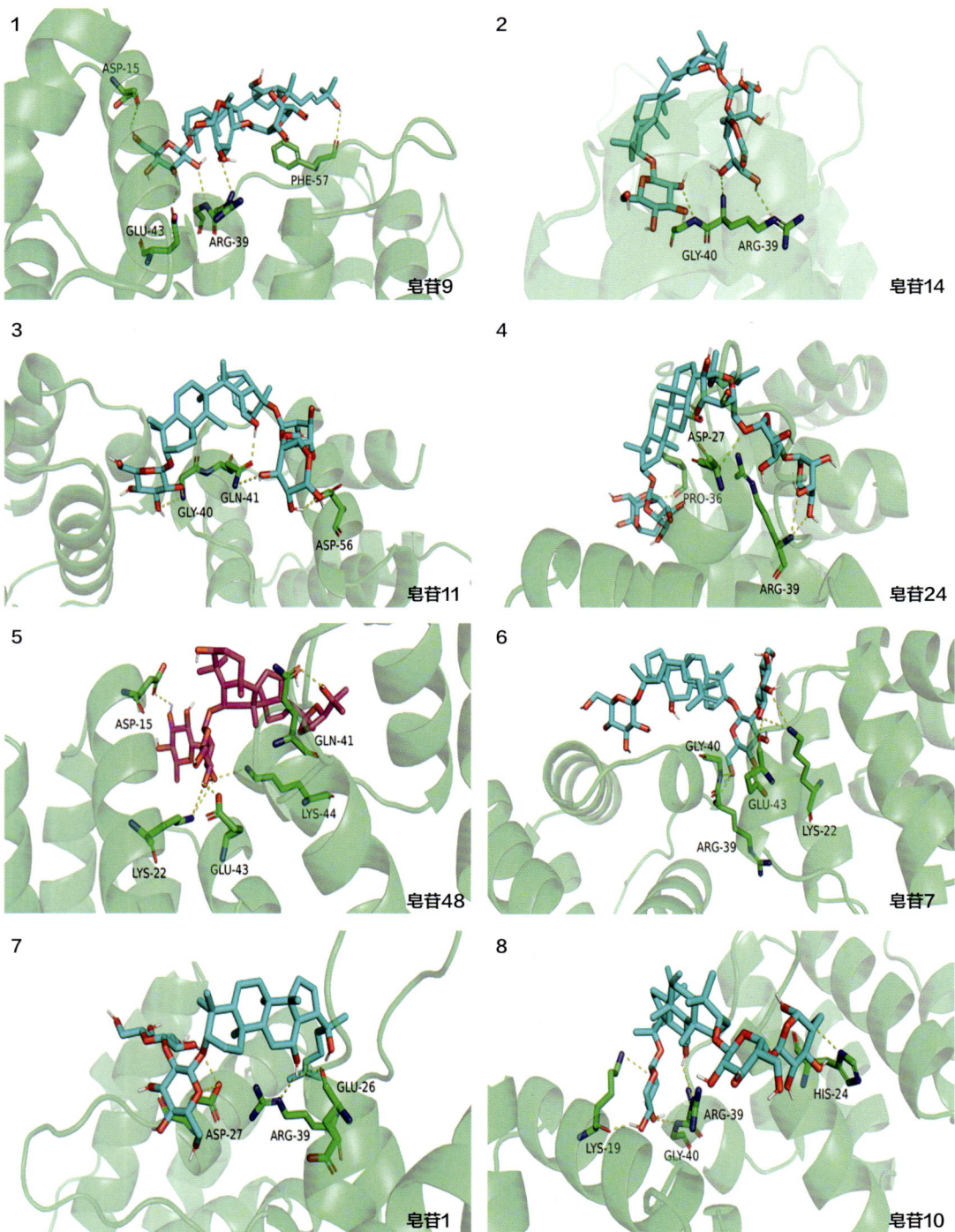

图 4-101　与 NLRP3 蛋白靶点作用最强的 8 个人参皂苷分子对接图

表4-101 NLRP3与人参皂苷的结合能及氨基酸残基

序号	人参皂苷	结合能/(kcal/mol)	氨基酸残基	序号	人参皂苷	结合能/(kcal/mol)	氨基酸残基	序号	人参皂苷	结合能/(kcal/mol)	氨基酸残基
1	皂苷9	-7.8	D15, E43, R39, F57	20	皂苷42	-7.0	E43, D15	39	皂苷46	-6.6	D27
2	皂苷14	-7.7	G40, R39	21	皂苷53	-6.9	Q41, K44, E43, K22	40	皂苷45	-6.6	—
3	皂苷11	-7.6	G40, Q41, D56	22	皂苷54	-6.9	D56, Q41	41	皂苷32	-6.6	L37, K19
4	皂苷24	-7.6	P36, D27, R39	23	皂苷3	-6.9	L37, D27	42	皂苷13	-6.5	E26, R39, K19, D27
5	皂苷48	-7.6	D15, K22, E43, Q41, K44	24	皂苷26	-6.8	P36, R39, E26	43	皂苷43	-6.5	H47
6	皂苷7	-7.5	G40, R39, E43, K22	25	皂苷25	-6.8	K19, E26, K44	44	皂苷38	-6.5	G40
7	皂苷1	-7.5	D27, R39, E26	26	皂苷36	-6.8	D27, R39	45	皂苷5	-6.5	D27, R39, E26
8	皂苷10	-7.4	K19, G40, R39, H24	27	皂苷20	-6.8	R39	46	皂苷17	-6.5	—
9	皂苷16	-7.3	R39, Y28	28	皂苷49	-6.8	R39, Y28	47	皂苷44	-6.5	D46, K44
10	皂苷4	-7.2	E43	29	皂苷22	-6.8	—	48	皂苷23	-6.4	Q41, D49
11	皂苷31	-7.2	E43	30	皂苷27	-6.7	K22, E43, R39, E26	49	皂苷30	-6.4	E43, D15
12	皂苷21	-7.2	—	31	皂苷47	-6.7	K22, E43	50	皂苷28	-6.3	Q41, K44, H47
13	皂苷8	-7.1	K22, R39, G40, Q41, D49, E43, K44	32	皂苷34	-6.7	R39, D27, H24	51	皂苷52	-6.3	R39, D27, Y28
14	皂苷33	-7.1	K20, K19, R39, Y28	33	皂苷29	-6.6	R39, D27, Y28	52	皂苷15	-6.2	L37, E26, K44, D15
15	皂苷2	-7.1	E26, D27	34	皂苷6	-6.6	D27	53	皂苷37	-6.0	R39, E26, P30, C34
16	皂苷50	-7.1	Y28, E26, R39, D56	35	皂苷56	-6.6	R39	54	皂苷35	-6.0	D27, R39
17	皂苷51	-7.1	D49, K22	36	皂苷41	-6.6	E43, K22	55	皂苷18	-6.0	D27, R39
18	皂苷12	-7.0	D27	37	皂苷40	-6.6	H24	56	皂苷19	-5.7	K44
19	皂苷55	-7.0	L13, D15, K44	38	皂苷39	-6.6	K44, E43, K22, D15				

NOS2

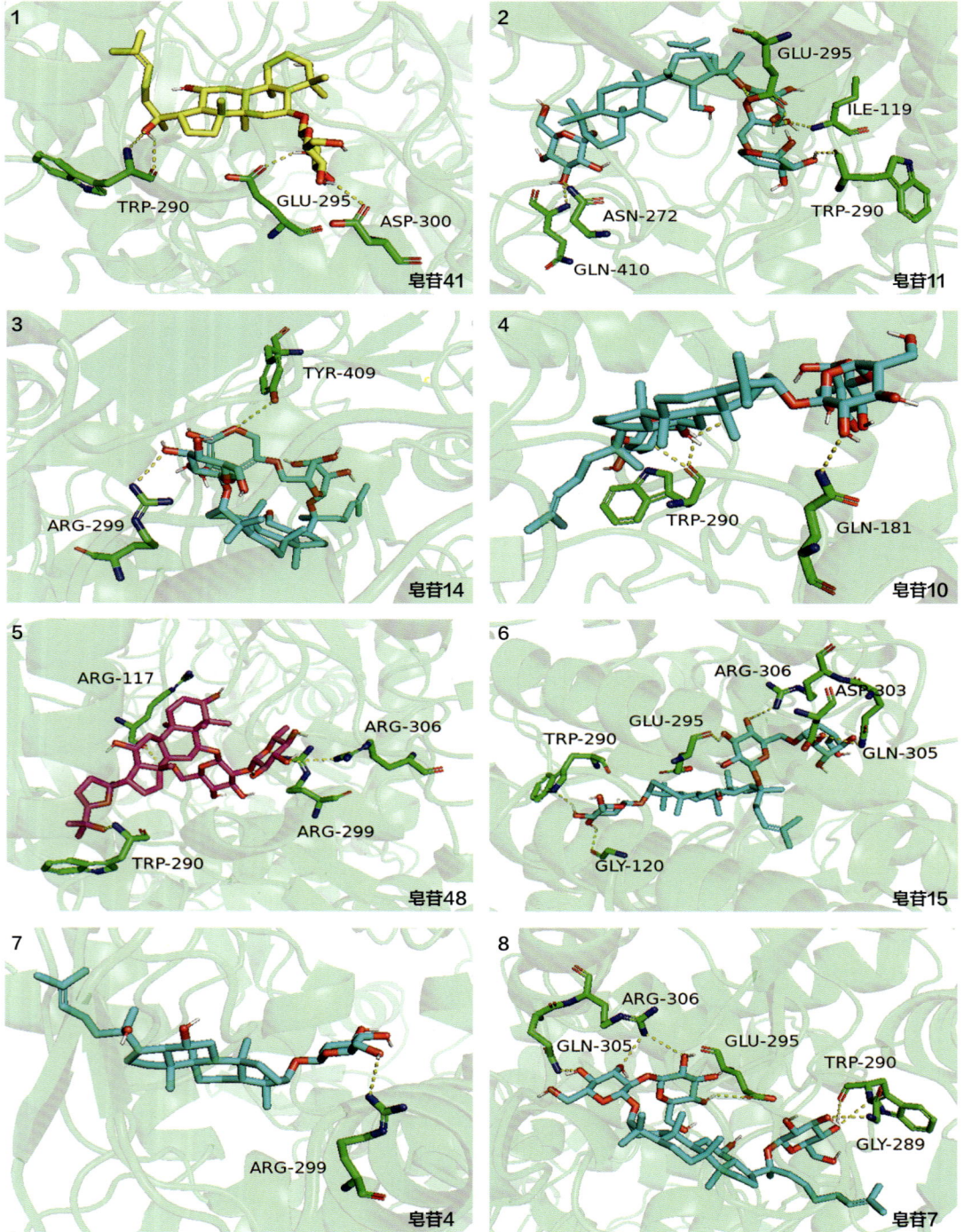

图 4-102　与 NOS2 蛋白靶点作用最强的 8 个人参皂苷分子对接图

表4-102　NOS2与人参皂苷的结合能及氨基酸残基

序号	人参皂苷	结合能/(kcal/mol)	氨基酸残基	序号	人参皂苷	结合能/(kcal/mol)	氨基酸残基	序号	人参皂苷	结合能/(kcal/mol)	氨基酸残基
1	皂苷41	−11.3	W290, E295, D300	20	皂苷8	−9.8	Q305, R306, D300, E295	39	皂苷33	−9.2	R306, R299
2	皂苷11	−11.0	N272, Q410, E295, I119, W290	21	皂苷12	−9.8	E295, Q305, R306	40	皂苷52	−9.1	Y291, D300, R184, R306
3	皂苷14	−10.8	R299, Y409	22	皂苷36	−9.7	I119, R117, V270, Q181, E295	41	皂苷53	−9.1	Y291, Y265, R306
4	皂苷10	−10.7	W290, Q181	23	皂苷40	−9.7	Y409, R299, R306	42	皂苷45	−9.0	Y265
5	皂苷48	−10.6	R117, W290, R299, R306	24	皂苷26	−9.6	Q305, D303, R299, W381, G120	43	皂苷38	−9.0	E295, I119, G289
6	皂苷15	−10.6	W290, G120, E295, R306, D303, Q305	25	皂苷28	−9.6	T39, A200	44	皂苷23	−8.9	E295, G289
7	皂苷4	−10.5	R299	26	皂苷34	−9.6	I119, G289, W790	45	皂苷20	−8.9	Y202, L205, I204, N200, A200, R306, Q181, E295, Y291
8	皂苷7	−10.5	Q305, R306, E295, W290, G289	27	皂苷51	−9.5	Q410, I119, W290	46	皂苷25	−8.8	G289, G120, E295, R299, R306, R117
9	皂苷42	−10.5	R306, Y265, Q181	28	皂苷44	−9.5	—	47	皂苷39	−8.8	R306, R299
10	皂苷50	−10.4	R299	29	皂苷1	−9.4	Y291, E295, R306, R184, Q181	48	皂苷35	−8.7	R117, I119, E295, Q181
11	皂苷17	−10.4	—	30	皂苷5	−9.4	I119, G289, E412, E295	49	皂苷56	−8.6	—
12	皂苷2	−10.4	R306, Q305, R299, E295, Y265	31	皂苷43	−9.3	G289, V383	50	皂苷30	−8.6	—
13	皂苷13	−10.3	T39, Q410, I119, E295, G289	32	皂苷55	−9.3	Q305, W290	51	皂苷47	−8.5	R306, E412, D300, Y291
14	皂苷31	−10.3	—	33	皂苷22	−9.3	E295	52	皂苷20	−8.5	—
15	皂苷9	−10.2	A200, D300, R184, I119, G289, Q410	34	皂苷24	−9.3	Q181, G120, I119, E295, R299, D303	53	皂苷18	−8.4	N288
16	皂苷16	−10.1	W381	35	皂苷37	−9.3	R299, R306	54	皂苷21	−8.3	—
17	皂苷3	−9.9	Y291, W290, S160	36	皂苷46	−9.2	V418, H417, R48	55	皂苷32	−8.2	K41, T39
18	皂苷49	−9.8	R306, R299, D300, E295	37	皂苷6	−9.2	Y291, N288, W290	56	皂苷19	−7.9	R117, E295, D300
19	皂苷54	−9.8	I119, G120, G289, P268	38	皂苷27	−9.2	G289, I119, R117, E295, Q181, D300, R299				

NOS3

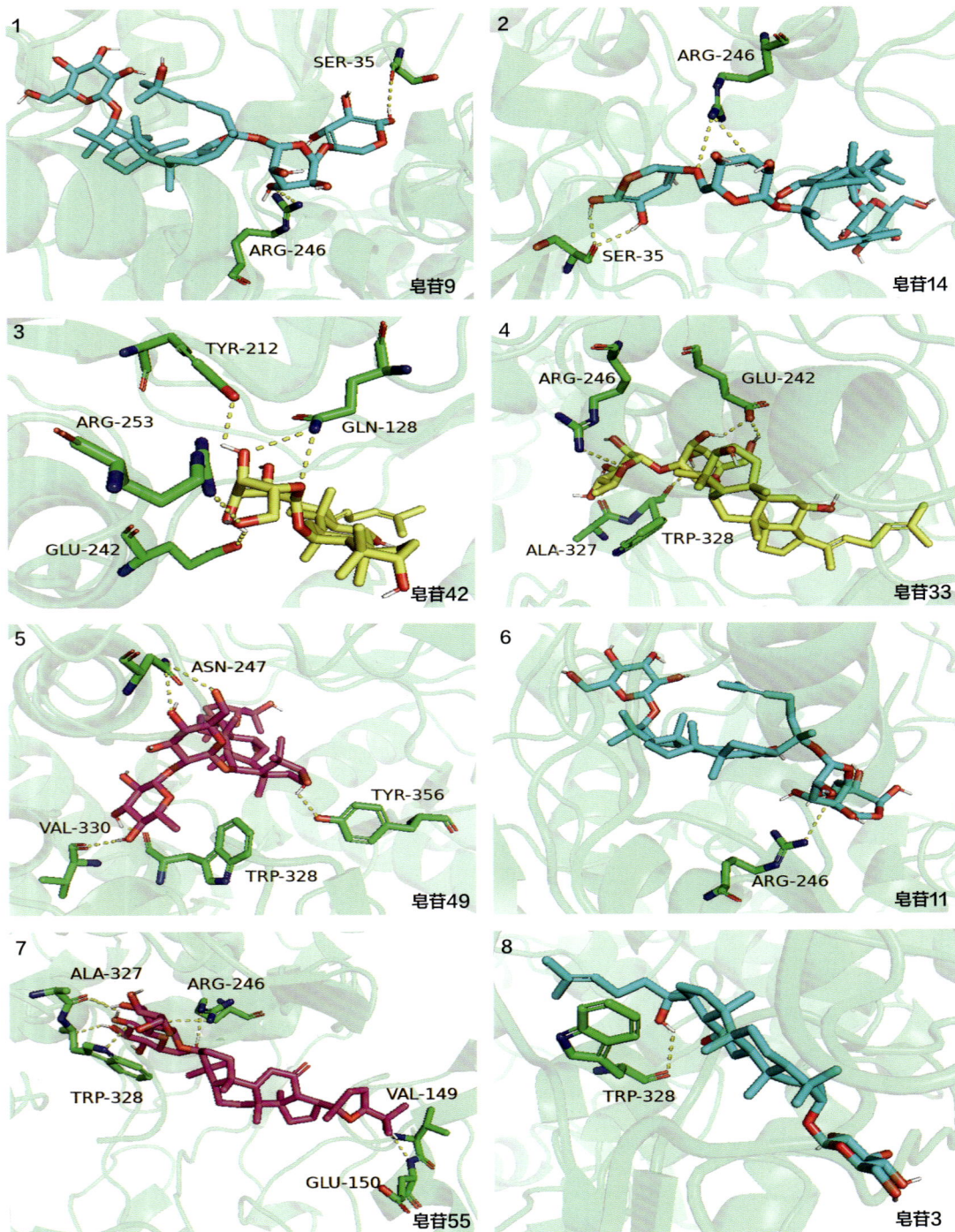

图 4-103　与 NOS3 蛋白靶点作用最强的 8 个人参皂苷分子对接图

表4-103 NOS3与人参皂苷的结合能及氨基酸残基

序号	人参皂苷	结合能/(kcal/mol)	氨基酸残基	序号	人参皂苷	结合能/(kcal/mol)	氨基酸残基	序号	人参皂苷	结合能/(kcal/mol)	氨基酸残基
1	皂苷9	-11.5	S35, R246	20	皂苷2	-10.5	W328, W237, Y238, Q128, N247, R253	39	皂苷37	-9.6	E242, R246, R253, H252, W328
2	皂苷14	-11.3	S35, R246	21	皂苷10	-10.4	S127, R131, A147, R253, H252, H342, D250, R246, E242	40	皂苷44	-9.5	R246, E242
3	皂苷42	-11.3	E242, R253, Y212, Q128	22	皂苷34	-10.4	Q128, G236, A327, W328, R253	41	皂苷52	-9.5	R253
4	皂苷33	-11.2	A327, R246, E242, W328	23	皂苷7	-10.3	W7, H252, R253, R246, E242	42	皂苷21	-9.4	—
5	皂苷49	-11.1	V330, N247, Y356	24	皂苷8	-10.3	W7, R253, D250, R246, E242, W237, P215	43	皂苷20	-9.4	—
6	皂苷11	11.0	R246	25	皂苷38	-10.3	W328, E242, W237	44	皂苷6	-9.4	—
7	皂苷55	-10.9	A327, W328, R246, V149, E150	26	皂苷46	-10.2	R64, E242, Y238, Q128	45	皂苷56	-9.3	N347
8	皂苷3	-10.8	W328	27	皂苷47	-10.2	S127, A327, F341, R246	46	皂苷23	-9.3	R253, N247, G236, W237
9	皂苷54	-10.7	W8, A327, R246, W238	28	皂苷4	-10.2	S107, G67	47	皂苷32	-9.3	—
10	皂苷41	-10.7	E242, W237, N247, Y356	29	皂苷30	-10.2	—	48	皂苷5	-9.2	W7, R246, V217, P215
11	皂苷50	-10.6	F341, A327, S127, E242	30	皂苷12	-10.1	R253, D250, W7, E242, W237	49	皂苷27	-9.2	R64, V66, G67, W237, E242, R246, R253, N247
12	皂苷53	-10.6	G67	31	皂苷16	-10.0	G67	50	皂苷28	-9.2	V66, E242, R64, R253
13	皂苷17	-10.6	—	32	皂苷48	-9.9	R253, R246, R64	51	皂苷24	-9.1	E242, R131, S127
14	皂苷15	-10.6	W237, R246	33	皂苷45	-9.9	E242, R246	52	皂苷25	-8.9	R64, R131, H252, R253, R246, E242
15	皂苷31	-10.6	—	34	皂苷22	-9.9	R246, E242	53	皂苷26	-8.9	R253, E242, W237, G67, V66, W328
16	皂苷36	-10.6	V330, G236, Q128, E242, R253	35	皂苷43	-9.8	V330	54	皂苷39	-8.8	R253, R246, W328
17	皂苷40	-10.6	R246, E242, W237	36	皂苷13	-9.8	W237, V66, E242, R253	55	皂苷29	-8.7	G236, E242, R64
18	皂苷51	-10.5	W8, A327, R246	37	皂苷18	-9.6	W328, G67	56	皂苷19	-8.2	—
19	皂苷1	-10.5	W328, G67	38	皂苷35	-9.6	W237, F331, V217				

NOTCH1

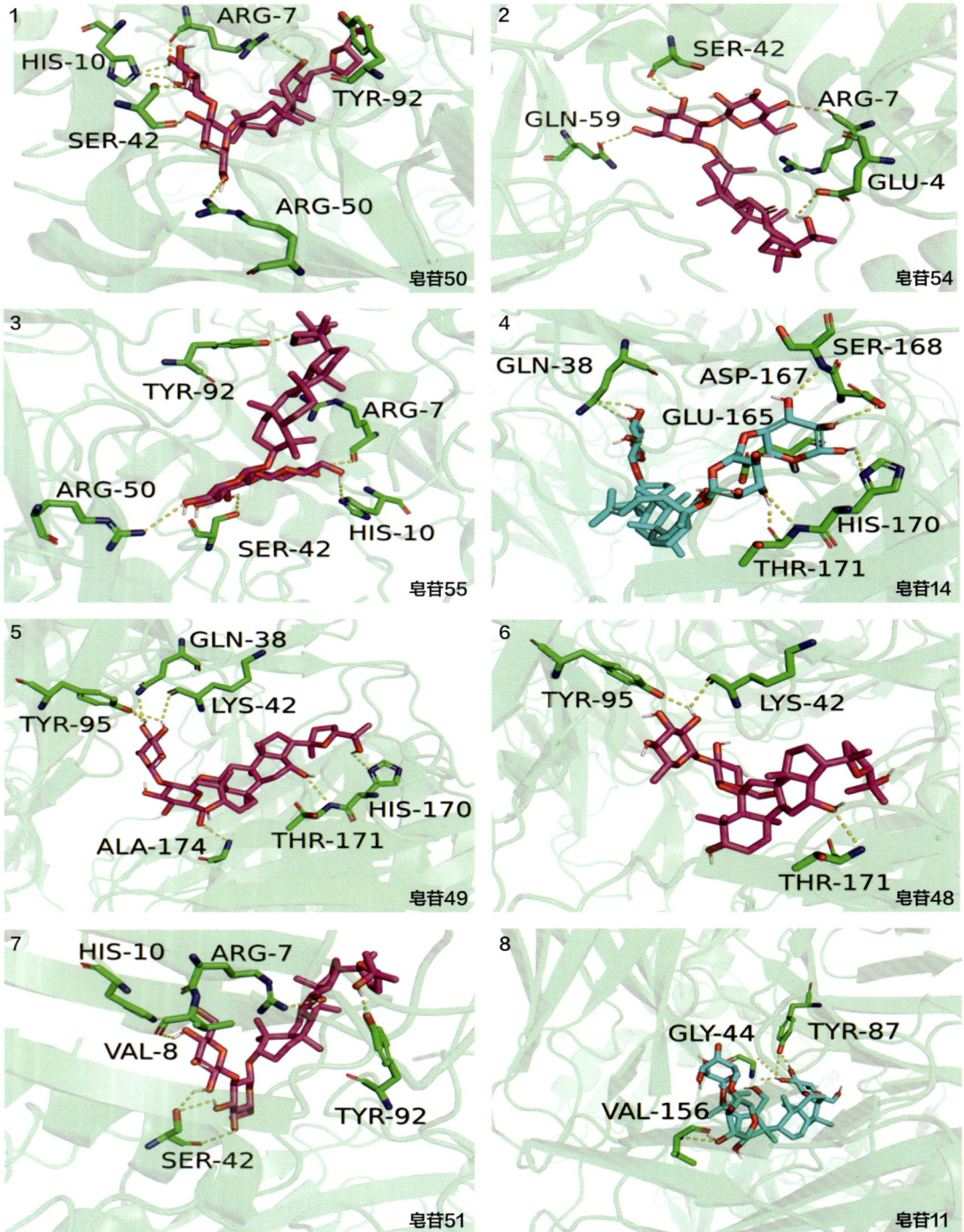

图 4-104　与 NOTCH1 蛋白靶点作用最强的 8 个人参皂苷分子对接图

表 4-104　NOTCH1 与人参皂苷的结合能及氨基酸残基

序号	人参皂苷	结合能/（kcal/mol）	氨基酸残基
1	皂苷50	-7.8	R7, H10, S42, R50, Y92
2	皂苷54	-7.7	Q59, S42, R7, E4
3	皂苷55	-7.6	Y92, R50, S42, H10, R7
4	皂苷14	-7.6	Q38, D167, S168, E165, H170, T171
5	皂苷49	-7.6	Y95, Q38, A174, T171, K42, H170
6	皂苷48	-7.5	Y95, K42, T171
7	皂苷51	-7.5	H10, R7, V8, S42, Y92
8	皂苷11	-7.4	G44, V156, Y87
9	皂苷9	-7.3	Q38, Q39, G112, V93, A40, Y87, E42, K43
10	皂苷53	-7.2	T166, D167, E154, G168, T171, A174, V169
11	皂苷28	-7.2	E46, K43, S168, A40, G42, V169, D167
12	皂苷26	-7.2	G42, Q39, K43, Q38, E165
13	皂苷27	-7.1	Y87, Q39, K43, G42, P40, E165, T171, Q166
14	皂苷44	-7.1	E80
15	皂苷46	-7.1	Y95, G112, K43, V156, P40, G42
16	皂苷36	-7.1	Q39, K43, T171
17	皂苷15	-7.1	T166, Q39, K43, G42, V169
18	皂苷24	-7	T157, G41, K43, E165, Q166, G42, K43
19	皂苷25	-7	Q38, Q39, K43, G42, E165, T171
20	皂苷10	-7	Q39, V158, T171, H170
21	皂苷1	-6.9	V158, T171, P40, E165
22	皂苷52	-6.9	S168, T166, V169
23	皂苷31	-6.9	—
24	皂苷30	-6.8	C20
25	皂苷16	-6.8	F80
26	皂苷7	-6.8	G41, P40, T166, V169, G168
27	皂苷21	-6.8	E154
28	皂苷37	-6.8	Y95, T171, Q38, Q166, A174
29	皂苷43	-6.8	Q38, E154, A174
30	皂苷22	-6.7	—
31	皂苷18	-6.7	K2, E80, A68
32	皂苷40	-6.7	Q111, K42, P40, E165
33	皂苷42	-6.6	V169, G168
34	皂苷29	-6.6	G41, P40, S168, D167, Q166, G42
35	皂苷12	-6.6	G41, V169, G168
36	皂苷13	-6.6	A40, T85, G42, E165, V169, T171
37	皂苷45	-6.6	D62, G99, F98
38	皂苷3	-6.6	E154, A174, F165
39	皂苷2	-6.6	T166, K169, D167, E165, F172
40	皂苷56	-6.6	S168, T171, D167
41	皂苷47	-6.6	V156, E154, P173
42	皂苷32	-6.5	V169, E165
43	皂苷4	-6.5	—
11	皂苷35	-6.5	G42, K43
45	皂苷20	-6.5	—
46	皂苷33	-6.5	E165
47	皂苷38	-6.5	T85, G42, K43, Q39
48	皂苷6	-6.4	Q38, T85
49	皂苷23	-6.4	G112, K42, Q39
50	皂苷5	-6.3	G41, T171, G42, G411, Q39, K43
51	皂苷8	-6.3	P40, Q38, G112, A40, K43, G42
52	皂苷39	-6.2	P40
53	皂苷41	-6	V158, T171, E165
54	皂苷19	-6	G168, V169
55	皂苷34	-6	G112, Q111, Y95, E165
56	皂苷17	-5.7	—

NR3C1

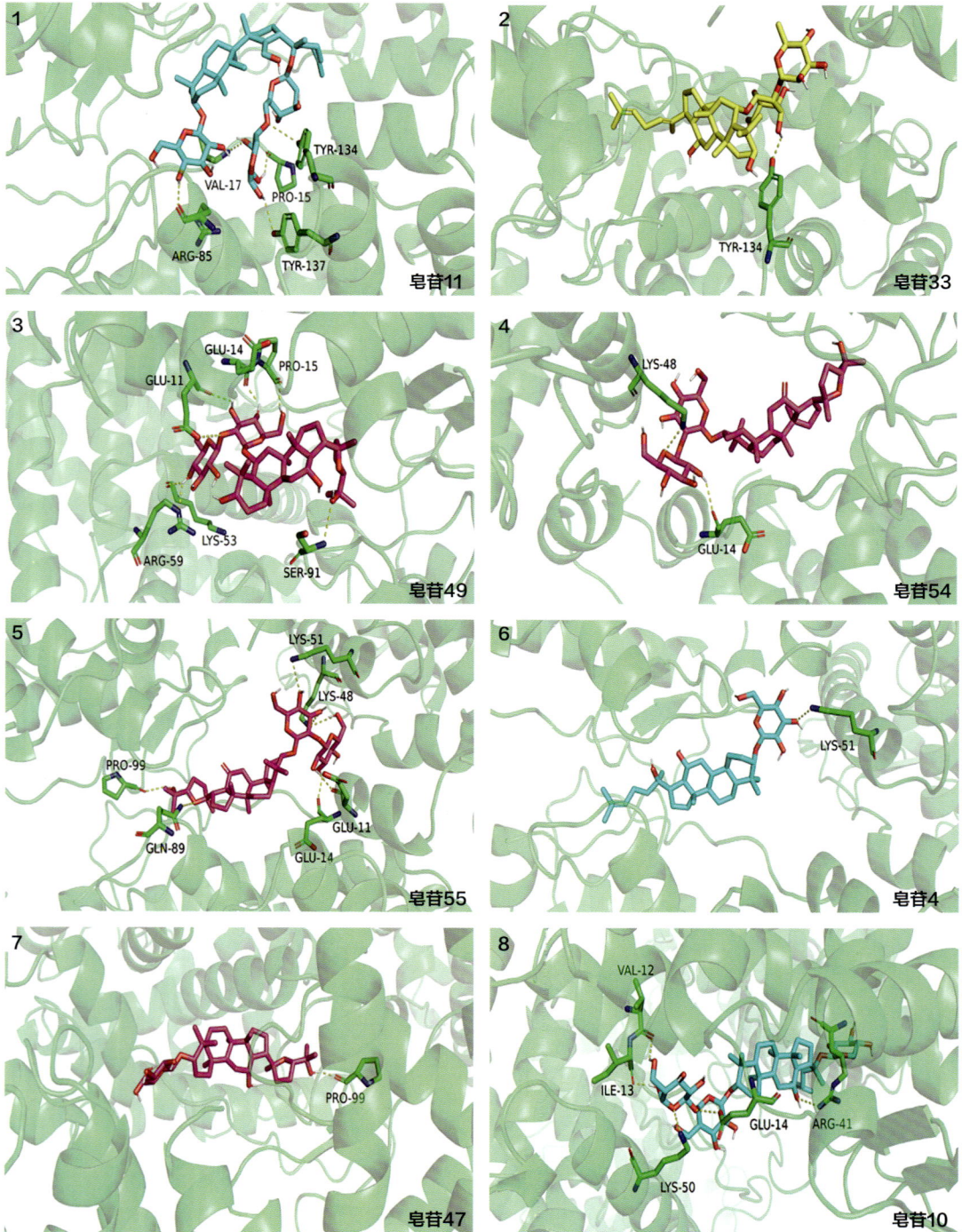

图 4-105　与 NR3C1 蛋白靶点作用最强的 8 个人参皂苷分子对接图

表4-105 NR3C1与人参皂苷的结合能及氨基酸残基

序号	人参皂苷	结合能/(kcal/mol)	氨基酸残基	序号	人参皂苷	结合能/(kcal/mol)	氨基酸残基	序号	人参皂苷	结合能/(kcal/mol)	氨基酸残基
1	皂苷11	-10.0	V17, R85, P15, Y137, Y134	20	皂苷14	-9.2	R57, K51, E16	39	皂苷38	-8.7	W84, Q89, S91, K48
2	皂苷33	-9.9	Y134	21	皂苷50	-9.1	P99, P15, E14, V12, K51, R57	40	皂苷15	-8.7	P99, Y134, E11
3	皂苷48	-9.8	E14, E11, R59, P15, S91, K53	22	皂苷46	-9.1	S91, R88	41	皂苷12	-8.7	K48, E16
4	皂苷54	-9.7	K48, E14	23	皂苷17	-9.1	—	42	皂苷7	-8.7	K50, E16
5	皂苷55	-9.7	P99, Q89, K51, K48, E11, E14	24	皂苷36	-9.1	Q89, Y19, V17, A92, K50	43	皂苷35	-8.5	E14, S91
6	皂苷4	-9.6	K51	25	皂苷21	-9.0	Q89	44	皂苷34	-8.5	Y137, Q89
7	皂苷47	-9.6	P99	26	皂苷45	-9.0	—	45	皂苷37	-8.5	F97, S91, Q89, R88, E11
8	皂苷10	-9.6	V12, I13, K50, E14, R41	27	皂苷2	-9.0	I13	46	皂苷39	-8.5	Q89, S9, A92
9	皂苷51	-9.4	K51, K48, E11	28	皂苷5	-9.0	A54, K53, S91	47	皂苷52	-8.4	E11, K48, Q89
10	皂苷20	-9.4	Y114, H119	29	皂苷43	-9.0	S91, Y134	48	皂苷19	-8.3	E16, Q89
11	皂苷1	-9.4	Q89, Y134, P15	30	皂苷53	-9.0	E14, E11, K50, S91	49	皂苷23	-8.2	A92, S91
12	皂苷41	-9.4	V17, E14, W84	31	皂苷6	-9.0	D28	50	皂苷27	-8.2	V12, K50, E14, E16
13	皂苷49	-9.3	S91, K48	32	皂苷9	-9.0	A9, K51, R57, E16, E14	51	皂苷24	-8.1	P15, E14, E11, S8, K48
14	皂苷56	-9.3	A92, S91	33	20(R)-PT	-8.9	Y134	52	皂苷18	-8.0	P99, Q89
15	皂苷13	-9.3	P99, Q89, R88, S91	34	皂苷22	-8.9	E11, Q89	53	皂苷25	-8.0	K50, E16, K50
16	皂苷31	-9.2	Q89	35	皂苷40	-8.9	I13, K50, E16, V12, K50	54	皂苷26	-8.0	V12, K50, E16, E14, Q106, D28
17	皂苷3	-9.2	Q89, R88	36	皂苷30	-8.8	W84	55	皂苷29	-8.0	R107, D28, E14, K50
18	皂苷16	-9.2	Q89	37	皂苷28	-8.8	V17, E16, E14, K50, V12	56	皂苷8	-8.0	V12, I13, P15, E16
19	皂苷25	-9.2	Q38, Q39, K43, G42, E165, T171	38	皂苷44	-8.7	W84				

NR3C2

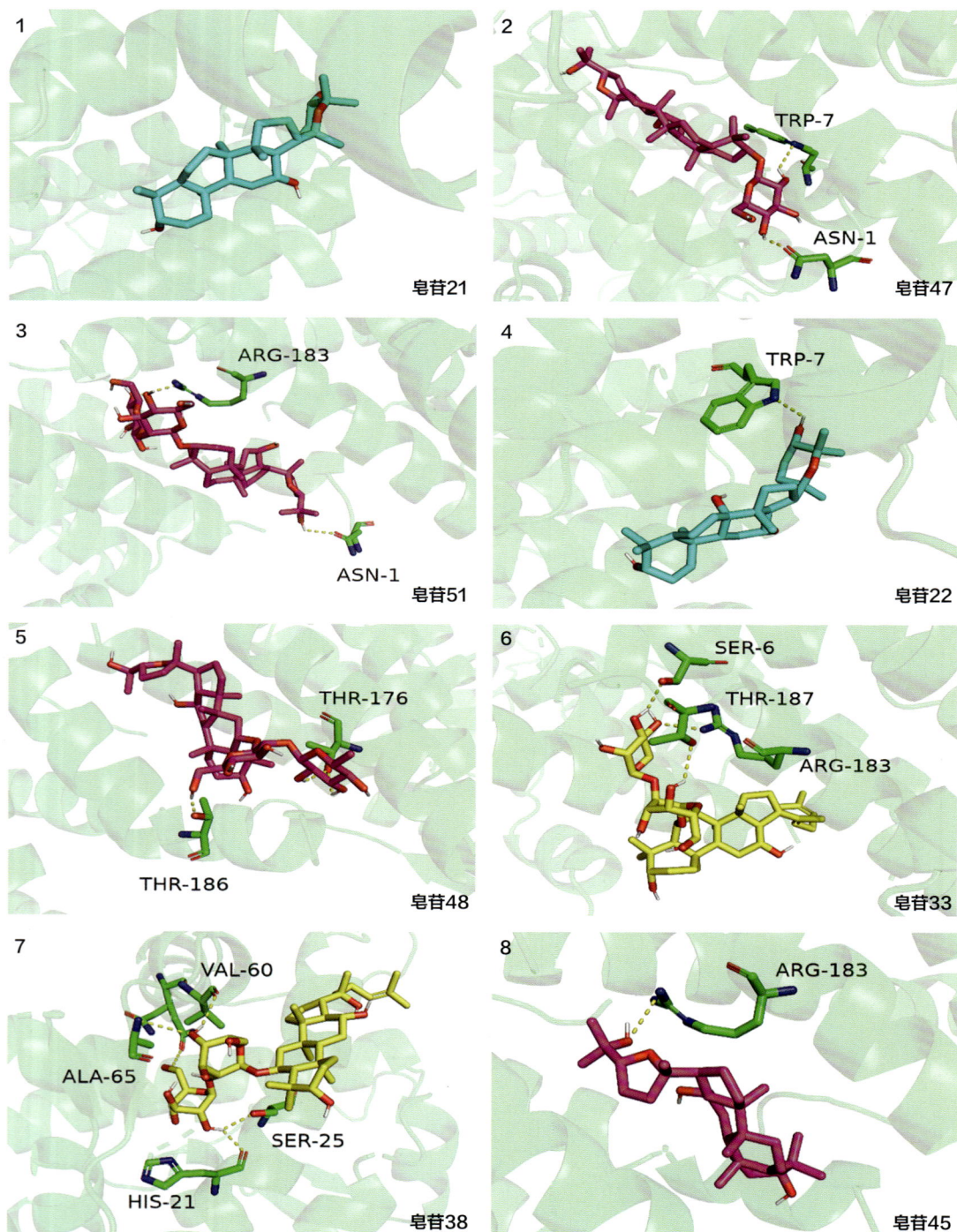

图 4-106　与 NR3C2 蛋白靶点作用最强的 8 个人参皂苷分子对接图

表4-106　NR3C2与人参皂苷的结合能及氨基酸残基

序号	人参皂苷	结合能/(kcal/mol)	氨基酸残基
1	皂苷21	-9.5	—
2	皂苷47	-9.2	W7, N1
3	皂苷51	-9.1	R183, N1
4	皂苷22	-9.1	W7
5	皂苷48	-8.9	T186
6	皂苷33	-8.9	S6, T187, R183
7	皂苷38	-8.9	V60, A65, S25, H21
8	皂苷45	-8.8	R183
9	皂苷36	-8.8	—
10	皂苷49	-8.7	T187, R183, T175, T176
11	皂苷43	-8.7	R183
12	皂苷20	-8.7	—
13	皂苷2	-8.7	R183
14	皂苷31	-8.7	R183
15	皂苷40	-8.7	R183, S6, T187
16	皂苷32	-8.6	T176
17	皂苷41	-8.6	W7, R183
18	皂苷55	-8.5	A184, W7, N1
19	皂苷52	-8.5	S33, N30
20	皂苷30	-8.5	T176
21	皂苷44	-8.4	—
22	皂苷53	-8.4	R183
23	皂苷16	-8.4	—
24	皂苷23	-8.4	T176
25	皂苷10	-8.4	S6, N2, T187
26	皂苷35	-8.4	T175, T186, N1
27	皂苷56	-8.3	—
28	皂苷50	-8.3	T187, R183, S6
29	皂苷3	-8.3	T187, R183, N1
30	皂苷4	-8.3	T176
31	皂苷17	-8.3	—
32	皂苷12	-8.3	Q8, N2, P67, Y83, S25
33	皂苷42	-8.3	T176
34	皂苷54	-8.2	P25, N22, Y97
35	皂苷5	-8.2	T187
36	皂苷14	-8.1	N101, W94, E24
37	皂苷6	-8.1	T176
38	皂苷18	-8.0	T187
39	皂苷19	-8.0	W7, S6
40	皂苷46	-7.9	T175, T187, K180
41	皂苷13	-7.9	N176, N1
42	皂苷9	-7.9	Q141, N101, H99, E24
43	皂苷7	-7.7	N1
44	皂苷11	-7.7	E180, N176
45	皂苷29	-7.5	K183, I187, T186
46	皂苷34	-7.5	R36, Y83, V60, T159
47	皂苷1	-7.4	T176
48	皂苷15	-7.4	N1, N176
49	皂苷27	-7.4	D22, S25, H21, K66, N2
50	皂苷8	-7.3	N1, R183
51	皂苷39	-7.3	T176, T187
52	皂苷24	-6.8	S25, Y69, Y83, A65, Q8
53	皂苷37	-6.8	N176, T13, G67, N70
54	皂苷26	-6.4	T186
55	皂苷28	-6.4	T175, K180
56	皂苷25	-6.1	T186

NFE2L2

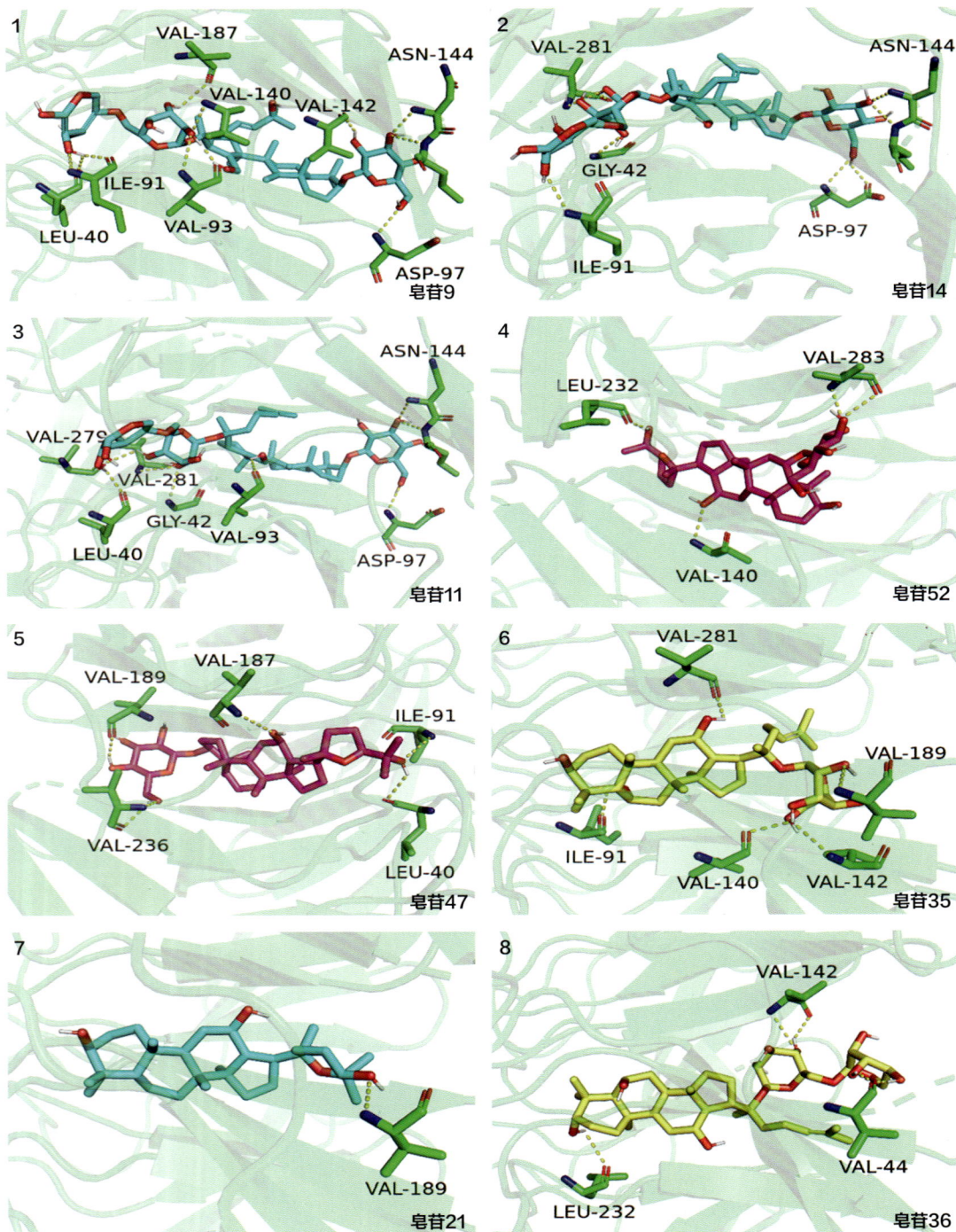

图 4-107　与 NFE2L2 蛋白靶点作用最强的 8 个人参皂苷分子对接图

表4-107　NFE2L2与人参皂苷的结合能及氨基酸残基

序号	人参皂苷	结合能/（kcal/mol）	氨基酸残基	序号	人参皂苷	结合能/（kcal/mol）	氨基酸残基	序号	人参皂苷	结合能/（kcal/mol）	氨基酸残基
1	皂苷9	-12.1	V187, V140, V142, I91, L40, V93, N144, D97	20	皂苷23	-10.4	V95, I234, V189	39	皂苷18	-9.7	V140, V138, I91
2	皂苷14	-11.9	V281, N144, G42, I91, D97	21	皂苷49	-10.3	V281, G42, V95, R1, N192, H191	40	皂苷28	-9.7	D97, N144, G98, V187, A185, G42
3	皂苷11	-11.5	V279, V281, L40, G42, V93, N144, D97	22	皂苷51	-10.3	H191, N192, N144, V281, G42, V140, I96, D97	41	皂苷42	-9.7	R1, V283, V140
4	皂苷52	-11.4	L232, V283, V140	23	皂苷3	-10.3	V138, V142	42	皂苷5	-9.6	V279, V138
5	皂苷47	-11.3	V189, V187, V236, I91, L40	24	皂苷6	-10.3	V138, V142	43	皂苷29	-9.6	V44, V283, V281, L40, I91
6	皂苷35	-11.0	V281, I91, V140, V189, V142	25	皂苷48	-10.2	D97, V140, V93, V44	44	皂苷7	-9.6	L232, V281, I234, A185, V140, V189, H191, N192, D97
7	皂苷21	-10.9	V189	26	皂苷20	-10.2	V138	45	皂苷40	-9.6	V281, I234, D97
8	皂苷36	-10.9	V142, V44, L232	27	皂苷4	-10.0	V138, V140, V142	46	皂苷8	-9.5	L232, A185, V281, V140, V189, H191, N192, D97
9	皂苷50	-10.8	H191	28	皂苷19	-10.0	G42, L40	47	皂苷24	-9.4	I91, G42, V142, N144, V187
10	皂苷43	-10.8	G42, V281, V140	29	皂苷10	-10.0	I91, V93, V187, H191, N144, N192	48	皂苷38	-9.4	G42, I234, V189, N144, D97
11	皂苷44	-10.7	V279, V140	30	皂苷32	-10.0	I234	49	皂苷37	-9.3	G42, V187, D97, N144
12	皂苷53	-10.7	V283, V236, L232, V189, V140	31	皂苷55	-9.9	V281, G42, G98, D97, N144	50	皂苷2	-9.1	N144, V187, V140, V95, V93
13	皂苷16	-10.7	V279, V281, V187, V140	32	皂苷56	-9.9	V93	51	皂苷26	-9.1	I91, G39, V279, C43, I234, V236, R1
14	皂苷45	-10.6	V140, V187	33	皂苷13	-9.9	V279, V138, V44, V283, V236	52	皂苷46	-8.9	Q238
15	皂苷33	-10.6	G42, V283, R1	34	皂苷30	-9.9	I234	53	皂苷27	-8.9	V236, R1, V142, I234, V44, V281, I91, L40
16	皂苷34	-10.6	R1, T235, I234, V187, A185, I91, V138	35	皂苷15	-9.8	V279, V281, V187, N144	54	皂苷39	-8.9	V140, V187, I234
17	皂苷22	-10.5	G42	36	皂苷41	-9.8	V236, G42, V189, V93	55	皂苷25	-8.6	L232, A185, V187, V140, I91, V44, D97, V142
18	皂苷17	-10.5	V279	37	皂苷54	-9.7	V281, G42, G98, D97, N144	56	皂苷12	-8.3	N192, H191, V140, V187
19	皂苷31	-10.5	G42, L40, V140	38	皂苷1	-9.7	G42, V281, V283, R1				

OPRM1

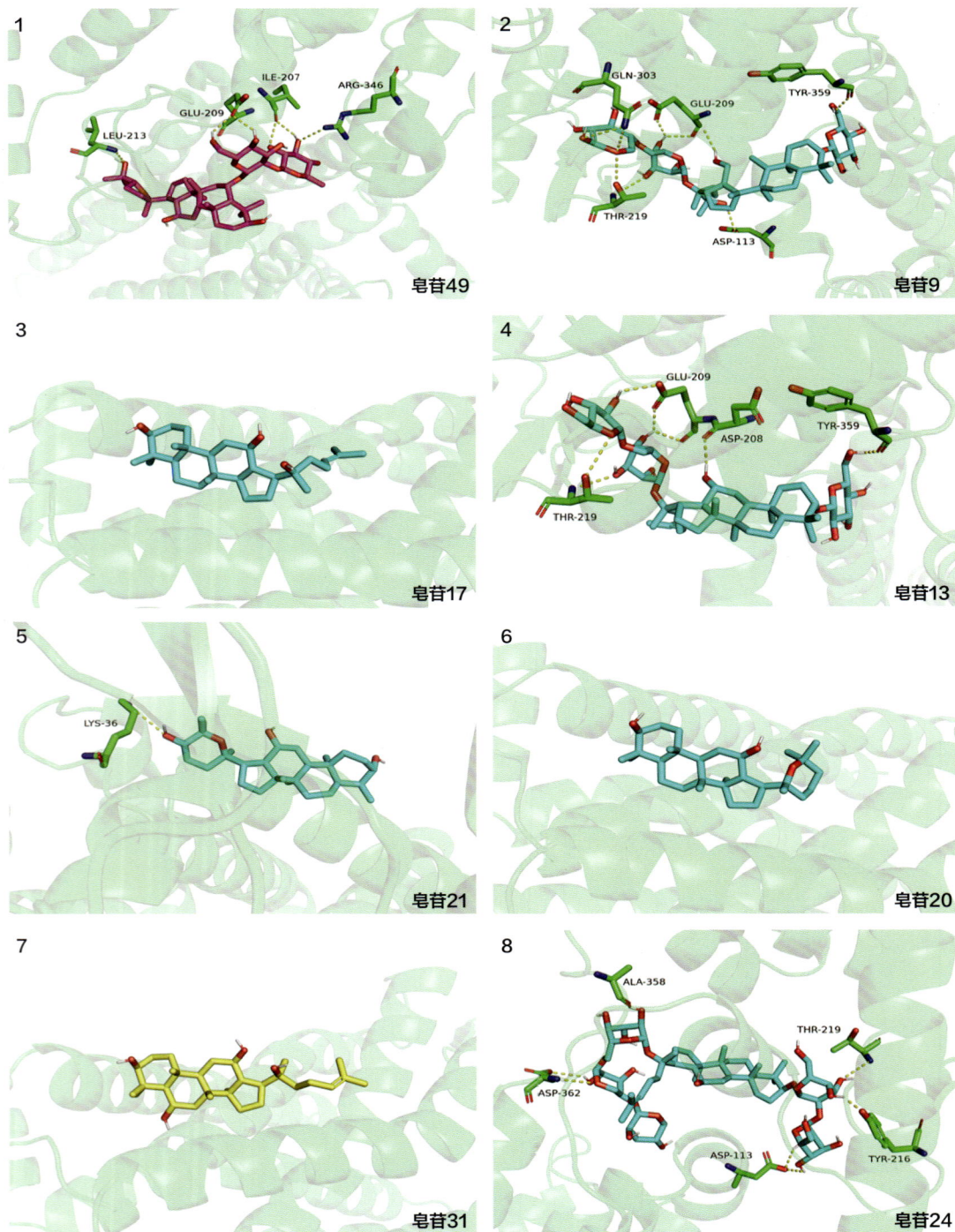

图 4-108　与 OPRM1 蛋白靶点作用最强的 8 个人参皂苷分子对接图

表4-108　OPRM1与人参皂苷的结合能及氨基酸残基

序号	人参皂苷	结合能/(kcal/mol)	氨基酸残基	序号	人参皂苷	结合能/(kcal/mol)	氨基酸残基	序号	人参皂苷	结合能/(kcal/mol)	氨基酸残基
1	皂苷49	-9.5	L213, E209, I207, R346	20	皂苷55	-8.4	Y216, N218, R343, R346	39	皂苷6	-7.8	K214, E209, R343
2	皂苷9	-9.5	Q303, T219, E209, D113, Y359	21	皂苷10	-8.4	L213, Q303, D208, R343, R346	40	皂苷53	-7.7	E360, Y359, R115
3	皂苷17	-9.3	—	22	皂苷48	-8.3	Y216, T219, D208	41	皂苷5	-7.7	Y359
4	皂苷13	-9.1	E209, D208, Y359, T219	23	皂苷51	-8.3	R343, N218, T219, D113	42	皂苷27	-7.7	Y359, E360, R346, D362, R101, R115
5	皂苷21	-9.0	K36	24	皂苷30	-8.3	—	43	皂苷7	-7.6	D362, R367, D430, N432, N40, T37
6	皂苷20	-8.9	—	25	皂苷32	-8.3	D208, D113	44	皂苷34	-7.6	R343, D208, R346
7	皂苷31	8.9	—	26	皂苷33	-8.3	N119	45	皂苷37	-7.6	R343, R346, D208, P108, R115
8	皂苷24	-8.8	A358, D362, D133, T219, Y216	27	皂苷56	-8.2	—	46	皂苷42	-7.6	—
9	皂苷45	-8.7	—	28	皂苷2	-8.2	N218, I207, R346	47	皂苷28	-7.5	D357, R346, R101, R115, A38
10	皂苷50	-8.7	R343, N218	29	皂苷8	-8.2	N218, L36, I267, Y359	48	皂苷41	-7.5	R343, Q303, N218, D113
11	皂苷16	-8.7	—	30	皂苷40	-8.2	E209, N218	49	皂苷18	-7.4	—
12	皂苷26	-8.7	E209, T219, R343, N342, R346, A358	31	皂苷46	-8.1	Y216, N218, E209	50	皂苷36	-7.4	F302, G228, E209
13	皂苷12	-8.7	A104, Y216, N218	32	皂苷14	-8.1	E360, N342, R115, A38, T39	51	皂苷23	-7.3	—
14	皂苷54	-8.6	N218, E209, R346	33	皂苷11	-8.1	R346, N342, E360, R115, T39, T37, A38	52	皂苷39	-7.3	D208
15	皂苷43	-8.5	K36	34	皂苷3	-8.0	K36	53	皂苷1	-7.1	Y85, S132
16	皂苷47	-8.5	K214, L213, E209	35	皂苷29	-8.0	Y216, Q339, R343, A358	54	皂苷25	-7.1	D357
17	皂苷22	-8.5	K36	36	皂苷44	-7.8	—	55	皂苷38	-7.1	R343, D208, R346
18	皂苷4	-8.5	K36	37	皂苷52	-7.8	D357, E360, R115	56	皂苷35	-6.7	N124
19	皂苷19	-8.5	—	38	单苷15	-7.8	D208, N342, Y359, E360				

PCSK9

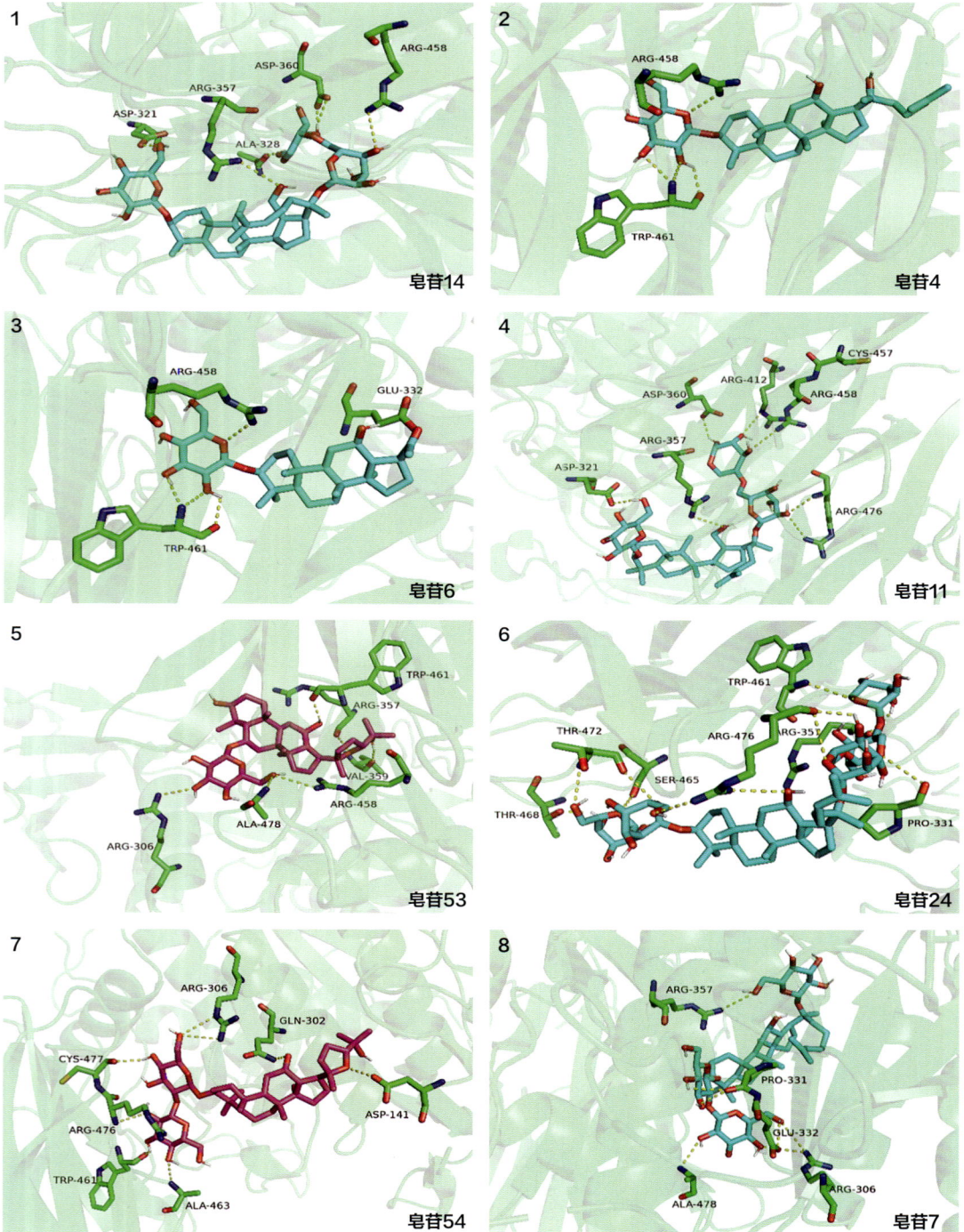

图 4-109　与 PCSK9 蛋白靶点作用最强的 8 个人参皂苷分子对接图

表4-109　PCSK9与人参皂苷的结合能及氨基酸残基

序号	人参皂苷	结合能/(kcal/mol)	氨基酸残基	序号	人参皂苷	结合能/(kcal/mol)	氨基酸残基	序号	人参皂苷	结合能/(kcal/mol)	氨基酸残基
1	皂苷14	-9.8	D321, R357, A328, D360, R458	20	皂苷19	-8.2	—	39	皂苷55	-7.7	H464, R357, D321, D320, R319
2	皂苷4	-9.7	R458, W461	21	皂苷32	-8.2	—	40	皂苷21	-7.7	R476
3	皂苷6	-9.7	R458, W461, E332	22	皂苷34	-8.2	R476, C358, R458, D360, A330	41	皂苷20	-7.5	—
4	皂苷11	-9.6	D321, R357, D360, R458, R412, R476, C457	23	皂苷38	-8.2	A463, V474, R476	42	皂苷28	-7.7	H464, Y521, D321, R357, P331, V333, R476
5	皂苷53	-8.9	R306, A478, R458, V359, R357, W461	24	皂苷42	-8.2	R458, P331, R357	43	皂苷5	-7.5	T472, R476, C477
6	皂苷24	-8.8	T468, T472, S465, R476, R357, W461, P331	25	皂苷48	-8.1	W72, A151, K69, Y325, L351, T350	44	皂苷8	-7.5	R295, N298, S329, P331, V474, R357, D360
7	皂苷54	-8.6	C477, R476, W161, A163, Q302, D141	26	皂苷51	-8.1	R412, R476	45	皂苷9	-7.5	S329, P331, V333, R458, R476
8	皂苷7	-8.6	R357, P331, E332, A478, R306	27	皂苷46	-8.1	R306, E332, C477	46	皂苷56	-7.4	W72
9	皂苷40	-8.5	H464, V474, E332	28	皂苷47	-8.1	T468, T472, R357	47	皂苷52	-7.3	S329
10	皂苷49	-8.4	S462, R357, R295	29	皂苷45	-8.0	W72, N317, A151, Q152	48	皂苷3	-7.3	R458, W461
11	皂苷50	-8.4	D360, A330, W461, R476	30	皂苷12	-8.0	R357, D360, A463, R476, V474	49	皂苷23	-7.3	R306, E332, C477
12	皂苷27	-8.4	T468, T472, S465, R476, R458, D360	31	皂苷33	-8.0	V474, R357, W461, R458	50	皂苷15	-7.3	T472, S465, R476, Q302, R306
13	皂苷13	-8.4	R357, D360, V333, R476	32	皂苷22	-7.9	—	51	皂苷44	-7.2	W72, N317, Q152
14	皂苷41	-8.4	A463, V474	33	皂苷1	-7.9	R412, R458, C477, A478, D360, E332, R306, R476	52	皂苷31	-7.2	—
15	皂苷17	-8.3	R357, W461	34	皂苷30	-7.9	R458, P331, R476, V474, S462, R357	53	皂苷37	-7.2	R306, V474, A463, T472, T468
16	皂苷25	-8.3	T468, T472, S465, R476, R357, R458, P331, R412	35	皂苷39	-7.9	R458, P331, R476, V474, S462, R357	54	皂苷10	-7.1	R412, P331, A478, C477, T461, M470, T468
17	皂苷16	-8.3	W461	36	皂苷43	-7.8	W72, N317, Q152, A151	55	皂苷18	-6.7	R306, E332
18	皂苷26	-8.3	T468, T472, S465, R476, R357, P331, D360, R458	37	皂苷2	-7.8	R357, A463, V474, R476	56	皂苷35	-6.7	R306, V474, A463, T472, T468
19	皂苷36	-8.3	R476, R458, D360, P331	38	皂苷29	-7.8	E84, A299, Q302, R476, V474				

PDHA1

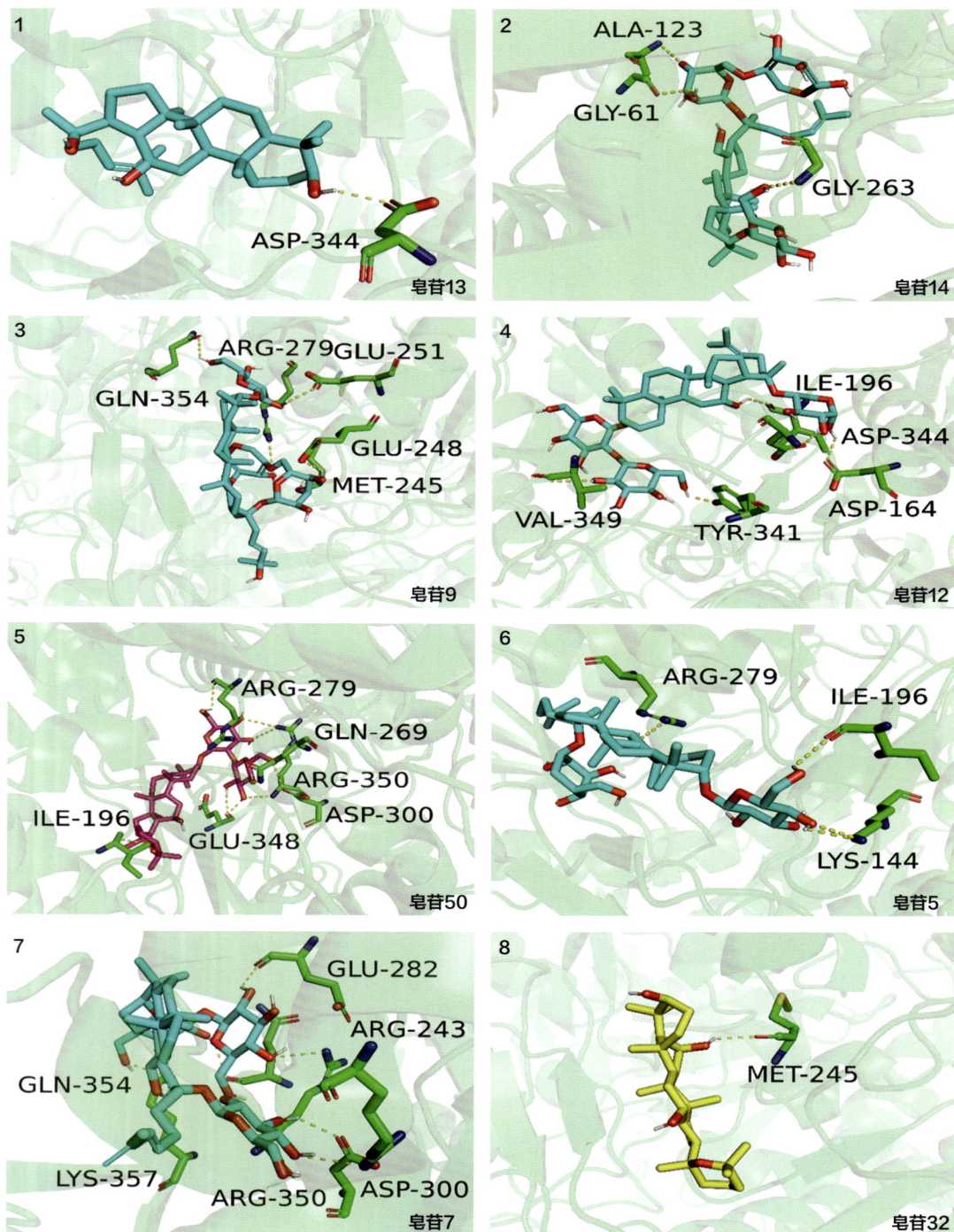

图 4-110　与 PDHA1 蛋白靶点作用最强的 8 个人参皂苷分子对接图

表4-110　PDHA1与人参皂苷的结合能及氨基酸残基

序号	人参皂苷	结合能/(kcal/mol)	氨基酸残基
1	皂苷13	-10.3	D344
2	皂苷14	-10.0	A123, G61, G263
3	皂苷9	-9.9	Q354, R279, E251, E248, M245
4	皂苷12	-9.8	V349, Y341, I196, D344, D164
5	皂苷50	-9.8	I196, E348, R279, Q269, R350, D300
6	皂苷5	-9.7	R279, I196, K144
7	皂苷7	-9.7	Q354, K357, R350, D300, R243, E282
8	皂苷32	-9.7	M215
9	皂苷36	-9.7	E282, R279, Q269, R350, E348
10	皂苷37	-9.7	R279, E248, K198, E348, G197
11	皂苷56	-9.7	R279
12	皂苷46	-9.6	R279, R350
13	皂苷52	-9.5	R243, E348, R350
14	皂苷20	-9.4	—
15	皂苷35	-9.4	R279, Q269, I196, K144
16	皂苷42	-9.4	E248, R350
17	皂苷51	-9.4	D300, R350, E348, D344, Q269, K144
18	皂苷44	-9.3	E348
19	皂苷55	-9.3	Q354, R350, E348, I196
20	皂苷1	-9.2	Q269, E348, D300, V349, I196
21	皂苷18	-9.1	—
22	皂苷40	-9.1	E282, Q354, Q269, R350, E348
23	皂苷4	-9.0	R350, K144
24	皂苷8	-9.0	I196, T249, R350
25	皂苷27	-9.0	K357, E282, I196, P346
26	皂苷31	-9.0	E282
27	皂苷38	-9.0	E348, R350, R279
28	皂苷45	-9.0	M245, R243
29	皂苷11	-8.9	S122, A123, E265, G263
30	皂苷34	-8.9	M245, R279, D300, R243, I196
31	皂苷48	-8.9	R350, R243, K198, I196, Y341
32	皂苷3	-8.8	R279, I196
33	皂苷19	-8.8	—
34	皂苷26	-8.8	R279, E248, K198, E348
35	皂苷28	-8.8	E282, E251, E348, K144
36	皂苷30	-8.8	—
37	皂苷33	-8.8	R279, M247, M245, E348
38	皂苷53	-8.8	D300, F348
39	皂苷54	-8.8	R350, Q269, K144
40	皂苷15	-8.7	E251, I196, P167
41	皂苷39	-8.7	D164, M247, M245, K144, I196
42	皂苷43	-8.7	R243
43	皂苷6	-8.6	K144, R350, D344
44	皂苷21	-8.6	G197
45	皂苷10	-8.5	R243, G147, D300, F348, Q269, R279
46	皂苷16	-8.5	E348
47	皂苷41	-8.4	I196, S160
48	皂苷13	-8.3	Q269, R350, E348, D344, R279, M247, G197
49	皂苷29	-8.3	R279, M247, R350, E348
50	皂苷23	-8.2	Q354, R279, G197
51	皂苷24	-8.2	R279, R350, E348, D344, K144, S160, Q354, E248, D246, G197
52	皂苷2	-8.1	Q269, E348, K144, D344
53	皂苷25	-8.1	W355, I196, K144, D344, K357
54	皂苷47	-7.9	R279, K357
55	皂苷49	-7.8	Q354, K357, E348, R279
56	皂苷22	-7.5	I196

PIK3CA

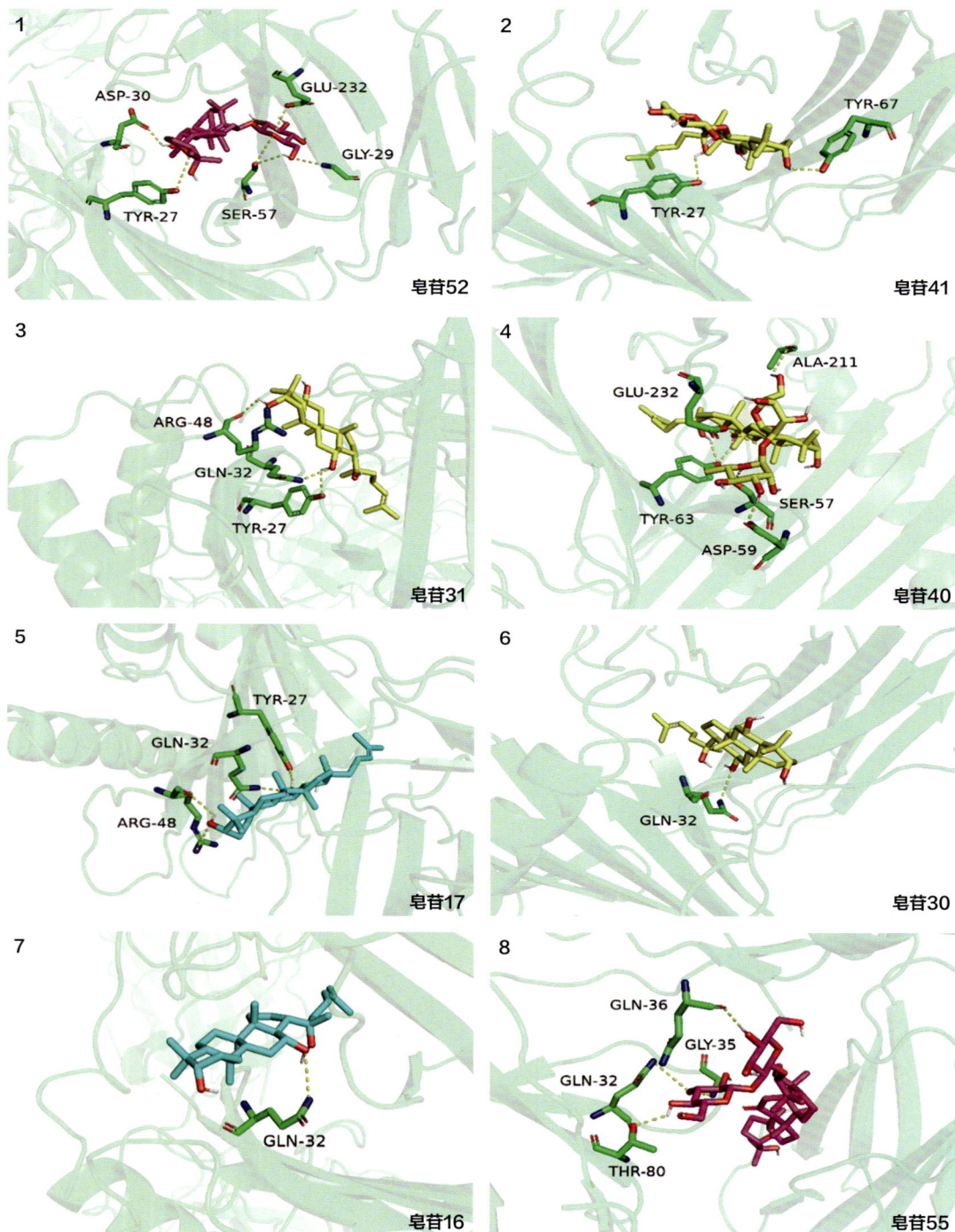

图 4-111 与 PIK3CA 蛋白靶点作用最强的 8 个人参皂苷分子对接图

表4-111　PIK3CA与人参皂苷的结合能及氨基酸残基

序号	人参皂苷	结合能/(kcal/mol)	氨基酸残基	序号	人参皂苷	结合能/(kcal/mol)	氨基酸残基	序号	人参皂苷	结合能/(kcal/mol)	氨基酸残基
1	皂苷52	-10.5	D30, E232, G29, S57, Y27	20	皂苷19	-9.3	Y67	39	皂苷12	-8.8	E232, D30
2	皂苷41	-10.1	Y27, Y67	21	皂苷24	-9.3	R100, G35, T175, H170	40	皂苷44	-8.7	S37, R113
3	皂苷31	-10.0	R48, Q32, Y27	22	皂苷8	-9.3	L38, R113, L160	41	皂苷38	-8.7	S4, T233, Y26
4	皂苷40	-9.9	E232, A211, Y63, D59, S57	23	皂苷49	-9.2	T233, S55, D59, K58, D30, D29	42	皂苷2	-8.7	D29, D30, S57, Y26, Y63
5	皂苷17	-9.9	R48, Q32, Y27	24	皂苷53	-9.2	S2, T233, S57	43	皂苷7	-8.7	L114, E159, L160
6	皂苷30	-9.8	Q32	25	皂苷48	-9.1	E264, E212, S2, D102, R6	44	皂苷22	-8.6	R6
7	皂苷16	-9.8	Q32	26	皂苷43	-9.1	D30	45	皂苷4	-8.6	D30
8	皂苷55	-9.7	Q36, Q32, T80, G35	27	皂苷47	-9.1	I213, Y63, Y27	46	皂苷18	-8.6	T233, Q32, R48
9	皂苷13	-9.7	E264, R181, D30, H3, S57, Y26	28	皂苷3	-9.1	D30	47	皂苷25	-8.5	D39, S34
10	皂苷50	-9.6	D59, K58, D30, R6, D102, Y209, S2	29	皂苷15	-9.1	E264, Y63, D29	48	皂苷26	-8.5	S85
11	皂苷42	-9.6	Y67	30	皂苷9	-9.1	L101, S34, E159, R113	49	皂苷45	-8.4	K243, D30
12	皂苷21	-9.6	S37	31	皂苷33	-9.0	S57, D59, E232	50	皂苷23	-8.4	S2
13	皂苷1	-9.6	R6, D102, D29, S2	32	皂苷5	-9.0	R181, T233	51	皂苷27	-8.4	R113, G35, Q36, S85, L82
14	皂苷51	-9.5	G35, Q32	33	皂苷10	-9.0	D30, Y63, K243, E232, K6	52	皂苷56	-8.3	R48
15	皂苷54	-9.5	D30, T233, E232	34	皂苷32	-8.9	Q36, S37	53	皂苷29	-8.1	D188
16	皂苷6	-9.5	W51, D30	35	皂苷34	-8.8	D29, D30, S57	54	皂苷28	-8.0	D39, S37, Q36, Q32, Y33, G35, L38
17	皂苷11	-9.5	Q32, Q36, S34, R113, L82	36	皂苷37	-8.8	S57, R6, S2	55	皂苷35	-7.9	D30, T233
18	皂苷46	-9.4	Y27	37	皂苷20	-8.8	Y27	56	皂苷39	-7.9	E168, H170, T175
19	皂苷36	-9.4	Q36, S34, R113, V158, D156	38	皂苷14	-8.8	Q32, Q36, L38				

PIK3CG

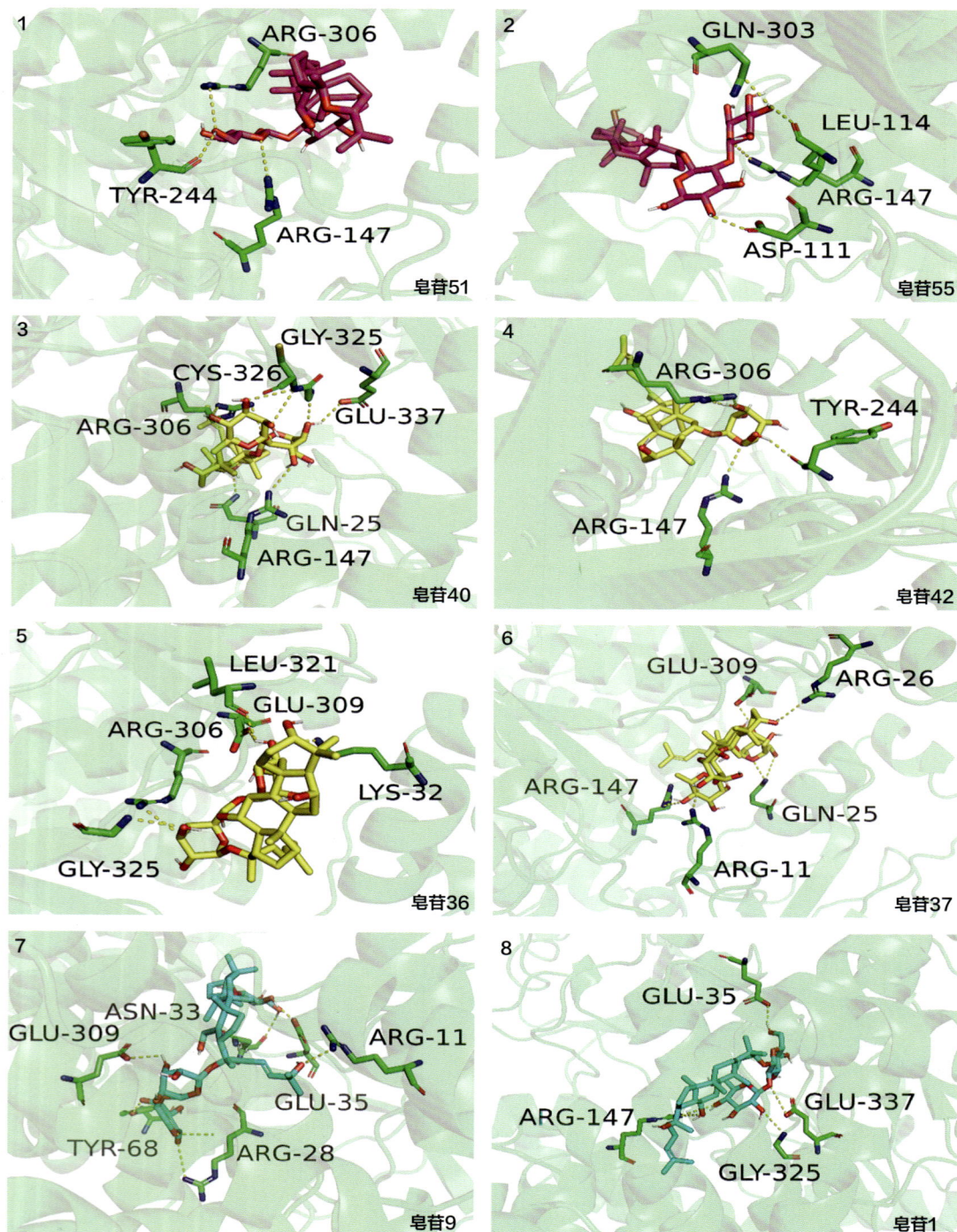

图 4-112　与 PIK3CG 蛋白靶点作用最强的 8 个人参皂苷分子对接图

表4-112　PIK3CG与人参皂苷的结合能及氨基酸残基

序号	人参皂苷	结合能/(kcal/mol)	氨基酸残基	序号	人参皂苷	结合能/(kcal/mol)	氨基酸残基	序号	人参皂苷	结合能/(kcal/mol)	氨基酸残基
1	皂苷51	-10.7	Y244, R306, R147	20	皂苷28	-9.7	H115, Q25, R147, Y244, N33, R26	39	皂苷8	-9.2	G286, I338, H29
2	皂苷55	-10.5	Q303, L114, R147, D111	21	皂苷11	-9.7	R26, N33, K32, R28	40	皂苷34	-9.2	R306, P323, E337, K32, Q303, L114
3	皂苷40	-10.5	R306, C326, G325, E337, Q25, R147	22	皂苷46	-9.6	—	41	皂苷25	-9.1	E283, Q25, K32, E309, E313
4	皂苷42	-10.4	R306, Y244, R147	23	皂苷14	-9.6	E309, Y68, R11	42	皂苷13	-9.1	R26, E309, Q25, E35, N33
5	皂苷36	-10.3	R306, G325, L321, E309, K32	24	皂苷7	-9.6	L321, N58, K340, E313, K32, N33	43	皂苷32	-9.1	R147
6	皂苷37	10.2	R147, E309, K26, Q25, R11	25	皂苷18	-9.5	—	44	皂苷30	-9.1	K32, R147
7	皂苷9	-10.0	E309, N33, R11, E35, Y68, R28	26	皂苷50	-9.4	E35, R147, Q303, D111	45	皂苷2	-9.0	G325, D245, R11, E35
8	皂苷1	-9.9	R147, E35, E337, G325	27	皂苷52	-9.4	E313, D245, K32, R147	46	皂苷21	-8.9	Q25, R11
9	皂苷31	-9.9	R306, K32	28	皂苷17	-9.4	—	47	皂苷15	-8.9	E337, G286, T284, R11, E35, N33, E313
10	皂苷38	-9.9	E337, R306, Q25, R26, N33	29	皂苷27	-9.4	R147, R11, E337	48	皂苷35	-8.9	E313, Q25, R11
11	皂苷39	-9.9	E313, E309, Q25, D245, R11	30	皂苷44	-9.3	V3, G42, H66	49	皂苷43	-8.8	V111, R2, V3
12	皂苷41	-9.9	D111, Q25, E337	31	皂苷20	-9.3	R306	50	皂苷54	-8.8	L114, D111, R147, D245
13	皂苷47	-9.8	Q303, R306, E337, K340	32	皂苷16	-9.3	P323, H115	51	皂苷19	-8.7	R306
14	皂苷5	-9.8	R306, I338, G286	33	皂苷10	-9.3	I338, Y244, R306, G286, K32	52	皂苷6	-8.7	L114, N33
15	皂苷33	-9.8	K340, E283	34	皂苷12	-9.3	Y244, R147, G286, R306	53	皂苷29	-8.7	E309, Q25, R26, E35
16	皂苷56	-9.7	R11	35	皂苷48	-9.2	—	54	皂苷23	-8.5	E309, D111, Q25, N33
17	皂苷45	-9.7	R306, Y244, R147	36	皂苷53	-9.2	L114, E313, H29	55	皂苷49	-8.4	G286, E309, H29
18	皂苷24	-9.7	R147, R11, Y244, E337, R306	37	皂苷3	-9.2	R147, G325, E35, E337	56	皂苷22	-8.3	R147
19	皂苷26	-9.7	E313	38	皂苷4	-9.2	E35				

PIK3R1

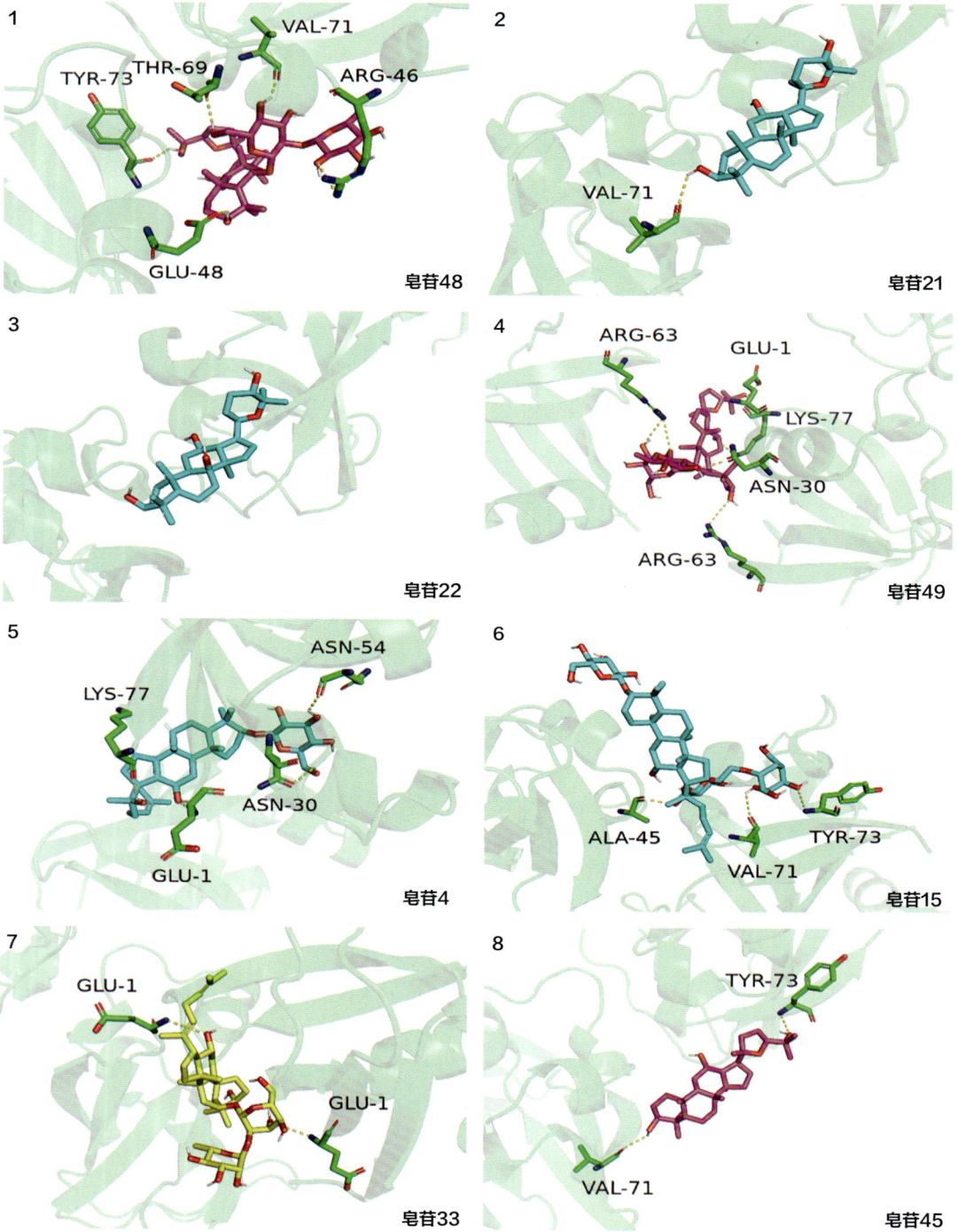

图 4-113　与 PIK3R1 蛋白靶点作用最强的 8 个人参皂苷分子对接图

表4-113 PIK3R1与人参皂苷的结合能及氨基酸残基

序号	人参皂苷	结合能/(kcal/mol)	氨基酸残基	序号	人参皂苷	结合能/(kcal/mol)	氨基酸残基	序号	人参皂苷	结合能/(kcal/mol)	氨基酸残基
1	皂苷48	-8.6	Y73, T69, V71, R46, E48	20	皂苷53	-7.5	E48, R46, E72	39	皂苷29	-7.1	Q43, W52, D65
2	皂苷21	-8.5	V71	21	皂苷3	-7.5	V71, R46, E48	40	皂苷9	-7.1	N30, S33, R63, N54
3	皂苷22	-8.4	—	22	皂苷17	-7.5	E48	41	皂苷16	-7.0	E72, A45
4	皂苷49	-8.3	R63, E1, K77, N30, R63	23	皂苷10	-7.5	N30, S33, T28, R63	42	皂苷30	-7.0	Y73, E48
5	皂苷4	-8.1	K77, E1, N30, N54	24	皂苷56	-7.4	—	43	皂苷32	-7.0	—
6	皂苷15	-8.1	A45, V71, Y73	25	皂苷51	-7.4	Y73, Y9, A45, E48	44	皂苷40	-6.9	N30, T28, R63, E58, S33
7	皂苷33	-8.1	E1	26	皂苷50	-7.4	S33, N30, E1, K77, R63	45	草苷23	-6.8	T28
8	皂苷45	-7.9	V71, Y73	27	皂苷54	-7.3	N30, Y56	46	皂苷27	-6.8	K77, Y56, R63, N54, S33
9	皂苷44	-7.8	R46, Y73, Y9	28	皂苷1	-7.3	T69, V71, Y73	47	皂苷26	-6.8	K77, T28, N30, S33, R63, N54, E1
10	皂苷46	-7.8	G2, N30, R63	29	皂苷42	-7.3	T28, R63	48	皂苷13	-6.8	T28, R63, N54
11	皂苷14	-7.8	N30, N54, E58, Y56, E1	30	皂苷19	-7.2	E48	49	皂苷39	-6.8	R63, E58
12	皂苷34	-7.8	Y73, T69, Y9, R46, E48	31	皂苷5	-7.2	Y56	50	皂苷41	-6.7	Y56
13	皂苷43	-7.7	Y73	32	皂苷28	-7.2	E1, E58, Y56	51	皂苷8	-6.6	N30, Y56, G61, E58, T59, R63
14	皂苷47	-7.7	E48	33	皂苷31	-7.2	E1	52	皂苷35	-6.6	E48, A45
15	皂苷6	-7.7	N54, N30, E1, R63	34	皂苷37	-7.2	R63, N54	53	皂苷25	-6.4	S33, N54, R63, K77, E58
16	皂苷36	-7.7	E58, N30	35	皂苷20	-7.1	R46	54	皂苷7	-6.4	R63, N30, R63
17	皂苷55	-7.6	N54, R63, N30, G32	36	皂苷2	-7.1	E48, V71, Y73, A45	55	皂苷38	-6.4	R63, E58
18	皂苷52	-7.6	S33, N30	37	皂苷18	-7.1	A45, V71	56	皂苷12	-6.0	N30, S33, T28, R63
19	皂苷11	-7.6	Y56, R63, N54, S33, G32	38	草苷24	-7.1	Y56, R63, K77				

PLAU

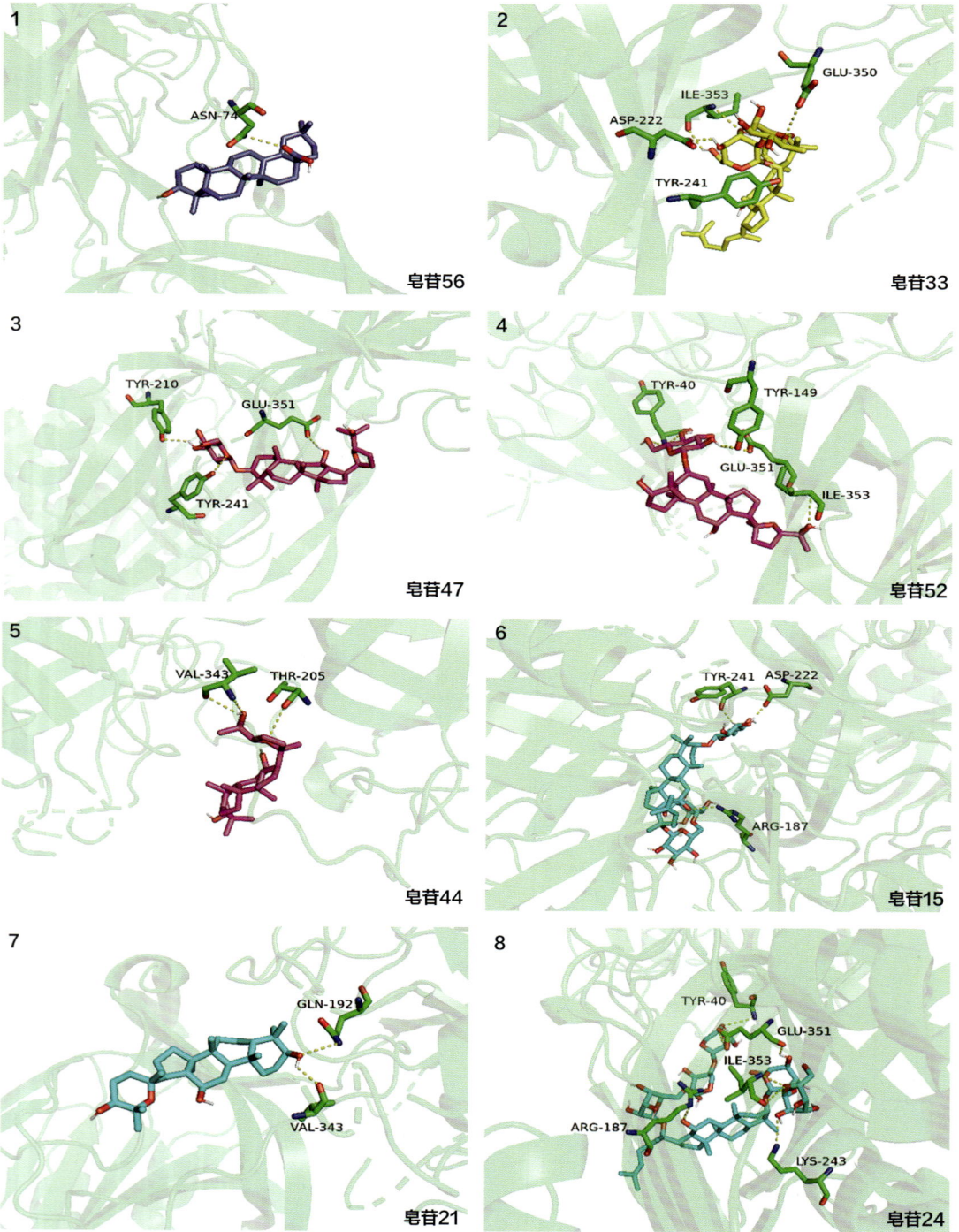

图 4-114　与 PLAU 蛋白靶点作用最强的 8 个人参皂苷分子对接图

表4-114　PLAU与人参皂苷的结合能及氨基酸残基

序号	人参皂苷	结合能/(kcal/mol)	氨基酸残基	序号	人参皂苷	结合能/(kcal/mol)	氨基酸残基	序号	人参皂苷	结合能/(kcal/mol)	氨基酸残基
1	皂苷56	-7.3	N74	20	皂苷50	-5.8	Y15, Y149, I353, E351, Y40, N74	39	皂苷31	-5.3	—
2	皂苷33	-6.8	D222, Y241, I353, E350	21	皂苷20	-5.8	—	40	皂苷17	-5.2	V343
3	皂苷47	-6.6	Y210, E351, Y241	22	皂苷4	-5.8	I353, E351, Y149, Y40	41	皂苷27	-5.2	P240, Y241, E351, H37, I353, N74, Y40,
4	皂苷52	-6.5	Y40, Y149, E351, I353	23	皂苷6	-5.8	I353, D222	42	皂苷12	-5.2	Y241, K243, I353, E351, Y151, Y40, N74
5	皂苷44	-6.4	V343, T205	24	皂苷10	-5.8	Y149, Y40, R35, Y60	43	皂苷28	-5.1	Y149, R187, I353, H37, Y241, K24
6	皂苷15	-6.3	Y241, D222, R187	25	皂苷41	-5.8	E350, E351, D222, Y241	44	皂苷23	-5.0	T205
7	皂苷21	-6.2	Q192, V343	26	皂苷2	-5.7	N74, P349, E351, I353, H37, T39	45	皂苷5	5.0	Y40, E351, I353, Y241, N74
8	皂苷24	-6.2	Y40, E351, R187, K243, I353	27	皂苷32	-5.7	—	46	皂苷39	-5.0	E351, I353, Y40, N74
9	皂苷42	-6.2	I353, K243	28	皂苷43	-5.6	C220, S146, V343, T205	47	皂苷16	-4.9	Y79, D95
10	皂苷48	-6.1	S331, G332, T177, V343, Q192	29	皂苷18	-5.6	E350, I353	48	皂苷30	-4.9	—
11	皂苷34	-6.1	C220, D181, T205	30	皂苷54	-5.5	Y149, I353, Y151, Y40, N74	49	皂苷38	-4.9	R37, Y60, R271, E212, N265
12	皂苷49	-6.0	E153, T149, E351	31	皂苷19	-5.5	S119	50	皂苷26	-4.6	I353, R271, E350, R37
13	皂苷46	-6.0	T205, S182, D181	32	皂苷14	-5.5	Y241, D222, R187	51	皂苷29	-4.6	S146, Q192, V334
14	皂苷55	-6.0	N74, I353, E351, Y151, Y40	33	皂苷11	-5.5	N74, P349, T39, H37, E351, I353	52	皂苷37	-4.6	D181, G332, T205, K176
15	皂苷36	-6.0	Y210, E350, I353, D222, Y241, K243	34	皂苷53	-5.4	Y241, E351, K243	53	皂苷35	-4.5	D181, G332, K176, T205
16	皂苷45	-5.9	A221, C220	35	皂苷13	-5.4	Y210, E351, P349, Y40, N74, R35, Y241	54	皂苷7	-4.4	Y149, N74, Y40, E351, E350, K243, D222, Y241, H37
17	皂苷22	-5.9	—	36	皂苷3	-5.4	R187, Y241	55	皂苷40	-4.4	Y149, E351, I353, D355, D222, Y241, S37
18	皂苷9	-5.9	Y151, Y40, E351, Y241, P240	37	皂苷25	-5.4	Y149, E351, H37, H190, Y241	56	皂苷8	-4.3	E153, Y151, Y40, E351, Y241, Y210, D222
19	皂苷51	-5.8	Y40, E351, K243	38	皂苷1	-5.4	T241, E351, K243				

PON1

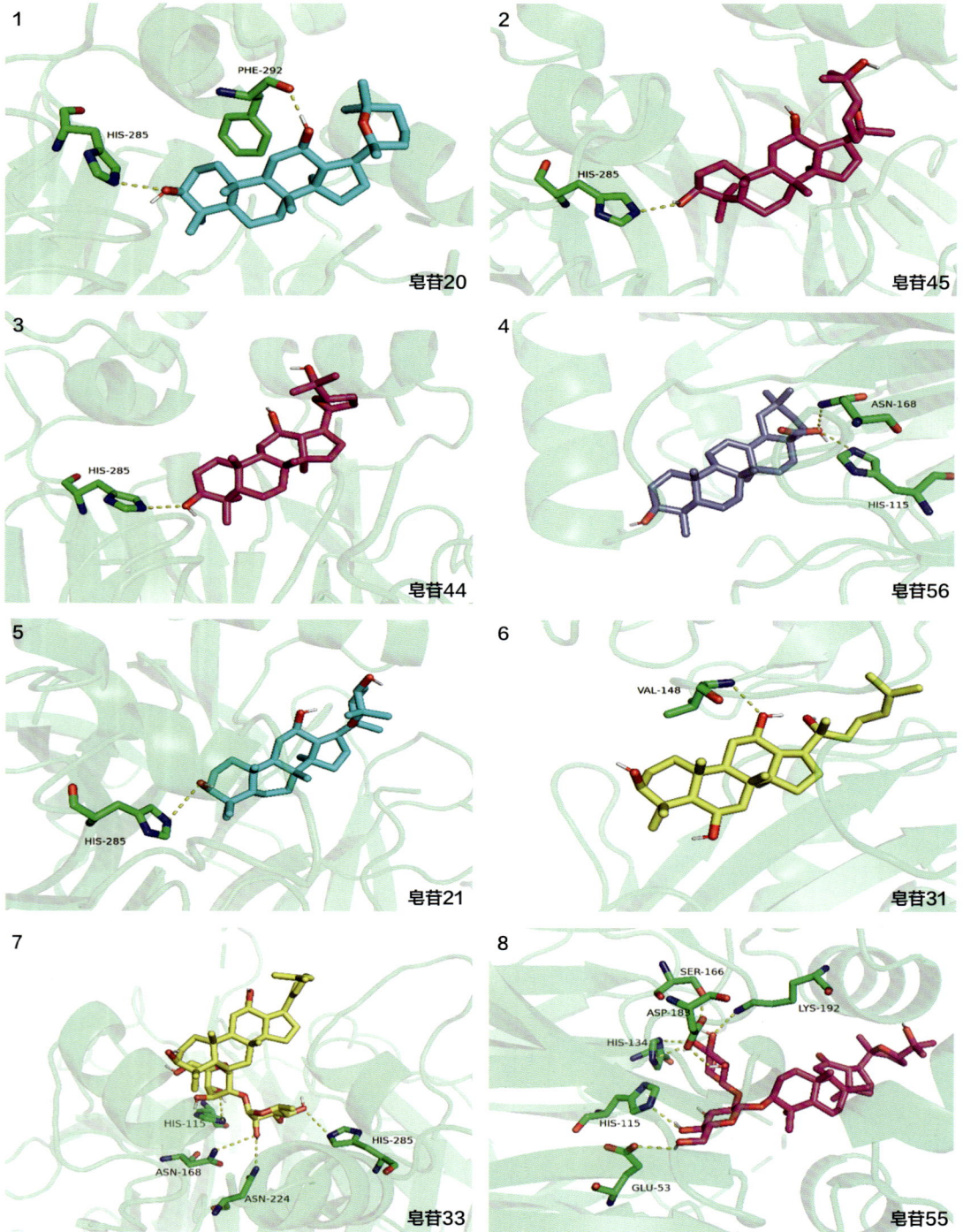

图 4-115　与 PON1 蛋白靶点作用最强的 8 个人参皂苷分子对接图

表4-115　PON1与人参皂苷的结合能及氨基酸残基

序号	人参皂苷	结合能/(kcal/mol)	氨基酸残基
1	皂苷20	-10.7	H285, F282
2	皂苷45	-10.2	H285
3	皂苷44	-10.2	H285
4	皂苷56	-10.2	H115, N168
5	皂苷21	-10.1	H285
6	皂苷31	-10.1	V148
7	皂苷33	-10.1	H115, N168, N224, H285
8	皂苷55	-10.0	S166, D189, H134, H115, E53, K192
9	皂苷14	-10.0	H285, D269, H115, N168, S193, H197, W194
10	皂苷43	-9.9	H285, H115
11	皂苷7	-9.9	H115, D269, N168, D183, Y294
12	皂苷40	-9.9	H184, N168, H115, E53, D269, F292, Y294, H285
13	皂苷46	-9.7	H285
14	皂苷22	-9.7	H285
15	皂苷23	-9.7	H285, H197
16	皂苷16	-9.6	H285
17	皂苷30	-9.6	H285, F292
18	皂苷50	-9.4	H115, D269, H285, H197, S193
19	皂苷34	-9.3	I291, F292, H285, Y294
20	皂苷52	-9.2	H197, H285
21	皂苷38	-9.2	H184, D183, H115, E53, H285, I291
22	皂苷41	-9.2	K192
23	皂苷49	-9.1	H184, H134
24	皂苷47	-9.1	H285, H197
25	皂苷53	-9.1	H115, H134, D183, K192
26	皂苷3	-9.1	H285, D269, N168, H115, H197
27	皂苷12	-9.1	S193, H134
28	皂苷36	-9.1	H285, F292, Y294
29	皂苷39	-9.1	D183, H184, K192, S193, F292, Y294, K70
30	皂苷42	-9.1	H184, K192
31	皂苷54	-9.0	H285, N224, H115, H134, D183, K192, F292, Y294
32	皂苷17	-9.0	H285, F292
33	皂苷4	-9.0	H285, H115
34	皂苷35	-9.0	F292, H285
35	皂苷51	-8.9	H285, H115
36	皂苷6	-8.9	H285, E53, H115
37	皂苷32	-8.9	H285
38	皂苷48	-8.8	H184, S137, H134
39	皂苷19	-8.8	—
40	皂苷5	-8.8	H197, K192, S193, H134, H115
41	皂苷11	-8.8	H197, I291, H285, E53, H115, S193, W194
42	皂苷24	-8.7	F347, D269, H115, N168, K192, Y71
43	皂苷1	-8.6	H184
44	皂苷2	-8.6	H184, K192, P189
45	皂苷13	-8.6	Y794, H285, I245, N168
46	皂苷27	-8.4	H285, E53, H115, F292, Y294
47	皂苷37	-8.4	H115, H134, S137, D183, K192, S193, H197
48	皂苷9	-8.3	H285, D269, E53, N168, H115, F292, F293
49	皂苷29	-8.1	D269, H115, N168, H134
50	皂苷8	-8.1	S193, H285
51	皂苷10	-8.1	D183, K192, H197, H134
52	皂苷15	-8.0	Y294, H285, F292, H115
53	皂苷18	-7.9	H285, F292, H197
54	皂苷28	-7.9	Y294, H285, I245, N168
55	皂苷26	-7.8	H285, E53, H115, D183, F292, Y294
56	皂苷25	-7.2	K192, S193

PPARG

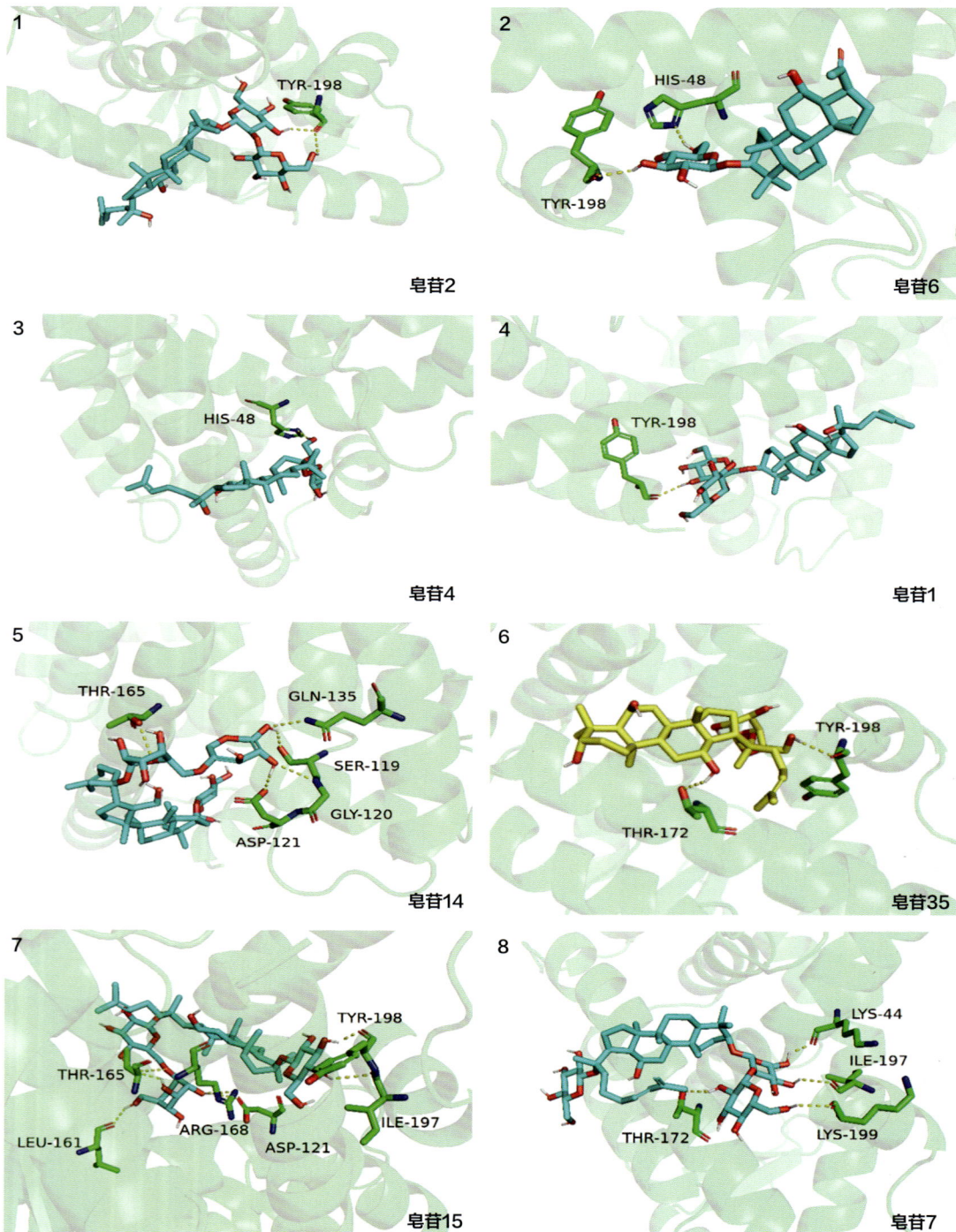

图 4-116　与 PPARG 蛋白靶点作用最强的 8 个人参皂苷分子对接图

表4-116　PPARG与人参皂苷的结合能及氨基酸残基

序号	人参皂苷	结合能/(kcal/mol)	氨基酸残基	序号	人参皂苷	结合能/(kcal/mol)	氨基酸残基	序号	人参皂苷	结合能/(kcal/mol)	氨基酸残基
1	皂苷2	-8.9	Y198	20	皂苷34	-7.6	E49, T172, R122	39	皂苷13	-7.1	D121, T165, R168, T172, Y45, R122
2	皂苷6	-8.7	H48, Y198	21	皂苷24	-7.6	K98, D166, P91, Y198	40	皂苷54	-7.0	T165, E49, H48, T45
3	皂苷4	-8.6	H48	22	皂苷19	-7.5	I197	41	皂苷16	-7.0	T165, E49, H48, Y45
4	皂苷1	-8.2	Y198	23	皂苷9	-7.5	Y198	42	皂苷42	-7.0	E95
5	皂苷14	-8.2	T165, Q135, S119, G120, D121	24	皂苷38	-7.4	T172, D121, Y45, H48	43	皂苷28	-7.0	Q162, T165, R168, T172, Q176, Y198, Y45, D121
6	皂苷35	-8.1	Y198, T172	25	皂苷21	-7.4	Y198	44	皂苷10	-7.0	T172, E49, Y45, G120, Q135
7	皂苷15	-8.1	T165, L161, R168, D171, Y198, I197	26	皂苷44	-7.3	Q170, T173, H49	45	皂苷51	-6.9	E49, Y45, K44
8	皂苷7	-8.1	T172, K199, I197, K44	27	皂苷52	-7.3	T172	46	皂苷50	-6.9	Q152, L153
9	皂苷48	-8.0	T172	28	皂苷41	-7.3	T165, T172, D200	47	皂苷55	-6.9	K99, E174
10	皂苷46	-8.0	H48	29	皂苷17	-7.3	Q179	48	皂苷30	-6.9	E95
11	皂苷45	-7.9	Q152, L153	30	皂苷11	-7.3	T165, G120, R168, H48	49	皂苷12	-6.9	T165, R168, D121, R122, Y45
12	皂苷32	-7.9	E174, T173	31	皂苷49	-7.2	T165, D121, I197	50	皂苷40	-6.8	T172, R122
13	皂苷43	-7.8	D30	32	皂苷18	-7.2	Q179, T172, R168	51	皂苷25	-6.8	T165, T172
14	皂苷20	-7.8	H48	33	皂苷5	-7.2	H48	52	皂苷27	-6.8	Q169, T172, I197, D200
15	皂苷56	-7.7	T172, R168	34	皂苷8	-7.2	T172, K44	53	皂苷33	-6.7	P92, R169
16	皂苷22	-7.7	K44	35	皂苷31	-7.1	Q179, T172, R168	54	皂苷26	-6.7	Y45, I197, T172
17	皂苷3	-7.7	D200, Y198	36	皂苷37	-7.1	Q179, T172, R168	55	皂苷47	-6.6	Q179
18	皂苷53	-7.6	E95, K99, E174	37	皂苷23	-7.1	R168	56	皂苷39	-6.3	Q179, R122, R168
19	皂苷36	-7.6	R122	38	皂苷29	-7.1	L161, T165, T172, Y198, I197				

PRDX3

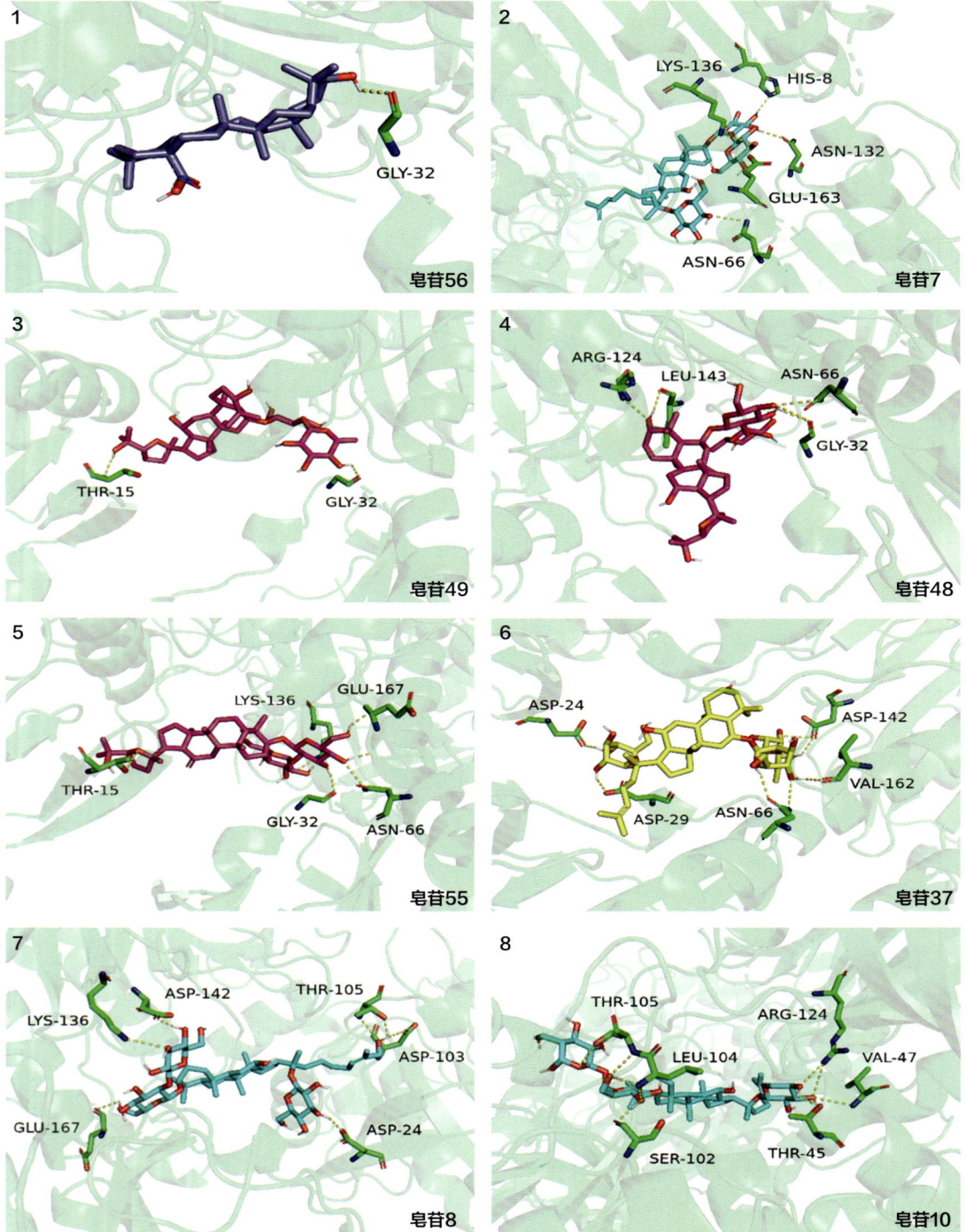

图 4-117　与 PRDX3 蛋白靶点作用最强的 8 个人参皂苷分子对接图

表4-117 PRDX3与人参皂苷的结合能及氨基酸残基

序号	人参皂苷	结合能/(kcal/mol)	氨基酸残基	序号	人参皂苷	结合能/(kcal/mol)	氨基酸残基	序号	人参皂苷	结合能/(kcal/mol)	氨基酸残基
1	皂苷56	−9.6	G32	20	皂苷4	−8.7	D64, R88	39	皂苷22	−8.3	D24
2	皂苷7	−9.3	K136, H8, N132, E163, N66	21	皂苷5	−8.7	T15, D24, G32, N66	40	皂苷6	−8.3	V162, N66
3	皂苷49	−9.2	T15, G32	22	皂苷15	−8.7	D24, D29, G32	41	皂苷39	−8.2	N66, D29
4	皂苷48	−9.2	R124, L143, N66, G32	23	皂苷26	−8.7	H63, K136	42	皂苷1	−8.2	G32, N66, G166, D142
5	皂苷55	−9.1	T15, K136, E167, G32, N66	24	皂苷45	−8.6	T15, R124	43	皂苷19	−8.2	—
6	皂苷37	−9.0	D24, D29, N66, V162, D142	25	皂苷43	−8.6	T15, R124	44	皂苷24	−8.1	L104, H77, S102, T15, K13, N66, S119
7	皂苷8	−9.0	K136, E167, D142, T105, D103, D24	26	皂苷53	−8.6	N66	45	皂苷25	−8.1	S119, T15, T105, L104
8	皂苷10	−9.0	T105, L104, S102, T45, V47, R124	27	皂苷33	−8.6	F22, D24	46	皂苷29	−8.1	S119, T105, L104, T15
9	皂苷51	−8.9	L104, T105, H77, T15, D24, K13, D29	28	皂苷20	−8.6	Q160	47	皂苷31	−8.0	Q160, T164
10	皂苷50	−8.9	G32, E68, N97	29	皂苷3	−8.6	G32, N66	48	皂苷36	−8.0	K136, G32, S119
11	皂苷46	−8.9	G32	30	皂苷54	−8.5	K136, D142, N66, G32, T15	49	皂苷16	−8.0	V162
12	皂苷21	−8.9	D24	31	皂苷42	−8.5	T15, K23	50	皂苷30	−7.9	—
13	皂苷47	−8.8	E167, H165, E68	32	皂苷27	−8.5	D142, K136, N66, G32, K31	51	皂苷23	−7.9	H77, R124
14	皂苷52	−8.8	R124, K23, D24	33	皂苷44	−8.4	N66, G32	52	皂苷13	−7.9	D24, K31, E163, K136
15	皂苷2	−8.8	S19, N66	34	皂苷32	−8.4	T164	53	皂苷17	−7.7	Q160
16	皂苷14	−8.8	V47, H63	35	皂苷40	−8.4	P182, R124, D29, D24	54	皂苷35	−7.6	T15, S102
17	皂苷28	−8.8	T15, D24, G32, N66, K136	36	皂苷41	−8.4	Q160	55	皂苷34	−7.6	S119, D142
18	皂苷11	−8.8	E189, N90, N85	37	皂苷9	−8.4	V47, N66	56	皂苷18	−6.9	L104, S119
19	皂苷12	−8.8	N66, G32, N132, D130, K136	38	皂苷38	−8.3	R124, D29, D24				

PRKCA

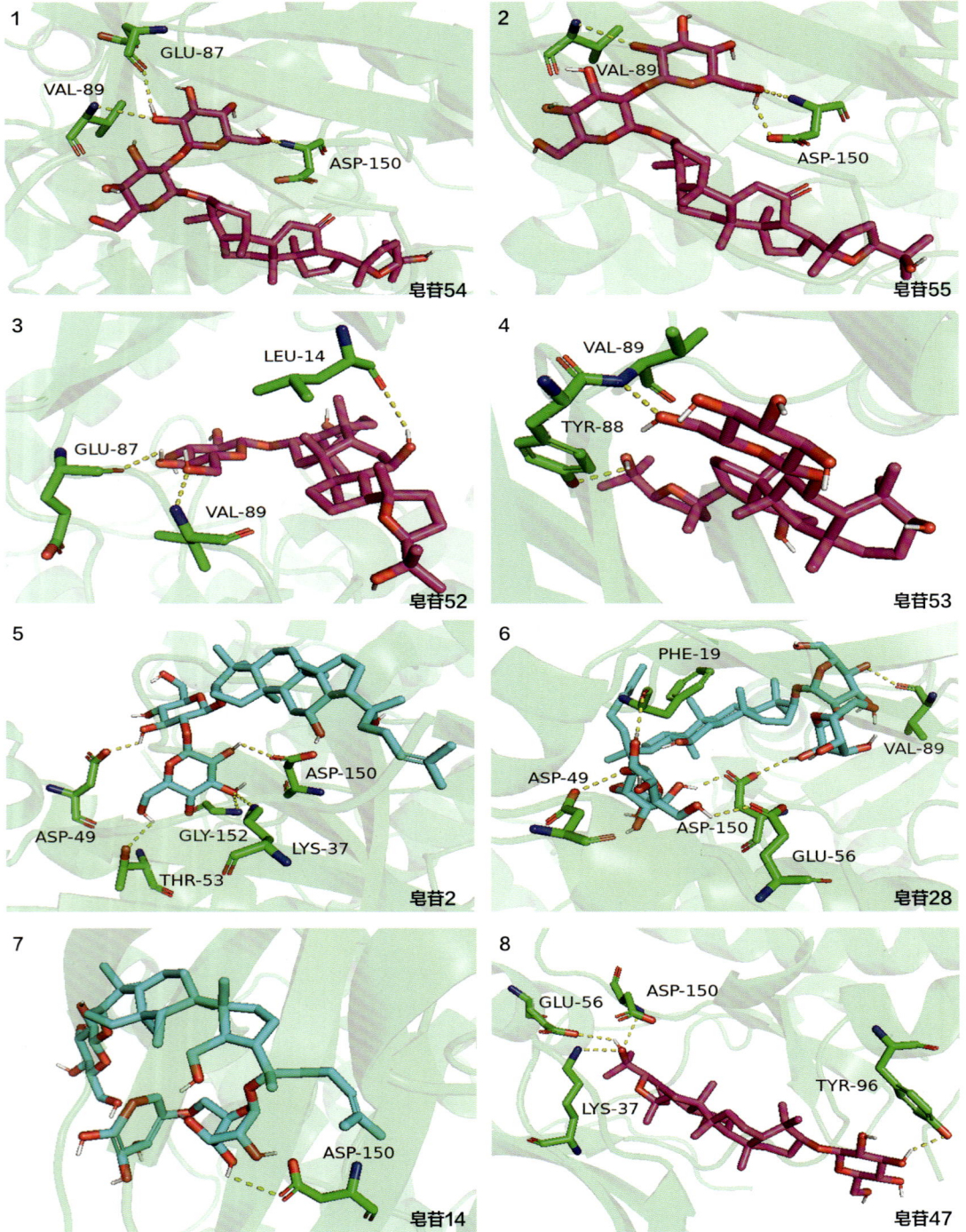

图 4-118　与 PRKCA 蛋白靶点作用最强的 8 个人参皂苷分子对接图

表 4-118　PRKCA 与人参皂苷的结合能及氨基酸残基

序号	人参皂苷	结合能/(kcal/mol)	氨基酸残基	序号	人参皂苷	结合能/(kcal/mol)	氨基酸残基	序号	人参皂苷	结合能/(kcal/mol)	氨基酸残基
1	皂苷54	−9.2	E87, V89, D150	20	皂苷34	−8.8	E56, Y96, D150	39	皂苷45	−8.2	—
2	皂苷55	−9.2	V89, D150	21	皂苷42	−8.8	D150, G152, M153	40	皂苷56	−8.2	N90, G92, D136
3	皂苷52	−9.2	L14, E87, V89	22	皂苷49	−8.7	L14, D93	41	皂苷11	−8.2	—
4	皂苷53	−9.2	Y88, V89	23	皂苷48	−8.7	D136, D150	42	皂苷38	−8.2	—
5	皂苷2	−9.2	K37, D49, T53, D150, G152	24	皂苷50	−8.7	N90, G92, D136	43	皂苷24	−8.1	—
6	皂苷28	−9.2	F19, D49, E56, V89, D150	25	皂苷21	−8.6	E87, D132	44	皂苷46	−8.0	L14, D93
7	皂苷14	−9.1	D150	26	皂苷27	−8.6	L14, D93	45	皂苷19	−8.0	D136, D150
8	皂苷47	−9.0	K37, E56, Y96, D150	27	皂苷33	−8.6	G91, D136	46	皂苷23	−7.9	N90, G92, D136
9	皂苷12	−9.0	E87, D132, D150, G152, M153	28	皂苷35	−8.6	V89, D136	47	皂苷30	−7.9	E56, Y96, D150
10	皂苷36	−9.0	L14, D93	29	皂苷43	−8.5	D150	48	皂苷37	−7.9	G152, M153
11	皂苷51	−8.9	G91, D136, D150	30	皂苷26	−8.5	—	49	皂苷39	−7.9	L14, D93
12	皂苷1	−8.9	V89, N90, G92, D136	31	皂苷13	−8.5	E87, V89	50	皂苷5	−7.8	D136, D150
13	皂苷44	−8.8	V89, D150	32	皂苷9	−8.5	Y88, V89	51	皂苷25	−7.8	N90, G92, D136
14	皂苷22	−8.8	D150	33	皂苷40	−8.5	T53, G152	52	皂苷16	−7.6	—
15	皂苷20	−8.8	E87, V89	34	皂苷4	−8.4	E56, V89, D150	53	皂苷29	−7.6	E56, Y96, D150
16	皂苷3	−8.8	Y88, V89	35	皂苷6	−8.4	D150	54	皂苷17	−7.5	D150
17	皂苷15	−8.8	T53, D150, G152	36	皂苷32	−8.4	E56, Y96, D150	55	皂苷18	−7.5	M153
18	皂苷8	−8.8	E56, V89, D150	37	皂苷41	−8.4	M153	56	皂苷31	−7.4	L14, D93
19	皂苷10	−8.8	D150	38	皂苷7	−8.3	L14, D93				

PTGS1

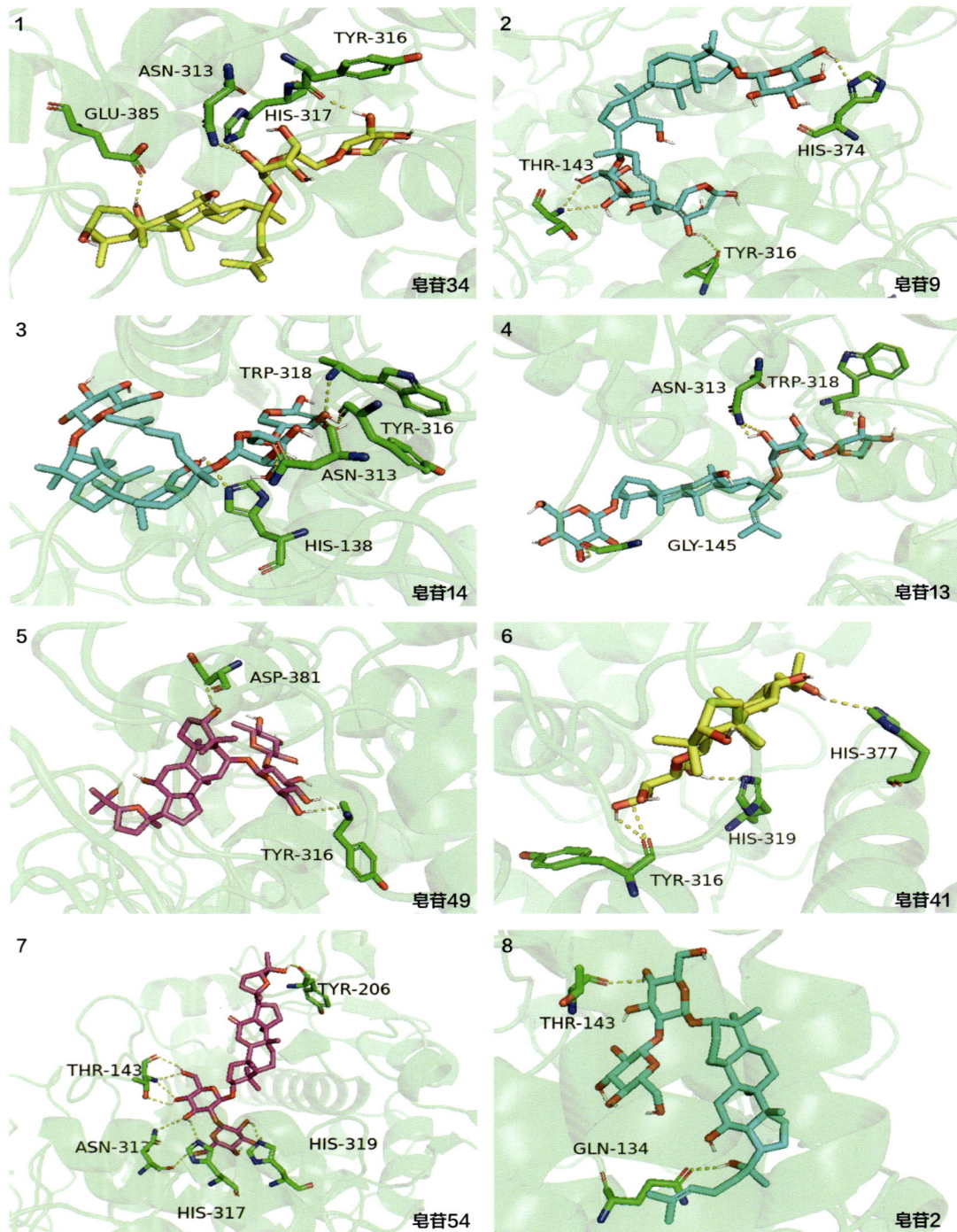

图 4-119　与 PTGS1 蛋白靶点作用最强的 8 个人参皂苷分子对接图

表4-119　PTGS1与人参皂苷的结合能及氨基酸残基

序号	人参皂苷	结合能/(kcal/mol)	氨基酸残基	序号	人参皂苷	结合能/(kcal/mol)	氨基酸残基	序号	人参皂苷	结合能/(kcal/mol)	氨基酸残基
1	皂苷34	-9.6	E385, N313, H317, Y316	20	皂苷22	-8.5	N53, S57	39	皂苷31	-8.0	T143
2	皂苷9	-9.5	T143, Y316, H374	21	皂苷20	-8.5	N53	40	皂苷17	-7.9	T143
3	皂苷14	-9.4	W318, N313, H138, Y316	22	皂苷12	-8.5	N313, T143, H205, H317, Y206	41	皂苷30	-7.9	S52, I55, L30
4	皂苷13	-9.3	N313, G145, W318	23	皂苷46	-8.4	G145, F141	42	皂苷16	-7.8	N53
5	皂苷49	-9.2	D381, Y316	24	皂苷33	-8.4	H319, K146, G145, D381	43	皂苷19	-7.8	S57
6	皂苷41	-9.2	Y316, H319, H377	25	皂苷36	-8.4	F141, Q220, G145, K146	44	皂苷28	-7.8	N313, Y316, W318, A130, H374
7	皂苷54	-9.0	T143, N313, H317, H319, Y206	26	皂苷40	-8.4	R88, P3, I5, S18, S16	45	皂苷18	-7.6	Y61
8	皂苷2	-9.0	T143, Q134	27	皂苷56	-8.3	S16	46	皂苷25	-7.6	H205, Q220, T143, N313
9	皂苷48	-8.9	N313, H138	28	皂苷21	-8.3	—	47	皂苷29	-7.6	G145, T143, K146, H205, E221, F141
10	皂苷53	-8.9	N313, Y316, Q134	29	皂苷3	-8.3	E385, Y316	48	皂苷35	-7.6	—
11	皂苷55	-8.8	H317, N313, T137, K142	30	皂苷32	-8.3	L13	49	皂苷23	-7.5	Q301, N53, S57, I55
12	皂苷52	-8.8	T137, N313, Y316, H319	31	皂苷44	-8.2	S57, I55, L13	50	皂苷24	-7.5	T143, E221, W318, H317, N313
13	皂苷11	-8.8	Y206, H138, F141, G145	32	皂苷1	-8.2	Y316, T143	51	皂苷27	-7.5	T143, N313, H205, Y206
14	皂苷50	-8.7	T143, N313	33	皂苷4	-8.2	A64, D66	52	皂苷26	-7.4	Y206, H205, T143, N313
15	皂苷47	-8.7	H377, Q134, T137	34	皂苷5	-8.2	Q303, S57, T60, Y61, R400, N53	53	皂苷37	-7.4	T143, E221
16	皂苷51	-8.6	N313	35	皂苷38	-8.2	T143, Q220	54	皂苷39	-7.2	T143
17	皂苷10	-8.6	E385, W318, D381	36	皂苷45	-8.1	D66	55	皂苷8	-7.1	N313
18	皂苷42	-8.6	D381	37	皂苷15	-8.1	H377, D381, H317, H138	56	皂苷7	-6.7	T143, N313, Q220, H205
19	皂苷43	-8.5	R264	38	皂苷6	-8.1	N53, Q301, R400				

PTGS2

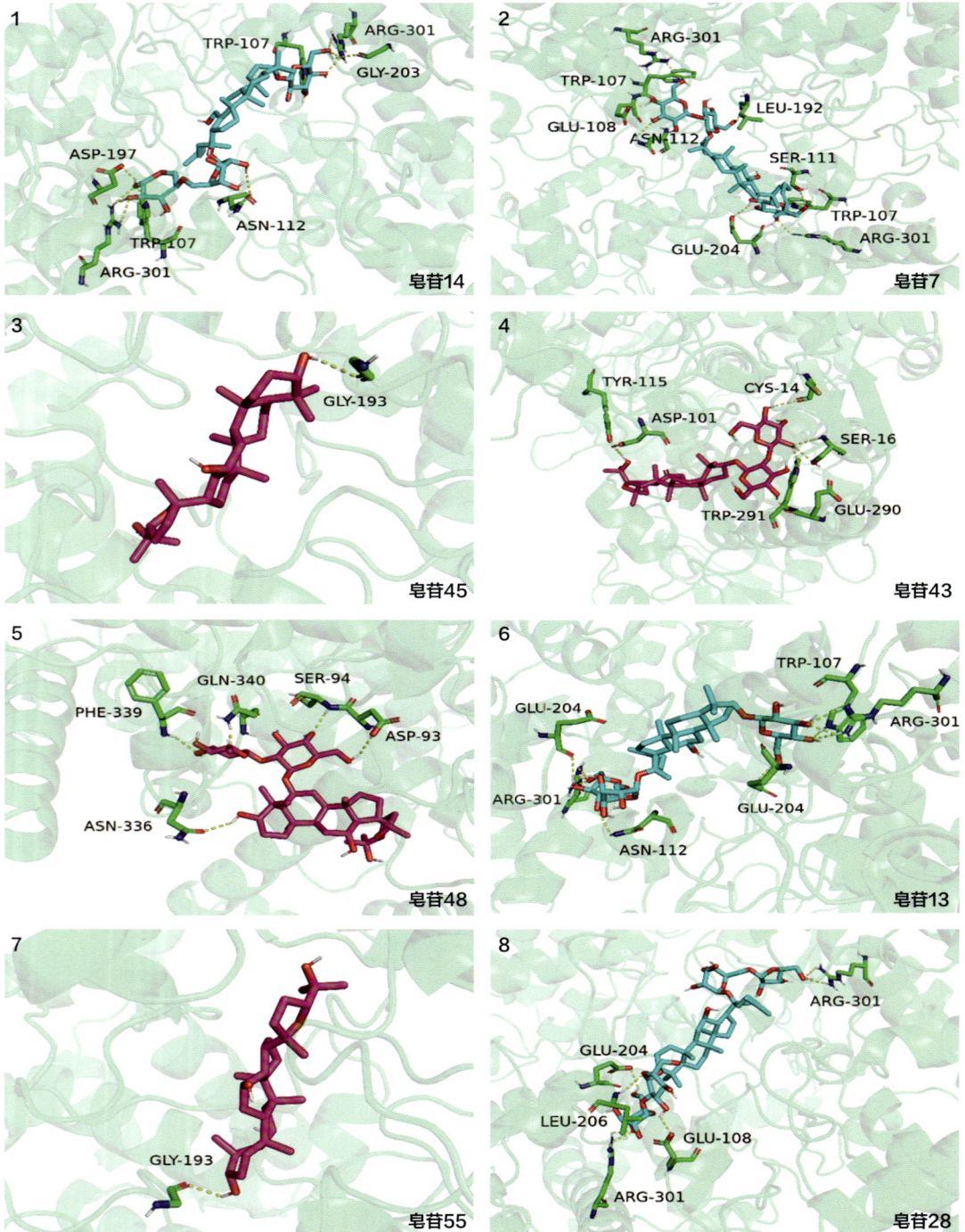

图 4-120　与 PTGS2 蛋白靶点作用最强的 8 个人参皂苷分子对接图

表4-120　PTGS2与人参皂苷的结合能及氨基酸残基

序号	人参皂苷	结合能/(kcal/mol)	氨基酸残基
1	皂苷14	-11.8	D197, R301, W107, N112, G203
2	皂苷7	-11.8	W107, E108, R301, L192, S111, E204, N112
3	皂苷45	-11.2	G193
4	皂苷43	-11.1	Y115, C14, S16, W291, E290
5	皂苷48	-10.8	F339, Q340, S94, N336, D93
6	皂苷13	-10.8	E204, R301, N112, W107
7	皂苷55	-10.7	G197
8	皂苷28	-10.7	E204, L206, R301, E108
9	皂苷54	-10.6	G193
10	皂苷52	-10.5	K427, G103, S16, W291, N1
11	皂苷50	-10.4	R301, W107, E108, N112
12	皂苷12	-10.4	R301, W107, S11, G193, D197, S111
13	皂苷49	-10.3	L192, S111
14	皂苷27	-10.3	G203, R301, D197, W107, S111, L192
15	皂苷11	-10.3	R301, W107, G203, E204
16	皂苷51	-10.2	R301, W107, E204
17	皂苷8	-10.2	A207, L206, R301, W107, E108, L192
18	皂苷9	-10.2	E108, S111, R184, D197, W107
19	皂苷46	-10.1	S94, Q338
20	皂苷15	-10.1	R301, W107, R344, E108, G193, L192, E204
21	皂苷32	-9.9	S94, R11
22	皂苷26	-9.9	R210, Q295, W291, G103, Q429, N1, S16
23	皂苷10	-9.9	R301, G203, E204, L206, D197, W107, G193
24	皂苷56	-9.8	Q340, D93, R11
25	皂苷33	-9.8	H90, S89, I92, R28, S94
26	皂苷24	-9.8	E108, S111, N112, L206, L192, E204, R301
27	皂苷47	-9.7	D293, E294, Q295
28	皂苷40	-9.7	L334, Q340, S94, Q338
29	皂苷37	-9.6	L334, F335, K337, Q338, Q340, K46
30	皂苷5	-9.6	T107, R301, Q209
31	皂苷21	-9.5	N1, Q295
32	皂苷4	-9.5	K50, K46, T43
33	皂苷38	-9.4	G103, Q295, N1, W291
34	皂苷42	-9.4	Q340, Q338, S94, R28, I92, H90
35	皂苷20	-9.4	R11
36	皂苷44	-9.3	R28
37	皂苷53	-9.3	Q340, Q338, F335, N336
38	皂苷36	-9.3	N336, I92, Q340
39	皂苷16	-9.3	E294
40	皂苷30	-9.2	E294
41	皂苷1	-9.2	K46, T27, K514, S94
42	皂苷3	-9.1	R301, S114, E108, R184
43	皂苷2	-9.1	R11, S94, K514
44	皂苷34	-9.0	F339, Q340, K337, L334, N336
45	皂苷23	-9.0	Q340, K500, H90
46	皂苷6	-9.0	S16, C14, W291, Q295
47	皂苷31	-8.9	N343
48	皂苷29	-8.9	S111, E204, R301, G203
49	皂苷19	-8.8	R11, H90
50	皂苷22	-8.7	Q340
51	皂苷39	-8.6	K46, K50, T43, D93, Q340, Q348
52	皂苷41	-8.5	K514, N336, R11
53	皂苷17	-8.5	N343
54	皂苷18	-8.2	E294
55	皂苷35	-8.1	S89, Q340
56	皂苷25	-7.9	D101, G103, N1, E204, Q295

PTPRC

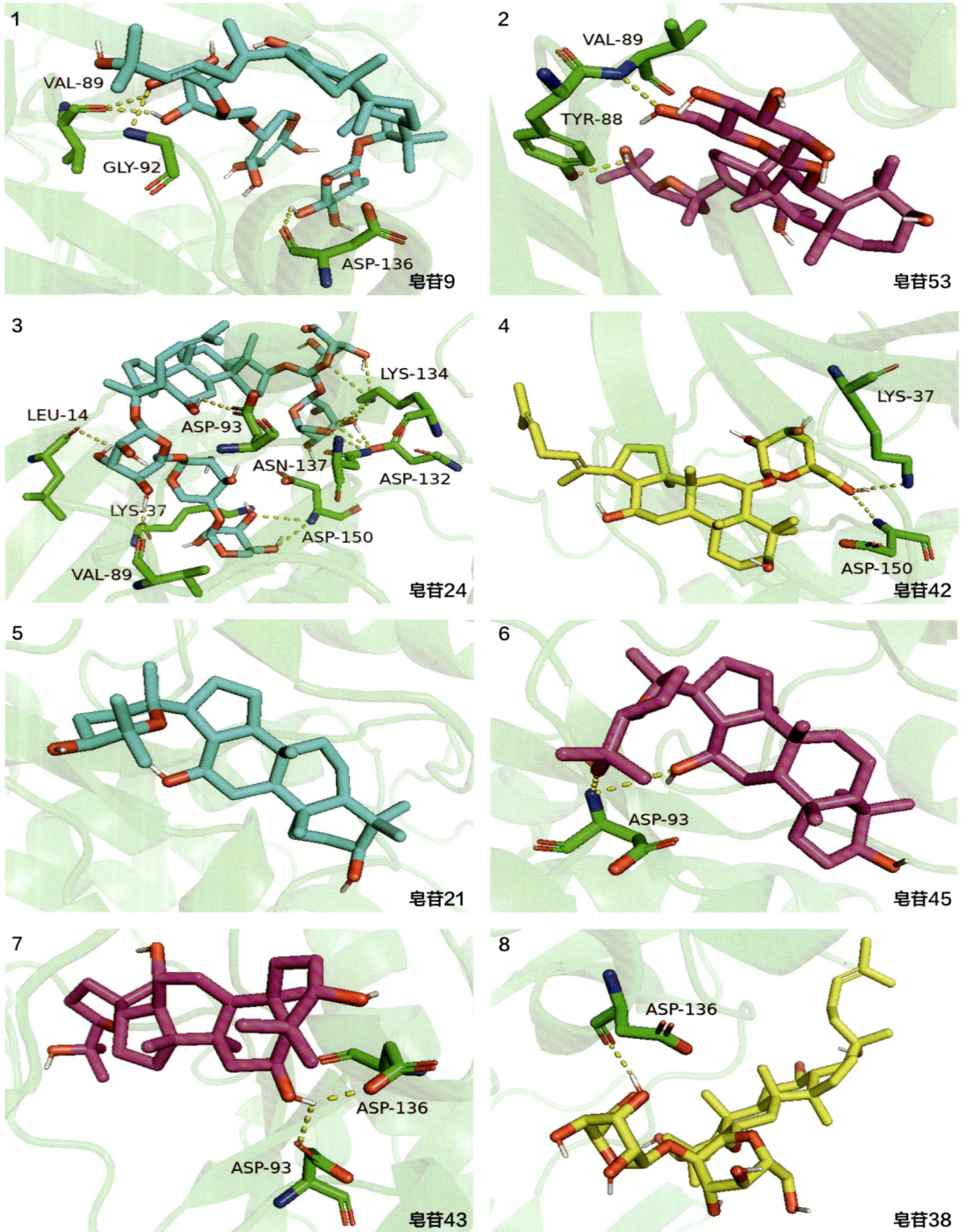

图 4-121　与 PTPRC 蛋白靶点作用最强的 8 个人参皂苷分子对接图

表 4-121 PTPRC 与人参皂苷的结合能及氨基酸残基

序号	人参皂苷	结合能/(kcal/mol)	氨基酸残基
1	皂苷9	-7.9	V89, G92, D136
2	皂苷53	-7.6	V89, Y88
3	皂苷24	-7.6	L14, D93, K37, V89, D150, D132, K134, D137
4	皂苷42	-7.6	D150, K37
5	皂苷21	-7.5	—
6	皂苷45	-7.4	D93
7	皂苷43	-7.4	D93, D136
8	皂苷38	-7.4	D136
9	皂苷40	-7.4	G92, V89, D150
10	皂苷46	-7.3	—
11	皂苷54	-7.3	V89, E87, D150
12	皂苷55	-7.3	V89, D150
13	皂苷10	-7.3	V89, K134, G152, D49
14	皂苷11	-7.3	D93
15	皂苷49	-7.2	D93, D136, G92
16	皂苷50	-7.2	N90, G91, D150
17	皂苷52	-7.2	E87, V89, L14
18	皂苷22	-7.2	—
19	皂苷20	7.1	—
20	皂苷14	-7.1	D150
21	皂苷31	-7.1	—
22	皂苷5	-7.0	E87, Y88, N90, V89
23	皂苷51	-6.9	G91, D136, D150
24	皂苷44	-6.9	D150, K37
25	皂苷56	-6.9	—
26	皂苷17	-6.9	G92, D93, D136, D130
27	皂苷18	-6.9	D150
28	皂苷12	-6.9	E87, D150, G152, D132, M153
29	皂苷33	-6.9	Y96, D93
30	皂苷3	-6.8	V89, D150, G92
31	皂苷6	-6.8	N90, K37, D150
32	皂苷28	-6.8	D49, F19, D150, E56, V89
33	皂苷13	-6.8	D49, S18, D150, V89
34	皂苷32	-6.8	L14
35	皂苷30	-6.8	D136
36	皂苷16	-6.7	N90, D93
37	皂苷25	-6.7	D93, D136, N137, A16
38	皂苷27	-6.7	V89, T70, N137, K134, D132
39	皂苷41	-6.7	V89, D150, T70, K37
40	皂苷48	-6.6	D150, V89, G92, D93
41	皂苷47	-6.6	E56, D150, K37, Y96
42	皂苷15	-6.6	V89, D150, T53
43	皂苷26	-6.6	T4, D132, K134, N137, V89
44	皂苷23	-6.5	D150, D136, N137
45	皂苷19	6.5	—
46	皂苷2	-6.4	D49, T53, G152, K37, D150
47	皂苷4	-6.4	D150, K37, Y88, N90
48	皂苷36	-6.4	D93, L14
49	皂苷7	-6.3	E87, T70, D150
50	皂苷35	-6.3	D136, D93, G92, D150
51	皂苷34	-6.3	G92, D136, F19, S18
52	皂苷1	-6.2	D136, G92, V89, N90
53	皂苷29	-6.2	G92, V89, D49
54	皂苷37	-6.2	D150
55	皂苷39	-6.1	K37, D150
56	皂苷8	-6.0	K37, E56, D150, D49

RELA

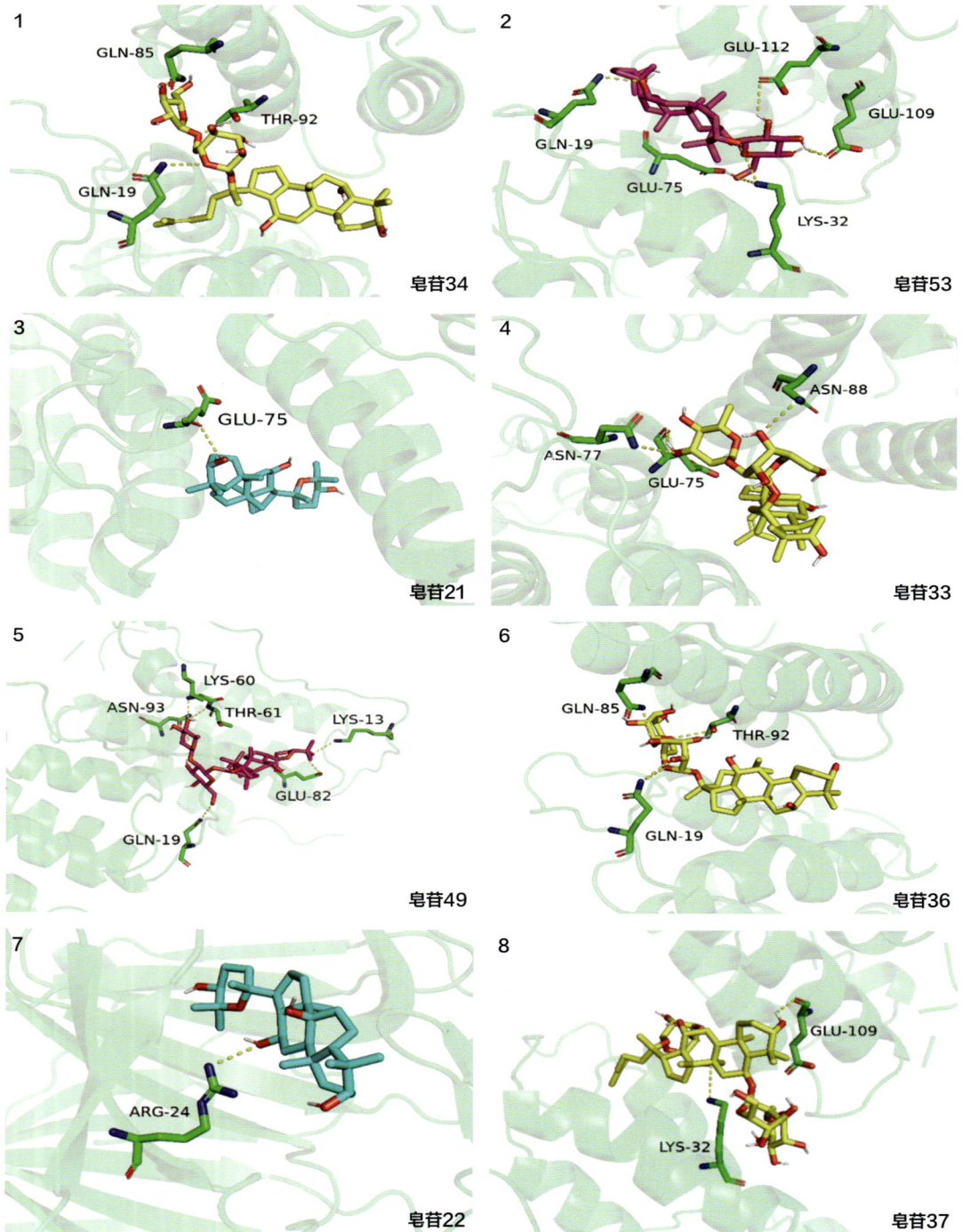

图 4-122　与 RELA 蛋白靶点作用最强的 8 个人参皂苷分子对接图

表4-122　RELA与人参皂苷的结合能及氨基酸残基

序号	人参皂苷	结合能/（kcal/mol）	氨基酸残基
1	皂苷34	−9.0	Q85, Q19, T92
2	皂苷53	−8.8	Q19, E75, K32, E112, E109
3	皂苷21	−8.8	E75
4	皂苷33	−8.7	N77, E75, N88
5	皂苷49	−8.6	N93, K60, T61, K13, E82, Q19
6	皂苷36	−8.5	Q85, I92, Q19
7	皂苷22	−8.5	R24
8	皂苷37	−8.4	E109, K32
9	皂苷26	−8.4	Q85, Q19
10	皂苷7	−8.4	N77, N88, E109
11	皂苷56	−8.3	Q24
12	皂苷48	−8.3	Q85, N88, N77, Q19, K32
13	皂苷42	−8.3	N7, N88
14	皂苷1	−8.3	N77, N88
15	皂苷51	−8.2	T92, N93, S11, K60, R71, Y76, T61
16	皂苷3	−8.2	N77, E75
17	皂苷46	−8.1	T92
18	皂苷10	−8.1	T92, E109, N77, L74, R28, K32
19	皂苷17	−8.1	E86
20	皂苷8	−8.1	T92, N77, L74, R28, E109, K32
21	皂苷50	−8.0	K60, T61, N93, S11
22	皂苷47	−8.0	N77, L74
23	皂苷31	−8.0	E112
24	皂苷2	−8.0	L23, N77
25	皂苷23	−8.0	E112
26	皂苷14	8.0	T92, N77, R28, T33
27	皂苷9	−8.0	N76, N93, T61
28	皂苷38	−7.9	G101
29	皂苷15	−7.9	N77, L74, T92, L106
30	皂苷27	−7.9	Q103, K100, N125, H34, R22, Q20, D65, R99, E64, D61
31	皂苷10	−7.9	T92, E112, E109
32	皂苷12	−7.9	N77, T92, N88, E112, L74
33	皂苷41	−7.8	H37, E109, Q44
34	皂苷20	−7.8	N77, E112
35	皂苷4	−7.8	N77, E75
36	皂苷16	−7.8	Q103
37	皂苷6	−7.8	L74, N77, E75, E112
38	皂苷11	−7.8	T92, E75, K28
39	皂苷45	−7.7	T92, E75, R28
40	皂苷54	−7.7	Q85, E112, E109, Q19
41	皂苷55	−7.7	Q19, N77, R28, E109
42	皂苷30	−7.7	Y145, D90, K24
43	皂苷19	−7.7	K100
44	皂苷13	−7.7	N77, T92, E109
45	皂苷44	−7.6	T163, V161
46	皂苷43	−7.6	N71, K32
47	皂苷35	−7.6	Q85, Q19, N77
48	皂苷5	−7.6	N77, E75, E109
49	皂苷28	−7.6	I58, Y97, K99
50	皂苷29	−7.6	Q24, T20, L23, N77, L74
51	皂苷52	−7.5	N88, N77
52	皂苷39	−7.5	T92, R28, K32
53	皂苷18	−7.5	E109
54	皂苷32	−7.4	K72, P8, T10
55	皂苷24	−7.2	N77, Q85, N93
56	皂苷25	−6.7	N48, N4, P46, T97

REN

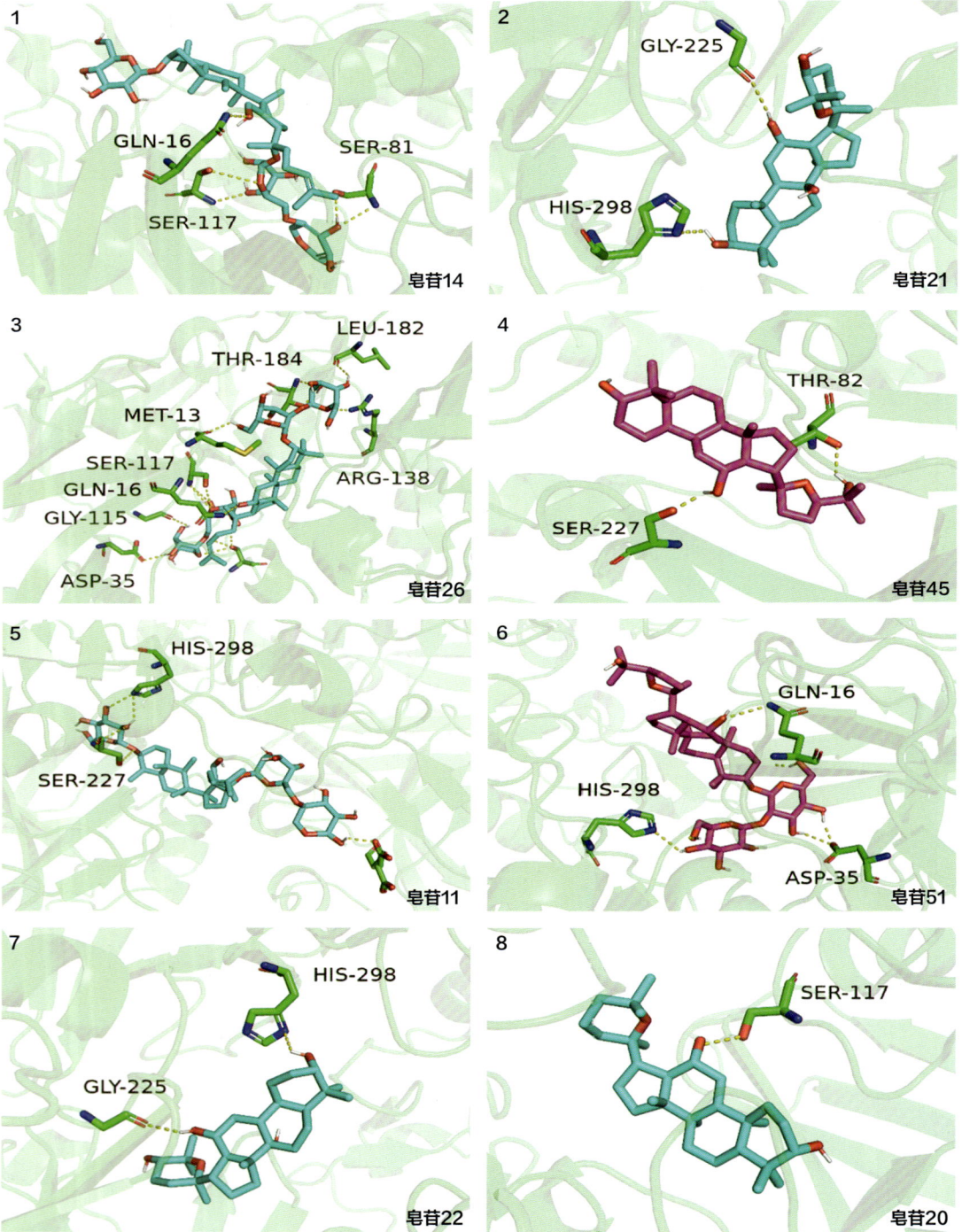

图 4-123　与 REN 蛋白靶点作用最强的 8 个人参皂苷分子对接图

表4-123 REN与人参皂苷的结合能及氨基酸残基

序号	人参皂苷	结合能/(kcal/mol)	氨基酸残基	序号	人参皂苷	结合能/(kcal/mol)	氨基酸残基	序号	人参皂苷	结合能/(kcal/mol)	氨基酸残基
1	皂苷14	-12.0	Q16, S117, S81	20	皂苷10	-10.4	T84, Q16, G115, D35	39	皂苷17	-9.8	—
2	皂苷21	-11.2	H298, G225	21	皂苷35	-10.4	S117	40	皂苷12	-9.8	S227, Y228, T294, R248
3	皂苷26	-11.2	L182, T184, M13, S117, Q16, G115, D35, R138	22	皂苷3	-10.2	Y118, Q16	41	皂苷32	-9.8	S117
4	皂苷45	-11.0	S227, T82	23	皂苷49	-10.1	H298, A3, D223, G225	42	皂苷37	-9.8	S81, R138, S117, E175
5	皂苷11	-11.0	H298, S227	24	皂苷15	-10.1	D141, S81	43	皂苷8	-9.7	R138, T84, S81, T15
6	皂苷51	-10.9	H298, D35, Q16	25	皂苷50	-10.0	Y118, D141, L114, T84	44	皂苷25	-9.6	S881, R248, T84, S227, D223
7	皂苷22	-10.9	G225, H298	26	皂苷1	-10.0	T84, T184, M13, Q16	45	皂苷40	-9.6	R138, Y80
8	皂苷20	-10.9	S117	27	皂苷2	-10.0	T84, T184, Q16	46	皂苷19	-9.5	G115
9	皂苷47	-10.8	T184, T15, D35	28	皂苷4	-10.0	Q16	47	皂苷5	-9.5	T184
10	皂苷46	-10.7	Y118, S117, D113	29	皂苷16	-10.0	—	48	皂苷7	-9.5	R138, D141, S117
11	皂苷44	-10.6	S227	30	皂苷29	-10.0	S117, S81	49	皂苷31	-9.5	S117
12	皂苷55	-10.6	D251, H298, Y228, S230, D35, T82	31	皂苷30	-10.0	—	50	皂苷38	-9.5	S227, Y228, F250
13	皂苷18	-10.6	T82, S117, T15	32	皂苷48	-9.9	T84, L4	51	皂苷42	-9.5	—
14	皂苷27	-10.6	Y118, S117, D113, Q16, T84, S81	33	皂苷52	-9.9	Y118, S81, S117	52	皂苷6	-9.4	L139
15	皂苷33	-10.6	Q16, T184, F140	34	皂苷28	-9.9	T84, Q16, D35	53	皂苷34	-9.4	D14, S117
16	皂苷54	-10.5	S81, H298, D35, S230, Y228	35	皂苷13	-9.9	T184, T84, L114	54	皂苷56	-9.3	Y118
17	皂苷24	-10.5	Q16, T84, D35, D113, T82, G37, S81	36	皂苷36	-9.9	S117, D113, S81	55	皂苷41	-9.3	G225, F250
18	皂苷23	-10.4	F140, S117	37	皂苷43	-9.8	Q16, D35	56	皂苷39	-9.0	L182, T84, E175, R138, Q16
19	皂苷9	-10.4	S227, M13, E285	38	皂苷53	-9.8	Y118				

RPS27A

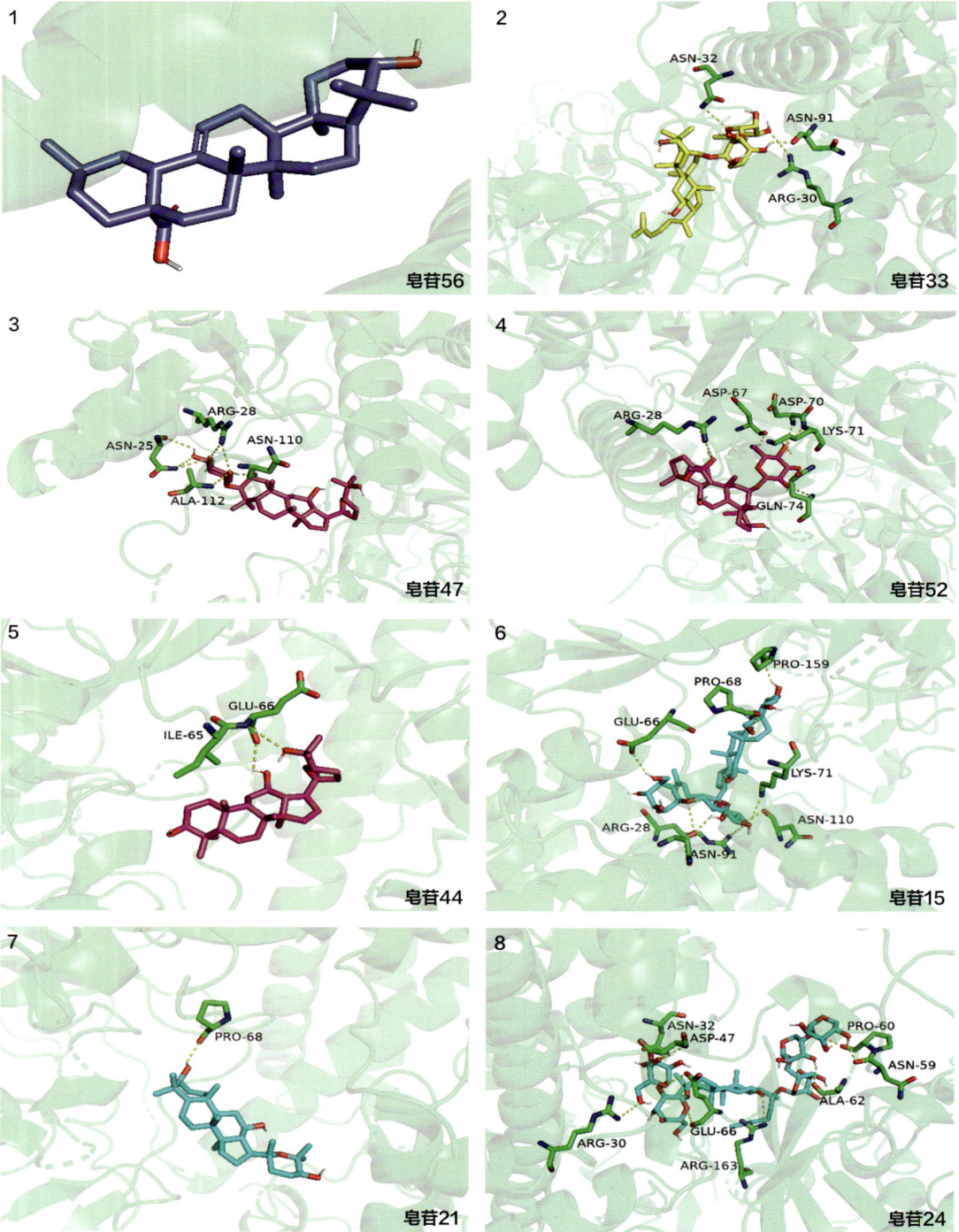

图 4-124　与 RPS27A 蛋白靶点作用最强的 8 个人参皂苷分子对接图

表4-124 RPS27A与人参皂苷的结合能及氨基酸残基

序号	人参皂苷	结合能/(kcal/mol)	氨基酸残基
1	皂苷56	-9.2	—
2	皂苷33	-8.7	N32, N91, R30
3	皂苷47	-8.5	N25, A112, R28, N110
4	皂苷52	-8.4	R28, D67, D70, K71, Q74
5	皂苷44	-8.3	I65, E66
6	皂苷15	-8.2	P159, E66, R28, N91, N110, K71, P68
7	皂苷21	-8.1	P68
8	皂苷24	-8.1	R30, N32, D47, E66, R163, A62, P60, N59
9	皂苷42	-8.1	Q74
10	皂苷48	-8.0	P68, I65, R28, D111
11	皂苷34	-8.0	T88, L87, Q74, P68, N90
12	皂苷49	-7.9	P68, E66, N91, N32, R28
13	皂苷46	-7.9	D67, E66
14	皂苷55	-7.9	H33, N32, N25, Q74, N110
15	皂苷36	-7.9	N32, N90, R28, Q74, R30
16	皂苷45	-7.8	P159
17	皂苷22	-7.8	P68
18	皂苷9	-7.8	N91, R30, K71, D70, D67, P68
19	皂苷51	-7.7	N91, R28, I133, N25, N32, Q74
20	皂苷50	-7.7	N25, R28, H33, N32, Q74
21	皂苷20	-7.7	—
22	皂苷4	-7.7	Q45, N32, K39
23	皂苷6	-7.7	I113, A112
24	皂苷10	-7.7	D47, N32, R30, E66, P68, P159
25	皂苷41	-7.7	Q74
26	皂苷2	-7.6	N91, D90, N90, E66
27	皂苷32	-7.6	—
28	皂苷43	-7.5	Q74, R30
29	皂苷18	-7.5	P68, Q74, R30
30	皂苷54	-7.4	H33, N32, N91, Q74
31	皂苷19	-7.4	E66
32	皂苷14	-7.4	P159, D67, E66, K71, D70, R30
33	皂苷11	-7.4	P159, L69, P68, D70, K71, R30
34	皂苷53	-7.3	A112, I113, Q74, K71, D70
35	皂苷1	-7.3	N90, S89, N91, E66
36	皂苷3	-7.3	N32, K39, G92
37	皂苷25	-7.3	Q74, E66, R28, N25
38	皂苷13	-7.3	E66, N91, K71, R28
39	皂苷31	-7.2	K71
40	皂苷17	-7.1	Q74
41	皂苷27	-7.1	N25, R28, E66, K71, Q74
42	皂苷12	-7.1	K39, E66, S89, T88
43	皂苷28	-7.0	Y46, L64, D67, R163, S167, T88, L87, Q74
44	皂苷23	-6.9	Q74, K71, N32, R28
45	皂苷5	-6.9	P159, P68, K71, R30, N90, K39
46	皂苷39	-6.9	T88, L87, R30
47	皂苷16	-6.8	D111
48	皂苷30	-6.8	N32, E66, Q74
49	皂苷38	-6.8	E66, N32, Q74
50	皂苷26	-6.5	Y46, P60, E272, Y253
51	皂苷29	-6.5	K39, D47, N90, E66, R30, A62
52	皂苷37	-6.5	E66, K71, N32, T88, L87
53	皂苷35	-6.4	I113, Q74, A112, R28
54	皂苷7	-6.3	K71, D70, D67, E66, R30, N91
55	皂苷40	-6.3	N32, P68, D111
56	皂苷8	-6.2	N90, S89, N91, Q45, E66

SCN5A

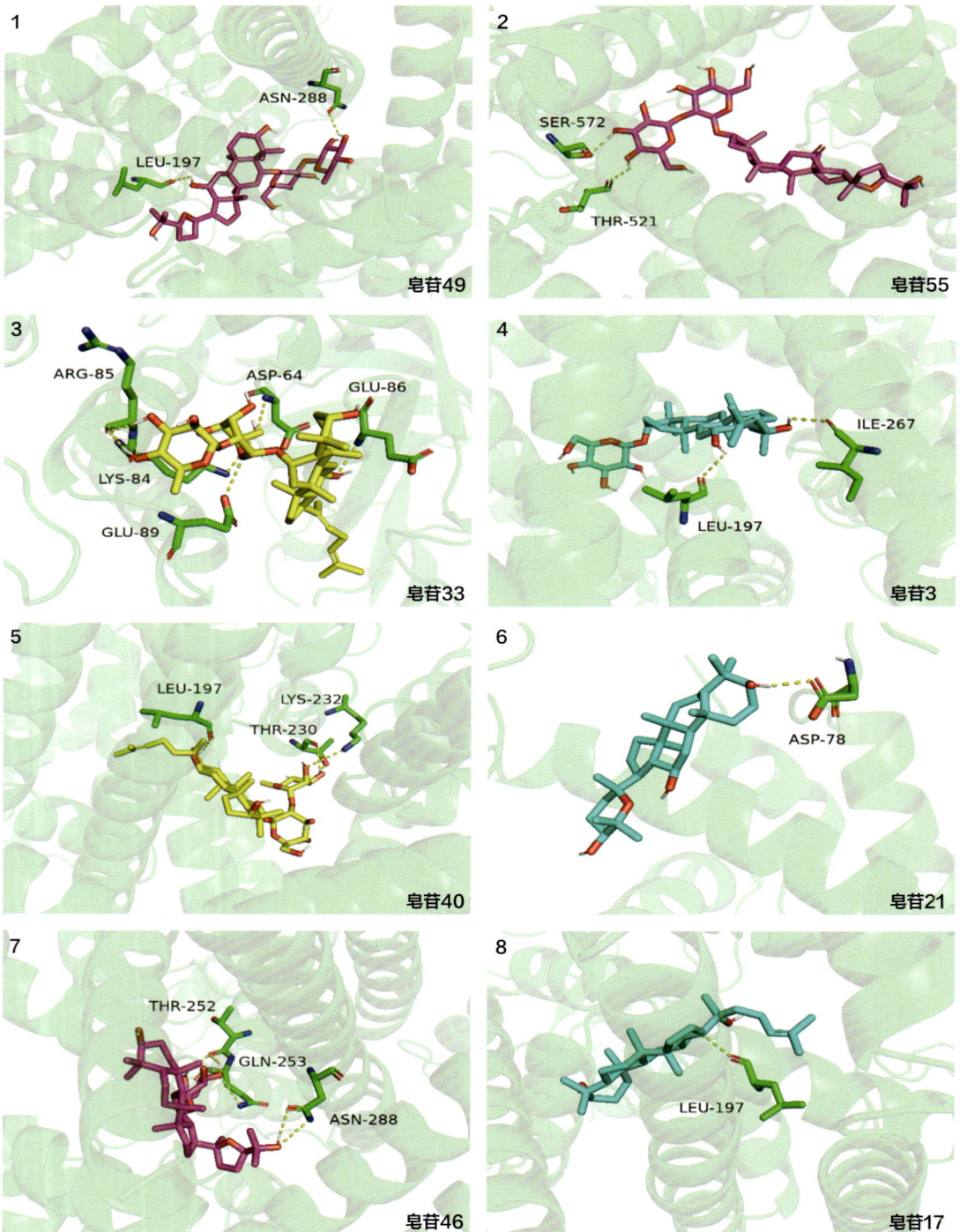

图 4-125　与 SCN5A 蛋白靶点作用最强的 3 个人参皂苷分子对接图

表4-125　SCN5A与人参皂苷的结合能及氨基酸残基

序号	人参皂苷	结合能/(kcal/mol)	氨基酸残基
1	皂苷49	-11.1	L197, N288
2	皂苷55	-10.8	AS572, T521
3	皂苷33	-10.6	R85, K84, E89, D64, E86
4	皂苷3	-10.5	L197, I267
5	皂苷40	-10.4	L197, K232, T230
6	皂苷21	-10.2	D78
7	皂苷46	-10.2	T252, Q253, N288
8	皂苷17	-10.2	L197
9	皂苷56	-10.2	V576
10	皂苷47	-10.1	S572
11	皂苷42	-10.1	N229, I267
12	皂苷48	-10.0	N288
13	皂苷2	-10.0	S271, K232
14	皂苷54	-10.0	T230, N229, S271
15	皂苷53	-10.0	K232, T230, N229
16	皂苷22	-9.9	T39
17	皂苷52	-9.9	L197
18	皂苷7	-9.9	N229, I569
19	皂苷32	9.8	H29
20	皂苷31	-9.8	L197
21	皂苷45	-9.8	L197, N229
22	皂苷44	-9.8	L197
23	皂苷36	-9.8	N288, N229, C198
24	皂苷11	-9.8	N229
25	皂苷41	-9.7	T252
26	皂苷1	-9.6	K232, T230, S271
27	皂苷4	-9.6	T230, N229
28	皂苷16	-9.6	K34, E27
29	皂苷19	-9.6	V576
30	皂苷18	-9.6	L197
31	皂苷50	-9.5	S271
32	皂苷30	-9.5	E27
33	皂苷38	-9.5	L197
34	皂苷13	-9.5	V576, T522, K232
35	皂苷14	-9.4	S211, N210, N157, R436, R439, E361
36	皂苷9	-9.4	G199, Q253, K232
37	皂苷20	-9.3	S14
38	皂苷24	-9.3	V226, V576
39	皂苷8	-9.3	N229, S271
40	皂苷43	-9.2	T119, T118, V138
41	皂苷6	-9.2	V226
42	皂苷10	-9.2	H232, W206, Y239, P185, D243, P251
43	皂苷51	-8.9	P185, Y188, W253, D185
44	皂苷35	-8.9	T252
45	皂苷15	-8.8	D243, Y188, L186, D207, D231, R180
46	皂苷26	-8.8	H232, S203, D231, E257, E200, D527
47	皂苷34	-8.7	T252, Q253, T230
48	皂苷5	-8.6	K124, D64, N62, E89
49	皂苷27	-8.6	E200, D207, H232, D231, D204
50	皂苷12	-8.6	N229, S271, T230, S523, K232
51	皂苷28	-8.2	A499, G233, E257, E200, D231, D207
52	皂苷37	-8.2	A499, D527, G233
53	皂苷39	-8.2	S203, E200, G233, D236, D527
54	皂苷25	-7.9	E257, A499, D207, W181, R180
55	皂苷29	-7.7	E257, R171
56	皂苷23	-7.6	D207, T181, Y239, R180

SELP

1

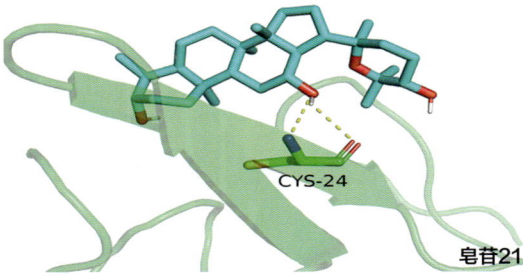

皂苷21

2

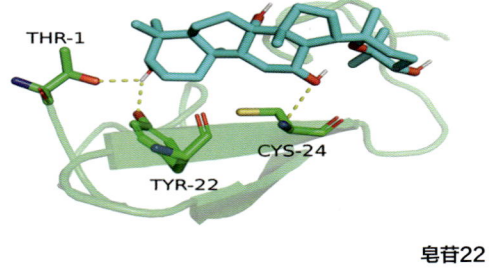

皂苷22

3

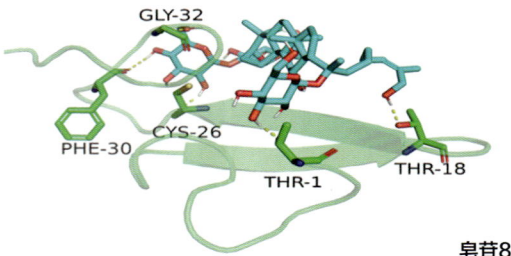

皂苷8

4

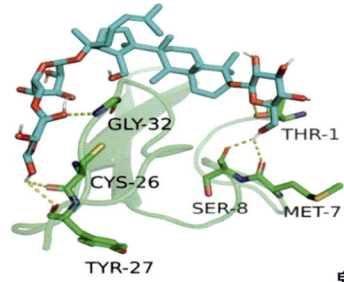

皂苷14

5

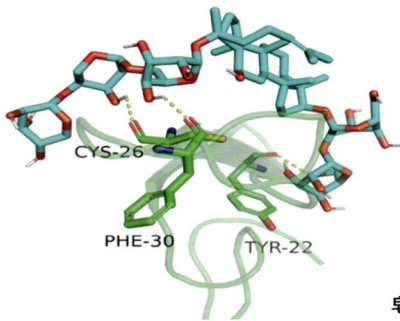

皂苷24

6

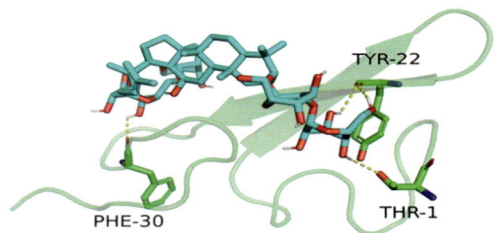

皂苷27

7

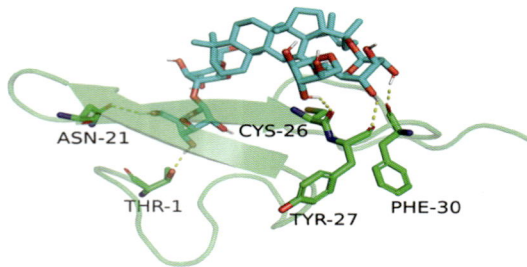

皂苷26

8

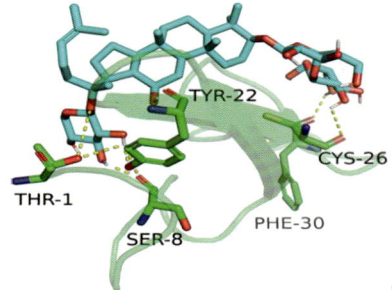

皂苷10

图 4-126　与 SELP 蛋白靶点作用最强的 8 个人参皂苷分子对接图

表4-126　SELP与人参皂苷的结合能及氨基酸残基

序号	人参皂苷	结合能/(kcal/mol)	氨基酸残基	序号	人参皂苷	结合能/(kcal/mol)	氨基酸残基	序号	人参皂苷	结合能/(kcal/mol)	氨基酸残基
1	皂苷21	-6.8	C24	20	皂苷15	-6.2	E34, G32, Y22, C26	39	皂苷3	-5.7	C26
2	皂苷22	-6.7	T1, Y22, C24	21	皂苷48	-6.1	P33, G32	40	皂苷23	-5.7	T1
3	皂苷8	-6.7	F30, G32, C26, T1, T18	22	皂苷20	-6.1	—	41	皂苷49	-5.6	G32
4	皂苷14	-6.6	Y27, G32, C26, S8, M7, T1	23	皂苷39	-6.1	T1, Y22, C24, C26	42	皂苷16	-5.6	—
5	皂苷24	-6.6	C26, F30, Y22	24	皂苷47	-6.1	C26	43	皂苷43	-5.6	C24
6	皂苷27	-6.6	F30, Y22, T1	25	皂苷53	-6.1	N21, Y22, E34, C26	44	皂苷52	-5.6	T1, N21, T23, C24, P33
7	皂苷26	-6.6	N21, T1, Y27, C26, F30	26	皂苷25	-6.1	F30, Y27, C26	45	皂苷7	-5.6	Y22, E34, C26
8	皂苷10	-6.6	T1, S8, F30, C26, Y22	27	皂苷28	-6.1	T1, N21, Y22	46	皂苷31	-5.5	Y22, C24
9	皂苷5	-6.5	C26, F30	28	皂苷54	-6.0	P33, G32, F30	47	皂苷19	-5.5	T1
10	皂苷36	-6.5	C24, C26	29	皂苷12	-6.0	E34, G32, C26	48	皂苷18	-5.5	—
11	皂苷34	-6.5	C24, C26	30	皂苷44	-5.9	T1, C24	49	皂苷57	-5.4	—
12	皂苷11	-6.5	—	31	皂苷1	-5.9	—	50	皂苷33	-5.3	N21
13	皂苷9	-6.5	G32, F30, C26	32	皂苷35	-5.9	C24	51	皂苷30	-5.2	Y22
14	皂苷37	-6.4	C26, Y27, F30	33	皂苷6	-5.9	Y22, C24, C26	52	皂苷17	-5.2	—
15	皂苷29	-6.4	T1, N21, E34, C26, F30	34	皂苷13	-5.9	T1, Y22, C24, E34, G32, C26	53	皂苷38	-5.2	G32, C24, C26
16	皂苷32	-6.3	C24	35	皂苷2	-5.8	Y22, P33	54	皂苷40	-5.2	G32, C24
17	皂苷51	-6.3	T1, N21, C26	36	皂苷55	-5.8	N21, Y22, C24, E34	55	皂苷41	-5.2	T1, T23, C24
18	皂苷50	-6.3	T1, N21, Y22, C24	37	皂苷45	-5.7	C24	56	皂苷42	-5.2	T1, Y22
19	皂苷4	-6.2	F30, C26	38	皂苷46	-5.7	P33, C24				

SERPINE1

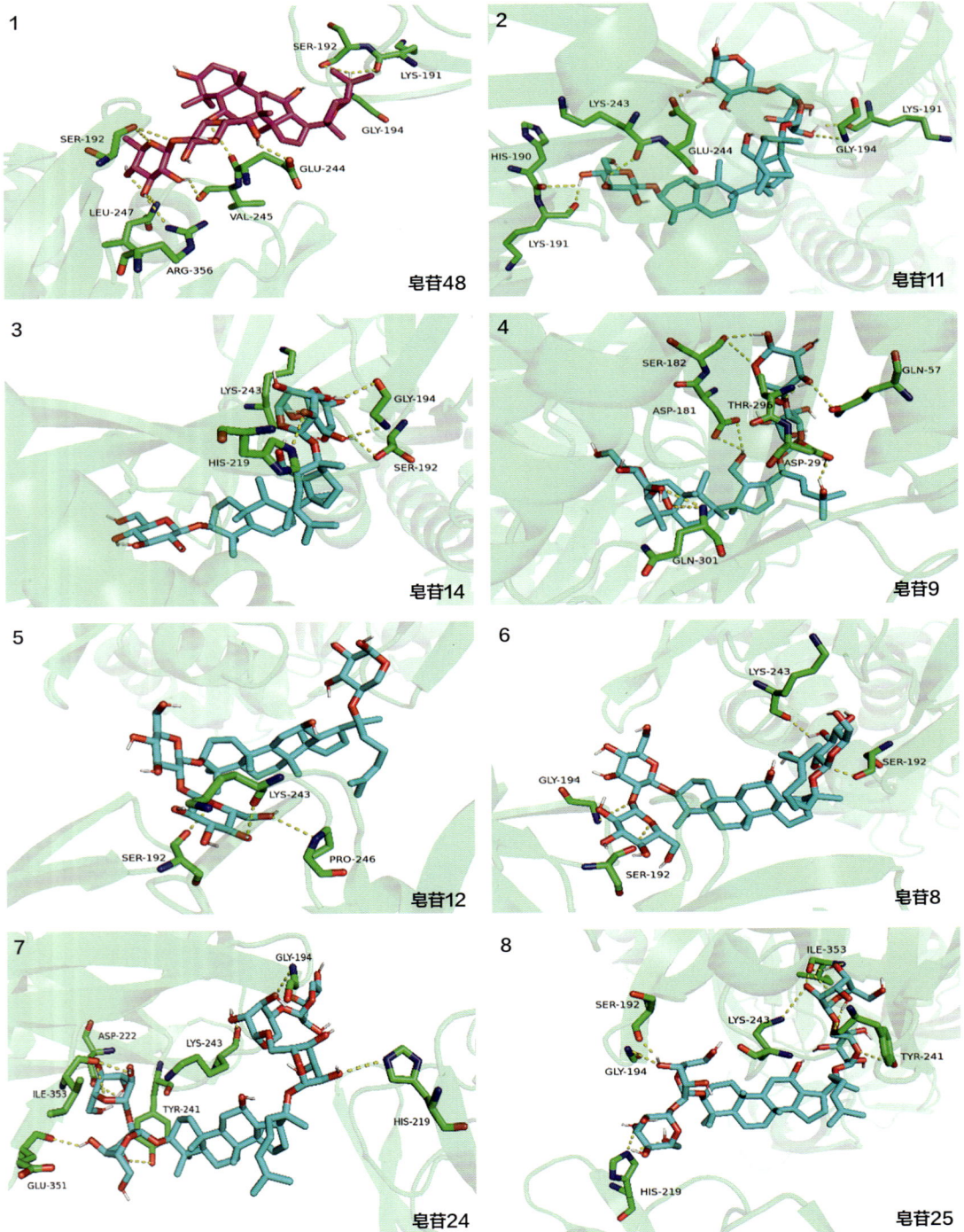

图 4-127　与 SERPINE1 蛋白靶点作用最强的 8 个人参皂苷分子对接图

表4-127　SERPINE1与人参皂苷的结合能及氨基酸残基

序号	人参皂苷	结合能/(kcal/mol)	氨基酸残基	序号	人参皂苷	结合能/(kcal/mol)	氨基酸残基
1	皂苷48	-8.7	S192, L247, R356, V245, E244, G194, S192, K191	20	皂苷10	-7.7	K191, E378, R30, S27, N31, T282, E281
2	皂苷11	-8.4	H190, K191, K23, E244, G194, S192	21	皂苷22	-7.6	D285
3	皂苷14	-8.3	K243, H219, G194, S192	22	皂苷45	-7.6	W139, D138
4	皂苷9	-8.3	S182, D181, T296, Q57, D297, Q301	23	皂苷55	-7.6	N265, E212
5	皂苷12	-8.1	S192, K243, P246	24	皂苷47	-7.6	C1502, C1491, L1604
6	皂苷8	-8.1	G194, S192, K243	25	皂苷33	-7.6	N31, A26, E283, G153
7	皂苷24	-8.0	E151, I353, D222, Y241, K243, G194, H219	26	皂苷28	-7.6	K191, S192, G194, H219, E242, H190
8	皂苷25	-8.0	S192, G194, H219, K243, I353, Y241	27	皂苷30	-7.5	S27, V23, E281
9	皂苷50	-7.9	R219, S216, R214, N235, H357, T358, N359	28	皂苷51	-7.5	V245, E244, K243
10	皂苷54	-7.9	L392, S390	29	皂苷2	-7.5	K191, S192
11	皂苷52	-7.9	K455, D261, T421, R219, R214	30	皂苷15	-7.5	G194, K191, K243, S192, E244
12	皂苷27	-7.9	E35, K243, G194, H219, E244	31	皂苷6	-7.5	N31
13	皂苷7	-7.9	K243, S192, K191, H190, P246	32	皂苷26	-7.5	D222, I353, K191, G194
14	皂苷21	-7.8	—	33	皂苷31	-7.4	E281, S27
15	皂苷44	-7.8	—	34	皂苷20	-7.4	—
16	皂苷53	-7.8	K455, W421, R219, S216, W420	35	皂苷17	-7.4	D285
17	皂苷36	-7.8	N31, D285, K288	36	皂苷42	-7.4	S27, E281, E283
18	皂苷49	-7.7	Q303, Q301	37	皂苷3	-7.3	S279, E281, E283
19	皂苷56	-7.7	S255	38	皂苷13	-7.3	G194, G194, H219
				39	皂苷46	-7.2	G194, H219
				40	皂苷1	-7.2	S27, E281, E283, K288
				41	皂苷4	-7.2	E212
				42	皂苷16	-7.2	D285
				43	皂苷43	-7.2	—
				44	皂苷29	-7.2	E212, H219, K245, G194, K191
				45	皂苷41	-7.2	H219, E244, E242, S192, P246
				46	皂苷32	-7.1	—
				47	皂苷34	-7.1	E242, H219, G194
				48	皂苷40	-7.1	K288, V23, D285, G153
				49	皂苷5	-7.0	Y210, N265, E212
				50	皂苷38	-7.0	S192, E244
				51	皂苷37	-6.9	D193, D217, H219, E244
				52	皂苷19	-6.8	S27
				53	皂苷18	-6.8	E283
				54	皂苷23	-6.4	K277, H185
				55	皂苷39	-6.4	S192, G194, K243, D217, A249
				56	皂苷35	-6.3	—

SIRT1

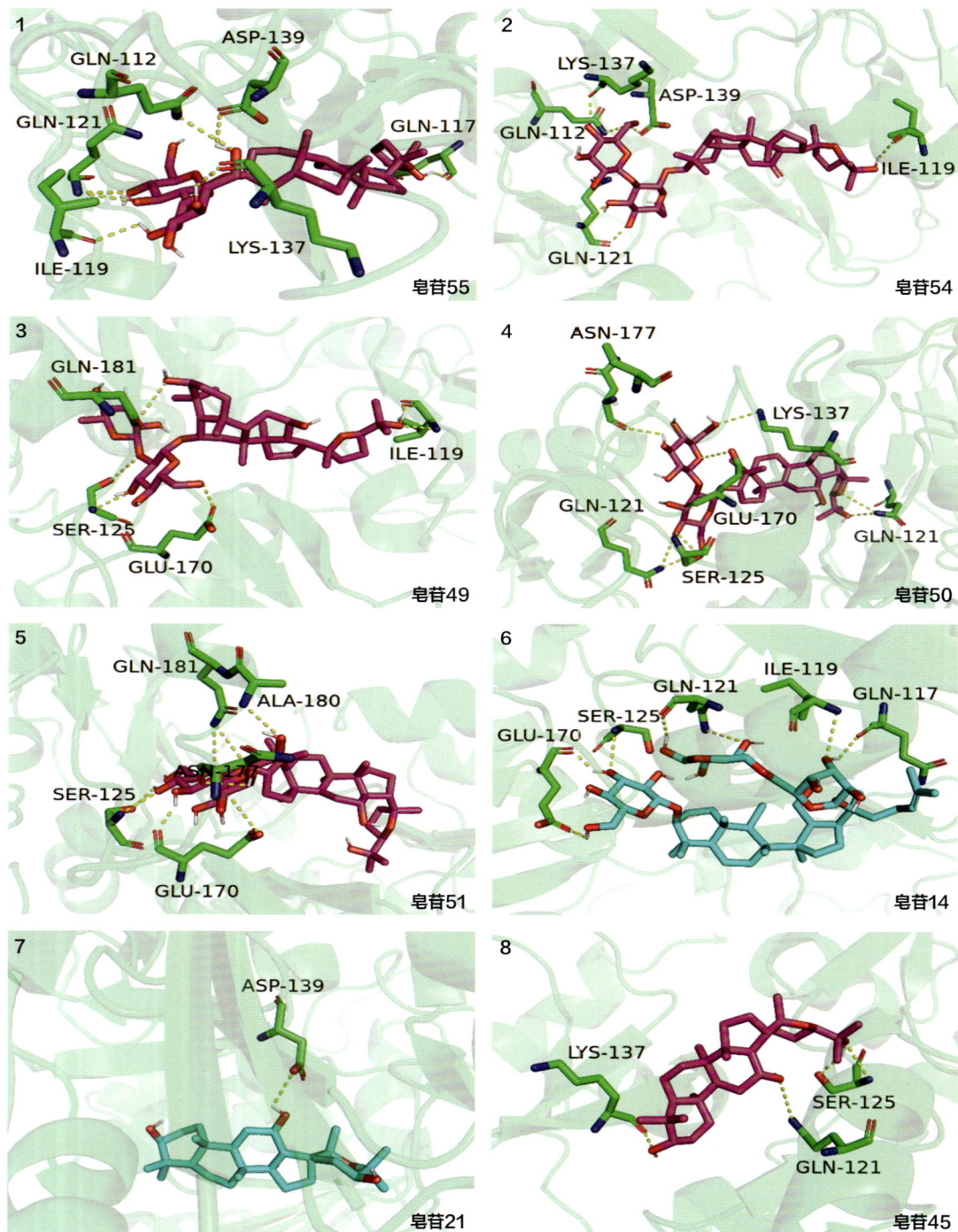

图 4-128　与 SIRT1 蛋白靶点作用最强的 8 个人参皂苷分子对接图

表4-128　SIRT1与人参皂苷的结合能及氨基酸残基

序号	人参皂苷	结合能/(kcal/mol)	氨基酸残基
1	皂苷55	-9.2	Q112, Q121, I119, K137, Q117, D139
2	皂苷54	-9.1	Q112, K137, D139, Q121, I119
3	皂苷49	-8.9	Q181, S125, E170, I119
4	皂苷50	-8.9	N177, Q121, S125, E170, Q121, K137
5	皂苷51	-8.8	Q181, S125, E170, A180
6	皂苷14	-8.7	E170, S125, Q121, I119, Q117
7	皂苷21	-8.5	D139
8	皂苷45	-8.5	K137, S125, Q121
9	皂苷28	-8.5	E170, S125, Q121, I119
10	皂苷9	-8.5	R101, Q121, I119, S125
11	皂苷13	-8.4	Q121, S125, E170, T128, K137, Q112
12	皂苷2	-8.4	E170, S125, Q121
13	皂苷47	-8.4	Q181, Q117, I119, S125, E170
14	皂苷53	-8.4	Q121, Q181
15	皂苷15	-8.4	E176, K168, E170, K137, T128,
16	皂苷38	-8.4	T128, E170, S125, Q181, R101, Q112
17	皂苷10	-8.4	T128, N177, E170
18	皂苷17	-8.3	—
19	皂苷43	-8.3	Q121, S125
20	皂苷52	-8.3	Q117, Q121, S125
21	皂苷40	-8.3	Q181, S125, Q121, R101, Q112
22	皂苷32	-8.2	—
23	皂苷48	-8.2	K137, A180, S125
24	皂苷46	-8.2	E170, S125, Q121
25	皂苷3	-8.2	A114, Q82, G79, G145, D146
26	皂苷24	-8.2	S125, E170, D139, Q112, Q181
27	皂苷11	-8.2	S125, E170
28	皂苷44	-8.1	E170, Q121, K137
29	皂苷1	-8.1	T128, S125, Q121, I119
30	皂苷4	-8.1	T128, S125
31	皂苷33	-8.1	D146, G145, A142, E141
32	皂苷12	-8.1	N177, E170, K137, Q117, Q112, Q121, D139
33	皂苷22	-8.0	Q82, L85, C28, T271
34	皂苷7	-8.0	I119, Q121, S125, D139
35	皂苷30	-7.9	S125, Q121, Q117
36	皂苷26	-7.9	Q112, K137, T128, Q121, I119, Q181
37	皂苷39	-7.9	S125, T128, Q121, Q181
38	皂苷16	-7.8	Q121, S125
39	皂苷5	-7.8	Q121, D139, V138, Q112
40	皂苷25	-7.8	Q112, T128, D19, Q121, Q181
41	皂苷27	-7.8	Q181, Q121, Q112, T128
42	皂苷29	-7.8	I120, Q121, I119, Q112
43	皂苷41	-7.8	Q181, R101, Q121, S125
44	皂苷20	-7.7	—
45	皂苷6	7.7	K88, D241
46	皂苷37	-7.7	D139, Q112, T128, S125, Q181, E170, I119
47	皂苷8	-7.7	T128, Q181, E170, Q121
48	皂苷56	-7.6	Q117
49	皂苷23	-7.6	I119, Q121
50	皂苷35	-7.5	Q117, Q112, D139
51	皂苷42	-7.4	Q121
52	皂苷36	-7.3	D139, S125, Q181
53	皂苷19	-7.2	Q117, I119, Q121
54	皂苷31	-7.1	—
55	皂苷34	-7.1	Q1881, Q112, K137, T128
56	皂苷18	-6.6	Q117, S125

297

SIRT6

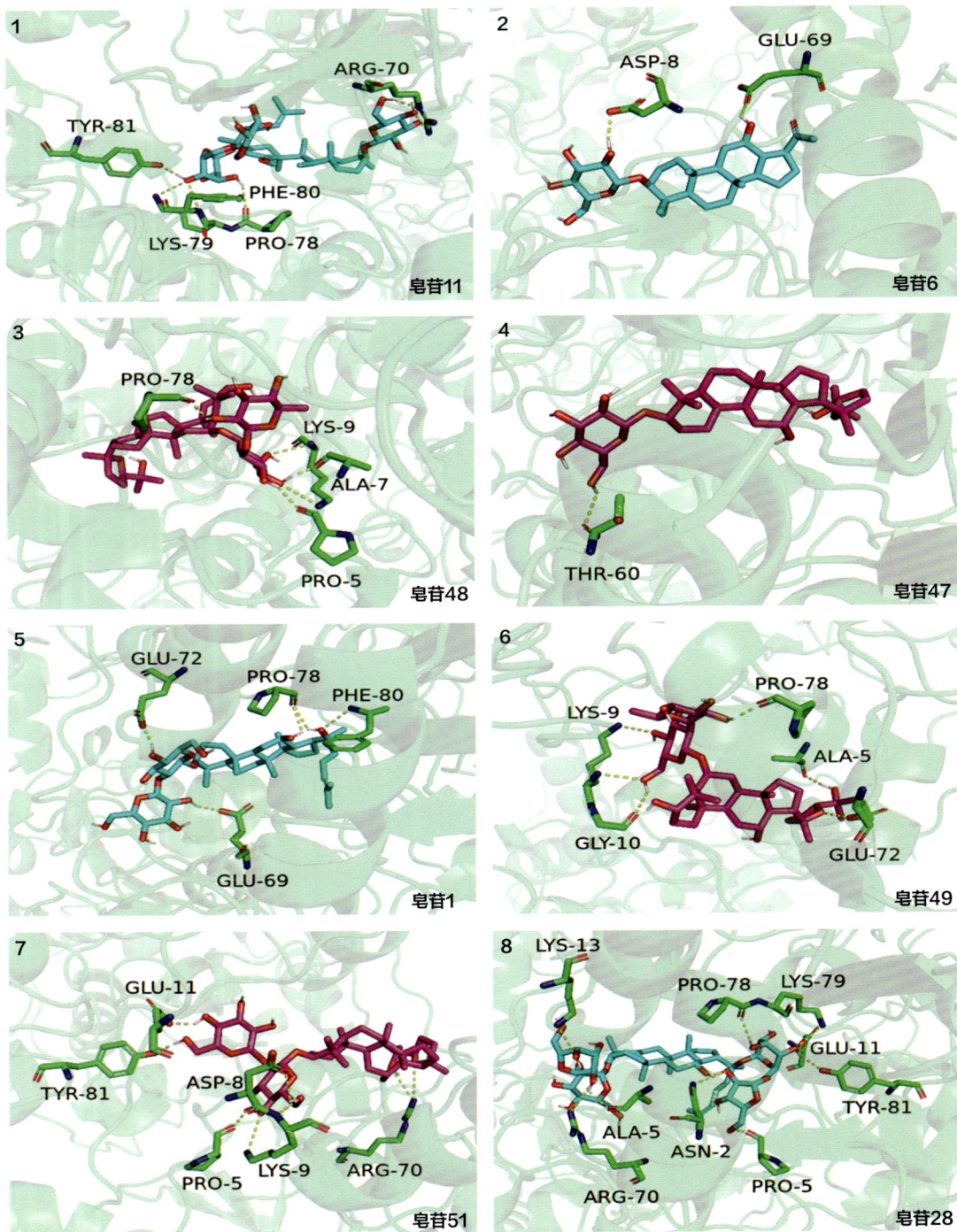

图 4-129　与 SIRT6 蛋白靶点作用最强的 8 个人参皂苷分子对接图

表4-129 SIRT6与人参皂苷的结合能及氨基酸残基

序号	人参皂苷	结合能/(kcal/mol)	氨基酸残基	序号	人参皂苷	结合能/(kcal/mol)	氨基酸残基	序号	人参皂苷	结合能/(kcal/mol)	氨基酸残基
1	皂苷 11	-10.4	Y81, R70, F80, K79, P78, F80	20	皂苷 5	-9.3	M146, G144	39	皂苷 3	-8.9	D8
2	皂苷 6	-10.1	D8, E69	21	皂苷 15	-9.3	E11, F80, C12, P61	40	皂苷 18	-8.9	P78, F80
3	皂苷 48	-10.0	P78, K9, A7, P5	22	皂苷 12	-9.3	G8, R65, H57, A77, Y6, C12, E69	41	皂苷 31	-8.9	—
4	皂苷 47	-10.0	T60	23	皂苷 44	-9.2	P78, R65	42	皂苷 41	-8.9	F74
5	皂苷 1	-10.0	E72, P78, F80, E69	24	皂苷 17	-9.2	—	43	皂苷 55	-8.8	E62, F74, E75
6	皂苷 49	-9.9	K9, P78, G10, E72	25	皂苷 27	-9.2	R70, E69, N2, Y81, F80, K79, E11	44	皂苷 19	-8.8	—
7	皂苷 51	-9.9	E11, Y81, D8, P5, K9, R70	26	皂苷 10	-9.2	G13, H62, Y82, E85, E75, A67	45	皂苷 35	-8.8	L10
8	皂苷 28	-9.8	K13, P78, K79, A5, R70, N2, P5, Y81, E11	27	皂苷 30	-9.2	L11	46	皂苷 34	-8.8	E26, K30, R74, G17, F71
9	皂苷 13	-9.8	K13, L7, P78, A5, P5	28	皂苷 42	-9.2	R54	47	皂苷 54	-8.7	E11, P78, F80
10	皂苷 45	-9.7	P5, P7	29	皂苷 16	-9.1	—	48	皂苷 37	-8.6	E69, N2, E72, A77, P56, H57, R65
11	皂苷 4	-9.7	F76, A159	30	皂苷 50	-9.0	A66, H65, E72, C15	49	皂苷 38	-8.6	E72, C12
12	皂苷 24	-9.7	T160, D13, L157, E63, P55, D13, Y81	31	皂苷 46	-9.0	E84, E85	50	皂苷 29	-8.5	G7, A159, A73, V151
13	皂苷 43	-9.6	P5	32	皂苷 22	-9.0	M146	51	皂苷 8	-8.5	E69, G13, C12, K9, D8, E11, P5
14	皂苷 14	-9.6	E69, C12	33	皂苷 21	-9.0	R70	52	皂苷 33	-8.5	G75, P78
15	皂苷 9	-9.6	G10, C12	34	皂苷 20	-9.0	—	53	皂苷 7	-8.4	E11, D8, K9, P5, T66, R70
16	皂苷 56	-9.5	—	35	皂苷 23	-9.0	F80, Y81	54	皂苷 39	-8.2	G75, K79, F80, Y6, E11
17	皂苷 36	-9.5	D8, E11, Y81, E69, N2, F80	36	皂苷 32	-9.0	—	55	皂苷 26	-8.1	D8, G13, E11, A5
18	皂苷 53	-9.4	H56, G161	37	皂苷 40	-9.0	N2, P78, F80, E11	56	皂苷 25	-8.0	L76, F80, Y6, E69, N2
19	皂苷 2	-9.3	G8, P56, A77, N2	38	皂苷 52	-8.9	D8				

SLC6A4

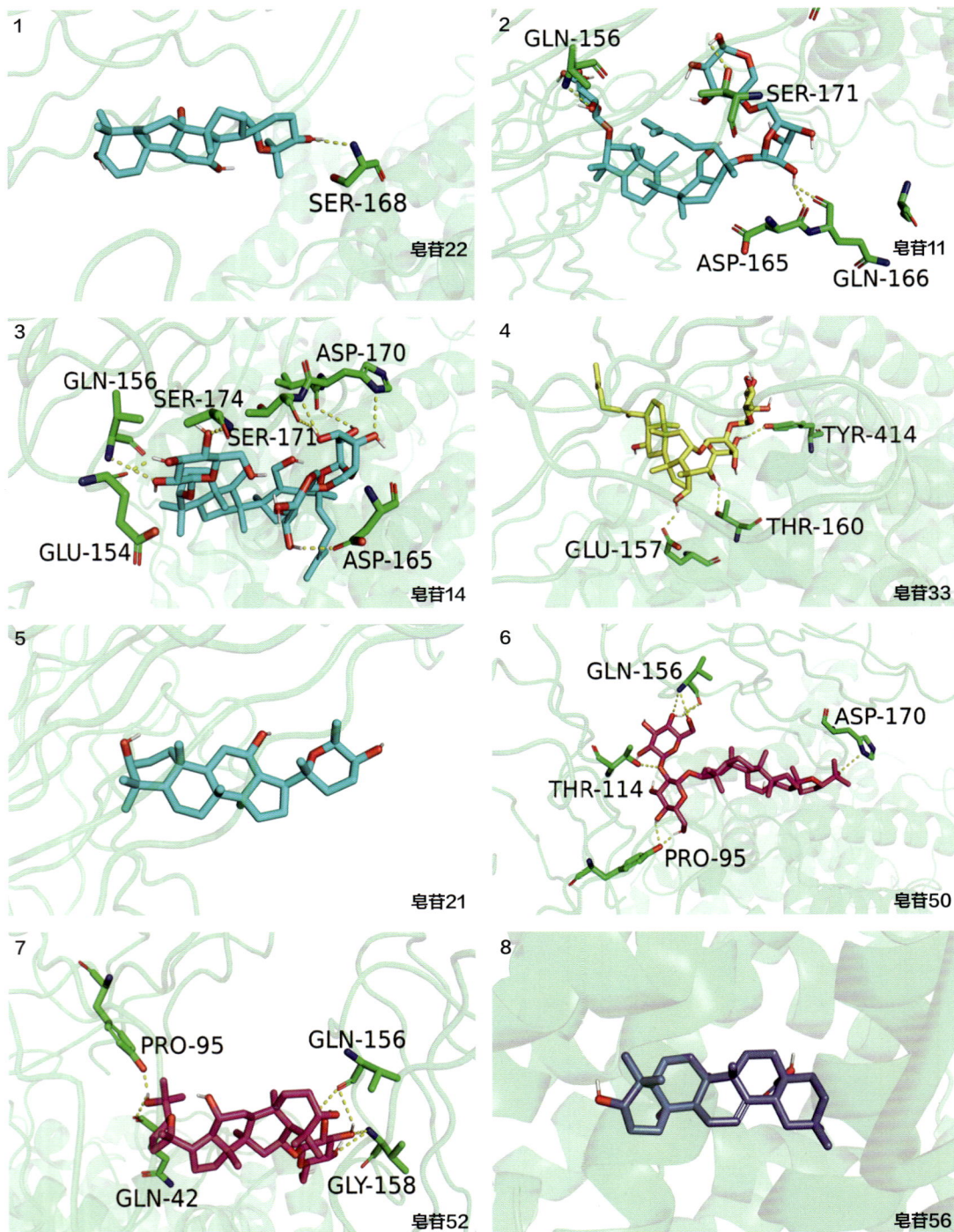

图 4-130　与 SLC6A4 蛋白靶点作用最强的 8 个人参皂苷分子对接图

表4-130　SLC6A4与人参皂苷的结合能及氨基酸残基

序号	人参皂苷	结合能/(kcal/mol)	氨基酸残基	序号	人参皂苷	结合能/(kcal/mol)	氨基酸残基	序号	人参皂苷	结合能/(kcal/mol)	氨基酸残基
1	皂苷22	-10.2	S168	20	皂苷9	-8.6	A111, K169, P40, S168, P95	39	皂苷1	-8.3	P44, S43
2	皂苷11	-9.7	Q156, S171, D165, Q166	21	皂苷18	-8.6	S366	40	皂苷26	-8.3	T114, A112, A111, K169, S168, D170
3	皂苷14	-9.4	Q156, E154, S174, S171, D170, D165	22	皂苷24	-8.6	—	41	皂苷36	-8.3	Q156, G158, E154, S171, D165
4	皂苷33	-9.3	E157, T160, Y414	23	皂苷30	-8.6	S486, K417, R31	42	皂苷32	-8.2	—
5	皂苷21	-9.2	—	24	皂苷34	-8.6	S482, A421, R491, D255, Y34	43	皂苷35	-8.2	S171, D170, Q166, S168
6	皂苷50	-9.1	Q156, T114, P95, D170	25	皂苷48	-8.6	P95, S171, D170	44	皂苷38	-8.2	G41, S171, D165, K39
7	皂苷52	-9.1	P95, Q156, Q42, G158	26	皂苷3	-8.5	Q156, P40	45	皂苷40	-8.2	K39, Q42, D165, Q41
8	皂苷56	-9.1	—	27	皂苷6	-8.5	S151, T152, Y414	46	皂苷41	-8.2	E154, Q41, K39, D165, Q42, Q38
9	皂苷17	-9.0	C93, Y90	28	皂苷13	-8.5	S174, T172, D170, S171, T164	47	皂苷19	-8.1	A109, M4
10	皂苷20	-8.9	—	29	皂苷27	-8.5	E154, R155, T114, P40, Q156	48	皂苷47	-8.1	Q156, E154, D170
11	皂苷53	-8.9	R31, D255, N39	30	皂苷45	-8.5	S151, T152, K170	49	皂苷44	-8.0	E420
12	皂苷31	-8.8	—	31	皂苷5	-8.4	A111	50	皂苷23	-7.9	Q156, S171, T114, S7, A112, A111, P40, S168
13	皂苷43	-8.8	K170, S169	32	皂苷10	-8.4	N157, K169, T164, A111, T172, A112, D165, D167	51	皂苷37	-7.9	S174, S171, D170, T164, D167, D165, G41, T114
14	皂苷54	-8.8	P95, Q38, Q42, D167, G41, S171, D170	33	皂苷49	-8.4	Q156, Q42, D165	52	皂苷39	-7.9	S174, N157, S171, D170, D167
15	皂苷2	-8.7	E154, Q156, P95, G41	34	皂苷16	-8.4	—	53	皂苷12	-7.7	E154, Q156, K169, D167, S168
16	皂苷4	-8.7	Q156, T114, P40	35	皂苷42	-8.4	E420, D255	54	皂苷29	-7.7	Q156, T114, E154, S171, K169, D170
17	皂苷7	-8.7	Q166, Q156, K169	36	皂苷15	-8.4	E154, T114, P95, G41, D167, K169, Q156	55	皂苷28	-7.6	A111, S7, A112, T114, E154, T164, S171, D170, K169, Q156
18	皂苷46	-8.7	S171, D170, T164, D165	37	皂苷51	-8.4	D255, R31, S365	56	皂苷25	-6.8	Q156, S171, T114, S7, A112, A111, P40, S168
19	皂苷8	-8.6	E154, Q156, G41, S168, Q42	38	皂苷55	-8.4	Q156, E154, T114, K39, D170, N157				

SOD1

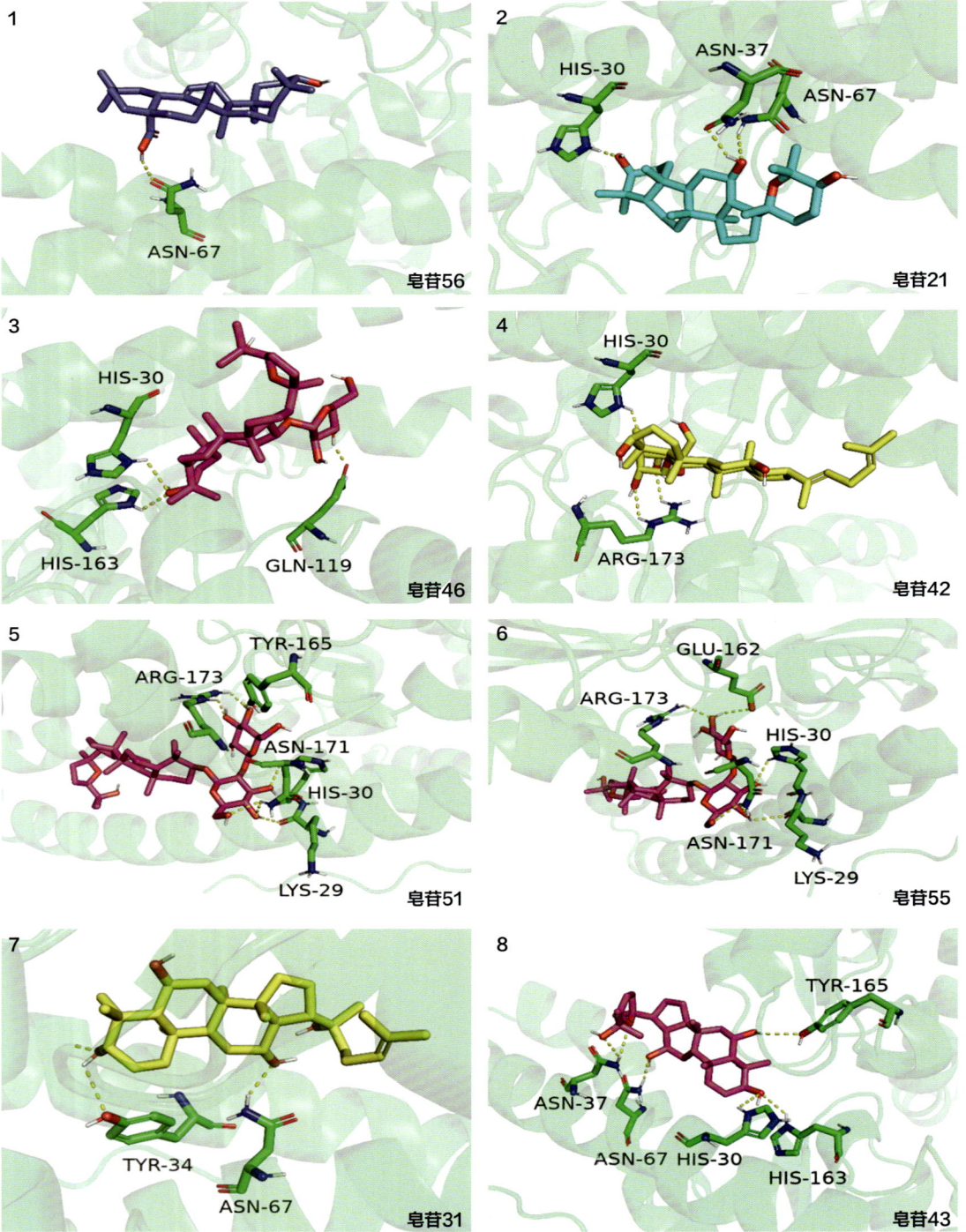

图 4-131　与 SOD1 蛋白靶点作用最强的 8 个人参皂苷分子对接图

表4-131　SOD1与人参皂苷的结合能及氨基酸残基

序号	人参皂苷	结合能/(kcal/mol)	氨基酸残基	序号	人参皂苷	结合能/(kcal/mol)	氨基酸残基	序号	人参皂苷	结合能/(kcal/mol)	氨基酸残基
1	皂苷56	-10.0	N67	20	皂苷35	-9.0	H163, E162, Y165, N119, Y34	39	皂苷15	-8.3	A113, R173, N171, G117, Q119, G120
2	皂苷21	-9.9	H30, N37, N67	21	皂苷53	-8.9	V116, E162, N171, K29	40	皂苷27	-8.3	H30, Q119, N67, N37, A139
3	皂苷46	-9.7	H30, H163, Q119	22	皂苷23	-8.9	Y34, H30, H163	41	皂苷12	-8.3	H30, G120, V118, R173, N171, Y165
4	皂苷42	-9.5	H30, R173	23	皂苷32	-8.9	H30	42	皂苷36	-8.3	N37, G117, Q119, H30
5	皂苷51	-9.4	R173, Y165, N171, H30, K29	24	皂苷54	-8.8	R173, E162, N171, H30	43	皂苷41	-8.3	R173, H30, H163
6	皂苷55	-9.4	R173, E162, H30, N171, K29	25	皂苷2	8.7	N37, N67, Y34, H30, H163, V116	44	皂苷49	-8.2	G117, V116, R173, N171
7	皂苷31	-9.4	Y34, N67	26	皂苷6	-8.7	H30, E162, R173, V118, N67, N37	45	皂苷16	-8.2	N67, H30
8	皂苷43	-9.3	N37, N67, H30, H163, Y165	27	皂苷9	-8.7	Y34, H30, N37, N171, Y165, R173, K44	46	皂苷28	-8.2	R173, Q119, G120, N37, N67, N142
9	皂苷47	-9.3	G120, Y165, R173	28	皂苷39	-8.7	Q119, V116, N171	47	皂苷7	-8.1	A114, R173, Y165, N171, H30
10	皂苷52	-9.3	V118, R173, E162, H16, N171, H30	29	皂苷48	-8.6	Y34, H30, N67, H163, E162	48	皂苷10	-8.1	S28, K29, N171
11	皂苷22	-9.3	H30, N67	30	皂苷1	-8.6	Y34, E162, G120, R173	49	皂苷40	-8.1	K44, T41, N67, Y165
12	皂苷14	-9.3	Q119, G117, N36, R173, H30, Y165	31	皂苷3	-8.6	H30, E162, G120, R173	50	皂苷26	-8.0	N37, N67, H30, Q119, R173
13	皂苷45	-9.2	N37, N67, H30, H163	32	皂苷17	-8.6	N37, N67, H30	51	皂苷13	-8.0	N171, N36, N37, K44
14	皂苷50	-9.2	K44, R173, Y165, N171, H30, K29	33	皂苷5	-8.6	R173, Y34, K29, S28, H30, Y165	52	皂苷29	-7.9	N171, H30, Y34, H163, Q119
15	皂苷44	-9.2	R173	34	皂苷19	-8.5	Q119, H30	53	皂苷34	-7.9	H30, Y34, G117
16	皂苷20	-9.2	H30	35	皂苷25	-8.5	A139, N37, Q119, H30, N67	54	皂苷37	-7.9	H163, H30, N37, K44, N171
17	皂苷11	-9.2	H30, R173, Q119	36	皂苷30	-8.5	N67, H30	55	皂苷38	-7.8	N67, Y165, N171
18	皂苷4	-9.1	N171, R173, E162, G120, Q119, G117	37	皂苷33	-8.5	N171, K29	56	皂苷8	-7.2	H163, H30, N67, E162, G117
19	皂苷24	-9.0	H163, R173, H30, V118, Q119, N142, D144, K65	38	皂苷18	-8.3	G117, H30, N67				

SOD2

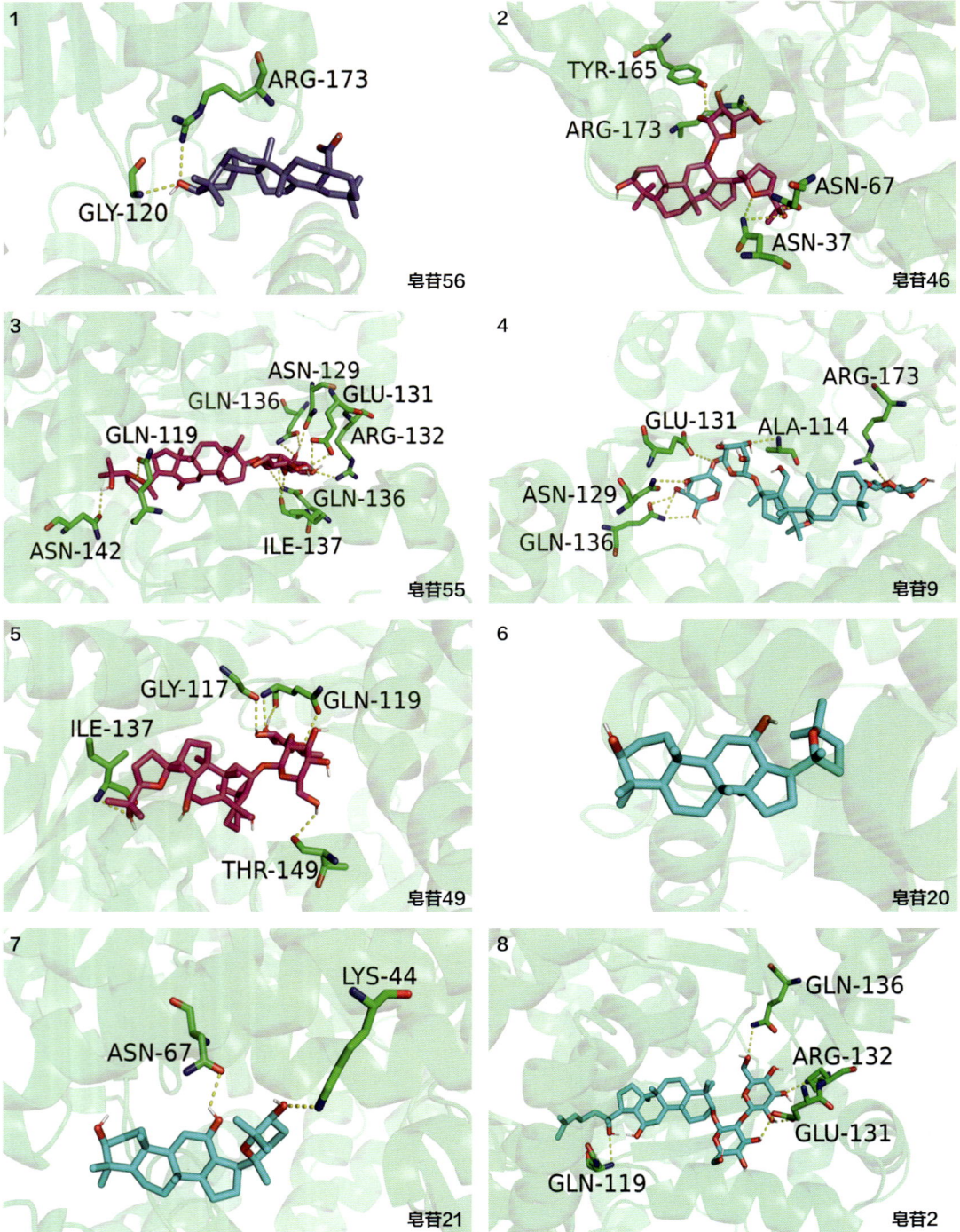

图 4-132　与 SOD2 蛋白靶点作用最强的 8 个人参皂苷分子对接图

表4-132 SOD2与人参皂苷的结合能及氨基酸残基

序号	人参皂苷	结合能/(kcal/mol)	氨基酸残基
1	皂苷56	-9.5	R173, G120
2	皂苷46	-8.9	Y165, R173, N67, N37
3	皂苷55	-8.9	N129, Q136, E131, Q119, R132, N142, I137
4	皂苷9	-8.8	R173, E131, T114, N129, Q136
5	皂苷49	-8.7	I137, G117, Q119, T149
6	皂苷20	-8.7	—
7	皂苷21	-8.6	N67, K44
8	皂苷2	-8.6	Q136, R132, E131, Q119
9	皂苷50	-8.6	A59, Q119, I137
10	皂苷52	-8.6	G148, T150, G151
11	皂苷47	-8.6	R173, V118, A33, K29, G120
12	皂苷51	-8.5	I137, Q119
13	皂苷45	-8.5	H30, N67, N37
14	皂苷24	-8.5	Q136, E131, I137, T150, A114, G117, R173, N171, Y34, H30
15	皂苷22	-8.4	K44
16	皂苷32	-8.4	N171
17	皂苷44	-8.4	H30
18	皂苷43	-8.4	G120, R173, V118
19	皂苷53	-8.4	Q147, A59, T150, G151, I137
20	皂苷1	-8.3	G117, R173, E162, N171, N37, H30
21	皂苷48	-8.3	I137, G117, Q119, T149
22	皂苷54	-8.3	R173, H30
23	皂苷11	-8.3	A139, V118
24	皂苷17	-8.2	R173
25	皂苷4	-8.2	Q119
26	皂苷35	-8.2	R173, H30
27	皂苷42	-8.2	N37
28	皂苷3	-8.1	V118, R173
29	皂苷16	-8.1	G117, R173
30	皂苷18	-8.1	V118, R173, H30
31	皂苷39	-8.1	R173, Y165, T41, H30
32	皂苷11	-8.1	E131, R132, N129, Q136, I137, A139
33	皂苷10	-8.1	H30, G120, R173, V116, V118, G151, G148, Q147
34	皂苷33	-8.0	E131, I137, T150, V118, G117
35	皂苷30	-8.0	G117, R173
36	皂苷6	-8.0	R173, V118, G120
37	皂苷31	-7.9	K29
38	皂苷19	-7.9	V116, E162
39	皂苷5	-7.9	Q136, I137, E131
40	皂苷40	-7.9	T149, Q119
41	皂苷37	-7.8	G151, N142, Q119, A114, I137, E131
42	皂苷23	-7.7	K29
43	皂苷36	-7.7	N129, I137
44	皂苷28	-7.7	N129, T150, Q136, I137, F131, A139, N129
45	皂苷38	-7.7	V116, Y34
46	皂苷13	-7.7	K130, N129, E131, I137
47	皂苷12	-7.7	G117, Q119, E162, R173, N171, H30
48	皂苷15	-7.6	Q136, N129, E131, G148, T149
49	皂苷25	-7.6	K110, A114, G117, Q119, N142
50	皂苷7	-7.6	K110, A114, G117, Q119, N142
51	皂苷27	-7.5	K178, P174, R173, V116
52	皂苷26	-7.5	A63, Q119
53	皂苷29	-7.4	E131, N129, Q136, K110, I137, A114, A113
54	皂苷34	-7.3	T150, A139, Q136, N129
55	皂苷41	-7.2	N37, V116, R173
56	皂苷8	-6.8	E162, N171, R173, V118, V116, Q119

SRC

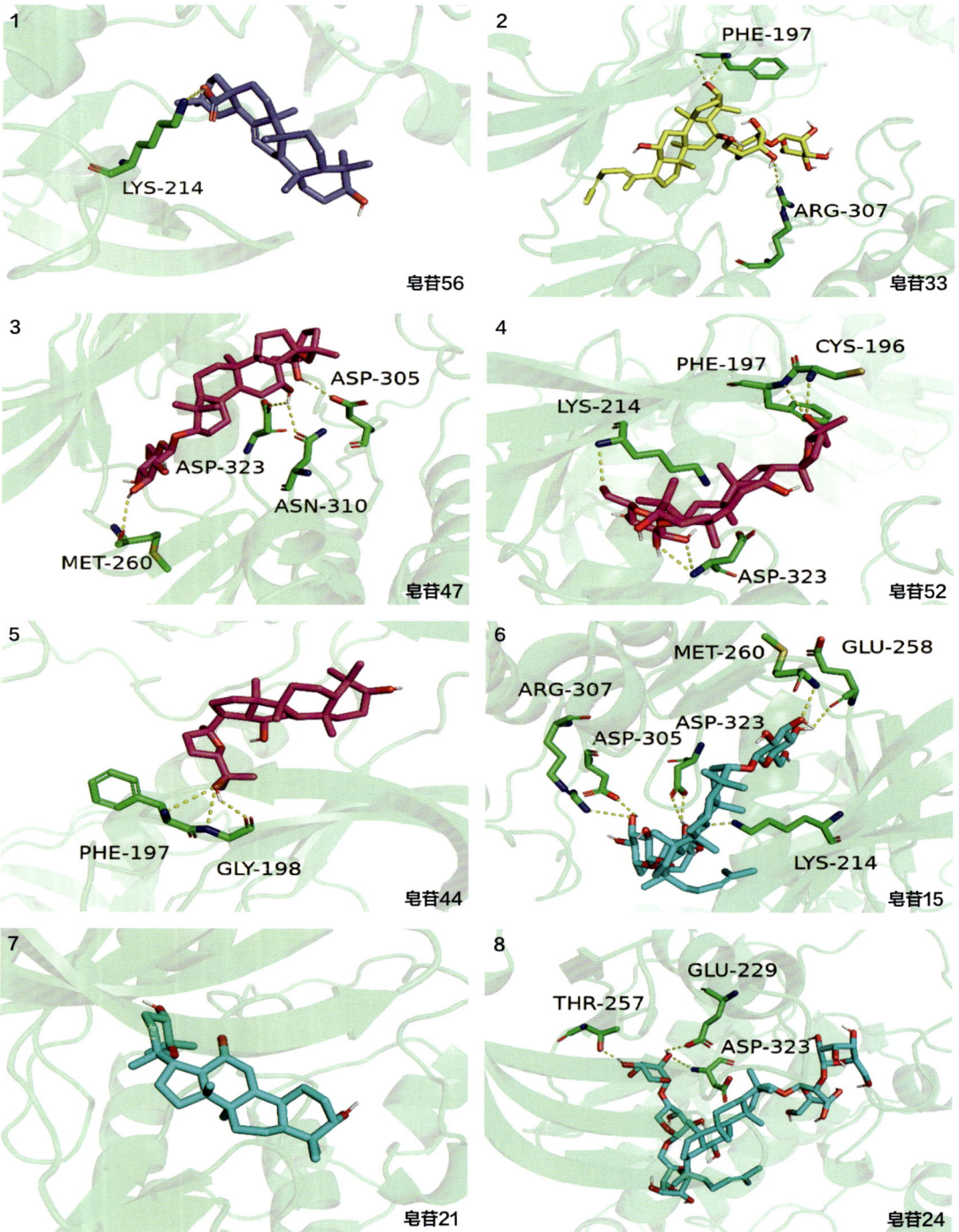

图 4-133　与 SRC 蛋白靶点作用最强的 8 个人参皂苷分子对接图

表4-133　SRC 与人参皂苷的结合能及氨基酸残基

序号	人参皂苷	结合能/(kcal/mol)	氨基酸残基	序号	人参皂苷	结合能/(kcal/mol)	氨基酸残基	序号	人参皂苷	结合能/(kcal/mol)	氨基酸残基
1	皂苷56	-14.6	K214	20	皂苷50	-8.3	R307, S264, M260, D232, G325	39	皂苷31	-6.2	A309
2	皂苷33	-12.5	F197, R307	21	皂苷20	-8.3	—	40	皂苷17	-5.8	E229, D323
3	皂苷47	-11.7	D305, D323, N310, M260	22	皂苷4	-8.3	K214, S264, D323	41	皂苷27	-5.8	G340, D323, D305, D267, R307
4	皂苷52	-11.3	K241, F197, C196, D323	23	皂苷6	-8.3	F343, R307	42	皂苷12	-5.8	K214, E229, M260, D305
5	皂苷44	-10.9	F197, G198	24	皂苷41	-8.3	T257, E229, D323	43	皂苷28	-5.4	G340, E229, D305, K214, A309, R307
6	皂苷15	-10.4	R307, M260, L258, D305, D323, K214	25	皂苷10	-8.3	F226, A225, E229	44	皂苷23	-5.0	E229
7	皂苷21	-10.0	—	26	皂苷32	-7.9	—	45	皂苷5	-5.0	R307, D305, D323, M260
8	皂苷24	-10.0	E229, T257, D323	27	皂苷2	-7.9	Q228	46	皂苷39	-5.0	I255, K214, T257, E229, D323, R307
9	皂苷42	-10.0	G198, F197, K214, D323	28	皂苷43	-7.5	E76	47	皂苷30	-4.6	—
10	皂苷48	-9.6	A309, D323, K214	29	皂苷18	-7.5	R307	48	皂苷16	-4.6	N310
11	皂苷34	-9.6	F97, G198	30	皂苷19	-7.1	—	49	皂苷38	-4.6	V56, Y9
12	皂苷49	-9.2	M260, C196, K214, F197	31	皂苷54	-7.1	D323	50	皂苷26	-3.3	D267, D305
13	皂苷46	-9.2	T215, L192	32	皂苷14	-7.1	E258, M260, R307, D323, F343, G340, K214	51	皂苷29	-3.3	K214, D323
14	皂苷55	-9.2	F343, R307, D267, M260, S264	33	皂苷11	-7.1	K214, T257, E258, M260, D305	52	皂苷37	-3.3	V56, Y9
15	皂苷36	-9.2	K214	34	皂苷1	-6.7	K214, E229, D323	53	皂苷35	-2.9	K214
16	皂苷22	-8.8	E229	35	皂苷3	-6.7	Q228	54	皂苷40	-2.5	K214, F197, G325
17	皂苷45	-8.8	Y68	36	皂苷53	-6.7	K214, S264, D323	55	皂苷7	-2.5	K214, E229, D323, M260
18	皂苷9	-8.8	F343, F197, K214, D323, D305	37	皂苷25	-6.7	T257, E229, K214, D323, D305, R307, F343	56	皂苷8	-2.1	T215, K214, T257, M260, D323, D305
19	皂苷51	-8.3	R307, S264, M260, D323	38	皂苷13	-6.7	G340, K214, T257, D305, E258, M260, R307				

STAT1

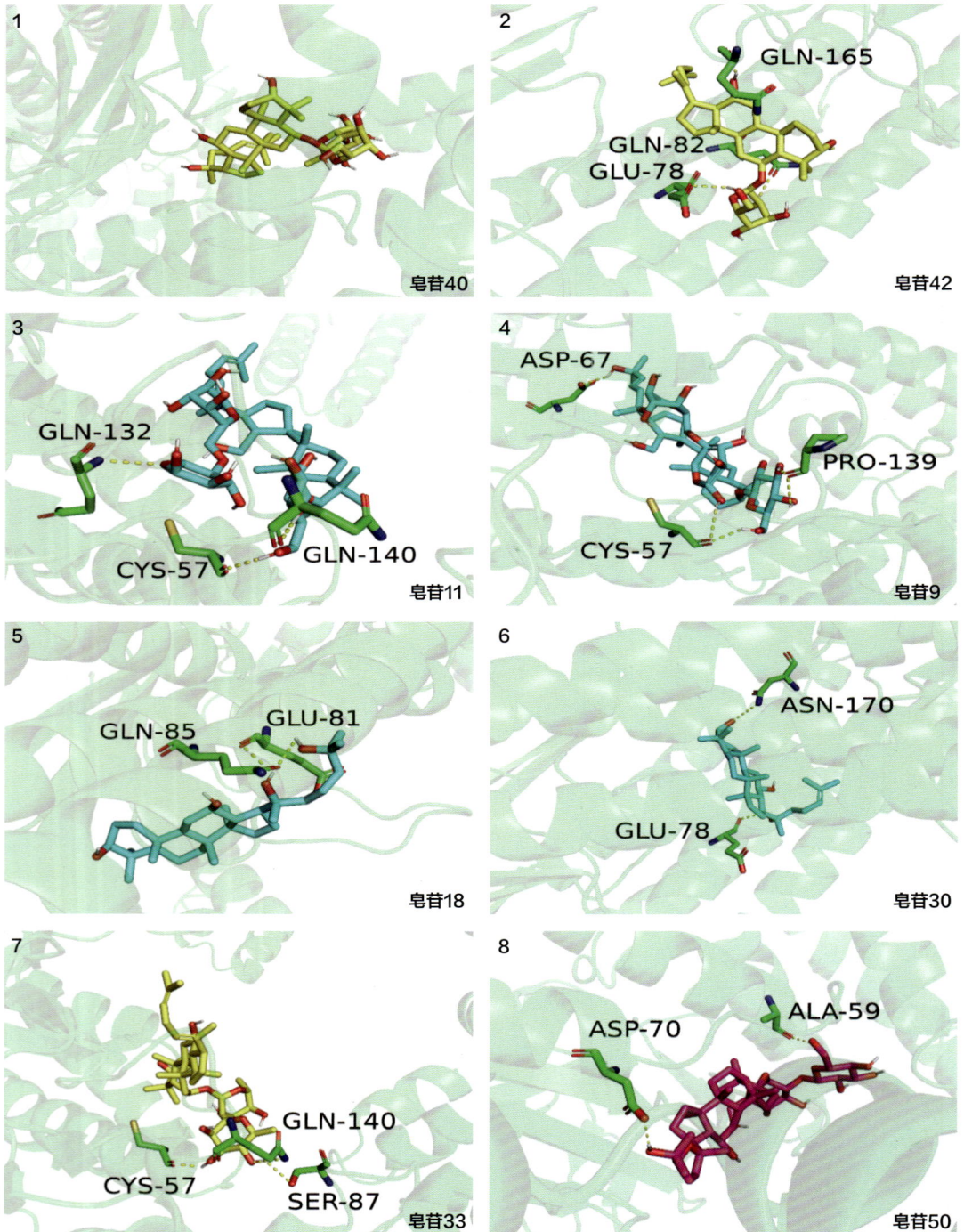

图 4-134　与 STAT1 蛋白靶点作用最强的 8 个人参皂苷分子对接图

表4-134　STAT1与人参皂苷的结合能及氨基酸残基

序号	人参皂苷	结合能/(kcal/mol)	氨基酸残基	序号	人参皂苷	结合能/(kcal/mol)	氨基酸残基	序号	人参皂苷	结合能/(kcal/mol)	氨基酸残基
1	皂苷40	−9.1	—	20	皂苷10	−8.1	S38	39	皂苷12	−7.7	S209, K154, R156, E130, A56
2	皂苷42	−9.0	Q165, Q82, E78	21	皂苷19	−8.1	Q17, E81, E166	40	皂苷22	−7.7	N168, Q165
3	皂苷11	−8.6	Q132, C57, Q140	22	皂苷20	−8.1	A34	41	皂苷43	−7.7	A56
4	皂苷9	−8.5	D67, C57, P139	23	皂苷24	−8.1	A59, N66, S84, E133	42	皂苷45	−7.7	Q20, E163, Q81
5	皂苷18	−8.4	Q85, E81	24	皂苷35	−8.1	A64, N63, A56, Q140	43	皂苷56	−7.7	Q17
6	皂苷30	−8.4	N170, E78	25	皂苷41	−8.1	M205, K16	44	皂苷25	−7.5	K154, R131, A56, Q140
7	皂苷33	−8.4	C57, Q140, S87	26	皂苷48	−8.1	Q140, N63	45	皂苷28	−7.5	D67, E130, Q140
8	皂苷50	−8.4	D70, A59	27	皂苷4	−8.0	M22	46	皂苷39	−7.5	E133, G63
9	皂苷7	−8.3	T7, K163, E78	28	皂苷13	−8.0	E133, Q135, P142, Q143	47	皂苷27	−7.4	Q143
10	皂苷34	−8.3	E130, N63, C57, A56, S87, A64	29	皂苷31	−8.0	—	48	皂苷37	−7.4	R131, P139, Q140
11	皂苷3	−8.2	N170, N168	30	皂苷49	−8.0	E81, E204	49	皂苷38	−7.4	K163, E207, K16
12	皂苷5	−8.2	K154, S205, Q140, G59	31	皂苷17	−7.9	E10	50	皂苷51	−7.4	E133, Q56, G62, G63
13	皂苷6	−8.2	E163	32	皂苷29	−7.9	G208, K154, S205, E130, Q140, A56, S87	51	皂苷55	−7.4	A56, S87
14	皂苷14	−8.2	C57, Q140	33	皂苷32	−7.9	A34	52	皂苷53	−7.3	P139, G60
15	皂苷16	−8.2	E78, N170	34	皂苷44	−7.9	A56	53	皂苷54	−7.3	S208
16	皂苷21	−8.2	Y4, S1, Q62	35	皂苷15	−7.8	T206, P62, C57, Q140	54	皂苷52	−7.2	E10, R144
17	皂苷47	−8.2	R156	36	皂苷23	−7.8	E10	55	皂苷26	−7.1	K154, R131, A56, Q140
18	皂苷2	−8.1	Q143, S83, S84	37	皂苷36	−7.8	A64, N63, A56	56	皂苷46	−7.0	E166, N167, Q162, E81
19	皂苷8	−8.1	E81, K160, K18	38	皂苷1	−7.7	Q17, E166, Q165, Q82				

STAT3

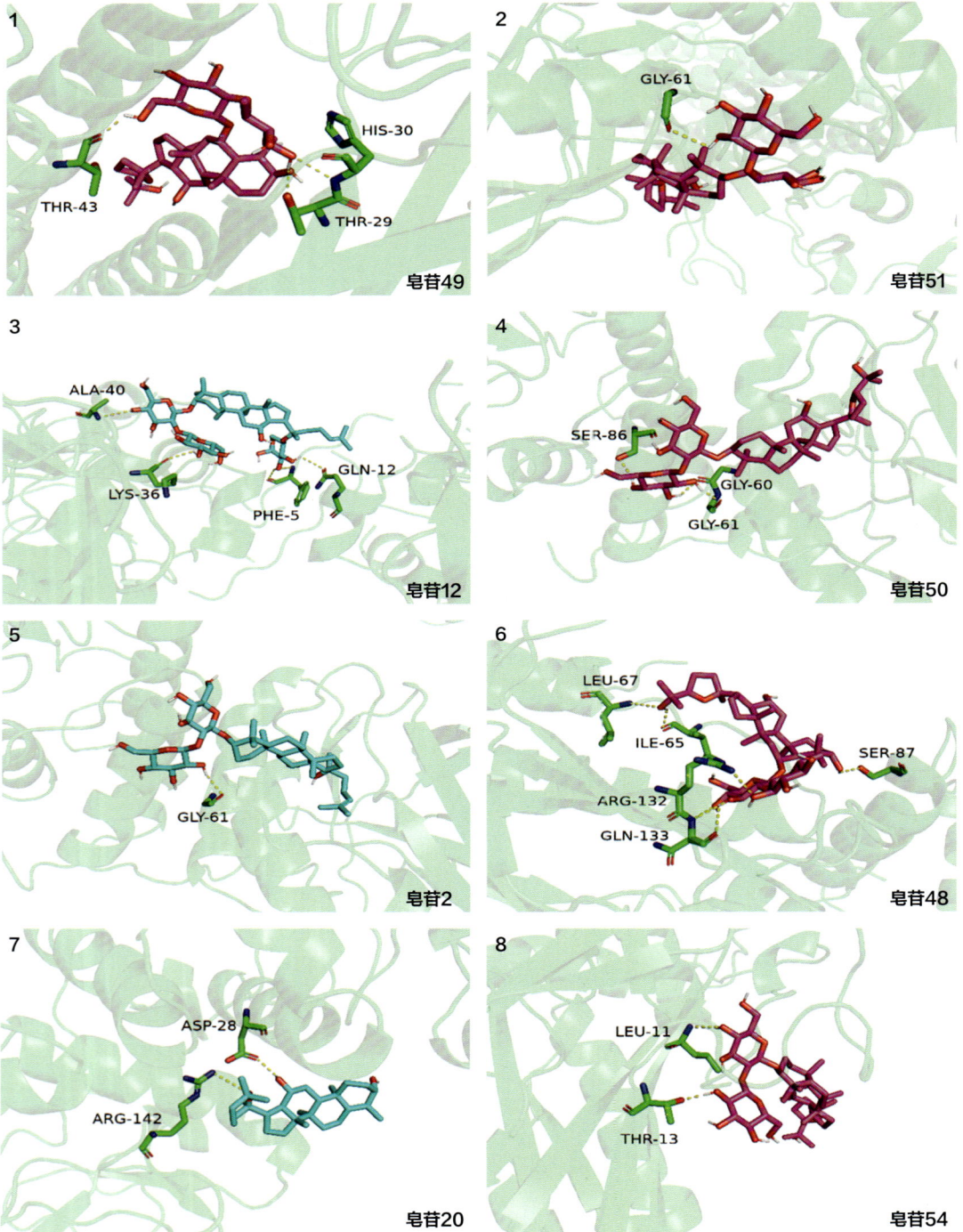

图 4-135　与 STAT3 蛋白靶点作用最强的 8 个人参皂苷分子对接图

表 4-135 STAT3 与人参皂苷的结合能及氨基酸残基

序号	人参皂苷	结合能/(kcal/mol)	氨基酸残基	序号	人参皂苷	结合能/(kcal/mol)	氨基酸残基	序号	人参皂苷	结合能/(kcal/mol)	氨基酸残基
1	皂苷49	-9.1	T43, H30, T29	20	皂苷14	-8.2	L93, S86, W83, S87, D141, E131, Q54	39	皂苷26	-7.7	R142, M138, E78
2	皂苷51	-8.8	G61	21	皂苷10	-8.2	D176, L9, L185, N62, K68	40	皂苷40	-7.6	H30, T29, K51, S126
3	皂苷12	-8.8	A40, K36, F5, Q12	22	皂苷56	-8.1	N29, T88, M138	41	皂苷15	-7.6	L39, N15, F5
4	皂苷50	-8.6	S86, G60, G61	23	皂苷43	-8.1	D32	42	皂苷27	-7.6	Y37, N16, T3
5	皂苷2	-8.6	G61	24	皂苷33	-8.1	S86	43	皂苷21	-7.5	E28
6	皂苷48	-8.5	L67, I65, R132, Q133, S87	25	皂苷7	-8.1	A40, K36, N16, I5	44	皂苷30	-7.4	W83
7	皂苷20	-8.4	R142, D28	26	皂苷53	-8.0	M138, T88, N29	45	皂苷38	-7.4	Y1
8	皂苷54	-8.3	L11, T13	27	皂苷36	-8.0	K125, T43, D44	46	皂苷28	-7.4	R142, D28, M138, N29
9	皂苷55	-8.3	Q133, V130, K51, E28, F128	28	皂苷8	-8.0	F5, T9	47	皂苷29	-7.4	R142, M138
10	皂苷52	-8.3	Q133, R132, P137, S86	29	皂苷9	-8.0	N58, T29, H30, K61	48	皂苷18	-7.3	T88, D28, N29
11	皂苷34	-8.3	E28, Q133	30	皂苷47	-7.9	—	49	皂苷41	-7.2	Q133, H30
12	皂苷3	-8.3	S86	31	皂苷5	-7.9	E79, S86	50	皂苷35	-7.0	N58
13	皂苷4	-8.3	K90, W83, S86	32	皂苷13	-7.9	E28, Q54	51	皂苷39	-7.0	K61, E28, N122, E36
14	皂苷6	-8.3	N62, N64, D176, L11, K177	33	皂苷42	-7.8	E78	52	皂苷16	-7.0	L93
15	皂苷11	-8.3	S76, K77, T9	34	皂苷45	-7.7	E69	53	皂苷23	-6.9	Q133
16	皂苷46	-8.2	Q54	35	皂苷44	-7.7	Y19	54	皂苷37	-6.8	D68, P140
17	皂苷32	-8.2	R142, D28	36	皂苷31	-7.7	L93	55	皂苷24	-6.7	N15, K36
18	皂苷22	-8.2	Q21, G22	37	皂苷17	-7.7	Y18	56	皂苷25	-6.7	K36, N29, M138, C41
19	皂苷1	-8.2	H30, T43	38	皂苷19	-7.7	L93				

TBX5

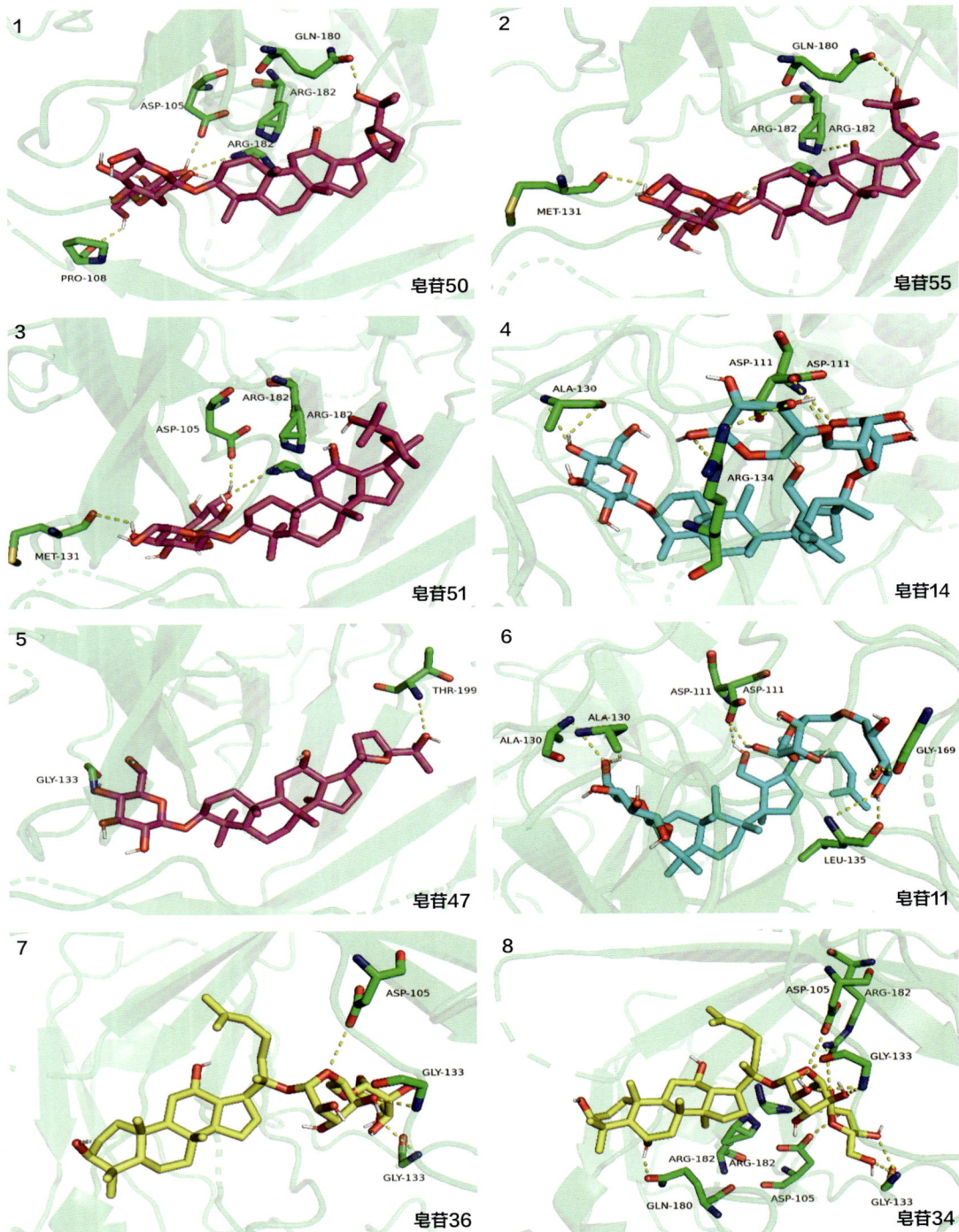

图 4-136　与 TBX5 蛋白靶点作用最强的 8 个人参皂苷分子对接图

表4-136 TBX5与人参皂苷的结合能及氨基酸残基

序号	人参皂苷	结合能/（kcal/mol）	氨基酸残基	序号	人参皂苷	结合能/（kcal/mol）	氨基酸残基	序号	人参皂苷	结合能/（kcal/mol）	氨基酸残基
1	皂苷50	-10.5	P108, D105, R182, Q180	20	皂苷2	-9.3	M131, G133, D105, A130	39	皂苷16	-8.7	—
2	皂苷55	-10.5	M131, R182, Q180	21	皂苷9	-9.3	A130, P132, L135, R134, D111	40	皂苷33	-8.7	L135
3	皂苷51	-10.4	M131, D105, R182	22	皂苷12	-9.3	G133, A130, M131	41	皂苷18	-8.6	R182
4	皂苷14	-10.3	A130, D111, R134	23	皂苷4	-9.2	A130, M131, G133, P108	42	皂苷19	-8.6	R182
5	皂苷47	-10.2	G133, T199	24	皂苷6	-9.2	A130, P108, G133	43	皂苷30	-8.6	G133, P108
6	皂苷11	-10.2	A130, D111, L135, G169	25	皂苷8	-9.2	M131, G133, D105, R182, Q180, P207, A109	44	皂苷46	-8.5	P108, G133, D105
7	皂苷36	-10.2	D105, G13	26	皂苷10	-9.2	R182, Q180	45	皂苷17	-8.5	G133
8	皂苷34	-10.2	Q180, R182, D105, G133	27	皂苷48	-9.1	D111, R134, L135	46	皂苷5	-8.5	A130, A109, G133
9	皂苷21	-10.0	D111	28	皂苷28	-9.0	P207, Q180, K178, R182, A130, G133	47	皂苷32	-8.5	—
10	皂苷7	-10.0	M131, A130, G133, I106, R182, P207	29	皂苷31	-9.0	—	48	皂苷25	-8.4	D189, A188, T199, D105, G133
11	皂苷13	-9.9	D111, G133, M131, P132, Y179	30	皂苷37	-9.0	G133, R182, H184	49	皂苷40	-8.4	G133, A109
12	皂苷45	-9.7	G133	31	皂苷41	-9.0	G133	50	皂苷43	-8.3	—
13	皂苷54	-9.7	A130, G133, D105, R182	32	皂苷20	-8.9	G133, P108	51	皂苷53	-8.3	D110
14	皂苷22	-9.7	G133	33	皂苷24	-8.9	M131, G133, A109, P132, L135	52	皂苷27	-8.3	H112, D111, D111, L135, V205
15	皂苷56	-9.5	R182	34	皂苷44	-8.8	G133, P108	53	皂苷26	-8.3	H112, D111, D111, L135, V205
16	皂苷15	-9.5	A109, R182, G133	35	皂苷3	-8.8	A130, G133	54	皂苷29	-8.3	M131, G133, D105, Q180, A109
17	皂苷35	-9.5	G133,	36	皂苷23	-8.8	—	55	皂苷42	-8.3	—
18	皂苷52	-9.4	G133, D105, II184	37	皂苷39	-8.8	D105, H184, R182, G133, P108	56	皂苷38	-8.1	P108, D110
19	皂苷1	-9.3	G133, A130	38	皂苷49	-8.7	T199, A130				

313

TLR2

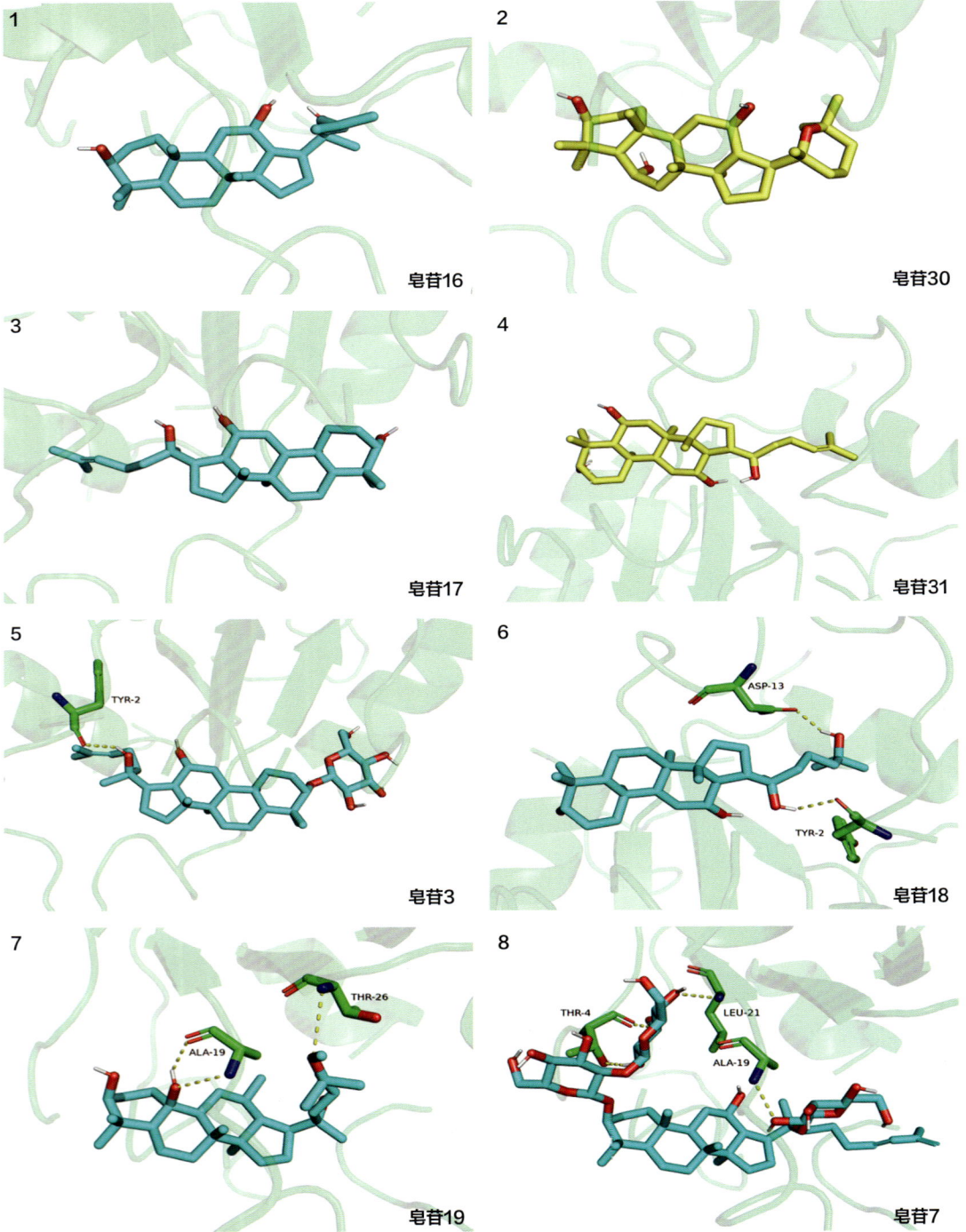

图 4-137　与 TLR2 蛋白靶点作用最强的 8 个人参皂苷分子对接图

表4-137　TLR2与人参皂苷的结合能及氨基酸残基

序号	人参皂苷	结合能/(kcal/mol)	氨基酸残基	序号	人参皂苷	结合能/(kcal/mol)	氨基酸残基	序号	人参皂苷	结合能/(kcal/mol)	氨基酸残基
1	皂苷16	-9.6	—	20	皂苷15	-7.8	Y5, L21, D13	39	皂苷34	-6.7	L21, A19
2	皂苷30	-9.4	—	21	皂苷50	-7.7	K1, L21, T4	40	皂苷40	-6.7	S18
3	皂苷17	-9.3	—	22	皂苷9	-7.7	S18, K25, D13, D5	41	皂苷51	-6.6	K4, L21
4	皂苷31	-9.3	—	23	皂苷41	-7.7	—	42	皂苷32	-6.6	—
5	皂苷3	-9.1	Y2	24	皂苷44	-7.5	Y2, K4	43	皂苷55	-6.4	L7S-25, Y5
6	皂苷18	-8.9	D13, Y2	25	皂苷46	-7.5	A19, T4	44	皂苷35	-6.4	A19
7	皂苷19	-8.7	A19, T26	26	皂苷47	-7.5	D17	45	皂苷54	-6.2	D17, A19, K4
8	皂苷7	-8.7	T4, L21, A19	27	皂苷56	-7.5	Y2	46	皂苷25	-6.2	K1, E14, A19, L21
9	皂苷12	-8.7	T4, L21, D13	28	皂苷6	-7.5	—	47	皂苷27	-6.2	S18, L21, D13, D5, E3
10	皂苷2	-8.5	T4	29	皂苷45	-7.3	A19	48	皂苷23	-6.1	A15
11	皂苷22	-8.4	A19	30	皂苷43	-7.2	A19	49	皂苷38	-6.1	K4, L21, D17
12	皂苷1	-8.4	L21	31	皂苷33	-7.2	S18, L21	50	皂苷39	-6.1	A19, E14, K4
13	皂苷8	-8.4	L21, A19, D13, D5	32	皂苷52	-7.1	S18, A19	51	皂苷24	-6.0	L21, D13, K1, E3, D5
14	皂苷4	-8.3	—	33	皂苷53	-7.1	S18, D17, A19	52	皂苷26	-6.0	L21, K1, Y2, D5, E14
15	皂苷14	-8.3	Y5, K25, D17, T26	34	皂苷42	-6.9	—	53	皂苷49	-5.9	E14
16	皂苷11	-8.3	A15, S18, D17, D13	35	皂苷48	-6.8	S18, L21	54	皂苷37	-5.4	S18, A19, D13, E14, K4
17	皂苷21	-8.2	D13	36	皂苷5	-6.8	D13	55	皂苷28	-4.7	Y2, D13, L21, D17, S18
18	皂苷13	-8.0	L21, D13, E14	37	皂苷36	-6.8	L6, L21, E14	56	皂苷29	-4.4	D17, D13, Y2, E3
19	皂苷10	-7.9	D17	38	皂苷20	-6.7	K4				

TNF

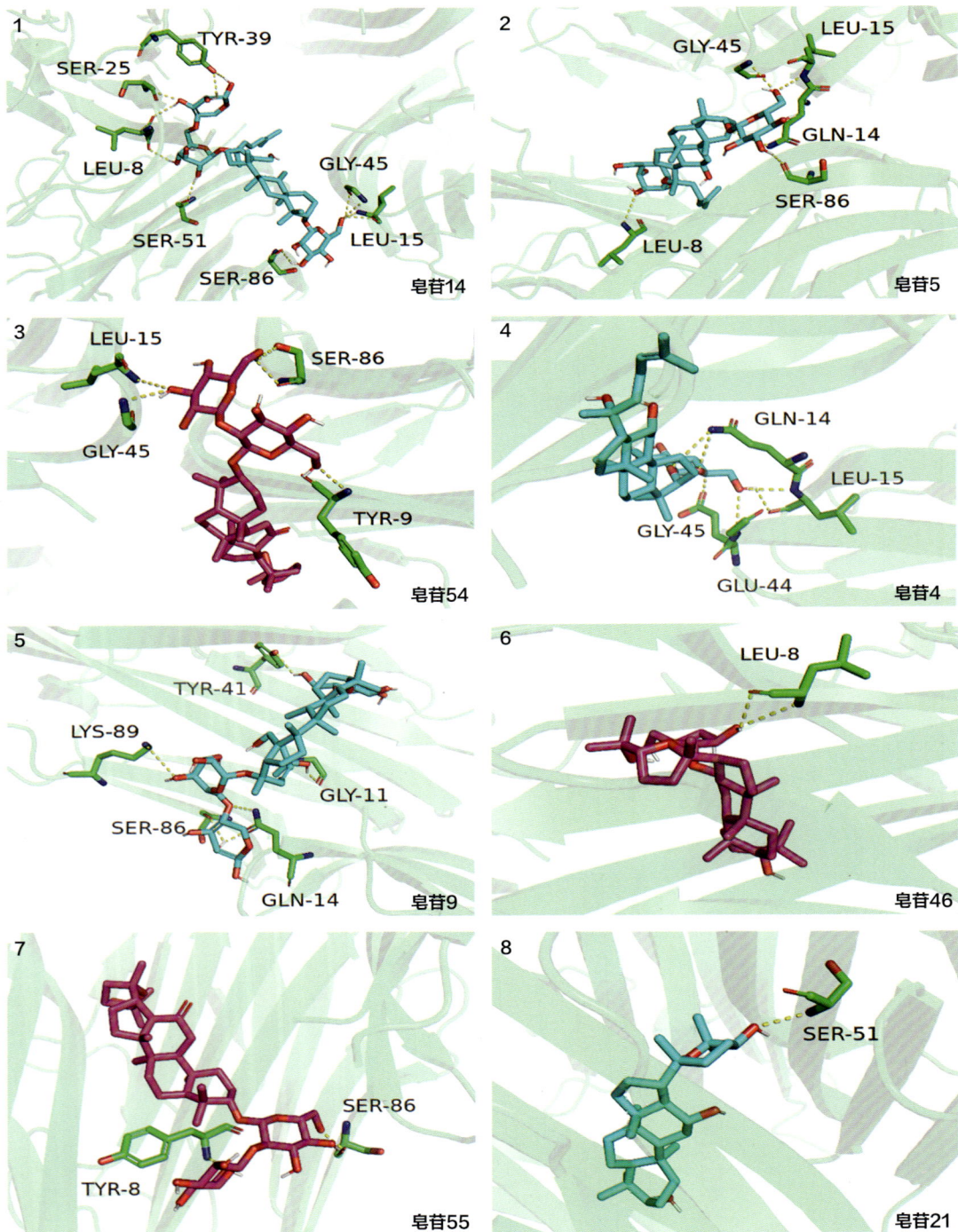

图 4-138　与 TNF 蛋白靶点作用最强的 8 个人参皂苷分子对接图

表 4-138 TNF 与人参皂苷的结合能及氨基酸残基

序号	人参皂苷	结合能/(kcal/mol)	氨基酸残基	序号	人参皂苷	结合能/(kcal/mol)	氨基酸残基	序号	人参皂苷	结合能/(kcal/mol)	氨基酸残基
1	皂苷14	-10.4	S25, L8, S51, S86, Y39, G45, L15	20	皂苷20	-9.3	—	39	皂苷44	-8.8	—
2	皂苷5	-10.3	L8, S86, Q14, G45, L15	21	皂苷1	-9.3	G10, Y8, K63	40	皂苷53	-8.8	G10
3	皂苷54	-10.1	L15, G45, S86, Y9	22	皂苷40	-9.3	L9	41	皂苷7	-8.8	S25, L8, S86, Y39, Q14, L15, E44
4	皂苷4	-10.0	G45, Q14, E44, L15	23	皂苷22	-9.2	S51	42	皂苷30	-8.8	Y41
5	皂苷9	-9.8	Y41, K89, S86, G11, Q14	24	皂苷17	-9.2	G9	43	皂苷38	-8.8	G9
6	皂苷46	9.6	L8	25	皂苷10	-9.2	S86, I88, S25, Y39	44	皂苷27	-8.7	G10, S51, Y40, G9
7	皂苷55	9.6	Y8, S86	26	皂苷41	-9.2	G9, G10	45	皂苷28	-8.7	Y41, G9, Y39, Q14
8	皂苷21	-9.6	S51	27	皂苷42	-9.2	L10, Y41, G9	46	皂苷23	-8.6	—
9	皂苷15	-9.6	Y41, L8, G9, L46, G45, L15, E16	28	皂苷43	-9.1	—	47	皂苷12	-8.6	Y39, S25, L8, Q14, S86
10	皂苷48	-9.5	G9, S25, Q26	29	皂苷19	-9.0	L10	48	皂苷39	-8.6	G9
11	皂苷51	-9.5	Q15, S86, Y8, K63	30	皂苷6	-9.0	G45, L15, Q14	49	皂苷2	-8.5	Y9
12	皂苷3	-9.5	L46, G45, E44, L15, Q14	31	皂苷11	-9.0	G10	50	皂苷35	-8.5	G10
13	皂苷33	-9.5	S51	32	皂苷52	-8.9	Y9	51	皂苷8	-8.4	S25, L8, Q14, L46, G45, E44, L15
14	皂苷56	-9.4	—	33	皂苷16	-8.9	—	52	皂苷36	-8.4	S25, L8, G9, Y41, S51, L10
15	皂苷50	-9.4	K89, L10, S51, G45, E16	34	皂苷26	-8.9	Y39, S25, G9, Y7, K89	53	皂苷34	-8.4	G9
16	皂苷45	-9.4	—	35	皂苷29	-8.9	E44, Q14	54	皂苷37	-8.4	L46, E44
17	皂苷47	-9.4	Y8, L46	36	皂苷13	-8.9	Q15, G10, S51	55	皂苷18	-8.3	S25, Y7, Y41
18	皂苷24	-9.4	Q14, Y41, G9, S25, Y39	37	皂苷32	-8.9	—	56	皂苷25	-8.2	G10
19	皂苷49	-9.3	L8, Q26	38	皂苷31	-8.9	G9, Y41				

TNNI3

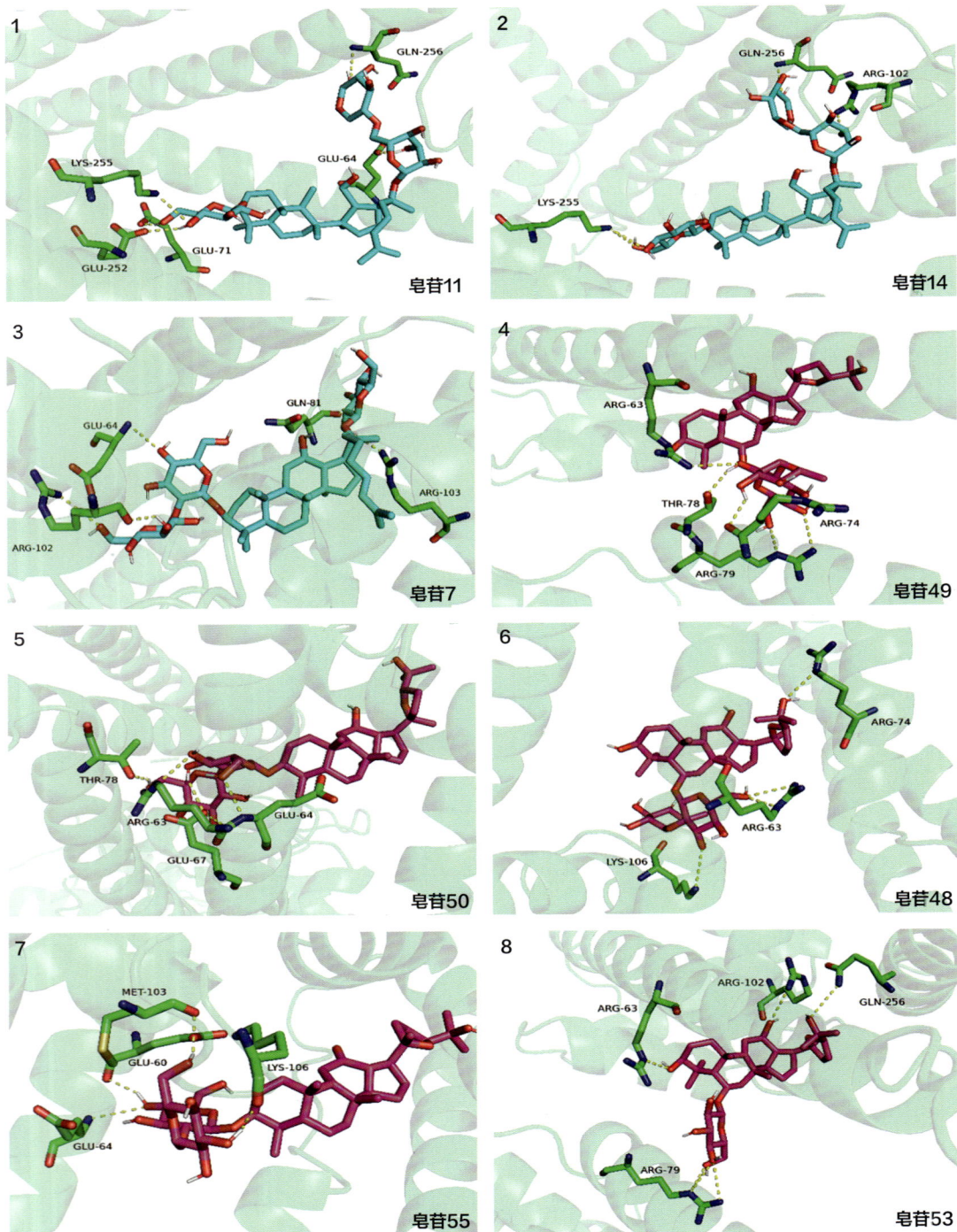

图 4-139　与 TNNI3 蛋白靶点作用最强的 8 个人参皂苷分子对接图

表4-139　TNNI3与人参皂苷的结合能及氨基酸残基

序号	人参皂苷	结合能/(kcal/mol)	氨基酸残基	序号	人参皂苷	结合能/(kcal/mol)	氨基酸残基	序号	人参皂苷	结合能/(kcal/mol)	氨基酸残基
1	皂苷11	−9.1	K255, E252, E71, E64, Q256	20	皂苷21	−8.2	R63	39	皂苷4	−7.7	K255, E64, R63
2	皂苷14	−8.9	K255, Q256, R102	21	皂苷20	−8.2	—	40	皂苷16	−7.7	E64
3	皂苷7	−8.9	R102, E64, Q81, R103	22	皂苷17	−8.2	—	41	皂苷27	−7.7	C1497, S1499, V1602, L1604
4	皂苷49	−8.6	R63, T78, R79, R74	23	皂苷8	−8.2	R102, D105, E64, R103	42	皂苷26	−7.7	R63, Q81, A123, Q99
5	皂苷50	−8.5	T78, R63, E67, E64	24	皂苷40	−8.2	E64, E71, R63	43	皂苷13	−7.7	R74, R74, R63, E67, E64, E60
6	皂苷48	−8.4	K106, R63, R74	25	皂苷41	−8.2	R79, E67, E64	44	皂苷32	−7.7	—
7	皂苷55	−8.4	E64, E60, M103, K106	26	皂苷42	−8.2	E67, R63, E64, D105	45	皂苷2	−7.6	R68, R102, D105, K106, E60
8	皂苷53	−8.4	R63, R102, Q256, R79	27	皂苷51	−8.1	E60, E64, A108, E71	46	皂苷6	−7.6	E64
9	皂苷28	−8.1	A75, R63, K106, M103, E64	28	皂苷47	−8.0	Q81, Q64, R102, Q256	47	皂苷30	−7.6	—
10	皂苷9	−8.4	E252, K255, R79, R68, E64, E252, Q256, R102	29	皂苷3	−8.0	K255, E64, R63	48	皂苷18	−7.5	R102
11	皂苷37	−8.4	R102, K106, E60, E71, A75, E71	30	皂苷44	−7.9	—	49	皂苷5	−7.5	K255, E252, E71, R79, E64, R102
12	皂苷39	−8.4	E64, R63, R103, K106, D105	31	皂苷22	−7.9	R63, R102, Q256	50	皂苷24	−7.5	Q256, A108, D105, E60, K106, Q81
13	皂苷45	−8.3	R63, E64, R102	32	皂苷25	−7.9	R79, K106, M103, E64, R63, E67	51	皂苷23	−7.4	R63
14	皂苷52	−8.3	R79, T78, R63, E64, E67, Q256	33	皂苷10	−7.9	S1499, T1495, T1496, C1491	52	皂苷34	−7.4	R63, R68, E71, E64, Q256, K106
15	皂苷15	−8.3	A123, M103, E64	34	皂苷12	−7.9	R68, A75, T78, R79, T78, Q81, R103	53	皂苷1	−7.2	A108, K106, E67, R63
16	皂苷46	−8.2	—	35	皂苷31	−7.9	—	54	皂苷19	−7.1	—
17	皂苷43	−8.2	R63, R102	36	皂苷29	−7.8	R102, D105, R79, R103, K106	55	皂苷35	−7.1	R74, R63, E60
18	皂苷54	−8.2	D105, R103	37	皂苷33	−7.8	E92, L96, D95, R103	56	皂苷36	−7.1	R63, R68, E252, K255, Q256, K106
19	皂苷56	−8.2	—	38	皂苷38	−7.8	R102, M103, E60, R63, E71				

TP53

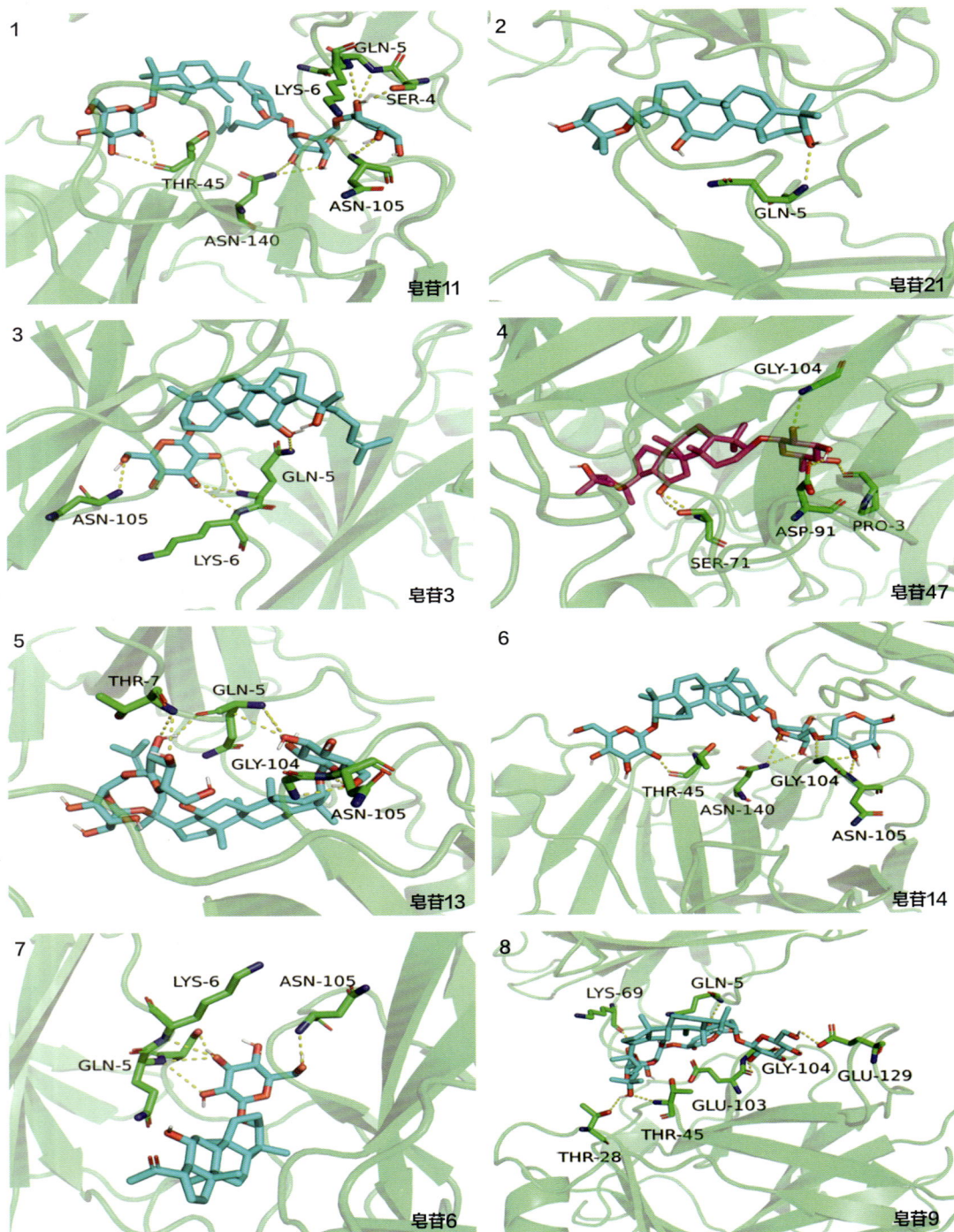

图 4-140　与 TP53 蛋白靶点作用最强的 8 个人参皂苷分子对接图

表4-140 TP53与人参皂苷的结合能及氨基酸残基

序号	人参皂苷	结合能/(kcal/mol)	氨基酸残基
1	皂苷11	−9.0	T45, N140, N105, K6, S4, Q5
2	皂苷21	−8.9	Q5
3	皂苷3	−8.9	N105, K6, Q5
4	皂苷47	−8.8	G104, S711, D91, P3
5	皂苷13	−8.8	T7, Q5, G104, N105
6	皂苷14	−8.7	T45, N140, G104, N105
7	皂苷6	−8.7	Q5, K6, N105
8	皂苷9	−8.7	K69, T28, T45, E103, G104, Q5, E129
9	皂苷5	−8.5	Q5, K6, N105, G104, E103
10	皂苷22	−8.4	—
11	皂苷48	−8.4	T7, Q5, S174, E176, S71, K44
12	皂苷20	−8.4	Q5
13	皂苷4	−8.4	N105, K6, Q5, E103
14	皂苷42	−8.4	K69, S71, L42
15	20E-F4	−8.2	N140, G104
16	皂苷15	−8.2	N36, K6, Q5, S4, N105
17	皂苷52	−8.1	R101, K69, E175, S174, Q5
18	皂苷51	−8.0	T28, A43, G104
19	皂苷50	−8.0	C29, T28, K44, R101, Q5
20	皂苷2	−8.0	Q5, S174, N36
21	皂苷34	−8.0	K6, N140, D91, Q5, P3
22	皂苷24	−8.0	V2, D91, G104, N105, H138, E129, K6, Q5
23	皂苷10	−8.0	T7, Q5, K6, T45, A43
24	皂苷49	−7.9	T7, S174, L35, N140
25	皂苷45	−7.9	—
26	皂苷36	−7.9	R101, N140, E103, G104, Q5, K6
27	皂苷43	−7.9	K44
28	皂苷55	−7.9	N36, E176, D91
29	皂苷31	−7.8	Q5, D91
30	皂苷17	−7.8	Q5
31	皂苷23	−7.8	N36, K69, E103, N140
32	皂苷27	−7.8	S71, Q72, T28, C29
33	皂苷16	7.7	Q5, S71
34	皂苷40	−7.7	L35, T45, D91
35	皂苷54	−7.7	D173, S174, A34
36	皂苷53	−7.7	N36, E176, K69
37	皂苷12	−7.7	N140, V102, S71, Q5, S174, N36, A43
38	皂苷32	−7.6	N140
39	皂苷30	−7.6	Q5, D91
40	皂苷44	−7.6	S71, D91
41	皂苷37	−7.6	T45, N140
42	皂苷25	−7.6	Q5, G104, N105, R101, N140, T28, C29
43	皂苷18	−7.5	Q5, S71, T45
44	皂苷38	−7.5	Y8, K6, E103, T136, E129
45	皂苷29	−7.5	T45, K69
46	皂苷8	−7.5	D113, S4, T161, R172, E163, Y8, S11, L169
47	皂苷46	−7.4	T7
48	皂苷1	−7.4	A34, S174, Q5
49	皂苷41	−7.4	K44, N140
50	皂苷7	−7.4	S21, T45, N140, G104, D91
51	皂苷19	−7.3	E103, L42
52	皂苷56	−7.3	R114, D113, R172, S4
53	皂苷35	−7.2	T45
54	皂苷26	−7.2	T28, A43, N140, D91, R101
55	皂苷39	−7.0	A43, N14
56	皂苷28	−6.9	D173, E103, N140, D91

TXA2R

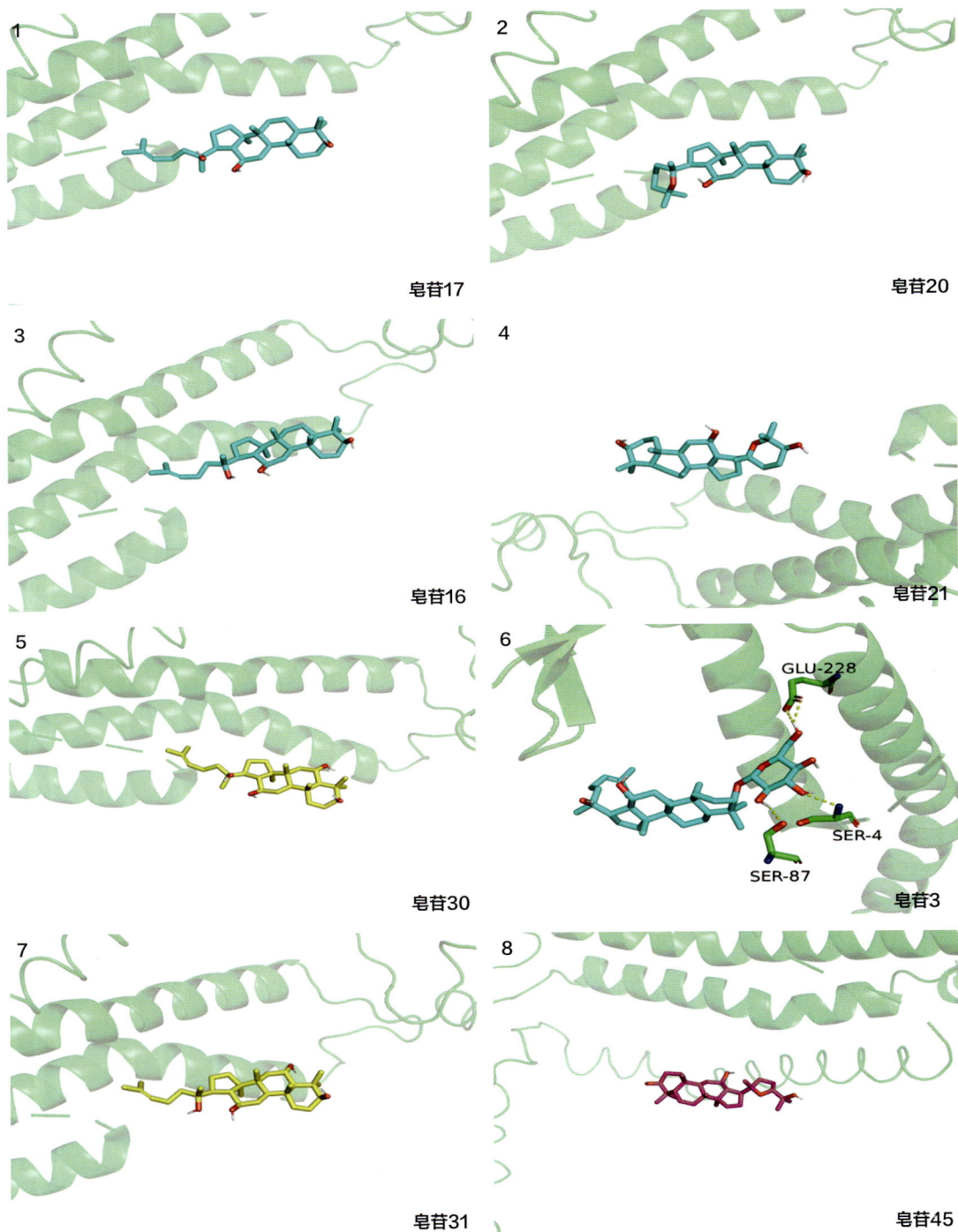

皂苷17

皂苷20

皂苷16

皂苷21

皂苷30

皂苷3

皂苷31

皂苷45

图 4-141　与 TXA2R 蛋白靶点作用最强的 8 个人参皂苷分子对接图

表 4-141 TXA2R 与人参皂苷的结合能及氨基酸残基

序号	人参皂苷	结合能/(kcal/mol)	氨基酸残基	序号	人参皂苷	结合能/(kcal/mol)	氨基酸残基	序号	人参皂苷	结合能/(kcal/mol)	氨基酸残基
1	皂苷17	-8.5	—	20	皂苷2	-8.0	Q5, S174, N36	39	皂苷39	-7.1	R72, S4, V178
2	皂苷20	-8.4	—	21	皂苷34	-8.0	K6, N140, D91, Q5, P3	40	皂苷42	-7.1	—
3	皂苷16	-8.4	—	22	皂苷24	-8.0	V2, D91, G104, N105, H138, E129, K6, Q5	41	皂苷54	-7.1	R2, D135, F49
4	皂苷21	-8.3	—	23	皂苷10	-8.0	T7, Q5, K6, T45, A43	42	皂苷28	-7.1	R45
5	皂苷30	-8.3	—	24	皂苷49	-7.9	T7, S174, L35, N140	43	皂苷29	-7.1	R45
6	皂苷3	-8.3	S87, E228, S4	25	皂苷45	-7.9	—	44	皂苷38	-7.0	C44, S4, G112
7	皂苷31	-8.2	—	26	皂苷36	-7.9	R101, N140, E103, G104, Q5, K6	45	皂苷52	-7.0	Y116, P109
8	皂苷45	-8.1	—	27	皂苷43	-7.9	K44	46	皂苷6	-7.0	D41
9	皂苷48	-8.0	R48, Y116, G114, G134, P266	28	皂苷55	-7.9	N36, E176, D91	47	皂苷7	-7.0	S3, R2
10	皂苷53	-8.0	S3, P109, D135, G134	29	皂苷31	-7.8	Q5, D91	48	皂苷37	-6.9	R45, R48, F49, S4, C44, F49, G114, G134
11	皂苷22	-7.9	—	30	皂苷17	-7.8	Q5	49	皂苷9	-6.9	G96
12	皂苷43	-7.9	—	31	皂苷23	-7.8	N36, K69, E103, N140	50	皂苷12	-6.8	S3, F49
13	皂苷56	-7.9	—	32	皂苷27	-7.8	S71, Q72, T28, C29	51	皂苷5	-6.7	—
14	皂苷50	-7.8	—	33	皂苷16	-7.7	Q5, S71	52	皂苷41	-6.6	H38, A39, T15
15	皂苷46	-7.8	—	34	皂苷40	-7.7	L35, T45, D91	53	皂苷25	-6.6	R45
16	皂苷32	-7.7	—	35	皂苷54	-7.7	D173, S174, A34	54	皂苷8	-6.5	L298, R300, L291
17	皂苷44	-7.7	—	36	皂苷53	-7.7	N36, E176, K69	55	皂苷27	-6.4	R45
18	皂苷19	-7.7	—	37	皂苷12	-7.7	N140, V102, S71, Q5, S174, N36, A43	56	皂苷26	-6.4	R45
19	皂苷24	-7.7	R45	38	皂苷32	-7.6	N140				

VEGFA

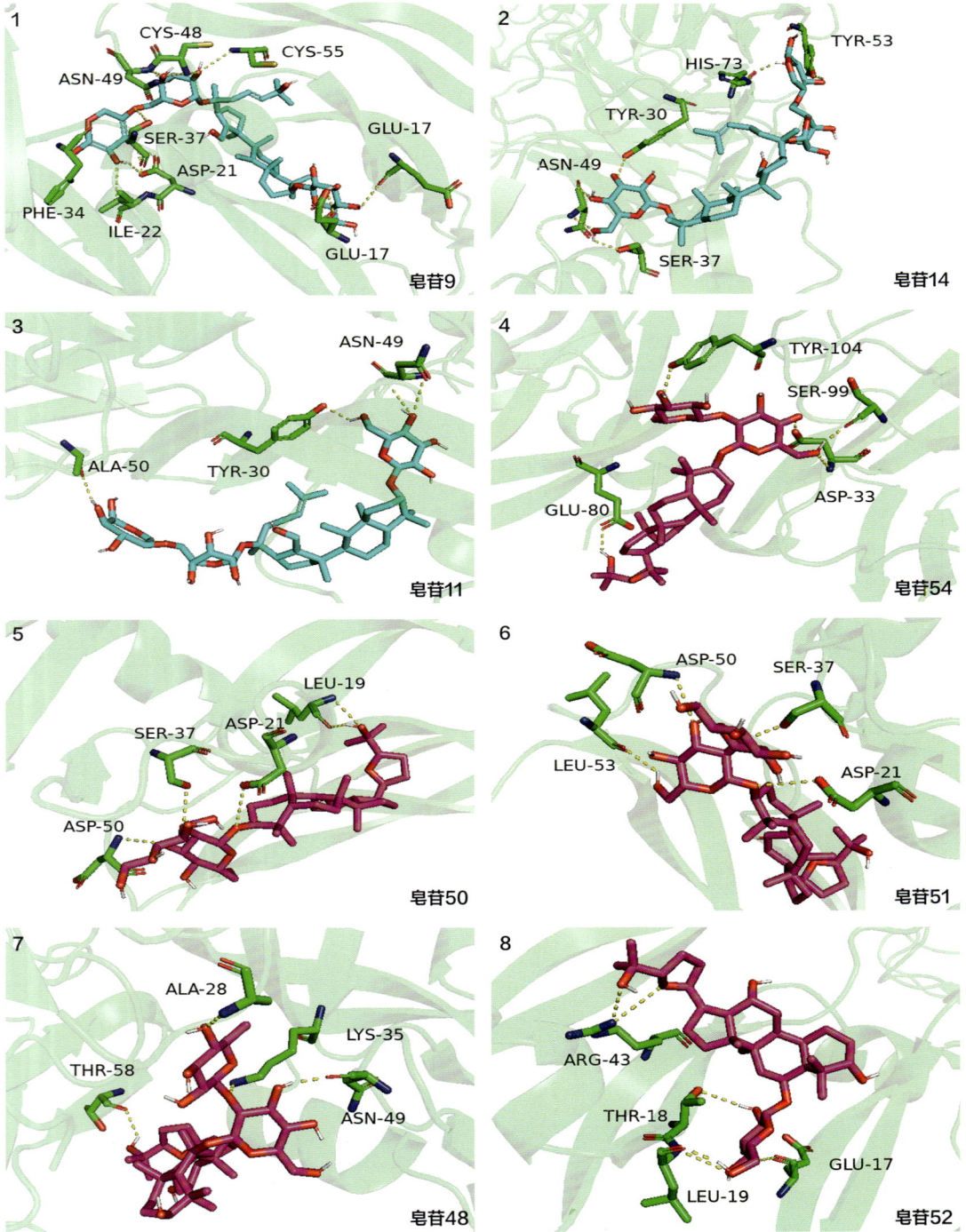

图 4-142　与 VEGFA 蛋白靶点作用最强的 8 个人参皂苷分子对接图

表4-142　VEGFA与人参皂苷的结合能及氨基酸残基

序号	人参皂苷	结合能/(kcal/mol)	氨基酸残基
1	皂苷9	-9.3	F34, N49, C48, C55, S37, D21, I22, E17
2	皂苷14	-9.2	N49, Y30, H73, Y53, S37
3	皂苷11	-9.1	A50, Y30, N49
4	皂苷54	-8.6	E80, Y104, S99, D33
5	皂苷50	-8.5	D50, S37, D21, L19
6	皂苷51	-8.4	L53, D50, S37, D21
7	皂苷48	-8.3	T58, A28, K35, N49
8	皂苷52	-8.3	R43, T18, L19, E17
9	皂苷6	-8.3	C55, G46, F34
10	皂苷24	-8.3	I2, L45, R67, D62
11	皂苷12	-8.3	Q9, K35, N49, S93, Y30, S26
12	皂苷53	-8.2	D21, C48, D50
13	皂苷49	-8.1	L19, E17
14	皂苷55	-8.1	S37, G46, C55, C48, D50
15	皂苷10	-8.1	L19, E17, G46
16	皂苷33	-8.1	C55, C48, D50
17	皂苷45	-8.0	C55, D21
18	皂苷2	-8.0	S26, Y30, S93, D59
19	皂苷7	-8.0	C48, S37, D21, Q24, L19, E17
20	皂苷40	-8.0	D21, S37, N49, D50, C48, C55
21	皂苷47	-7.8	G46, C55, C48, D50, S37
22	皂苷8	-7.8	D21, L19, E17
23	皂苷37	-7.8	L19, R43, D21
24	皂苷46	-7.7	S37, C48, C55, K94
25	皂苷22	-7.7	D50
26	皂苷21	-7.7	N49, D50
27	皂苷20	-7.7	L19, G46, D21
28	皂苷4	-7.7	D50, L19, T18
29	皂苷5	-7.7	R67, E46, L45, G44, E89
30	皂苷27	-7.7	R67, S63, L45
31	皂苷29	-7.7	R67, S63, D1
32	皂苷36	-7.7	C55
33	皂苷56	-7.6	—
34	皂苷31	-7.6	S37, D50
35	皂苷42	-7.6	W112
36	皂苷43	-7.5	L19, G46, D21
37	皂苷3	-7.5	
38	皂苷16	-7.5	D50, N49, C55
39	皂苷28	-7.5	R87, E89, R38
40	皂苷13	-7.5	S37, D50, L53
41	皂苷38	-7.5	G46
42	皂苷44	-7.4	—
43	皂苷23	-7.4	G46, D21
44	皂苷15	-7.4	C13, C48, Y8, S93
45	皂苷32	-7.3	—
46	皂苷39	-7.3	G45, L19, G46, D21
47	皂苷41	-7.2	A28, K35
48	皂苷1	-7.1	K35, S93, S26
49	皂苷17	-7.1	—
50	皂苷26	-7.0	D50
51	皂苷35	-7.0	S37, C48, L53, D50, N49
52	皂苷34	-7.0	D21, S37, G46, D50
53	皂苷30	-6.9	C48, N49
54	皂苷18	-6.8	D59, Y60
55	皂苷19	-6.8	F97
56	皂苷25	-6.5	G46, D21, D50

VKORC1

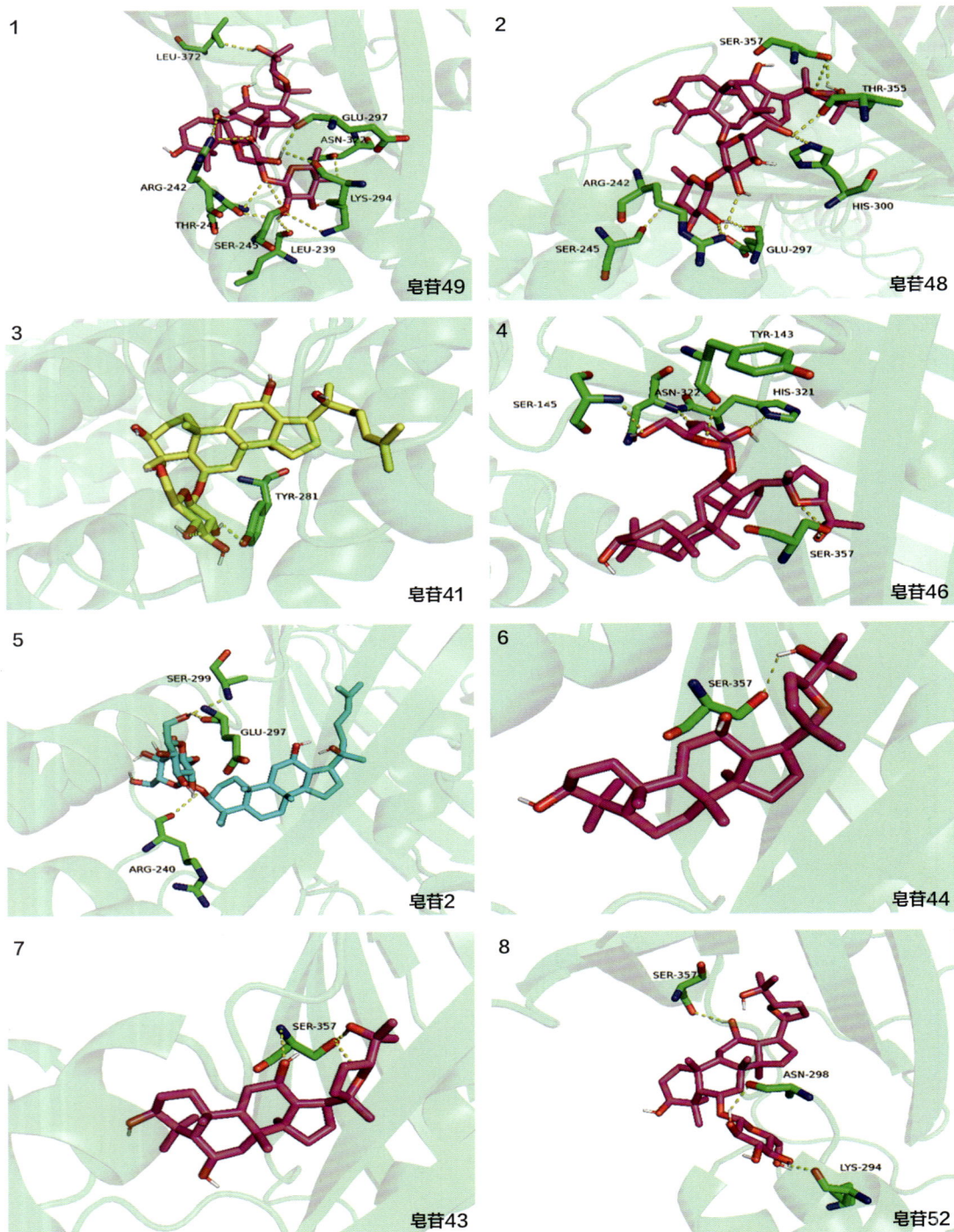

图 4-143　与 VKORC1 蛋白靶点作用最强的 8 个人参皂苷分子对接图

表4-143　VKORC1与人参皂苷的结合能及氨基酸残基

序号	人参皂苷	结合能/(kcal/mol)	氨基酸残基	序号	人参皂苷	结合能/(kcal/mol)	氨基酸残基	序号	人参皂苷	结合能/(kcal/mol)	氨基酸残基
1	皂苷49	-11.1	L372, R242, T241, S245, L239, K294, N322, E297	20	皂苷15	-9.3	F229, Q233, S251	39	皂苷25	-8.8	S354, T355, S357, P58, R242
2	皂苷48	-10.7	S245, R242, E297, H300, T355, S357	21	皂苷36	-9.3	T355, H300, S357, H321, N322	40	皂苷30	-8.8	Y143
3	皂苷41	-10.6	Y281	22	皂苷50	-9.2	R320, S145, H300, Q356, S354	41	皂苷3	-8.7	S245, K294, R240, N322
4	皂苷46	-10.1	S145, N322, Y143, H321, S357	23	皂苷8	-9.2	E142, S357, H300, N301, T355, S354, T377	42	皂苷20	-8.6	—
5	皂苷2	-10.1	S299, E297, R240	24	皂苷42	-9.2	R240	43	皂苷29	-8.6	Y143, N322, R240, Q356
6	皂苷44	-9.9	S357	25	皂苷45	-9.1	R240	44	皂苷35	-8.6	P58, N322, K294, S245, T241
7	皂苷43	-9.7	S357	26	皂苷55	9.1	Y143, L359, N322, T355, S354	45	皂苷39	-8.6	S357, Q356, T355, R242
8	皂苷52	-9.7	S357, N298, K294	27	皂苷16	-9.1	N144, S357	46	皂苷22	-8.5	R320, H321, R242
9	皂苷53	-9.7	T241, S357, K294, E297	28	皂苷19	-9.1	—	47	皂苷27	-8.5	E297, G326, V328, D325, N135, D133, D102
10	皂苷21	-9.7	—	29	皂苷54	-9.0	L359, N322, T355	48	皂苷31	-8.5	R240
11	皂苷11	-9.7	S354, H300, N298, R320, N322, E297, R242, K294, T241	30	皂苷56	-9.0	R320, H321	49	皂苷24	-8.4	E142, Y143, N144, N322, R240, Q356, N39, R73
12	皂苷17	-9.7	—	31	皂苷13	-9.0	P58, S357, N298, R242, T241	50	皂苷33	-8.4	R240, N322, S357
13	皂苷14	-9.6	S354, T355, S357, H321, N322, E142	32	皂苷9	-9.0	N301, S357, R242, T241	51	皂苷26	-8.3	E297, R154, P150, G326, V328, K140, N135, K101
14	皂苷32	-9.6	L359	33	皂苷10	-9.0	E142, N322, Q356, S354	52	皂苷37	-8.3	R367, E365, H369, K361, W57, Y143, W147
15	皂苷51	-9.5	S145, N322, H321, H300, R242	34	皂苷38	-9.0	H321, E142, S357	53	皂苷23	-8.2	Y143
16	皂苷7	-9.5	E142, N322, S357, S354	35	皂苷1	-8.9	Y143, E142, N144, S145, Q356, T355	54	皂苷5	-8.2	T355, S357, R242
17	皂苷12	-9.5	E142, Y143, N144, S145, H300, T355, S354	36	皂苷28	-8.9	Y143, H321, R320, S145, N322, R240,	55	皂苷18	-8.1	R240
18	皂苷40	-9.5	R240, R242	37	皂苷34	-8.9	T355, Q356, S354, T377, N39, R73	56	皂苷47	-8.0	T355, S357, H300
19	皂苷4	-9.4	R242	38	皂苷6	-8.8	Q356, H300, S357, H321, N32 T388				

VWF

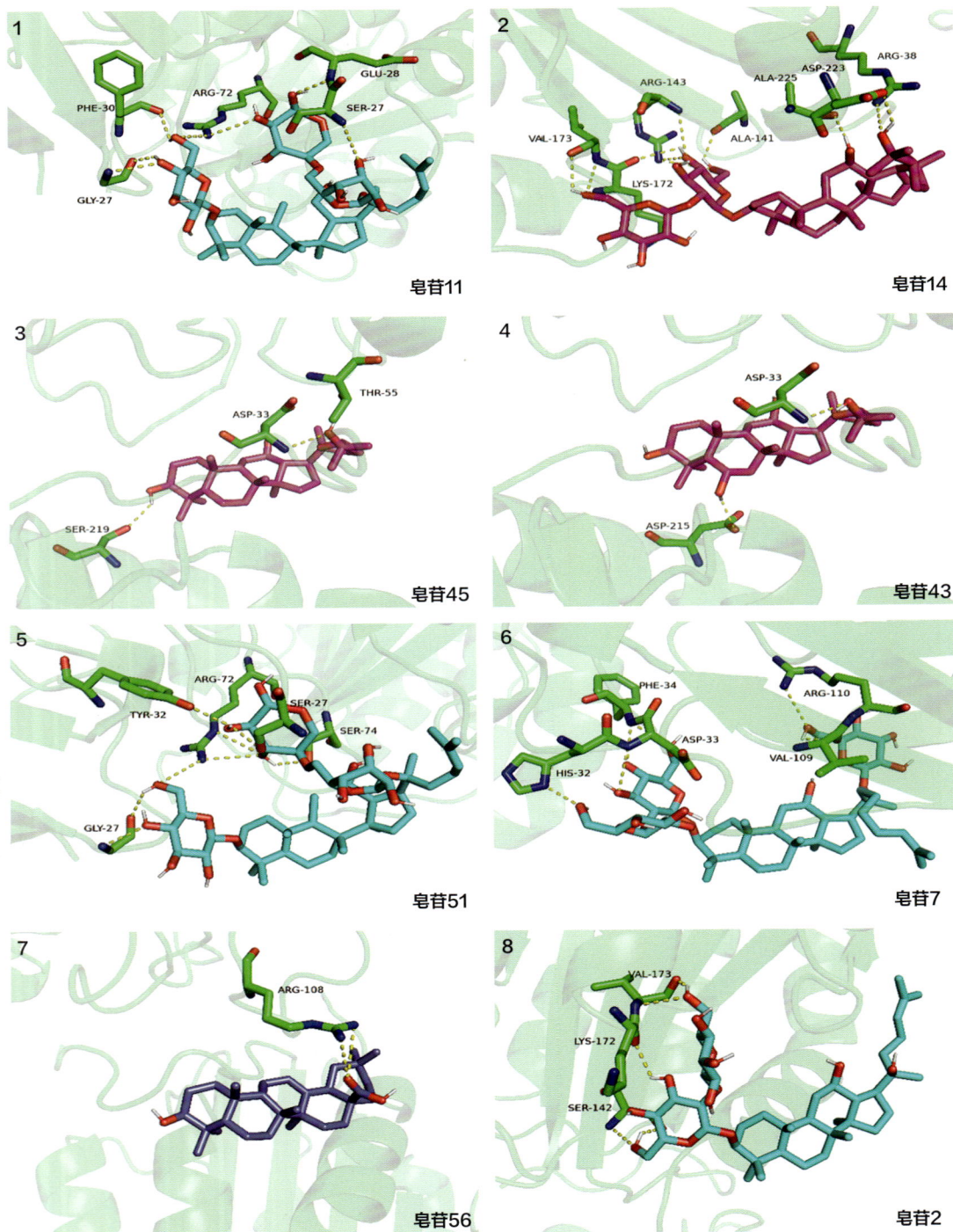

图 4-144　与 VWF 蛋白靶点作用最强的 8 个人参皂苷分子对接图

表 4-144　VWF 与人参皂苷的结合能及氨基酸残基

序号	人参皂苷	结合能 /（kcal/mol）	氨基酸残基	序号	人参皂苷	结合能 /（kcal/mol）	氨基酸残基	序号	人参皂苷	结合能 /（kcal/mol）	氨基酸残基
1	皂苷 11	−8.6	F30, G27, R72, S27, E28	20	皂苷 52	−7.5	H90, S89, L95, K96	39	皂苷 33	−7.0	R72, S27, E28
2	皂苷 14	−8.1	G27, Y32, R72, S27, S74	21	皂苷 21	−7.5	E227	40	皂苷 38	−7.0	H32, R70, R214, S219
3	皂苷 45	−8.1	S219, D33, T55	22	皂苷 15	−7.5	S219, H32, L31, G57	41	皂苷 23	−6.9	D33, S58, G57
4	皂苷 43	−8.1	D215, D33	23	皂苷 4	−7.4	K135, S134, I132, Q131, K96, L95, D97	42	皂苷 16	−6.8	A91
5	皂苷 51	−8.1	V173, K172, R143, A141, A225, D223, R38	24	皂苷 24	−7.4	R214, D215, R70, H32, F34, D33, R110, T111, L112, E115	43	皂苷 28	−6.8	R28, F30, R78, Y35, R72, S27, E28, Q75, I73, K99
6	皂苷 7	−8.1	H32, F34, D33, V109, R110	25	皂苷 12	−7.4	V173, R143, P139, A141, R38, E222	44	皂苷 26	−6.8	D223, A225, E227, S37, E2
7	皂苷 56	−7.9	R108	26	皂苷 42	−7.4	H32, D33, T55	45	皂苷 36	−6.7	R78, R72, E28, S27, R100, K99
8	皂苷 2	−7.9	S142, K172, V173	27	皂苷 40	−7.4	I132, L95, A91, Y92	46	皂苷 30	−6.7	Q131
9	皂苷 50	−7.8	G57, T55, L31, D33, H32, E105, S219	28	皂苷 37	−7.4	Y220, D223, R103, D106, D215, R70, H32	47	皂苷 29	−6.7	H32, F34, D33, T55, V109, L112, T111
10	皂苷 55	−7.8	T55, D33, H32, D106, E105, R103, S219	29	皂苷 20	−7.3	—	48	皂苷 34	−6.7	R71, E28, I73, S27, R100
11	皂苷 53	−7.8	H90, A91, D97, Q131, S134, K135	30	皂苷 1	−7.2	K169, K172, V173, P139, R143, R38	49	皂苷 41	−6.7	A91
12	皂苷 13	−7.8	R78, F30, G27, R72, S27, I72, R100	31	皂苷 3	−7.2	K135, D137, S134, Q131, K96, L95, A91, D97	50	皂苷 17	−6.6	D215, R214
13	皂苷 48	−7.7	S74, E28, R72, R78	32	皂苷 44	−7.1	—	51	皂苷 32	−6.6	D215
14	皂苷 47	−7.7	—	33	皂苷 6	−7.1	R100, S27, E28, R72, Y35	52	皂苷 35	−6.6	S219, R108, D33, H32
15	皂苷 49	−7.6	K99, R100, S74, I73, R72, G27	34	皂苷 25	−7.1	L224, E227, S37, E2	53	皂苷 18	−6.5	S219
16	皂苷 22	−7.6	R103, D106, R108, S219	35	皂苷 31	−7.1	D215, R214, R108	54	皂苷 5	−6.5	T59, T55, G56, N75
17	皂苷 8	−7.6	S114, W119, Y116, G101, E227	36	皂苷 39	−7.1	T55, R108, H32, S219	55	皂苷 19	−6.4	—
18	皂苷 46	−7.5	D33, S58	37	皂苷 27	−7.0	D223, A225, R38, R103, G101, S31, N33, E2	56	皂苷 10	−6.4	E227, S142, R143
19	皂苷 54	−7.5	S219, D215, R70, H32, R108	38	皂苷 9	−7.0	E227, E2, V3, T117, W119				

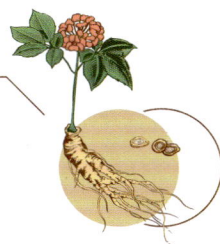

第五章
结论

通过 56 种具有代表性的人参皂苷与目前报道的 144 个心脑血管疾病蛋白靶点分子对接研究，结合大量的参考文献，初步阐明了人参皂苷在不同心脑血管疾病的预防及治疗中，具有不同的治疗效果及作用机制，为充分发挥每一种人参皂苷在预防和治疗心脑血管疾病的生物活性及针对性的创新药物开发提供了科学依据。

一、人参皂苷对心脑血管疾病蛋白靶点具有很强的生物功能

与 144 个心脑血管疾病蛋白靶点结合，作用最强的 8 种人参皂苷及 56 种人参皂苷总的结合能见表 5-1。

表 5-1　与心脑血管蛋白靶点结合作用最强的前 8 种及 56 种人参皂苷总结合能（kcal/mol）

序号	蛋白靶点		1	2	3	4	5	6	7	8	56 种人参皂苷总结合能
1	ABCA1	皂苷代号	皂苷 1	皂苷 56	皂苷 51	皂苷 45	皂苷 4	皂苷 11	皂苷 36	皂苷 40	−485.1
		结合能	−9.8	−9.8	−9.5	−9.5	−9.5	−9.5	−9.5	−9.5	
2	ABCB1	皂苷代号	皂苷 43	皂苷 45	皂苷 3	皂苷 46	皂苷 47	皂苷 4	皂苷 6	皂苷 56	−468.0
		结合能	−9.4	−9.3	−9.2	−9.1	−9.1	−9.1	−9.1	−9.0	
3	ABCG1	皂苷代号	皂苷 55	皂苷 42	皂苷 28	皂苷 20	皂苷 37	皂苷 18	皂苷 27	皂苷 1	−445.3
		结合能	−9.5	−9.2	−9.0	−8.9	−8.7	−8.6	−8.6	−8.4	
4	ABCG5	皂苷代号	皂苷 43	皂苷 55	皂苷 12	皂苷 45	皂苷 7	皂苷 11	皂苷 21	皂苷 48	−485.7
		结合能	−10.9	−10.2	−9.8	−9.7	−9.6	−9.4	−9.4	−9.3	
5	ACE	皂苷代号	皂苷 48	皂苷 54	皂苷 49	皂苷 14	皂苷 55	皂苷 9	皂苷 38	皂苷 11	−549.8
		结合能	−11.3	−11.2	−11.0	−11.0	−10.7	−10.7	−10.7	−10.5	
6	ACE2	皂苷代号	皂苷 9	皂苷 1	皂苷 54	皂苷 2	皂苷 45	皂苷 55	皂苷 43	皂苷 49	−553.6
		结合能	−10.9	−10.9	−10.8	−10.8	−10.7	−10.6	−10.5	−10.4	
7	ACHE	皂苷代号	皂苷 9	皂苷 10	皂苷 12	皂苷 54	皂苷 45	皂苷 20	皂苷 22	皂苷 14	−543.9
		结合能	−11.1	−11.1	−11.0	−10.8	−10.8	−10.8	−10.7	−10.7	
8	ADORA1	皂苷代号	皂苷 9	皂苷 10	皂苷 12	皂苷 54	皂苷 35	皂苷 20	皂苷 22	皂苷 14	−478.9
		结合能	−9.8	−9.7	−9.6	−9.5	−9.5	−9.4	−9.4	−9.4	
9	ADORA2A	皂苷代号	皂苷 17	皂苷 18	皂苷 49	皂苷 21	皂苷 55	皂苷 16	皂苷 48	皂苷 31	−412.9
		结合能	−8.8	−8.4	−8.3	−8.2	−8.1	−8.1	−8.0	−8.0	
10	ADRB1	皂苷代号	皂苷 4	皂苷 50	皂苷 56	皂苷 21	皂苷 6	皂苷 55	皂苷 45	皂苷 14	−503.6
		结合能	−10.6	−10.4	−10.4	−10.1	−10.0	−10.0	−9.9	−9.9	
11	ADRB2	皂苷代号	皂苷 49	皂苷 10	皂苷 16	皂苷 54	皂苷 48	皂苷 1	皂苷 9	皂苷 52	−452.6
		结合能	−9.9	−9.2	−9.2	−8.9	−8.9	−8.8	−8.6	−8.6	
12	AGTR1	皂苷代号	皂苷 4	皂苷 50	皂苷 56	皂苷 21	皂苷 6	皂苷 55	皂苷 45	皂苷 14	−455.4
		结合能	−9.1	−9.0	−9.0	−8.9	−8.8	−8.7	−8.6	−8.6	

续表

序号	蛋白靶点		1	2	3	4	5	6	7	8	56 种人参皂苷总结合能
13	AKT1	皂苷代号	皂苷 11	皂苷 47	皂苷 45	皂苷 43	皂苷 9	皂苷 51	皂苷 27	皂苷 53	−445.9
		结合能	−9.5	−9.4	−9.3	−9.3	−9.3	−8.7	−8.7	−8.6	
14	AKT2	皂苷代号	皂苷 11	皂苷 27	皂苷 14	皂苷 13	皂苷 9	皂苷 26	皂苷 28	皂苷 25	−427.0
		结合能	−8.9	−8.8	−8.6	−8.6	−8.5	−8.5	−8.5	−8.5	
15	ALB	皂苷代号	皂苷 10	皂苷 31	皂苷 16	皂苷 45	皂苷 4	皂苷 20	皂苷 17	皂苷 3	−504.1
		结合能	−10.3	−10.3	−10.3	−10.2	−10.1	−10.1	−10.1	−10.0	
16	APOA1	皂苷代号	皂苷 55	皂苷 10	皂苷 56	皂苷 51	皂苷 21	皂苷 44	皂苷 30	皂苷 47	−419.5
		结合能	−8.7	−8.6	−8.5	−8.5	−8.3	−8.3	−8.3	−8.3	
17	APP	皂苷代号	皂苷 11	皂苷 15	皂苷 9	皂苷 14	皂苷 16	皂苷 49	皂苷 4	皂苷 48	−420.1
		结合能	−8.4	−8.4	−8.1	−8.1	−8.1	−8.0	−8.0	−8.0	
18	AR	皂苷代号	皂苷 4	皂苷 6	皂苷 17	皂苷 3	皂苷 31	皂苷 18	皂苷 41	皂苷 19	−396.8
		结合能	−8.2	−8.2	−8.1	−8.1	−8	−7.9	−7.9	−7.8	
19	BCL2L1	皂苷代号	皂苷 48	皂苷 9	皂苷 24	皂苷 49	皂苷 38	皂苷 42	皂苷 40	皂苷 53	−429.5
		结合能	−8.5	−8.4	−8.4	−8.3	−8.3	−8.3	−8.2	−8.2	
20	BDNF	皂苷代号	皂苷 9	皂苷 54	皂苷 50	皂苷 49	皂苷 55	皂苷 51	皂苷 48	皂苷 53	−419.8
		结合能	−9.1	−8.4	−8.4	−8.3	−8.3	−8.3	−8.2	−8.2	
21	C1R	皂苷代号	皂苷 46	皂苷 52	皂苷 7	皂苷 49	皂苷 21	皂苷 14	皂苷 51	皂苷 40	−468.3
		结合能	−9.2	−9.2	−9.1	−9.0	−9.0	−9.0	−8.9	−8.9	
22	CA1	皂苷代号	皂苷 21	皂苷 36	皂苷 20	皂苷 15	皂苷 22	皂苷 50	皂苷 11	皂苷 49	−449.7
		结合能	−9.2	−9.1	−9.0	−9.0	−8.9	−8.8	−8.8	−8.7	
23	CA2	皂苷代号	皂苷 11	皂苷 9	皂苷 44	皂苷 12	皂苷 17	皂苷 1	皂苷 31	皂苷 48	−435.7
		结合能	−9.8	−9.1	−8.6	−8.6	−8.5	−8.5	−8.3	−8.3	
24	CAMK2A	皂苷代号	皂苷 5	皂苷 4	皂苷 9	皂苷 11	皂苷 43	皂苷 35	皂苷 56	皂苷 52	−416.2
		结合能	−8.8	−8.7	−8.7	−8.6	−8.6	−8.5	−8.5	−8.4	
25	CASP3	皂苷代号	皂苷 2	皂苷 40	皂苷 42	皂苷 41	皂苷 54	皂苷 6	皂苷 16	皂苷 15	−336.5
		结合能	−7.1	−6.8	−6.8	−6.7	−6.6	−6.5	−6.5	−6.5	
26	CASP9	皂苷代号	皂苷 49	皂苷 19	皂苷 50	皂苷 54	皂苷 32	皂苷 41	皂苷 33	皂苷 51	−484.3
		结合能	−10	−9.8	−9.4	−9.4	−9.3	−9.3	−9.3	−9.2	
27	CCL2	皂苷代号	皂苷 56	皂苷 42	皂苷 8	皂苷 9	皂苷 5	皂苷 34	皂苷 47	皂苷 17	−521.5
		结合能	−10.1	−10.0	−10.0	−9.9	−9.9	−9.9	−9.8	−9.8	
28	CCND1	皂苷代号	皂苷 56	皂苷 33	皂苷 47	皂苷 52	皂苷 44	皂苷 15	皂苷 21	皂苷 24	−378.9
		结合能	−8.5	−8.0	−7.8	−7.7	−7.6	−7.5	−7.4	−7.4	
29	CCR5	皂苷代号	皂苷 45	皂苷 43	皂苷 22	皂苷 48	皂苷 53	皂苷 21	皂苷 11	皂苷 47	−510.7
		结合能	−10.4	−10.3	−10.2	−10.2	−10.1	−10	−10	−9.9	
30	CD36	皂苷代号	皂苷 56	皂苷 45	皂苷 4	皂苷 43	皂苷 22	皂苷 11	皂苷 44	皂苷 19	−439.2
		结合能	−8.7	−8.6	−8.6	−8.4	−8.4	−8.4	−8.4	−8.4	
31	CD40LG	皂苷代号	皂苷 1	皂苷 5	皂苷 51	皂苷 38	皂苷 55	皂苷 44	皂苷 3	皂苷 26	−460.1
		结合能	−9.7	−9.3	−9.3	−9.0	−9.0	−8.9	−8.8	−8.8	
32	CDK2	皂苷代号	皂苷 56	皂苷 33	皂苷 47	皂苷 52	皂苷 44	皂苷 15	皂苷 21	皂苷 24	−387.9
		结合能	−11.0	−9.8	−9.3	−9.1	−8.9	−8.6	−8.4	−8.4	
33	CES1	皂苷代号	皂苷 51	皂苷 36	皂苷 40	皂苷 50	皂苷 38	皂苷 4	皂苷 11	皂苷 2	−489.8
		结合能	−9.9	−9.7	−9.6	−9.5	−9.5	−9.5	−9.5	−9.4	
34	CETP	皂苷代号	皂苷 4	皂苷 7	皂苷 17	皂苷 16	皂苷 5	皂苷 33	皂苷 52	皂苷 56	−525.6
		结合能	−11.1	−11.0	−10.9	−10.9	−10.6	−10.6	−10.5	−10.5	

序号	蛋白靶点		1	2	3	4	5	6	7	8	56种人参皂苷总结合能
35	CHRM2	皂苷代号	皂苷 34	皂苷 36	皂苷 52	皂苷 55	皂苷 11	皂苷 48	皂苷 22	皂苷 14	−444.2
		结合能	−9.2	−9.1	−8.6	−8.6	−8.6	−8.5	−8.5	−8.5	
36	COMT	皂苷代号	皂苷 10	皂苷 48	皂苷 1	皂苷 2	皂苷 12	皂苷 54	皂苷 41	皂苷 46	−379.5
		结合能	−8.6	−8.2	−8.1	−8.0	−8.0	−7.9	−7.9	−7.8	
37	CRP	皂苷代号	皂苷 4	皂苷 43	皂苷 6	皂苷 15	皂苷 40	皂苷 41	皂苷 30	皂苷 55	−455.6
		结合能	−9.5	−9.5	−9.2	−9.1	−9.0	−9.0	−8.9	−8.9	
38	CTSD	皂苷代号	皂苷 55	皂苷 42	皂苷 37	皂苷 7	皂苷 15	皂苷 18	皂苷 32	皂苷 5	−459.1
		结合能	−9.7	−9.6	−9.3	−9.1	−8.9	−8.0	−8.8	−8.7	
39	CX3CR1	皂苷代号	皂苷 1	皂苷 53	皂苷 2	皂苷 33	皂苷 45	皂苷 36	皂苷 46	皂苷 41	−531.0
		结合能	−10.5	−10.4	−10.4	−10.4	−10.3	−10.3	−10.2	−10.2	
40	CXCL8	皂苷代号	皂苷 50	皂苷 11	皂苷 14	皂苷 10	皂苷 34	皂苷 47	皂苷 49	皂苷 48	−478.4
		结合能	−9.7	−9.7	−9.6	−9.6	−9.6	−9.4	−9.3	−9.1	
41	CXCL12	皂苷代号	皂苷 21	皂苷 36	皂苷 49	皂苷 10	皂苷 32	皂苷 42	皂苷 12	皂苷 38	−407.5
		结合能	−8.0	−8.0	−7.8	−7.8	−7.8	−7.8	−7.7	−7.7	
42	CYP11B2	皂苷代号	皂苷 31	皂苷 17	皂苷 52	皂苷 11	皂苷 46	皂苷 53	皂苷 18	皂苷 6	−468.6
		结合能	−9.9	−9.8	−9.6	−9.4	−9.3	−9.2	−9.2	−9.2	
43	CYP17A1	皂苷代号	皂苷 4	皂苷 3	皂苷 56	皂苷 6	皂苷 17	皂苷 34	皂苷 16	皂苷 31	−540.9
		结合能	−12.4	−11.7	−11.2	−11.2	−11.1	−11.1	−10.6	−10.5	
44	CYP19A1	皂苷代号	皂苷 44	皂苷 17	皂苷 31	皂苷 16	皂苷 18	皂苷 30	皂苷 19	皂苷 56	−454.2
		结合能	−9.8	−9.7	−9.5	−9.4	−9.3	−9.1	−9.1	−9.0	
45	CYP2C19	皂苷代号	皂苷 55	皂苷 4	皂苷 27	皂苷 48	皂苷 45	皂苷 3	皂苷 49	皂苷 44	−501.4
		结合能	−12.0	−10.3	−10.2	−10.1	−9.7	−9.6	−9.5	−9.5	
46	DLL4	皂苷代号	皂苷 9	皂苷 1	皂苷 5	皂苷 41	皂苷 7	皂苷 55	皂苷 36	皂苷 52	−422.1
		结合能	−9.4	−9.1	−9.0	−9.0	−8.9	−8.9	−8.8	−8.8	
47	DNM1L	皂苷代号	皂苷 9	皂苷 51	皂苷 38	皂苷 40	皂苷 53	皂苷 50	皂苷 3	皂苷 13	−438.7
		结合能	−8.9	−8.7	−8.7	−8.7	−8.6	−8.4	−8.4	−8.4	
48	DPP4	皂苷代号	皂苷 52	皂苷 24	皂苷 9	皂苷 27	皂苷 54	皂苷 11	皂苷 50	皂苷 53	−493.9
		结合能	−10	−9.9	−9.9	−9.7	−9.5	−9.5	−9.3	−9.3	
49	DRD4	皂苷代号	皂苷 49	皂苷 48	皂苷 55	皂苷 17	皂苷 31	皂苷 45	皂苷 50	皂苷 41	−463.1
		结合能	−9.8	−9.6	−9.5	−9.5	−9.4	−9.3	−9.3	−9.3	
50	EDN1	皂苷代号	皂苷 56	皂苷 17	皂苷 44	皂苷 32	皂苷 33	皂苷 55	皂苷 53	皂苷 16	−409.5
		结合能	−8.2	−8.2	−8.0	−8.0	−8.0	−7.9	−7.9	−7.9	
51	EGF	皂苷代号	皂苷 50	皂苷 9	皂苷 10	皂苷 14	皂苷 51	皂苷 56	皂苷 13	皂苷 55	−427.1
		结合能	−8.9	−8.6	−8.6	−8.6	−8.6	−8.3	−8.2	−8.2	
52	EGFR	皂苷代号	皂苷 46	皂苷 49	皂苷 48	皂苷 45	皂苷 43	皂苷 54	皂苷 21	皂苷 51	−423.7
		结合能	−8.7	−8.6	−8.6	−8.5	−8.4	−8.4	−8.3	−8.2	
53	EMD	皂苷代号	皂苷 14	皂苷 9	皂苷 48	皂苷 46	皂苷 2	皂苷 53	皂苷 3	皂苷 4	−502.0
		结合能	−10.4	−10.2	−9.9	−9.8	−9.6	−9.6	−9.5	−9.5	
54	ERBB2	皂苷代号	皂苷 56	皂苷 33	皂苷 47	皂苷 52	皂苷 44	皂苷 15	皂苷 21	皂苷 24	−395.7
		结合能	−8.8	−8.3	−8.1	−8.0	−7.9	−7.8	−7.7	−7.7	
55	ESR1	皂苷代号	皂苷 11	皂苷 51	皂苷 4	皂苷 24	皂苷 21	皂苷 20	皂苷 55	皂苷 6	−492.4
		结合能	−10.0	−9.6	−9.6	−9.6	−9.5	−9.5	−9.5	−9.5	
56	ESR2	皂苷代号	皂苷 55	皂苷 36	皂苷 53	皂苷 47	皂苷 32	皂苷 22	皂苷 14	皂苷 50	−454.5
		结合能	−9.2	−9.0	−9.0	−9.0	−9.0	−9.0	−8.9	−8.9	

续表

序号	蛋白靶点		1	2	3	4	5	6	7	8	56种人参皂苷总结合能
57	F2	皂苷代号	皂苷14	皂苷11	皂苷9	皂苷34	皂苷50	皂苷51	皂苷55	皂苷54	−460.3
		结合能	−9.9	−9.6	−9.0	−8.9	−8.8	−8.7	−8.7	−8.6	
58	F3	皂苷代号	皂苷51	皂苷14	皂苷35	皂苷36	皂苷16	皂苷39	皂苷40	皂苷1	−435.3
		结合能	−9.3	−9.1	−8.6	−8.6	−8.5	−8.5	−8.5	−8.4	
59	F9	皂苷代号	皂苷49	皂苷14	皂苷9	皂苷50	皂苷7	皂苷10	皂苷21	皂苷30	−404.3
		结合能	−8.3	−8.2	−8.1	−7.9	−7.9	−7.9	−7.8	−7.8	
60	FGA	皂苷代号	皂苷36	皂苷53	皂苷9	皂苷48	皂苷4	皂苷47	皂苷44	皂苷41	−497.8
		结合能	−10.0	−9.9	−9.81	−9.6	−9.6	−9.6	−9.5	−9.5	
61	FOS	皂苷代号	皂苷51	皂苷50	皂苷55	皂苷9	皂苷54	皂苷48	皂苷52	皂苷10	−503.5
		结合能	−10.5	−10.4	−10.4	−10.0	−9.7	−9.6	−9.6	−9.6	
62	GAPDH	皂苷代号	皂苷51	皂苷13	皂苷12	皂苷50	皂苷54	皂苷47	皂苷2	皂苷45	−511.5
		结合能	−10.4	−10.3	−10.3	−10.2	−9.9	−9.9	−9.9	−9.8	
63	GJA1	皂苷代号	皂苷48	皂苷44	皂苷21	皂苷20	皂苷11	皂苷17	皂苷56	皂苷31	−451.5
		结合能	−9.9	−9.7	−9.2	−9.1	−8.9	−8.9	−8.9	−8.8	
64	GP1BB	皂苷代号	皂苷48	皂苷55	皂苷11	皂苷50	皂苷51	皂苷14	皂苷46	皂苷54	−502.8
		结合能	−10.8	−10.5	−10.5	−10.3	−10.2	−10.1	−9.9	−9.9	
65	GSK3B	皂苷代号	皂苷36	皂苷34	皂苷14	皂苷11	皂苷13	皂苷9	皂苷51	皂苷46	−459.0
		结合能	−9.5	−9.4	−9.1	−9.0	−8.9	−8.9	−8.8	−8.8	
66	HES1	皂苷代号	皂苷36	皂苷37	皂苷51	皂苷56	皂苷1	皂苷26	皂苷3	皂苷4	−397.6
		结合能	−8.5	−8.5	−8.5	−8.5	−8.3	−8.3	−8.2	−8.2	
67	HIF1A	皂苷代号	皂苷49	皂苷50	皂苷10	皂苷11	皂苷46	皂苷52	皂苷53	皂苷14	−392.2
		结合能	−7.9	−7.7	−7.7	−7.7	−7.6	−7.6	−7.6	−7.6	
68	HMGCR	皂苷代号	皂苷24	皂苷28	皂苷46	皂苷15	皂苷37	皂苷4	皂苷47	皂苷14	−486.2
		结合能	−9.7	−9.6	−9.4	−9.4	−9.3	−9.2	−9.2	−9.2	
69	HNF1A	皂苷代号	皂苷14	皂苷11	皂苷7	皂苷21	皂苷20	皂苷17	皂苷27	皂苷6	−429.7
		结合能	−9.2	−9.0	−8.9	−8.2	−8.2	−8.2	−8.2	−8.1	
70	HSP90AA1	皂苷代号	皂苷49	皂苷7	皂苷48	皂苷4	皂苷14	皂苷50	皂苷55	皂苷2	−465.5
		结合能	−9.6	−9.6	−9.5	−9.5	−9.5	−9.4	−9.3	−9.3	
71	HSPA5	皂苷代号	皂苷53	皂苷49	皂苷52	皂苷45	皂苷43	皂苷46	皂苷56	皂苷34	−413.5
		结合能	−8.8	−8.7	−8.6	−8.3	−8.3	−8.1	−8.0	−8.0	
72	ICAM1	皂苷代号	皂苷21	皂苷31	皂苷40	皂苷22	皂苷20	皂苷17	皂苷4	皂苷1	−428.0
		结合能	−9.2	−8.8	−8.8	−8.7	−8.7	−8.7	−8.7	−8.4	
73	IFNG	皂苷代号	皂苷42	皂苷11	皂苷40	皂苷31	皂苷48	皂苷30	皂苷33	皂苷36	−487.4
		结合能	−9.9	−9.9	−9.8	−9.7	−9.6	−9.6	−9.5	−9.4	
74	IGF1R	皂苷代号	皂苷36	皂苷34	皂苷14	皂苷11	皂苷13	皂苷9	皂苷51	皂苷46	−431.0
		结合能	−9.0	−8.9	−8.6	−8.5	−8.4	−8.4	−8.3	−8.3	
75	IRS1	皂苷代号	皂苷6	皂苷16	皂苷8	皂苷12	皂苷48	皂苷45	皂苷19	皂苷49	−404.1
		结合能	−9.3	−8.5	−8.3	−8.2	−8.1	−8.0	−7.9	−7.8	
76	JAK2	皂苷代号	皂苷24	皂苷11	皂苷28	皂苷13	皂苷48	皂苷53	皂苷26	皂苷9	−477.1
		结合能	−9.9	−9.6	−9.5	−9.5	−9.2	−9.2	−9.2	−9.2	
77	JUN	皂苷代号	皂苷14	皂苷11	皂苷9	皂苷46	皂苷13	皂苷48	皂苷54	皂苷27	−487.2
		结合能	−11.1	−11	−10.8	−10.1	−10	−9.6	−9.3	−9.3	
78	KCNH2	皂苷代号	皂苷24	皂苷14	皂苷11	皂苷10	皂苷15	皂苷47	皂苷28	皂苷9	−350.6
		结合能	−7.4	−7.3	−7.2	−7.2	−7.1	−7.1	−7.0	−7.0	

续表

序号	蛋白靶点		1	2	3	4	5	6	7	8	56 种人参皂苷总结合能
79	KCNQ1	皂苷代号	皂苷 53	皂苷 51	皂苷 43	皂苷 5	皂苷 32	皂苷 45	皂苷 7	皂苷 20	−339.0
		结合能	−6.8	−6.7	−6.7	−6.7	−6.7	−6.6	−6.6	−6.5	
80	KDR	皂苷代号	皂苷 56	皂苷 33	皂苷 47	皂苷 52	皂苷 44	皂苷 15	皂苷 21	皂苷 24	−300.2
		结合能	−12.6	−10.5	−9.7	−9.3	−8.9	−8.4	−8.0	−8.0	
81	LDLR	皂苷代号	皂苷 48	皂苷 21	皂苷 51	皂苷 50	皂苷 55	皂苷 10	皂苷 31	皂苷 17	−468.6
		结合能	−9.2	−9.2	−9.0	−9.0	−9.0	−9.0	−9.0	−8.9	
82	LMNA	皂苷代号	皂苷 17	皂苷 16	皂苷 56	皂苷 14	皂苷 48	皂苷 19	皂苷 54	皂苷 1	−439.9
		结合能	−9.4	−9.4	−9.2	−9.0	−8.8	−8.8	−8.6	−8.5	
83	LPA	皂苷代号	皂苷 56	皂苷 33	皂苷 47	皂苷 52	皂苷 44	皂苷 15	皂苷 21	皂苷 24	−524.2
		结合能	−16.6	−14.5	−13.7	−13.3	−12.9	−12.4	−12.0	−12.0	
84	LPL	皂苷代号	皂苷 49	皂苷 48	皂苷 21	皂苷 42	皂苷 8	皂苷 2	皂苷 52	皂苷 53	−450.5
		结合能	−9.7	−9.7	−9.3	−9.0	−8.9	−8.8	−8.6	−8.6	
85	MAPK1	皂苷代号	皂苷 14	皂苷 9	皂苷 11	皂苷 4	皂苷 3	皂苷 50	皂苷 13	皂苷 51	−443.5
		结合能	−9.8	−9.8	−9.8	−9	−8.9	−8.8	−8.8	−8.7	
86	MAPK3	皂苷代号	皂苷 45	皂苷 11	皂苷 43	皂苷 9	皂苷 14	皂苷 36	皂苷 48	皂苷 53	−490.4
		结合能	−9.9	−9.8	−9.7	−9.6	−9.5	−9.5	−9.3	−9.3	
87	MAPK8	皂苷代号	皂苷 47	皂苷 21	皂苷 9	皂苷 51	皂苷 50	皂苷 11	皂苷 22	皂苷 3	−411.8
		结合能	−8.2	−8.2	−8.1	−8.0	−8.0	−8.0	−7.9	−7.9	
88	MAPK14	皂苷代号	皂苷 43	皂苷 45	皂苷 56	皂苷 22	皂苷 21	皂苷 53	皂苷 55	皂苷 51	−455.8
		结合能	−10.2	−10.1	−10.1	−9.2	−9.2	−9.0	−8.9	−8.8	
89	MAPT	皂苷代号	皂苷 28	皂苷 24	皂苷 14	皂苷 54	皂苷 52	皂苷 9	皂苷 48	皂苷 25	−519.8
		结合能	−10.7	−10.4	−10.4	−10.4	−10.3	−10.2	−10.1	−10.1	
90	MEF2A	皂苷代号	皂苷 56	皂苷 22	皂苷 51	皂苷 21	皂苷 55	皂苷 20	皂苷 3	皂苷 6	−457.7
		结合能	−9.6	−9.1	−9.0	−9.0	−8.8	−8.8	−8.8	−8.8	
91	MIF	皂苷代号	皂苷 14	皂苷 11	皂苷 7	皂苷 9	皂苷 49	皂苷 1	皂苷 10	皂苷 8	−432.9
		结合能	−9.1	−9.1	−9.0	−8.5	−8.4	−8.3	−8.3	−8.2	
92	MMP2	皂苷代号	皂苷 31	皂苷 17	皂苷 30	皂苷 16	皂苷 14	皂苷 50	皂苷 44	皂苷 7	−432.7
		结合能	−9.0	−8.9	−8.8	−8.7	−8.3	−8.2	−8.2	−8.2	
93	MMP3	皂苷代号	皂苷 22	皂苷 30	皂苷 21	皂苷 31	皂苷 44	皂苷 17	皂苷 16	皂苷 3	−493.3
		结合能	−10.1	−10.1	−10	−10	−9.9	−9.9	−9.9	−9.7	
94	MMP9	皂苷代号	皂苷 11	皂苷 45	皂苷 43	皂苷 47	皂苷 53	皂苷 17	皂苷 36	皂苷 48	−441.2
		结合能	−9.4	−8.8	−8.7	−8.7	−8.7	−8.6	−8.6	−8.5	
95	MPO	皂苷代号	皂苷 11	皂苷 14	皂苷 55	皂苷 50	皂苷 10	皂苷 51	皂苷 48	皂苷 24	−521.2
		结合能	−10.8	−10.7	−10.5	−10.3	−10.3	−10.2	−10.1	−10.1	
96	MTOR	皂苷代号	皂苷 9	皂苷 27	皂苷 54	皂苷 40	皂苷 11	皂苷 49	皂苷 10	皂苷 42	−529.4
		结合能	−10.7	−10.5	−10.4	−10.3	−10.3	−10.2	−10.2	−10.1	
97	MYC	皂苷代号	皂苷 49	皂苷 55	皂苷 28	皂苷 54	皂苷 24	皂苷 27	皂苷 26	皂苷 50	−489.6
		结合能	−9.5	−9.5	−9.5	−9.4	−9.4	−9.4	−9.4	−9.3	
98	NFATC1	皂苷代号	皂苷 41	皂苷 24	皂苷 9	皂苷 33	皂苷 14	皂苷 49	皂苷 53	皂苷 48	−426.3
		结合能	−8.8	−8.6	−8.6	−8.6	−8.4	−8.3	−8.3	−8.2	
99	NFKB1A	皂苷代号	皂苷 40	皂苷 56	皂苷 3	皂苷 49	皂苷 52	皂苷 50	皂苷 38	皂苷 15	−469.5
		结合能	−9.5	−9.5	−9.1	−9.0	−9.0	−9.0	−9.0	−8.9	
100	NHE1	皂苷代号	皂苷 48	皂苷 49	皂苷 47	皂苷 50	皂苷 25	皂苷 9	皂苷 11	皂苷 26	−422.8
		结合能	−8.7	−8.5	−8.4	−8.3	−8.3	−8.2	−8.2	−8.2	

续表

序号	蛋白靶点		1	2	3	4	5	6	7	8	56种人参皂苷总结合能
101	NLRP3	皂苷代号	皂苷9	皂苷14	皂苷11	皂苷24	皂苷48	皂苷7	皂苷1	皂苷10	−381.4
		结合能	−7.8	−7.7	−7.6	−7.6	−7.6	−7.5	−7.5	−7.4	
102	NOS2	皂苷代号	皂苷41	皂苷11	皂苷14	皂苷10	皂苷48	皂苷15	皂苷4	皂苷7	−534.3
		结合能	−11.3	−11.0	−10.8	−10.7	−10.6	−10.6	−10.5	−10.5	
103	NOS3	皂苷代号	皂苷9	皂苷14	皂苷42	皂苷33	皂苷49	皂苷11	皂苷55	皂苷3	−562.2
		结合能	−11.5	−11.3	−11.3	−11.2	−11.1	−11.0	−10.9	−10.8	
104	NOTCH1	皂苷代号	皂苷50	皂苷54	皂苷55	皂苷14	皂苷49	皂苷48	皂苷51	皂苷11	−381.4
		结合能	−7.8	−7.7	−7.6	−7.6	−7.6	−7.5	−7.5	−7.4	
105	NR3C1	皂苷代号	皂苷11	皂苷33	皂苷48	皂苷54	皂苷55	皂苷4	皂苷47	皂苷10	−500.8
		结合能	−10.0	−9.9	−9.8	−9.7	−9.7	−9.6	−9.6	−9.6	
106	NR3C2	皂苷代号	皂苷21	皂苷47	皂苷51	皂苷22	皂苷48	皂苷33	皂苷38	皂苷45	−456.6
		结合能	−9.5	−9.2	−9.1	−9.1	−8.9	−8.9	−8.9	−8.8	
107	NFE2L2	皂苷代号	皂苷9	皂苷14	皂苷11	皂苷52	皂苷47	皂苷35	皂苷21	皂苷36	−565.5
		结合能	−12.1	−11.9	−11.5	−11.4	−11.3	−11.0	−10.9	−10.9	
108	OPRM1	皂苷代号	皂苷49	皂苷9	皂苷17	皂苷13	皂苷21	皂苷20	皂苷31	皂苷24	−456.1
		结合能	−9.5	−9.5	−9.3	−9.1	−9.0	−8.9	−8.9	−8.8	
109	PCSK9	皂苷代号	皂苷14	皂苷4	皂苷6	皂苷11	皂苷53	皂苷24	皂苷54	皂苷7	−449.9
		结合能	−9.8	−9.7	−9.7	−9.6	−8.9	−8.8	−8.6	−8.6	
110	PDHA1	皂苷代号	皂苷13	皂苷14	皂苷9	皂苷12	皂苷50	皂苷5	皂苷7	皂苷32	−502.9
		结合能	−10.3	−10.0	−9.9	−9.8	−9.8	−9.7	−9.7	−9.7	
111	PIK3CA	皂苷代号	皂苷52	皂苷41	皂苷31	皂苷40	皂苷17	皂苷30	皂苷16	皂苷55	−508.4
		结合能	−10.5	−10.1	−10.0	−9.9	−9.9	−9.8	−9.8	−9.7	
112	PIK3CG	皂苷代号	皂苷51	皂苷55	皂苷40	皂苷42	皂苷36	皂苷37	皂苷9	皂苷1	−528.3
		结合能	−10.7	−10.5	−10.5	−10.4	−10.3	−10.2	−10.0	−9.9	
113	PIK3R1	皂苷代号	皂苷48	皂苷21	皂苷22	皂苷49	皂苷4	皂苷15	皂苷33	皂苷45	−410.5
		结合能	−8.6	−8.5	−8.4	−8.3	−8.1	−8.1	−8.1	−7.9	
114	PLAU	皂苷代号	皂苷56	皂苷33	皂苷47	皂苷52	皂苷44	皂苷15	皂苷21	皂苷24	−311.7
		结合能	−7.3	−6.8	−6.6	−6.5	−6.4	−6.3	−6.2	−6.2	
115	PON1	皂苷代号	皂苷20	皂苷45	皂苷44	皂苷56	皂苷21	皂苷31	皂苷33	皂苷55	−509.3
		结合能	−10.7	−10.2	−10.2	−10.2	−10.1	−10.1	−10.1	−10.0	
116	PPARG	皂苷代号	皂苷2	皂苷6	皂苷4	皂苷1	皂苷14	皂苷35	皂苷15	皂苷7	−414.6
		结合能	−8.9	−8.7	−8.6	−8.2	−8.2	−8.1	−8.1	−8.1	
117	PRDX3	皂苷代号	皂苷56	皂苷7	皂苷49	皂苷48	皂苷55	皂苷37	皂苷8	皂苷10	−475.8
		结合能	−9.6	−9.3	−9.2	−9.2	−9.1	−9.0	−9.0	−9.0	
118	PRKCA	皂苷代号	皂苷54	皂苷55	皂苷52	皂苷53	皂苷2	皂苷28	皂苷14	皂苷47	−474.9
		结合能	−9.2	−9.2	−9.2	−9.2	−9.2	−9.2	−9.1	−9.0	
119	PTGS1	皂苷代号	皂苷34	皂苷9	皂苷14	皂苷13	皂苷49	皂苷41	皂苷54	皂苷2	−463.6
		结合能	−9.6	−9.5	−9.4	−9.3	−9.2	−9.2	−9.0	−9.0	
120	PTGS2	皂苷代号	皂苷14	皂苷7	皂苷45	皂苷43	皂苷48	皂苷13	皂苷55	皂苷28	−543.3
		结合能	−11.8	−11.8	−11.2	−11.1	−10.8	−10.8	−10.7	−10.7	
121	PTPRC	皂苷代号	皂苷9	皂苷53	皂苷24	皂苷42	皂苷21	皂苷45	皂苷43	皂苷38	−385.5
		结合能	−7.9	−7.6	−7.6	−7.6	−7.5	−7.4	−7.4	−7.4	
122	RELA	皂苷代号	皂苷34	皂苷53	皂苷21	皂苷33	皂苷49	皂苷36	皂苷22	皂苷37	−446.0
		结合能	−9.0	−8.8	−8.8	−8.7	−8.6	−8.5	−8.5	−8.4	

序号	蛋白靶点		1	2	3	4	5	6	7	8	56 种人参皂苷总结合能
123	REN	皂苷代号	皂苷 14	皂苷 21	皂苷 26	皂苷 45	皂苷 11	皂苷 51	皂苷 22	皂苷 20	−567.2
		结合能	−12.0	−11.2	−11.2	−11.0	−11.0	−10.9	−10.9	−10.9	
124	RPS27A	皂苷代号	皂苷 56	皂苷 33	皂苷 47	皂苷 52	皂苷 44	皂苷 15	皂苷 21	皂苷 24	−418.1
		结合能	−9.2	−8.7	−8.5	−8.4	−8.3	−8.2	−8.1	−8.1	
125	SCN5A	皂苷代号	皂苷 49	皂苷 55	皂苷 33	皂苷 3	皂苷 40	皂苷 21	皂苷 46	皂苷 17	−530.6
		结合能	−11.1	−10.8	−10.6	−10.5	−10.4	−10.2	−10.2	−10.2	
126	SELP	皂苷代号	皂苷 21	皂苷 22	皂苷 8	皂苷 14	皂苷 24	皂苷 27	皂苷 26	皂苷 10	−334.8
		结合能	−6.8	−6.7	−6.7	−6.6	−6.6	−6.6	−6.6	−6.6	
127	SERPINE1	皂苷代号	皂苷 48	皂苷 11	皂苷 14	皂苷 9	皂苷 12	皂苷 8	皂苷 24	皂苷 25	−419.7
		结合能	−8.7	−8.4	−8.3	−8.3	−8.1	−8.1	−8.0	−8.0	
128	SIRT1	皂苷代号	皂苷 55	皂苷 54	皂苷 49	皂苷 50	皂苷 51	皂苷 14	皂苷 21	皂苷 45	−452.0
		结合能	−9.2	−9.1	−8.9	−8.9	−8.8	−8.7	−8.5	−8.5	
129	SIRT6	皂苷代号	皂苷 11	皂苷 6	皂苷 48	皂苷 47	皂苷 1	皂苷 49	皂苷 51	皂苷 28	−513.5
		结合能	−10.4	−10.1	−10.0	−10.0	−10.0	−9.9	−9.9	−9.8	
130	SLC6A4	皂苷代号	皂苷 22	皂苷 11	皂苷 14	皂苷 33	皂苷 21	皂苷 50	皂苷 52	皂苷 56	−476.6
		结合能	−10.2	−9.7	−9.4	−9.3	−9.2	−9.1	−9.1	−9.1	
131	SOD1	皂苷代号	皂苷 56	皂苷 21	皂苷 46	皂苷 42	皂苷 51	皂苷 55	皂苷 31	皂苷 43	−487.6
		结合能	−10.0	−9.9	−9.7	−9.5	−9.4	−9.4	−9.4	−9.3	
132	SOD2	皂苷代号	皂苷 56	皂苷 46	皂苷 55	皂苷 9	皂苷 49	皂苷 20	皂苷 21	皂苷 2	−454.7
		结合能	−9.5	−8.9	−8.9	−8.8	−8.7	−8.7	−8.6	−8.6	
133	SRC	皂苷代号	皂苷 56	皂苷 33	皂苷 47	皂苷 52	皂苷 44	皂苷 15	皂苷 21	皂苷 24	−412.3
		结合能	−14.6	−12.5	−11.7	−11.3	−10.9	−10.4	−10.0	−10.0	
134	STAT1	皂苷代号	皂苷 40	皂苷 42	皂苷 11	皂苷 9	皂苷 18	皂苷 30	皂苷 33	皂苷 50	−444.3
		结合能	−9.1	−9.0	−8.6	−8.5	−8.4	−8.4	−8.4	−8.4	
135	STAT3	皂苷代号	皂苷 49	皂苷 51	皂苷 12	皂苷 50	皂苷 2	皂苷 48	皂苷 20	皂苷 54	−441.0
		结合能	−9.1	−8.8	−8.8	−8.6	−8.6	−8.5	−8.4	−8.3	
136	TBX5	皂苷代号	皂苷 50	皂苷 55	皂苷 51	皂苷 14	皂苷 47	皂苷 11	皂苷 36	皂苷 34	−512.1
		结合能	−10.5	−10.5	−10.4	−10.3	−10.2	−10.2	−10.2	−10.2	
137	TLR2	皂苷代号	皂苷 16	皂苷 30	皂苷 17	皂苷 31	皂苷 3	皂苷 18	皂苷 19	皂苷 7	−411.4
		结合能	−9.6	−9.4	−9.3	−9.3	−9.1	−8.9	−8.7	−8.7	
138	TNF	皂苷代号	皂苷 14	皂苷 5	皂苷 54	皂苷 4	皂苷 9	皂苷 46	皂苷 55	皂苷 21	−509.9
		结合能	−10.4	−10.3	−10.1	−10.0	−9.8	−9.6	−9.6	−9.6	
139	TNNI3	皂苷代号	皂苷 11	皂苷 14	皂苷 7	皂苷 49	皂苷 50	皂苷 48	皂苷 55	皂苷 53	−447.6
		结合能	−9.1	−8.9	−8.9	−8.6	−8.5	−8.4	−8.4	−8.4	
140	TP53	皂苷代号	皂苷 11	皂苷 21	皂苷 3	皂苷 47	皂苷 13	皂苷 14	皂苷 6	皂苷 9	−443.2
		结合能	−9.0	−8.9	−8.9	−8.8	−8.8	−8.7	−8.7	−8.7	
141	TXA2R	皂苷代号	皂苷 17	皂苷 20	皂苷 16	皂苷 21	皂苷 30	皂苷 3	皂苷 31	皂苷 45	−415.8
		结合能	−8.5	−8.4	−8.4	−8.3	−8.3	−8.3	−8.2	−8.1	
142	VEGFA	皂苷代号	皂苷 9	皂苷 14	皂苷 11	皂苷 54	皂苷 50	皂苷 51	皂苷 48	皂苷 52	−433.9
		结合能	−9.3	−9.2	−9.1	−8.6	−8.5	−8.4	−8.3	−8.3	
143	VKORC1	皂苷代号	皂苷 49	皂苷 48	皂苷 41	皂苷 46	皂苷 2	皂苷 44	皂苷 43	皂苷 52	−511.4
		结合能	−11.1	−10.7	−10.6	−10.1	−10.1	−9.9	−9.7	−9.7	
144	VWF	皂苷代号	皂苷 11	皂苷 14	皂苷 45	皂苷 43	皂苷 51	皂苷 7	皂苷 56	皂苷 2	−407.8
		结合能	−8.6	−8.1	−8.1	−8.1	−8.1	−8.1	−7.9	−7.9	

从表 5-1 中可知，56 种人参皂苷总体对 REN（−567.2kcal/mol）、NFE2L2（−565.5kcal/mol）、NOS3（−562.2kcal/mol）、ACE2（−553.6kcal/mol）、ACE（−549.8kcal/mol）、ACHE（−543.9kcal/mol）、PTGS2（−543.3kcal/mol）及 CYP17A1（−540.9kcal/mol）8 个蛋白靶点总结合能最大，作用最强。其中，对 REN 蛋白靶点结合能最强的 8 个皂苷分别为皂苷 14（−12.0kcal/mol）、皂苷 21（−11.2kcal/mol）、皂苷 26（−11.2kcal/mol）、皂苷 45（−11.0kcal/mol）、皂苷 11（−11.0kcal/mol）、皂苷 51（−10.9kcal/mol）、皂苷 22（−10.9kcal/mol）及皂苷 20（−10.9kcal/mol）；对 NFE2L2 蛋白靶点结合能最强的 8 个皂苷分别为皂苷 9（−12.0kcal/mol）、皂苷 14（−11.9kcal/mol）、皂苷 11（−11.5kcal/mol）、皂苷 52（−11.4kcal/mol）、皂苷 47（−11.3kcal/mol）、皂苷 35（−11.0kcal/mol）、皂苷 21（−10.9kcal/mol）及皂苷 36（−10.9kcal/mol）；对 NOS3 蛋白靶点结合能最强的 8 个皂苷分别为皂苷 9（−11.5kcal/mol）、皂苷 14（−11.3kcal/mol）、皂苷 42（−11.3kcal/mol）、皂苷 33（−11.2kcal/mol）、皂苷 49（−11.1kcal/mol）、皂苷 11（−11.0kcal/mol）、皂苷 55（−10.9kcal/mol）及皂苷 3（−10.8kcal/mol）。

二、人参皂苷治疗冠心病

目前报道的冠心病蛋白靶点有 41 个，56 种人参皂苷与其结合能最大的前 8 种人参皂苷见表 5-2。

表 5-2 对冠心病蛋白靶点结合能最大的前 8 种人参皂苷

序号	蛋白靶点	1	2	3	4	5	6	7	8
1	ABCG5	皂苷 43	皂苷 55	皂苷 12	皂苷 45	皂苷 7	皂苷 11	皂苷 21	皂苷 48
2	ACE	皂苷 48	皂苷 54	皂苷 49	皂苷 14	皂苷 55	皂苷 9	皂苷 38	皂苷 11
3	AKT1	皂苷 11	皂苷 47	皂苷 45	皂苷 43	皂苷 9	皂苷 51	皂苷 27	皂苷 53
4	APP	皂苷 11	皂苷 15	皂苷 9	皂苷 14	皂苷 16	皂苷 49	皂苷 4	皂苷 48
5	CASP3	皂苷 2	皂苷 40	皂苷 42	皂苷 41	皂苷 54	皂苷 6	皂苷 16	皂苷 15
6	CCL2	皂苷 56	皂苷 42	皂苷 8	皂苷 9	皂苷 5	皂苷 34	皂苷 47	皂苷 17
7	CCR5	皂苷 45	皂苷 43	皂苷 22	皂苷 48	皂苷 53	皂苷 21	皂苷 11	皂苷 47
8	CD40LG	皂苷 1	皂苷 5	皂苷 51	皂苷 38	皂苷 55	皂苷 44	皂苷 3	皂苷 26
9	COMT	皂苷 10	皂苷 48	皂苷 1	皂苷 2	皂苷 12	皂苷 54	皂苷 41	皂苷 46
10	CRP	皂苷 4	皂苷 43	皂苷 6	皂苷 15	皂苷 40	皂苷 41	皂苷 30	皂苷 55
11	CX3CR1	皂苷 1	皂苷 53	皂苷 2	皂苷 33	皂苷 45	皂苷 36	皂苷 46	皂苷 41
12	CXCL8	皂苷 50	皂苷 11	皂苷 14	皂苷 10	皂苷 34	皂苷 47	皂苷 49	皂苷 41
13	DRD4	皂苷 49	皂苷 48	皂苷 55	皂苷 17	皂苷 31	皂苷 45	皂苷 50	皂苷 41
14	EDN1	皂苷 56	皂苷 17	皂苷 44	皂苷 32	皂苷 33	皂苷 55	皂苷 53	皂苷 16
15	EGF	皂苷 50	皂苷 9	皂苷 10	皂苷 14	皂苷 51	皂苷 56	皂苷 13	皂苷 55
16	EGFR	皂苷 46	皂苷 49	皂苷 48	皂苷 45	皂苷 43	皂苷 54	皂苷 21	皂苷 51
17	ESR1	皂苷 11	皂苷 51	皂苷 4	皂苷 24	皂苷 21	皂苷 20	皂苷 55	皂苷 6
18	F2	皂苷 14	皂苷 11	皂苷 9	皂苷 34	皂苷 50	皂苷 51	皂苷 55	皂苷 54
19	FOS	皂苷 51	皂苷 50	皂苷 55	皂苷 9	皂苷 54	皂苷 48	皂苷 52	皂苷 10
20	HNF1A	皂苷 14	皂苷 11	皂苷 7	皂苷 21	皂苷 20	皂苷 17	皂苷 27	皂苷 6
21	HSPA5	皂苷 53	皂苷 49	皂苷 52	皂苷 45	皂苷 43	皂苷 46	皂苷 56	皂苷 34

续表

序号	蛋白靶点	1	2	3	4	5	6	7	8
22	ICAM1	皂苷 21	皂苷 31	皂苷 40	皂苷 22	皂苷 20	皂苷 17	皂苷 4	皂苷 1
23	IRS1	皂苷 6	皂苷 16	皂苷 8	皂苷 12	皂苷 48	皂苷 45	皂苷 19	皂苷 49
24	JUN	皂苷 14	皂苷 11	皂苷 9	皂苷 46	皂苷 13	皂苷 48	皂苷 54	皂苷 27
25	LDLR	皂苷 48	皂苷 21	皂苷 51	皂苷 50	皂苷 55	皂苷 10	皂苷 31	皂苷 17
26	MAPK1	皂苷 14	皂苷 9	皂苷 11	皂苷 4	皂苷 3	皂苷 50	皂苷 13	皂苷 51
27	MMP3	皂苷 22	皂苷 30	皂苷 21	皂苷 31	皂苷 44	皂苷 17	皂苷 16	皂苷 3
28	MMP9	皂苷 11	皂苷 45	皂苷 43	皂苷 47	皂苷 53	皂苷 17	皂苷 36	皂苷 48
29	MYC	皂苷 49	皂苷 55	皂苷 28	皂苷 54	皂苷 24	皂苷 27	皂苷 26	皂苷 50
30	NFATC1	皂苷 41	皂苷 24	皂苷 9	皂苷 33	皂苷 14	皂苷 49	皂苷 53	皂苷 48
31	OPRM1	皂苷 49	皂苷 9	皂苷 17	皂苷 13	皂苷 21	皂苷 20	皂苷 31	皂苷 24
32	PON1	皂苷 20	皂苷 45	皂苷 44	皂苷 56	皂苷 21	皂苷 31	皂苷 33	皂苷 55
33	PPARG	皂苷 2	皂苷 6	皂苷 4	皂苷 1	皂苷 14	皂苷 35	皂苷 15	皂苷 7
34	PTGS2	皂苷 14	皂苷 7	皂苷 45	皂苷 43	皂苷 48	皂苷 13	皂苷 55	皂苷 28
35	RELA	皂苷 34	皂苷 53	皂苷 21	皂苷 33	皂苷 49	皂苷 36	皂苷 22	皂苷 37
36	STAT3	皂苷 49	皂苷 51	皂苷 12	皂苷 50	皂苷 2	皂苷 48	皂苷 20	皂苷 54
37	TLR2	皂苷 16	皂苷 30	皂苷 17	皂苷 31	皂苷 3	皂苷 18	皂苷 19	皂苷 7
38	TNF	皂苷 14	皂苷 5	皂苷 54	皂苷 3	皂苷 9	皂苷 46	皂苷 55	皂苷 21
39	TP53	皂苷 11	皂苷 21	皂苷 3	皂苷 47	皂苷 13	皂苷 14	皂苷 6	皂苷 9
40	VEGFA	皂苷 9	皂苷 14	皂苷 11	皂苷 54	皂苷 50	皂苷 51	皂苷 48	皂苷 52
41	VKORC1	皂苷 49	皂苷 48	皂苷 41	皂苷 46	皂苷 2	皂苷 44	皂苷 43	皂苷 52

三、人参皂苷治疗心绞痛

目前报道的心绞痛蛋白靶点有 41 个，56 种人参皂苷与其结合能最大的前 8 种人参皂苷见表 5-3。

表 5-3　对心绞痛蛋白靶点结合能最大的前 8 种人参皂苷

序号	蛋白靶点	1	2	3	4	5	6	7	8
1	ADRB1	皂苷 4	皂苷 50	皂苷 56	皂苷 21	皂苷 6	皂苷 55	皂苷 45	皂苷 14
2	AGTR1	皂苷 4	皂苷 50	皂苷 56	皂苷 21	皂苷 6	皂苷 55	皂苷 45	皂苷 14
3	AKT1	皂苷 11	皂苷 47	皂苷 45	皂苷 43	皂苷 9	皂苷 51	皂苷 27	皂苷 53
4	AR	皂苷 4	皂苷 6	皂苷 17	皂苷 3	皂苷 31	皂苷 18	皂苷 41	皂苷 19
5	C1R	皂苷 46	皂苷 52	皂苷 7	皂苷 49	皂苷 21	皂苷 14	皂苷 51	皂苷 40
6	CA1	皂苷 21	皂苷 36	皂苷 20	皂苷 15	皂苷 22	皂苷 50	皂苷 11	皂苷 49
7	CASP3	皂苷 2	皂苷 40	皂苷 42	皂苷 41	皂苷 54	皂苷 6	皂苷 16	皂苷 15
8	CCND1	皂苷 56	皂苷 33	皂苷 47	皂苷 52	皂苷 44	皂苷 15	皂苷 21	皂苷 24
9	CDK2	皂苷 56	皂苷 33	皂苷 47	皂苷 52	皂苷 44	皂苷 15	皂苷 21	皂苷 24
10	CHRM2	皂苷 34	皂苷 36	皂苷 52	皂苷 55	皂苷 11	皂苷 48	皂苷 22	皂苷 14

序号	蛋白靶点	1	2	3	4	5	6	7	8
11	CYP19A1	皂苷 44	皂苷 17	皂苷 31	皂苷 16	皂苷 18	皂苷 30	皂苷 19	皂苷 56
12	CYP2C19	皂苷 55	皂苷 4	皂苷 27	皂苷 48	皂苷 45	皂苷 3	皂苷 49	皂苷 44
13	DPP4	皂苷 52	皂苷 24	皂苷 9	皂苷 27	皂苷 54	皂苷 11	皂苷 50	皂苷 53
14	EGFR	皂苷 46	皂苷 49	皂苷 48	皂苷 45	皂苷 43	皂苷 54	皂苷 21	皂苷 51
15	ERBB2	皂苷 56	皂苷 33	皂苷 47	皂苷 52	皂苷 44	皂苷 15	皂苷 21	皂苷 24
16	ESR1	皂苷 11	皂苷 51	皂苷 4	皂苷 24	皂苷 21	皂苷 20	皂苷 55	皂苷 6
17	F9	皂苷 49	皂苷 14	皂苷 9	皂苷 50	皂苷 7	皂苷 10	皂苷 21	皂苷 30
18	FOS	皂苷 51	皂苷 50	皂苷 55	皂苷 9	皂苷 54	皂苷 48	皂苷 52	皂苷 10
19	GSK3B	皂苷 36	皂苷 34	皂苷 14	皂苷 11	皂苷 13	皂苷 9	皂苷 51	皂苷 46
20	HMGCR	皂苷 24	皂苷 28	皂苷 46	皂苷 15	皂苷 37	皂苷 4	皂苷 47	皂苷 14
21	IGF1R	皂苷 36	皂苷 34	皂苷 14	皂苷 11	皂苷 13	皂苷 9	皂苷 51	皂苷 46
22	JUN	皂苷 14	皂苷 11	皂苷 9	皂苷 46	皂苷 13	皂苷 48	皂苷 54	皂苷 27
23	KDR	皂苷 56	皂苷 33	皂苷 47	皂苷 52	皂苷 44	皂苷 15	皂苷 21	皂苷 24
24	LPA	皂苷 56	皂苷 33	皂苷 47	皂苷 52	皂苷 44	皂苷 15	皂苷 21	皂苷 24
25	MAPK1	皂苷 14	皂苷 9	皂苷 11	皂苷 4	皂苷 3	皂苷 50	皂苷 13	皂苷 51
26	MAPK14	皂苷 43	皂苷 45	皂苷 56	皂苷 22	皂苷 21	皂苷 53	皂苷 55	皂苷 51
27	MAPT	皂苷 28	皂苷 24	皂苷 14	皂苷 54	皂苷 52	皂苷 9	皂苷 48	皂苷 25
28	MMP2	皂苷 31	皂苷 17	皂苷 30	皂苷 16	皂苷 14	皂苷 50	皂苷 44	皂苷 7
29	MMP9	皂苷 11	皂苷 45	皂苷 43	皂苷 47	皂苷 53	皂苷 17	皂苷 36	皂苷 48
30	MYC	皂苷 49	皂苷 55	皂苷 28	皂苷 54	皂苷 24	皂苷 27	皂苷 26	皂苷 50
31	NOS3	皂苷 9	皂苷 14	皂苷 42	皂苷 33	皂苷 49	皂苷 11	皂苷 55	皂苷 3
32	NR3C1	皂苷 11	皂苷 33	皂苷 48	皂苷 54	皂苷 55	皂苷 4	皂苷 47	皂苷 10
33	PIK3CG	皂苷 51	皂苷 55	皂苷 40	皂苷 42	皂苷 36	皂苷 37	皂苷 9	皂苷 1
34	PLAU	皂苷 56	皂苷 33	皂苷 47	皂苷 52	皂苷 44	皂苷 15	皂苷 21	皂苷 24
35	RELA	皂苷 34	皂苷 53	皂苷 21	皂苷 33	皂苷 49	皂苷 36	皂苷 22	皂苷 37
36	RPS27A	皂苷 56	皂苷 33	皂苷 47	皂苷 52	皂苷 44	皂苷 15	皂苷 21	皂苷 24
37	SELP	皂苷 21	皂苷 22	皂苷 8	皂苷 14	皂苷 24	皂苷 27	皂苷 26	皂苷 10
38	SRC	皂苷 56	皂苷 33	皂苷 47	皂苷 52	皂苷 44	皂苷 15	皂苷 21	皂苷 24
39	TNF	皂苷 14	皂苷 5	皂苷 54	皂苷 4	皂苷 9	皂苷 46	皂苷 55	皂苷 21
40	TP53	皂苷 11	皂苷 21	皂苷 3	皂苷 47	皂苷 13	皂苷 14	皂苷 6	皂苷 9
41	VEGFA	皂苷 9	皂苷 14	皂苷 11	皂苷 54	皂苷 50	皂苷 51	皂苷 48	皂苷 52

四、人参皂苷治疗心肌梗死

目前报道的心肌梗死蛋白靶点有 79 个，56 种人参皂苷与其结合能最大的前 8 种人参皂苷见表 5-4。

表 5-4　对心肌梗死蛋白靶点结合能最大的前 8 种人参皂苷

序号	蛋白靶点	1	2	3	4	5	6	7	8
1	ABCA1	皂苷 43	皂苷 56	皂苷 51	皂苷 45	皂苷 4	皂苷 11	皂苷 36	皂苷 40
2	ABCG5	皂苷 43	皂苷 55	皂苷 12	皂苷 45	皂苷 7	皂苷 11	皂苷 21	皂苷 48
3	ACE	皂苷 48	皂苷 54	皂苷 49	皂苷 14	皂苷 55	皂苷 9	皂苷 38	皂苷 11
4	ACHE	皂苷 9	皂苷 10	皂苷 12	皂苷 54	皂苷 45	皂苷 20	皂苷 22	皂苷 14
5	ADRB2	皂苷 49	皂苷 10	皂苷 36	皂苷 54	皂苷 48	皂苷 1	皂苷 9	皂苷 52
6	AKT1	皂苷 11	皂苷 47	皂苷 45	皂苷 43	皂苷 9	皂苷 51	皂苷 27	皂苷 53
7	ALB	皂苷 10	皂苷 31	皂苷 16	皂苷 45	皂苷 4	皂苷 20	皂苷 17	皂苷 3
8	APOA1	皂苷 55	皂苷 10	皂苷 56	皂苷 51	皂苷 21	皂苷 44	皂苷 30	皂苷 47
9	APP	皂苷 11	皂苷 15	皂苷 9	皂苷 14	皂苷 16	皂苷 49	皂苷 4	皂苷 48
10	AR	皂苷 4	皂苷 6	皂苷 17	皂苷 3	皂苷 31	皂苷 18	皂苷 41	皂苷 19
11	CAMK2A	皂苷 5	皂苷 4	皂苷 9	皂苷 11	皂苷 43	皂苷 35	皂苷 56	皂苷 52
12	CASP3	皂苷 2	皂苷 40	皂苷 42	皂苷 41	皂苷 54	皂苷 6	皂苷 16	皂苷 15
13	CCL2	皂苷 56	皂苷 42	皂苷 8	皂苷 9	皂苷 5	皂苷 34	皂苷 47	皂苷 17
14	CD36	皂苷 56	皂苷 45	皂苷 4	皂苷 43	皂苷 22	皂苷 11	皂苷 44	皂苷 19
15	CD40LG	皂苷 1	皂苷 5	皂苷 51	皂苷 38	皂苷 55	皂苷 44	皂苷 3	皂苷 26
16	CES1	皂苷 51	皂苷 36	皂苷 40	皂苷 50	皂苷 38	皂苷 4	皂苷 11	皂苷 2
17	CETP	皂苷 4	皂苷 7	皂苷 17	皂苷 16	皂苷 5	皂苷 33	皂苷 52	皂苷 56
18	CRP	皂苷 4	皂苷 43	皂苷 6	皂苷 15	皂苷 40	皂苷 41	皂苷 30	皂苷 55
19	CTSD	皂苷 55	皂苷 42	皂苷 37	皂苷 7	皂苷 15	皂苷 18	皂苷 32	皂苷 5
20	CX3CR1	皂苷 1	皂苷 53	皂苷 2	皂苷 33	皂苷 45	皂苷 36	皂苷 46	皂苷 41
21	CXCL8	皂苷 50	皂苷 11	皂苷 14	皂苷 10	皂苷 34	皂苷 47	皂苷 49	皂苷 48
22	CYP11B2	皂苷 31	皂苷 17	皂苷 52	皂苷 11	皂苷 46	皂苷 53	皂苷 18	皂苷 6
23	CYP19A1	皂苷 44	皂苷 17	皂苷 31	皂苷 16	皂苷 18	皂苷 30	皂苷 19	皂苷 56
24	DLL4	皂苷 9	皂苷 1	皂苷 5	皂苷 41	皂苷 7	皂苷 55	皂苷 36	皂苷 52
25	DNM1L	皂苷 9	皂苷 51	皂苷 38	皂苷 40	皂苷 53	皂苷 50	皂苷 3	皂苷 13
26	EDN1	皂苷 56	皂苷 17	皂苷 44	皂苷 32	皂苷 33	皂苷 55	皂苷 53	皂苷 16
27	EGFR	皂苷 46	皂苷 49	皂苷 48	皂苷 45	皂苷 43	皂苷 54	皂苷 21	皂苷 51
28	ESR1	皂苷 11	皂苷 51	皂苷 4	皂苷 24	皂苷 21	皂苷 20	皂苷 55	皂苷 6
29	ESR2	皂苷 55	皂苷 36	皂苷 53	皂苷 47	皂苷 32	皂苷 22	皂苷 14	皂苷 50
30	F2	皂苷 14	皂苷 11	皂苷 9	皂苷 34	皂苷 50	皂苷 51	皂苷 55	皂苷 54
31	F3	皂苷 51	皂苷 14	皂苷 35	皂苷 36	皂苷 16	皂苷 39	皂苷 40	皂苷 1
32	GSK3B	皂苷 36	皂苷 34	皂苷 14	皂苷 11	皂苷 13	皂苷 9	皂苷 51	皂苷 46
33	HES1	皂苷 36	皂苷 37	皂苷 51	皂苷 56	皂苷 1	皂苷 26	皂苷 3	皂苷 4
34	HIF1A	皂苷 49	皂苷 50	皂苷 10	皂苷 11	皂苷 46	皂苷 52	皂苷 53	皂苷 14
35	HSP90AA1	皂苷 49	皂苷 7	皂苷 48	皂苷 4	皂苷 14	皂苷 50	皂苷 55	皂苷 2
36	ICAM1	皂苷 21	皂苷 31	皂苷 40	皂苷 22	皂苷 20	皂苷 17	皂苷 4	皂苷 1
37	IFNG	皂苷 42	皂苷 11	皂苷 40	皂苷 31	皂苷 48	皂苷 30	皂苷 33	皂苷 36
38	JUN	皂苷 14	皂苷 11	皂苷 9	皂苷 46	皂苷 13	皂苷 48	皂苷 54	皂苷 27
39	LDLR	皂苷 48	皂苷 21	皂苷 51	皂苷 50	皂苷 55	皂苷 10	皂苷 31	皂苷 17
40	LMNA	皂苷 17	皂苷 16	皂苷 56	皂苷 14	皂苷 48	皂苷 19	皂苷 54	皂苷 1

续表

序号	蛋白靶点	1	2	3	4	5	6	7	8
41	LPA	皂苷 56	皂苷 33	皂苷 47	皂苷 52	皂苷 44	皂苷 15	皂苷 21	皂苷 24
42	LPL	皂苷 49	皂苷 48	皂苷 21	皂苷 42	皂苷 8	皂苷 2	皂苷 52	皂苷 53
43	MAPK1	皂苷 14	皂苷 9	皂苷 11	皂苷 4	皂苷 3	皂苷 50	皂苷 11	皂苷 51
44	MAPK3	皂苷 45	皂苷 11	皂苷 43	皂苷 9	皂苷 14	皂苷 36	皂苷 48	皂苷 53
45	MAPK8	皂苷 47	皂苷 21	皂苷 9	皂苷 51	皂苷 50	皂苷 11	皂苷 22	皂苷 3
46	MAPK14	皂苷 43	皂苷 45	皂苷 56	皂苷 22	皂苷 21	皂苷 53	皂苷 55	皂苷 51
47	MEF2A	皂苷 56	皂苷 22	皂苷 51	皂苷 21	皂苷 55	皂苷 20	皂苷 3	皂苷 6
48	MIF	皂苷 14	皂苷 11	皂苷 7	皂苷 9	皂苷 49	皂苷 1	皂苷 10	皂苷 8
49	MMP2	皂苷 31	皂苷 17	皂苷 30	皂苷 16	皂苷 14	皂苷 50	皂苷 44	皂苷 7
50	MMP3	皂苷 22	皂苷 30	皂苷 21	皂苷 31	皂苷 44	皂苷 17	皂苷 16	皂苷 3
51	MMP9	皂苷 11	皂苷 45	皂苷 43	皂苷 47	皂苷 53	皂苷 17	皂苷 36	皂苷 48
52	MYC	皂苷 49	皂苷 55	皂苷 28	皂苷 54	皂苷 24	皂苷 27	皂苷 26	皂苷 50
53	NFKB1A	皂苷 40	皂苷 56	皂苷 3	皂苷 49	皂苷 52	皂苷 50	皂苷 38	皂苷 15
54	NHE1	皂苷 48	皂苷 49	皂苷 47	皂苷 50	皂苷 25	皂苷 11	皂苷 9	皂苷 26
55	NOS2	皂苷 41	皂苷 11	皂苷 14	皂苷 10	皂苷 48	皂苷 15	皂苷 4	皂苷 7
56	NOS3	皂苷 9	皂苷 14	皂苷 42	皂苷 33	皂苷 49	皂苷 11	皂苷 55	皂苷 3
57	NOTCH1	皂苷 50	皂苷 54	皂苷 49	皂苷 55	皂苷 14	皂苷 48	皂苷 51	皂苷 11
58	NR3C2	皂苷 21	皂苷 47	皂苷 51	皂苷 22	皂苷 48	皂苷 33	皂苷 38	皂苷 45
59	PCSK9	皂苷 14	皂苷 4	皂苷 6	皂苷 11	皂苷 53	皂苷 24	皂苷 54	皂苷 7
60	PDHA1	皂苷 13	皂苷 14	皂苷 9	皂苷 12	皂苷 50	皂苷 5	皂苷 7	皂苷 32
61	PIK3CA	皂苷 52	皂苷 41	皂苷 31	皂苷 40	皂苷 17	皂苷 30	皂苷 16	皂苷 55
62	PIK3CG	皂苷 51	皂苷 55	皂苷 40	皂苷 42	皂苷 36	皂苷 37	皂苷 9	皂苷 1
63	PON1	皂苷 20	皂苷 45	皂苷 44	皂苷 56	皂苷 21	皂苷 31	皂苷 33	皂苷 55
64	PPARG	皂苷 2	皂苷 6	皂苷 4	皂苷 1	皂苷 14	皂苷 35	皂苷 15	皂苷 7
65	PRDX3	皂苷 56	皂苷 7	皂苷 49	皂苷 48	皂苷 55	皂苷 37	皂苷 8	皂苷 10
66	PTGS2	皂苷 14	皂苷 7	皂苷 45	皂苷 43	皂苷 48	皂苷 13	皂苷 55	皂苷 28
67	RELA	皂苷 34	皂苷 53	皂苷 21	皂苷 33	皂苷 49	皂苷 36	皂苷 22	皂苷 37
68	REN	皂苷 14	皂苷 21	皂苷 26	皂苷 45	皂苷 11	皂苷 51	皂苷 22	皂苷 20
69	SCN5A	皂苷 49	皂苷 55	皂苷 33	皂苷 3	皂苷 40	皂苷 21	皂苷 46	皂苷 17
70	SELP	皂苷 21	皂苷 22	皂苷 8	皂苷 14	皂苷 24	皂苷 27	皂苷 26	皂苷 10
71	SERPINE1	皂苷 48	皂苷 11	皂苷 14	皂苷 9	皂苷 12	皂苷 8	皂苷 24	皂苷 25
72	SIRT1	皂苷 55	皂苷 54	皂苷 49	皂苷 50	皂苷 51	皂苷 14	皂苷 21	皂苷 45
73	STAT3	皂苷 49	皂苷 51	皂苷 12	皂苷 50	皂苷 2	皂苷 48	皂苷 20	皂苷 54
74	TBX5	皂苷 50	皂苷 55	皂苷 51	皂苷 14	皂苷 47	皂苷 11	皂苷 36	皂苷 34
75	TNF	皂苷 14	皂苷 5	皂苷 54	皂苷 4	皂苷 9	皂苷 46	皂苷 55	皂苷 21
76	TNNI3	皂苷 11	皂苷 14	皂苷 7	皂苷 49	皂苷 50	皂苷 48	皂苷 55	皂苷 53
77	TP53	皂苷 11	皂苷 21	皂苷 3	皂苷 47	皂苷 13	皂苷 14	皂苷 6	皂苷 9
78	VEGFA	皂苷 9	皂苷 14	皂苷 11	皂苷 54	皂苷 50	皂苷 51	皂苷 48	皂苷 52
79	VWF	皂苷 11	皂苷 14	皂苷 45	皂苷 43	皂苷 51	皂苷 7	皂苷 56	皂苷 2

五、人参皂苷治疗心律失常

目前报道的心律失常蛋白靶点有 30 个，56 种人参皂苷与其结合能最大的前 8 种人参皂苷见表 5-5。

表 5-5　对心律失常蛋白靶点结合能最大的前 8 种人参皂苷

序号	蛋白靶点	1	2	3	4	5	6	7	8
1	ACE	皂苷 48	皂苷 54	皂苷 49	皂苷 14	皂苷 55	皂苷 9	皂苷 38	皂苷 11
2	ACHE	皂苷 9	皂苷 10	皂苷 12	皂苷 54	皂苷 45	皂苷 20	皂苷 22	皂苷 14
3	ADORA1	皂苷 2	皂苷 46	皂苷 48	皂苷 41	皂苷 4	皂苷 45	皂苷 43	皂苷 14
4	ADRB2	皂苷 49	皂苷 10	皂苷 16	皂苷 54	皂苷 48	皂苷 1	皂苷 9	皂苷 52
5	AKT1	皂苷 11	皂苷 47	皂苷 45	皂苷 43	皂苷 9	皂苷 51	皂苷 27	皂苷 53
6	ALB	皂苷 10	皂苷 31	皂苷 16	皂苷 45	皂苷 4	皂苷 20	皂苷 17	皂苷 3
7	CHRM2	皂苷 34	皂苷 36	皂苷 52	皂苷 55	皂苷 11	皂苷 48	皂苷 22	皂苷 14
8	EGF	皂苷 50	皂苷 9	皂苷 10	皂苷 14	皂苷 51	皂苷 56	皂苷 13	皂苷 55
9	EGFR	皂苷 46	皂苷 49	皂苷 48	皂苷 45	皂苷 43	皂苷 54	皂苷 21	皂苷 51
10	EMD	皂苷 14	皂苷 9	皂苷 48	皂苷 46	皂苷 2	皂苷 53	皂苷 3	皂苷 4
11	F2	皂苷 14	皂苷 11	皂苷 9	皂苷 34	皂苷 50	皂苷 51	皂苷 55	皂苷 54
12	F3	皂苷 51	皂苷 14	皂苷 35	皂苷 36	皂苷 16	皂苷 39	皂苷 40	皂苷 1
13	GJA1	皂苷 48	皂苷 44	皂苷 21	皂苷 20	皂苷 11	皂苷 17	皂苷 56	皂苷 31
14	KCNH2	皂苷 24	皂苷 14	皂苷 11	皂苷 10	皂苷 15	皂苷 47	皂苷 28	皂苷 9
15	MAPK1	皂苷 14	皂苷 9	皂苷 11	皂苷 4	皂苷 3	皂苷 50	皂苷 11	皂苷 51
16	MAPK3	皂苷 45	皂苷 11	皂苷 43	皂苷 9	皂苷 14	皂苷 36	皂苷 48	皂苷 53
17	MAPK14	皂苷 43	皂苷 45	皂苷 56	皂苷 22	皂苷 21	皂苷 53	皂苷 55	皂苷 51
18	MMP9	皂苷 11	皂苷 45	皂苷 43	皂苷 47	皂苷 53	皂苷 17	皂苷 36	皂苷 48
19	MTOR	皂苷 9	皂苷 27	皂苷 54	皂苷 40	皂苷 11	皂苷 49	皂苷 10	皂苷 42
20	NOS3	皂苷 9	皂苷 14	皂苷 42	皂苷 33	皂苷 49	皂苷 11	皂苷 55	皂苷 3
21	PIK3CA	皂苷 52	皂苷 41	皂苷 31	皂苷 40	皂苷 17	皂苷 30	皂苷 16	皂苷 55
22	PTGS2	皂苷 14	皂苷 7	皂苷 45	皂苷 43	皂苷 48	皂苷 13	皂苷 55	皂苷 28
23	SCN5A	皂苷 49	皂苷 55	皂苷 33	皂苷 3	皂苷 40	皂苷 21	皂苷 46	皂苷 17
24	SLC6A4	皂苷 22	皂苷 11	皂苷 14	皂苷 33	皂苷 21	皂苷 50	皂苷 52	皂苷 56
25	SOD2	皂苷 56	皂苷 46	皂苷 55	皂苷 9	皂苷 49	皂苷 20	皂苷 21	皂苷 2
26	SRC	皂苷 56	皂苷 33	皂苷 47	皂苷 52	皂苷 44	皂苷 15	皂苷 21	皂苷 24
27	STAT1	皂苷 40	皂苷 42	皂苷 11	皂苷 9	皂苷 18	皂苷 30	皂苷 33	皂苷 50
28	TNF	皂苷 14	皂苷 5	皂苷 54	皂苷 4	皂苷 9	皂苷 46	皂苷 55	皂苷 21
29	TNNI3	皂苷 11	皂苷 14	皂苷 7	皂苷 49	皂苷 50	皂苷 48	皂苷 55	皂苷 53
30	VEGFA	皂苷 9	皂苷 14	皂苷 11	皂苷 54	皂苷 50	皂苷 51	皂苷 48	皂苷 52

六、人参皂苷治疗心力衰竭

目前报道的心力衰竭蛋白靶点有 38 个，56 种人参皂苷与其结合能最大的前 8 种人参皂苷见表 5-6。

表 5-6 对心力衰竭蛋白靶点结合能最大的前 8 种人参皂苷

序号	蛋白靶点	1	2	3	4	5	6	7	8
1	ACE	皂苷 48	皂苷 54	皂苷 49	皂苷 14	皂苷 55	皂苷 9	皂苷 38	皂苷 11
2	ADORA1	皂苷 2	皂苷 46	皂苷 48	皂苷 41	皂苷 4	皂苷 45	皂苷 43	皂苷 14
3	ADORA2A	皂苷 17	皂苷 18	皂苷 49	皂苷 21	皂苷 55	皂苷 16	皂苷 48	皂苷 31
4	ADRB1	皂苷 4	皂苷 50	皂苷 56	皂苷 21	皂苷 6	皂苷 55	皂苷 45	皂苷 14
5	AGTR1	皂苷 4	皂苷 50	皂苷 56	皂苷 21	皂苷 6	皂苷 55	皂苷 45	皂苷 14
6	AKT1	皂苷 11	皂苷 47	皂苷 45	皂苷 43	皂苷 9	皂苷 51	皂苷 27	皂苷 53
7	AR	皂苷 4	皂苷 6	皂苷 17	皂苷 3	皂苷 31	皂苷 18	皂苷 41	皂苷 19
8	CA2	皂苷 11	皂苷 9	皂苷 44	皂苷 12	皂苷 17	皂苷 1	皂苷 31	皂苷 48
9	CASP3	皂苷 2	皂苷 40	皂苷 42	皂苷 41	皂苷 54	皂苷 6	皂苷 16	皂苷 15
10	CXCL8	皂苷 50	皂苷 11	皂苷 14	皂苷 10	皂苷 34	皂苷 47	皂苷 49	皂苷 48
11	CXCL12	皂苷 21	皂苷 36	皂苷 49	皂苷 10	皂苷 32	皂苷 42	皂苷 12	皂苷 38
12	CYP17A1	皂苷 4	皂苷 3	皂苷 56	皂苷 6	皂苷 17	皂苷 34	皂苷 16	皂苷 31
13	CYP19A1	皂苷 44	皂苷 17	皂苷 31	皂苷 16	皂苷 18	皂苷 30	皂苷 19	皂苷 56
14	EGFR	皂苷 46	皂苷 49	皂苷 48	皂苷 45	皂苷 43	皂苷 54	皂苷 21	皂苷 51
15	ESR1	皂苷 11	皂苷 51	皂苷 4	皂苷 24	皂苷 21	皂苷 20	皂苷 55	皂苷 6
16	F2	皂苷 14	皂苷 11	皂苷 9	皂苷 34	皂苷 50	皂苷 51	皂苷 55	皂苷 54
17	GSK3B	皂苷 36	皂苷 34	皂苷 14	皂苷 11	皂苷 13	皂苷 9	皂苷 51	皂苷 46
18	IGF1R	皂苷 36	皂苷 34	皂苷 14	皂苷 11	皂苷 13	皂苷 9	皂苷 51	皂苷 46
19	JAK2	皂苷 24	皂苷 11	皂苷 28	皂苷 13	皂苷 48	皂苷 53	皂苷 26	皂苷 9
20	JUN	皂苷 14	皂苷 11	皂苷 9	皂苷 46	皂苷 13	皂苷 48	皂苷 54	皂苷 27
21	KCNQ1	皂苷 53	皂苷 51	皂苷 43	皂苷 5	皂苷 32	皂苷 45	皂苷 7	皂苷 20
22	MAPK1	皂苷 14	皂苷 9	皂苷 11	皂苷 4	皂苷 3	皂苷 50	皂苷 13	皂苷 51
23	MAPK3	皂苷 45	皂苷 11	皂苷 43	皂苷 9	皂苷 14	皂苷 36	皂苷 48	皂苷 53
24	MAPK8	皂苷 47	皂苷 21	皂苷 9	皂苷 51	皂苷 50	皂苷 36	皂苷 22	皂苷 3
25	MMP9	皂苷 11	皂苷 45	皂苷 43	皂苷 47	皂苷 53	皂苷 17	皂苷 36	皂苷 48
26	MPO	皂苷 11	皂苷 14	皂苷 55	皂苷 50	皂苷 10	皂苷 51	皂苷 48	皂苷 24
27	NOS2	皂苷 41	皂苷 11	皂苷 14	皂苷 10	皂苷 48	皂苷 15	皂苷 4	皂苷 7
28	NOS3	皂苷 9	皂苷 14	皂苷 42	皂苷 33	皂苷 49	皂苷 11	皂苷 55	皂苷 3
29	NR3C2	皂苷 21	皂苷 47	皂苷 51	皂苷 22	皂苷 48	皂苷 33	皂苷 38	皂苷 45
30	PPARG	皂苷 2	皂苷 6	皂苷 4	皂苷 1	皂苷 14	皂苷 35	皂苷 15	皂苷 7
31	PRKCA	皂苷 54	皂苷 55	皂苷 52	皂苷 53	皂苷 2	皂苷 28	皂苷 14	皂苷 47
32	PTGS1	皂苷 34	皂苷 9	皂苷 14	皂苷 13	皂苷 49	皂苷 41	皂苷 54	皂苷 2
33	PTGS2	皂苷 14	皂苷 7	皂苷 45	皂苷 43	皂苷 48	皂苷 13	皂苷 55	皂苷 28
34	PTPRC	皂苷 9	皂苷 53	皂苷 24	皂苷 42	皂苷 21	皂苷 45	皂苷 43	皂苷 38
35	STAT3	皂苷 49	皂苷 51	皂苷 12	皂苷 50	皂苷 2	皂苷 48	皂苷 20	皂苷 54
36	TNF	皂苷 14	皂苷 5	皂苷 54	皂苷 4	皂苷 9	皂苷 46	皂苷 55	皂苷 21
37	TP53	皂苷 11	皂苷 21	皂苷 3	皂苷 47	皂苷 13	皂苷 14	皂苷 6	皂苷 9
38	VEGFA	皂苷 9	皂苷 14	皂苷 11	皂苷 54	皂苷 50	皂苷 51	皂苷 48	皂苷 52

七、人参皂苷治疗脑卒中

目前报道的脑卒中蛋白靶点有 16 个，56 种人参皂苷与其结合能最大的前 8 种人参皂苷见表 5-7。

表 5-7　对脑卒中蛋白靶点结合能最大的前 8 种人参皂苷

序号	蛋白靶点	1	2	3	4	5	6	7	8
1	AKT1	皂苷 11	皂苷 47	皂苷 45	皂苷 43	皂苷 9	皂苷 51	皂苷 27	皂苷 53
2	BCL2L1	皂苷 48	皂苷 9	皂苷 24	皂苷 49	皂苷 38	皂苷 42	皂苷 40	皂苷 53
3	BDNF	皂苷 9	皂苷 54	皂苷 50	皂苷 49	皂苷 55	皂苷 51	皂苷 48	皂苷 53
4	CASP3	皂苷 2	皂苷 40	皂苷 42	皂苷 41	皂苷 54	皂苷 6	皂苷 16	皂苷 15
5	CASP9	皂苷 49	皂苷 19	皂苷 50	皂苷 54	皂苷 32	皂苷 41	皂苷 33	皂苷 51
6	CYP2C19	皂苷 55	皂苷 4	皂苷 27	皂苷 48	皂苷 45	皂苷 3	皂苷 49	皂苷 44
7	EGFR	皂苷 46	皂苷 49	皂苷 48	皂苷 45	皂苷 43	皂苷 54	皂苷 21	皂苷 51
8	F2	皂苷 14	皂苷 11	皂苷 9	皂苷 34	皂苷 50	皂苷 51	皂苷 55	皂苷 54
9	FGA	皂苷 36	皂苷 53	皂苷 9	皂苷 48	皂苷 4	皂苷 47	皂苷 44	皂苷 41
10	GP1BB	皂苷 48	皂苷 55	皂苷 11	皂苷 50	皂苷 51	皂苷 14	皂苷 46	皂苷 54
11	MMP2	皂苷 31	皂苷 17	皂苷 30	皂苷 15	皂苷 14	皂苷 50	皂苷 44	皂苷 7
12	MMP9	皂苷 11	皂苷 45	皂苷 43	皂苷 47	皂苷 53	皂苷 17	皂苷 36	皂苷 48
13	NOS2	皂苷 41	皂苷 11	皂苷 14	皂苷 10	皂苷 48	皂苷 15	皂苷 4	皂苷 7
14	SOD1	皂苷 56	皂苷 21	皂苷 46	皂苷 42	皂苷 51	皂苷 55	皂苷 31	皂苷 43
15	TXA2R	皂苷 17	皂苷 20	皂苷 16	皂苷 21	皂苷 30	皂苷 3	皂苷 31	皂苷 45
16	VWF	皂苷 11	皂苷 14	皂苷 45	皂苷 43	皂苷 51	皂苷 7	皂苷 56	皂苷 2

八、人参皂苷治疗脑缺血

目前报道的脑缺血蛋白靶点有 10 个，56 种人参皂苷与其结合能最大的前 8 种人参皂苷见表 5-8。

表 5-8　对脑缺血蛋白靶点结合能最大的前 8 种人参皂苷

序号	蛋白靶点	1	2	3	4	5	6	7	8
1	BDNF	皂苷 9	皂苷 54	皂苷 50	皂苷 49	皂苷 55	皂苷 51	皂苷 48	皂苷 53
2	CASP3	皂苷 2	皂苷 40	皂苷 42	皂苷 41	皂苷 54	皂苷 6	皂苷 16	皂苷 15
3	HSP90AA1	皂苷 49	皂苷 7	皂苷 48	皂苷 4	皂苷 14	皂苷 50	皂苷 55	皂苷 2
4	MAPK1	皂苷 14	皂苷 9	皂苷 11	皂苷 4	皂苷 3	皂苷 50	皂苷 13	皂苷 51
5	MAPK8	皂苷 47	皂苷 21	皂苷 9	皂苷 51	皂苷 50	皂苷 11	皂苷 22	皂苷 3
6	MAPK14	皂苷 43	皂苷 45	皂苷 56	皂苷 22	皂苷 21	皂苷 53	皂苷 55	皂苷 51
7	NFE2L2	皂苷 9	皂苷 14	皂苷 11	皂苷 52	皂苷 47	皂苷 35	皂苷 21	皂苷 36
8	NLRP3	皂苷 9	皂苷 14	皂苷 11	皂苷 24	皂苷 48	皂苷 7	皂苷 1	皂苷 10
9	SIRT1	皂苷 55	皂苷 54	皂苷 49	皂苷 50	皂苷 51	皂苷 14	皂苷 21	皂苷 45
10	STAT3	皂苷 49	皂苷 51	皂苷 12	皂苷 50	皂苷 2	皂苷 48	皂苷 20	皂苷 54

九、人参皂苷治疗动脉粥样硬化

目前报道的动脉粥样硬化蛋白靶点有 4 个，56 种人参皂苷与其结合能最大的前 8 种人参皂苷见表 5-9。

表 5-9 对动脉粥样硬化蛋白靶点结合能最大的前 8 种人参皂苷

序号	蛋白靶点	1	2	3	4	5	6	7	8
1	ABCA1	皂苷 43	皂苷 56	皂苷 51	皂苷 45	皂苷 4	皂苷 11	皂苷 36	皂苷 40
2	ABCG1	皂苷 55	皂苷 42	皂苷 28	皂苷 20	皂苷 37	皂苷 18	皂苷 27	皂苷 1
3	NLRP3	皂苷 9	皂苷 14	皂苷 11	皂苷 24	皂苷 48	皂苷 7	皂苷 1	皂苷 10
4	SIRT6	皂苷 11	皂苷 6	皂苷 48	皂苷 47	皂苷 1	皂苷 49	皂苷 51	皂苷 28

十、人参皂苷治疗高血压

目前报道的高血压蛋白靶点有 32 个，56 种人参皂苷与其结合能最大的前 8 种人参皂苷见表 5-10。

表 5-10 对高血压蛋白靶点结合能最大的前 8 种人参皂苷

序号	蛋白靶点	1	2	3	4	5	6	7	8
1	ABCB1	皂苷 43	皂苷 45	皂苷 3	皂苷 46	皂苷 47	皂苷 4	皂苷 6	皂苷 56
2	ACE	皂苷 48	皂苷 54	皂苷 49	皂苷 14	皂苷 55	皂苷 9	皂苷 38	皂苷 11
3	ACE2	皂苷 9	皂苷 1	皂苷 54	皂苷 2	皂苷 45	皂苷 55	皂苷 43	皂苷 49
4	ADRB2	皂苷 49	皂苷 10	皂苷 16	皂苷 54	皂苷 48	皂苷 1	皂苷 9	皂苷 52
5	AGTR1	皂苷 4	皂苷 50	皂苷 36	皂苷 21	皂苷 6	皂苷 55	皂苷 45	皂苷 14
6	AKT1	皂苷 11	皂苷 47	皂苷 45	皂苷 43	皂苷 9	皂苷 51	皂苷 27	皂苷 53
7	AKT2	皂苷 11	皂苷 27	皂苷 14	皂苷 13	皂苷 9	皂苷 26	皂苷 28	皂苷 25
8	ALB	皂苷 10	皂苷 31	皂苷 16	皂苷 45	皂苷 4	皂苷 20	皂苷 17	皂苷 3
9	CASP3	皂苷 2	皂苷 40	皂苷 42	皂苷 41	皂苷 54	皂苷 6	皂苷 16	皂苷 15
10	EDN1	皂苷 56	皂苷 17	皂苷 44	皂苷 32	皂苷 33	皂苷 55	皂苷 53	皂苷 16
11	EGFR	皂苷 46	皂苷 49	皂苷 48	皂苷 45	皂苷 43	皂苷 54	皂苷 21	皂苷 51
12	ERBB2	皂苷 56	皂苷 33	皂苷 47	皂苷 52	皂苷 44	皂苷 15	皂苷 21	皂苷 24
13	GAPDH	皂苷 51	皂苷 13	皂苷 2	皂苷 50	皂苷 54	皂苷 47	皂苷 2	皂苷 45
14	HSP90AA1	皂苷 49	皂苷 7	皂苷 48	皂苷 4	皂苷 14	皂苷 50	皂苷 55	皂苷 2
15	IGF1R	皂苷 36	皂苷 34	皂苷 4	皂苷 11	皂苷 13	皂苷 9	皂苷 51	皂苷 46
16	JUN	皂苷 14	皂苷 11	皂苷 9	皂苷 46	皂苷 13	皂苷 48	皂苷 54	皂苷 27
17	KDR	皂苷 56	皂苷 33	皂苷 47	皂苷 52	皂苷 44	皂苷 15	皂苷 21	皂苷 24
18	MAPK1	皂苷 14	皂苷 9	皂苷 1	皂苷 4	皂苷 3	皂苷 50	皂苷 13	皂苷 51
19	MAPK3	皂苷 45	皂苷 11	皂苷 43	皂苷 9	皂苷 14	皂苷 36	皂苷 48	皂苷 53
20	MAPK8	皂苷 47	皂苷 21	皂苷 9	皂苷 51	皂苷 50	皂苷 11	皂苷 22	皂苷 3
21	MAPK14	皂苷 43	皂苷 45	皂苷 56	皂苷 22	皂苷 21	皂苷 53	皂苷 55	皂苷 51
22	NOS3	皂苷 9	皂苷 14	皂苷 42	皂苷 33	皂苷 49	皂苷 11	皂苷 55	皂苷 3
23	NR3C2	皂苷 21	皂苷 47	皂苷 51	皂苷 22	皂苷 48	皂苷 33	皂苷 38	皂苷 45

续表

序号	蛋白靶点	1	2	3	4	5	6	7	8
24	PIK3R1	皂苷 48	皂苷 21	皂苷 22	皂苷 49	皂苷 4	皂苷 15	皂苷 33	皂苷 45
25	PPARG	皂苷 2	皂苷 6	皂苷 4	皂苷 1	皂苷 14	皂苷 35	皂苷 15	皂苷 7
26	PTGS2	皂苷 14	皂苷 7	皂苷 45	皂苷 43	皂苷 48	皂苷 13	皂苷 55	皂苷 28
27	RELA	皂苷 34	皂苷 53	皂苷 21	皂苷 33	皂苷 49	皂苷 36	皂苷 22	皂苷 37
28	REN	皂苷 14	皂苷 21	皂苷 26	皂苷 45	皂苷 11	皂苷 51	皂苷 22	皂苷 20
29	SRC	皂苷 56	皂苷 33	皂苷 47	皂苷 52	皂苷 44	皂苷 15	皂苷 21	皂苷 24
30	STAT3	皂苷 49	皂苷 51	皂苷 12	皂苷 50	皂苷 2	皂苷 48	皂苷 20	皂苷 54
31	TNF	皂苷 14	皂苷 5	皂苷 54	皂苷 4	皂苷 9	皂苷 46	皂苷 55	皂苷 21
32	VEGFA	皂苷 9	皂苷 14	皂苷 11	皂苷 54	皂苷 50	皂苷 51	皂苷 48	皂苷 52

　　总之，人参皂苷与心脑血管疾病蛋白靶点的分子对接研究，科学地揭示了人参皂苷对心脑血管疾病具有强大的预防及治疗功能，初步阐明了其作用机制。但是，分子对接研究不能确证人参皂苷与心脑血管疾病作用的全部，仍需要大量的动物实验，乃至临床研究，才能充分阐明"百草之王"人参中重要活性物质人参皂苷的强大作用及神奇功效，为人类大健康服务。